Diagnostic Pathology

Intraoperative Consultation

术中病理诊断图谱

2nd Edition
原书第 2 版

原著 ［美］Susan C. Lester

Cassarino • Chirieac • Cornell • Cox • Dillon • Folkerth
Frishberg • Harrison • Jo • Ko • Krane • Krasnozhen-Ratush
Lindberg • Mason • Nosé • Quick • Snuderl • Srivastava • Thompson

主译 林冬梅 薛卫成

中国科学技术出版社
·北 京·

图书在版编目（CIP）数据

术中病理诊断图谱：原书第2版 /（美）苏珊·C.莱斯特 (Susan C. Lester) 原著；林冬梅，薛卫成主译.
— 北京：中国科学技术出版社，2020.1（2020.4 重印）

ISBN 978-7-5046-8434-9

Ⅰ.①术… Ⅱ.①苏… ②林… ③薛… Ⅲ.①病理学—诊断学—图谱 Ⅳ.① R446.8-64

中国版本图书馆 CIP 数据核字 (2019) 第 247366 号

著作权合同登记号：01-2019-6637

策划编辑	丁亚红　焦健姿	
责任编辑	黄维佳	
装帧设计	佳木水轩	
责任印制	李晓霖	

出　版	中国科学技术出版社	
发　行	中国科学技术出版社有限公司发行部	
地　址	北京市海淀区中关村南大街 16 号	
邮　编	100081	
发行电话	010-62173865	
传　真	010-62179148	
网　址	http://www.cspbooks.com.cn	

开　本	889mm×1194mm　1/16	
字　数	881 千字	
印　张	33	
版　次	2020 年 1 月第 1 版	
印　次	2020 年 4 月第 2 次印刷	
印　刷	北京威远印刷有限公司	
书　号	ISBN 978-7-5046-8434-9 / R·2469	
定　价	298.00 元	

ELSEVIER

Elsevier (Singapore) Pte Ltd.

3 Killiney Road，#08–01 Winsland House Ⅰ, Singapore 239519

Tel：(65) 6349–0200；Fax：(65) 6733–1817

Diagnostic Pathology: Intraoperative Consultation, 2/E

Copyright © 2018 by Elsevier. All rights reserved.

ISBN–13：978–0–323–57019–0

This translation of Diagnostic Pathology: Intraoperative Consultation, 2/E by Susan C. Lester was undertaken by China Science and Technology Press and is published by arrangement with Elsevier (Singapore) Pte Ltd.

Diagnostic Pathology: Intraoperative Consultation, 2/E by Susan C. Lester 由中国科学技术出版社进行翻译，并根据中国科学技术出版社与爱思唯尔（新加坡）私人有限公司的协议约定出版。

术中病理诊断图谱（原书第 2 版）（林冬梅　薛卫成，译）

ISBN: 978–7–5046–8434–9

Copyright © 2019 by Elsevier (Singapore) Pte Ltd. and China Science and Technology Press

译者名单

主　审　李向红

主　译　林冬梅　薛卫成

副主译　（以姓氏笔画为序）

刘毅强　那　加　孙　宇　李忠武　陆爱萍　赵爱莲

译校者　（以姓氏笔画为序）

王　芳　王海月　王鑫宇　龙孟平　白艳花　朱艳丽　任文浩

刘欣迎　江维洋　孙　巍　李红威　杨　欣　杨璐晶　时云飞

吴　艳　吴江华　吴佳怿　张　丽　周立新　钮东峰　侯　巍

姚　倩　曹　放　董　坤　赖玉梅　蔺会云

内容提要

　　本书引进自世界知名的 Elsevier 出版集团，是一部新颖、实用、全面的术中病理诊断"教科书"，由美国哈佛大学医学院 Susan C. Lester 教授联合众多病理学专家共同打造。本书为全新第 2 版，著者以冰冻切片规范化流程开篇，帮助初学者初步了解术中冰冻切片病理诊断，然后以"解决临床问题"为目的，对各系统中常见的肿瘤和非肿瘤性病变等进行了分门别类、全面细致的阐述，从临床病理到术中诊断，详细展示了冰冻切片过程中可能遇到的各种问题和解决方法。全书包含 1700 余幅精美高清图片，图文并茂地展示了大体取材、冰冻制片、标本留存、细胞学诊断等技术细节。本书既可作为术中病理诊断的实用诊断工具书，亦可供病理科冰冻制片技师及相关技术人员等阅读参考。

术中病理诊断是临床病理工作的内容之一，要求诊断快速准确，具有高风险、高技术含量的特点，同时要求病理科医师除具有丰富专业形态学诊断经验外，还要全面掌握相关临床治疗知识，而对于临床医师则应严格掌握术中诊断申请适应证。

通常，国内临床上要求术中病理诊断在半小时内完成取材、制片和报告签发整个流程，而这一病理报告将决定患者是否需要手术和扩大切除等。由于时间紧、任务重，一般由高年资中级职称以上的医师承担，而且在遇到疑难病例时需查阅文献和会诊读片。尽管如此大费周折，有些病例的病理结果仍很难下结论。对于术中患者而言，时间就是生命，因此术中病理诊断医师，急需一部贴近临床、可快速查阅的冰冻切片病理诊断"宝典"。目前，国内大多数术中病理诊断的相关著作均按照经典模式、体例编写，虽内涵丰富，但并不便于病理科医师快速查阅以获得有力指导。

本书由美国病理专家 Susan C. Lester 教授主编，为全新第 2 版，对临床病理术中诊断所涉及的各个方面进行了全面细致的整理阐述。著者先用较大篇幅介绍了冰冻切片的规范化流程，包括质量控制、实验室安全规章制度及目前在国内方兴未艾的远程病理会诊模式，帮助初学者初步了解术中病理诊断。然后，基于病理冰冻切片的具体流程和临床路径，以"解决临床问题"为目的，条理清晰地对各系统中常见的肿瘤和非肿瘤性病变进行了分门别类、简明扼要的论述，涉及冰冻切片中可能遇到的各种问题和解决方法，从而指导病理科医师快速了解临床申请冰冻诊断的目的，帮助病理科医师确认病变诊断达到何种程度即可满足临床送检目的，避免画蛇添足，进而提高效率。

本书不只局限于冰冻切片，对细胞学快速诊断也有详细介绍，对涂片、印片的制作等提供了翔实的制片、诊断技巧及典型图片。对新鲜标本按不同目的分类留存的方法也做了细致入微的阐述，对后续分子检测或有建立生物样本标本库需求的机构有借鉴意义。书中还介绍了评估肺楔形切除术缝钉切缘的新技术、肺部活检的 T-bar 定位技术、乳腺放射性粒子定位技术、淋巴结分子生物学检查技术等尚未在国内广泛开展的新兴技术，可为国内临床未来开展相关技术提供参考。此外，书中还对大体取材、冰冻制片的技术细节进行了图文并茂的详细阐述，对优化国内冰冻切片流程、提高国内冰冻制片水平和效率有重要参考价值。

本书由北京大学肿瘤医院病理科诊断医师团队共同翻译完成。译者团队中既有病理诊断经验丰富和翻译水平十分专业的专家，又有充满活力和热情的中青年医师和博士、硕士研究生参与。经过数月的不懈努力，终于顺利完成翻译、审校、整理工作。翻译过程中，本着精益求精和表述达意的原则，大家共同讨论、反复沟通，对于少数国内外表述有差异的术语还特别咨询了境外专家，更重要的是通过此次翻译工作，各位译者也得到了很好的学习提高，其意义远超过翻译工作本身。

总之，这是一部十分实用的术中病理诊断"教科书"。相信本书出版后，一定会对国内病理学同行术中快速诊断的临床实践方面有所裨益，对国内临床医师的术中疾病处置也有一定帮助，将有利于进一步提高我国术中病理诊断水平。

尽管在翻译过程中力求准确，但由于国内外术语表达或理解方面的原因，中文翻译版中可能存在一些不妥之处，敬请各位读者指正。

林冬梅　蒋立成

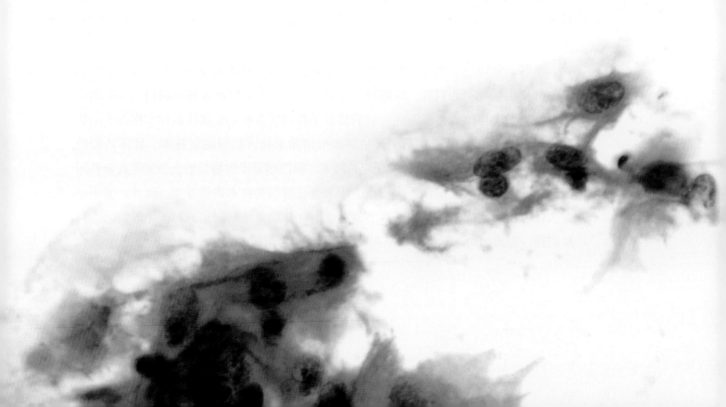

原书前言

作为住院医师轮转的第一年，曾遇到一张冰冻切片令我至今难以忘怀。一位年轻女性患者已麻醉完备并预备进行肾移植手术。意外的是，手术的外科医师在她腹腔内发现了一个硬结。若硬结为良性，患者才可以接受肾移植，但如果硬结确诊为癌症，患者则不能进行移植。当时接诊的高年资病理科医师迅速审阅冰冻切片，并打电话告知外科医师该患者的病理诊断结果为子宫内膜异位症。之后，肾移植手术得以顺利进行并极大改善了这名年轻女性患者的生活质量。这件事给我留下了极为深刻的印象。

近年来，病理科的许多工作流程都发生了改变，但术中病理诊断对患者治疗的重要性却从未改变。针对外科医师在手术过程中可能提出的问题，我们借由此次再版的机会，尽可能地对内容进行了全面更新和拓展，以求帮助病理科医师迅速获取必要信息并做出应对。我们保留了前一版易于查阅的编写形式，同时增加了导丝定位肺活检、乳头切缘评估、放射性粒子鉴定及癫痫患者标本评估等新章节，还介绍了如何快速保存生物细胞材料以备细胞学分析的必备技术。感谢 Lynette Sholl 医师和 Vivian M. Chan 女士允许本书再版时收录他们新近发明的技术（一种来评估肺楔形切除术缝钉切缘的新技术），还要感谢 Raphael Bueno 医师和 Ritu R. Gill 医师愿意将用于肺部活检的 T-bar 定位技术写入本书。

策划一部涵盖如此多主题的著作需要众人鼎力相助。Kristen K. Gill 女士、Vivian M. Chan 女士及 Brigham 妇科医院"冰冻切片团队"的其他成员均是弥足珍贵的合作伙伴。首先要感谢我们的临床合作伙伴们，包括 Esther Rhei 医师、Catherine S. Giess 医师、Rajan Jain 医师、Judyth O'Hara 护士和许多其他人，此外还要感谢 Danielle Costigan 医师、Alexander Christakis 医师、Inga-Marie Schaefer 医师、Christine E. Gruessner 医师、David Hicks 医师、Richard Owings 医师、Richard H. Hewlett 医师、William Welch 医师、Joseph Corson 医师、Martina Zink 医师、Rolf Pfannl 医师、Stefan Kraft 医师、Alice Sedlak 女士、Dennis Poliferno 先生、Lucy Ross 女士、Lindsey Cheney 女士及 Deborah O'Leary 女士。

如果没有 Elsevier 出版集团员工出色的协调工作，本书也无法如期付梓出版。负责本书的编辑是 Megg Morin，他为我们提供了弥足珍贵的热情帮助，并使得所有编写工作按计划顺利进行。Lane Bennion、Rich Coombs 和 Laura Wissler 绘制了非常完美的新插图。Tom Olson 为本书设计了精美的封面。Lisa Steadman 和 Jeffrey Marmorstone 细致修饰了所有章节的图片。Rebecca Bluth、Angela Terry 和 Emily Fassett 参与并见证了本书的整个出版流程。在本书即将出版前，由 Arthur Gelsinger、Nina Bennett、Terry Ferrell、Lisa Gervais 和 Matt Hoecherl 悉心编校整理了数月。

希望此次的全新第 2 版，能如同第 1 版一样，在每一位病理科医师需要进行术中病理诊断时均能一如既往地将本书作为其案头的重要参考书。

美国马萨诸塞州波士顿

哈佛医学院布列根和妇女医院乳腺病理服务中心　副教授

Susan C. Lester，MD，PhD

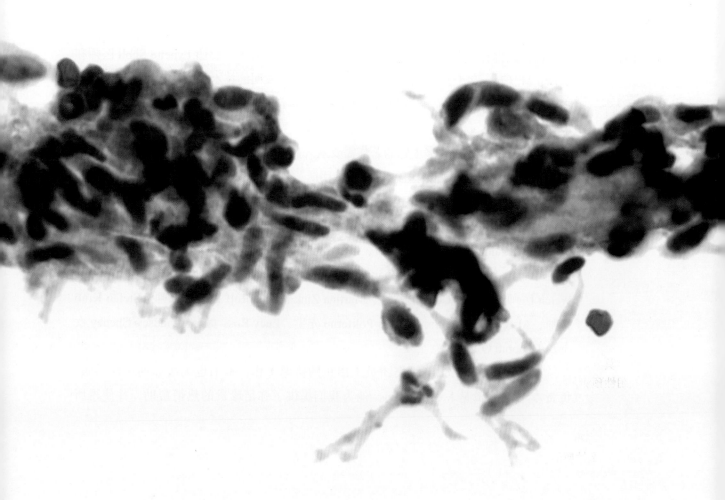

David Cassarino, MD, PhD
Consultant Dermatopathologist and Staff
Pathologist
Southern California Permanente Medical
Group
Los Angeles, California
Clinical Professor
Department of Dermatology
University of California, Irvine
Irvine, California

Lucian R. Chirieac, MD
Associate Pathologist
Brigham and Women's Hospital
Associate Professor of Pathology
Harvard Medical School
Boston, Massachusetts

Lynn D. Cornell, MD
Consultant
Division of Anatomic Pathology
Associate Professor of Laboratory Medicine
and Pathology
Mayo Clinic College of Medicine and Science
Rochester, Minnesota

Roni Michelle Cox, MD
Cleveland Clinic
Cleveland, Ohio

Deborah A. Dillon, MD
Director, Breast Tumor Bank and Clinical
Trials Laboratory
Dana Farber Cancer Institute
Associate Pathologist
Brigham and Women's Hospital
Assistant Professor of Pathology
Harvard Medical School
Boston, Massachusetts

Rebecca D. Folkerth, MD
Department of Forensic Medicine
New York University School of Medicine
New York, New York

David P. Frishberg, MD
Professor of Pathology and Laboratory

Medicine
Cedars-Sinai Medical Center
Los Angeles, California
Associate Clinical Professor of Pathology
George Washington University School of
Medicine and Health Sciences
Washington, D.C.

Beth T. Harrison, MD
Associate Pathologist
Brigham and Women's Hospital
Instructor in Pathology
Harvard Medical School
Boston, Massachusetts

Vickie Y. Jo, MD
Pathologist
Brigham and Women's Hospital
Assistant Professor of Pathology
Harvard Medical School
Boston, Massachusetts

Christine J. Ko, MD
Professor of Dermatology and Pathology
Yale University School of Medicine
New Haven, Connecticut

Jeffrey F. Krane, MD, PhD
Associate Director, Cytology Division
Chief, Head and Neck Pathology Service
Brigham and Women's Hospital
Associate Professor of Pathology
Harvard Medical School
Boston, Massachusetts

Olga Krasnozhen-Ratush, MD
Neuropathology Fellow
Department of Pathology
NYU Langone Medical Center
New York, New York

Matthew R. Lindberg, MD
Assistant Professor
Department of Pathology
University of Arkansas for Medical Sciences
Little Rock, Arkansas

Emily F. Mason, MD, PhD
Assistant Professor of Pathology
Vanderbilt University
Nashville, Tennessee

Vania Nosé, MD, PhD
Associate Chief of Pathology
Director of Anatomic and Molecular
Pathology
Massachusetts General Hospital
Professor of Pathology
Harvard Medical School
Boston, Massachusetts

Charles Matthew Quick, MD
Associate Professor of Pathology
Director of Gynecologic Pathology
Department of Pathology
University of Arkansas for Medical Sciences
Little Rock, Arkansas

Matija Snuderl, MD
Assistant Professor of Pathology
Director of Molecular Pathology and
Diagnostics
NYU Langone Medical Center
New York, New York

Amitabh Srivastava, MD
Associate Professor of Pathology
Harvard Medical School
Associate Director, Surgical Pathology
Director, Surgical Pathology Fellowship
Program
Brigham and Women's Hospital
Boston, Massachusetts

Karen S. Thompson, MD
Professor and Interim Chair, Department of
Pathology
John A. Burns School of Medicine
University of Hawaii
Pan Pacific Pathologists, Clinical Laboratories
of Hawaii
Kapiolani Medical Center for Women and
Children
Honolulu, Hawaii

其他参编人员

Stefan Kraft，MD　Rolf Pfannl，MD

致　谢

首席编辑

Megg Morin, BA

内容编辑

Arthur G. Gelsinger, MA

Rebecca L. Bluth, BA

Nina I. Bennett, BA

Terry W. Ferrell, MS

Lisa A. Gervais, BS

Matt W. Hoecherl, BS

图片编辑

Jeffrey J. Marmorstone, BS

Lisa A. M. Steadman, BS

插图编辑

Richard Coombs, MS

Lane R. Bennion, MS

Laura C. Wissler, MA

美术指导与设计

Tom M. Olson, BA

Laura C. Wissler, MA

流程协调

Angela M. G. Terry, BA

Emily C. Fassett, BA

　　本书旨在为所有因术中冰冻病理诊断任务而备感焦虑的病理医师编写，同时可供病理室工作人员阅读，此外还可供那些需要通过术中冰冻病理切片提供重要信息以指导其手术的外科医生参考，最重要的是要感谢所有将治疗托付于我们的患者。

Susan C. Lester

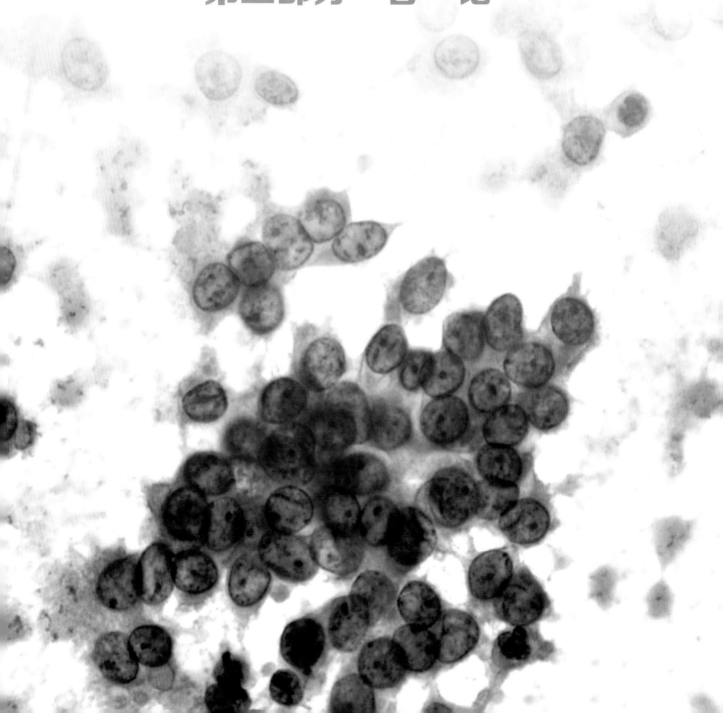

目 录

第一部分 总 论 General

第二部分 方法学 Methods

第三部分 各 论 Contents

第一部分　总论
Section 1　General

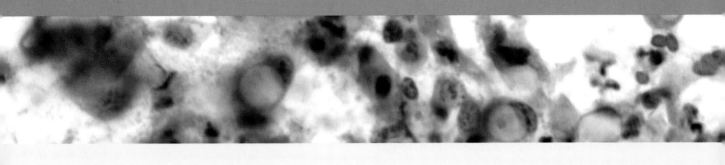

术中病理诊断概述
Intraoperative Consultation：Introduction

孙　巍　译　那　加　校

一、术中病理诊断的艺术

（一）术中病理诊断不止于速度

- 与普通病理诊断相比，术中病理诊断有显著差异
  - 主要目的是回答指导手术方式所需的具体问题
    - 诊断对患者的治疗有直接影响
  - 通常不需要提供明确的病理诊断
    - 仅限于提供立即对患者治疗至关重要的信息
    - 诊断几乎完全依靠 H&E 切片，很少依赖辅助技术
    - 在有限的时间内仅能对大标本进行有限的取材镜检
  - 由于冰冻切片的限制，通常需要对结果进行合理解释
    - 对诊断结果采取适当保守的态度
    - 诊断不能确定时需要与外科医师沟通
  - 限时诊断
    - 理想情况下，可在 20min 内给出结果
    - 优先于其他所有业务
    - 在大多数医院中，病理医师随时可以进行冰冻诊断
  - 推荐病理医师和外科医师的直接沟通
    - 精确的口头和书面交流至关重要
  - 经常在病理科以外的地方进行冰冻诊断
    - 病理医师通常更习惯用自己的显微镜进行诊断
  - 可能在预定的时间以外进行术中冰冻诊断

- 冰冻诊断有时要求在正常工作时间以外进行（如夜晚、周末）
  - 参考资料有限或难以获取（如参考书和文献）
  - 通常不便与同事协商
  - 送检标本可能不属于病理医师自己熟悉的领域
- 术中冰冻中病理医师在维护患者方面发挥重要作用
  - 只有符合冰冻诊断要求的标本才能保证患者的最佳利益
  - 当收到的标本不足以诊断时，应要求补充送检组织
  - 必须确保组织首先用于诊断和临床治疗，用于研究和其他用途是次要的
- 建议和意见起于知识的不断积累
  - 知识的积累伴随着时间的推移将使我们获得巨大的收获
  - 在大量的实践和少量的失误中积累经验
  - 从失误中汲取知识是提高诊断水平的极好方法（尤其是当失误不属于你的时候）

（二）术中冰冻的目标

- 术中冰冻诊断的 3 个主要原因
  - 诊断以指导围术期患者的治疗
    - 病变的病理诊断
    - 评估恶性肿瘤的切缘
  - 确认足够的病变组织能满足石蜡切片和（或）特

冰冻诊断：大体检查

冰冻诊断：显微镜诊断

（**左图**）手术和病理团队之间的密切合作和沟通对于确保患者在手术室中获得最佳治疗是必不可少的。（**右图**）冰冻诊断的特点使其在许多方面与一般病理诊断有显著的区别，需要病理医师具有深厚的知识背景、敏锐的洞察力，在限定的时间内完成冰冻病理诊断。

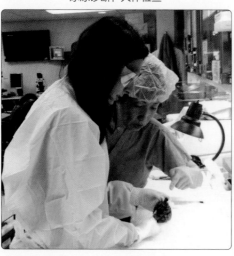

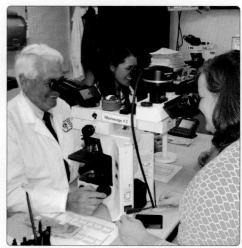

殊研究

- 术中冰冻无须明确的病理诊断
- 明确手术范围，防止额外并发症的发生
○ 合理处置用于辅助诊断、治疗和研究的组织样本
- 淋巴瘤
- 肉瘤
- 儿童肿瘤
- 需要特殊处理的其他肿瘤

（三）最常见的诊断问题

● 诊断原发病变（约20%）
○ 在许多情况下，可以使用穿刺或内镜活检标本进行术前诊断
- 在某些情况下，由于病变的位置或类型，术前诊断失败或无法进行
○ 只有在直接影响患者治疗方案时，才需要提供明确诊断
- 常常仅需要明确病变良性或恶性即可满足制订手术方案的要求
- 临时诊断可以帮助分配用于辅助性研究的样本
- 在许多情况下（例如，淋巴瘤、小圆细胞肿瘤和软组织肿瘤），辅助检测非常关键；不可能在冰冻诊断时给出明确的诊断结果
● 恶性肿瘤的切缘评估（约40%）
○ 可以反复送检组织直到切缘阴性
○ 准确性通常很高
● 确定淋巴结转移（约20%）
○ 如果确定已经发生转移，根治性切除手术可能会被取消
- 可能不需要对额外的淋巴结进行取样
- 患者可能在最终手术前进行全身治疗
○ 如果前哨淋巴结阳性，则可能进行淋巴结清扫
● 为后续诊断准备足够的组织（约5%）
○ 术前治疗越来越广泛地用于减轻肿瘤负荷和评价肿瘤治疗反应的手段
○ 必须在治疗前确诊肿瘤
- 新鲜组织可用于靶向治疗的检测
- 患者也同意保存肿瘤组织
○ 必要情况下，病理医师需要求送检额外的肿瘤组织
● 器官移植前评估（<5%）
○ 由于器官稀缺而需要扩大捐献人群可能会包含些功能次全的器官
○ 术中评估对于避免移植失败非常重要

（四）术中冰冻随着时间的变化

● 随着患者治疗的变化，术中冰冻要求不断变化
● 应用越来越广泛
○ 评估筛查出的肺部病变

- 美国预防服务工作组建议年龄在55—80岁且有30年吸烟史、目前吸烟或戒烟不足15年者需要定期使用低剂量CT进行筛查
- 筛查出的小的病变或低密度病变（磨玻璃病变）
- 外科医师难以触诊的病变
  □ 可能需要特殊的定位技术
- 对于原位腺癌或微小浸润性腺癌，可能考虑更加局限的手术方式
○ 评估部分肾切除术的切缘
- 影像学发现的小的肾肿瘤
- 不断努力保护肾功能，避免透析
○ 放射性粒子的回收
- 使用放射性粒子而非缝线标记乳腺病变对于患者和外科医师来说具有许多优势
- 在放射性粒子被安全处理前，冰冻诊断室是回收粒子的首选场所，可确保所有粒子均被识别、记录和储存
○ 乳腺切除术的乳头切缘
- 保留乳头和皮肤的乳腺切除术对后续的美容手术至关重要
- 如果乳头基底部被癌累及，乳头会被切除
○ 移植前评估器官
○ 评估小活检是否充足
● 现在很少进行的项目
○ 诊断甲状旁腺腺瘤
- 术中测量甲状旁腺激素水平是一种有用的功能性检测，可用于指导手术
○ 乳腺癌前哨淋巴结的评估
- 严格评估后，前哨淋巴结阳性者虽未进行腋窝淋巴结清扫，也能获得非常好的临床预后
- 越来越少使用术中冰冻诊断前哨淋巴结转移
○ 乳腺病变的初次诊断
- 粗针穿刺活检准确性高，可以决定选择手术还是全身治疗（新辅助或辅助治疗）
- 根据粗针活检结果确定手术方案

（五）局限性

● 冰冻切片不等同于石蜡切片
○ 冰冻诊断结果仅限于指导术中治疗
● 取材
○ 取材组织块小，以便快速冰冻
○ 组织取材数量少于后续常规取材
○ 要点：病理医师观察切片时，需要了解病变的大体表现
- 如果大体观察与显微镜下表现不相符，要怀疑诊断是否有误
  □ 良好的大体检查通常比粗略的显微镜观察更准确

- □ 墨水经常会渗入标本或涂抹，难以确定真正的边缘
- 冰晶人工假象
  - 冰冻破坏细胞膜和其他结构致使组织发生永久性变化
  - 虽然小样本速冻可减轻人工假象，但是无法彻底避免
  - 假象可使诊断变得困难甚至无法诊断
    - 细胞核看起来更大，多形性更加明显
    - 组织内出现小孔很像细胞内空泡或脂肪
  - 只有在患者受益超过最终诊断风险时，才应冰冻组织
  - 要点：非病理学家通常不了解冰冻造成的假象可能会对患者造成伤害
    - 这也解释了为什么部分病例不适合进行冰冻诊断
- 技术问题
  - 某些组织（例如脂肪组织）不能很好地冰冻
  - 冰冻切片很厚
  - 组织褶皱增加读片难度
- 缺乏特殊研究
  - 通常无法进行组织化学染色和免疫组化染色
  - 某些诊断需要其他辅助手段

（六）不适当的术中冰冻申请

- 如果申请术中冰冻，但该结果无关于患者术中治疗决策，则该请求可能不适当
  - 不合适的申请会浪费宝贵的资源和时间
    - 可能会延迟其他患者的冰冻诊断
    - 产生不必要的医疗费用
    - 可能会影响最终诊断
- 不必要且可能对患者有害
  - 完全冰冻全部病变可能会妨碍最终的确诊
    - 冰冻假象可能会掩盖诊断特征
    - 冰冻切片时，造成组织损耗
  - 皮肤色素性病变和小的乳腺病变组织不应冰冻
    - 这些病变应该在石蜡切片上进行评估和诊断
    - 冰冻假象和组织的损失可能妨碍医师做出明确的诊断
  - 病理医师应该为患者的利益考虑
    - 必须告知外科医师为什么整个病灶冰冻可能对患者产生伤害
    - 可以讨论替代方案，例如加速处理石蜡切片的制作过程
  - 要点：在极少数情况下，对于冰冻切片的特殊要求是适当的
    - 与其拒绝进行检查，不如向外科医师询问如何检查对患者更有益
    - 病理医师和外科医师可以达成最好的方案

- 最终，病理医师必须一切为了患者的最大利益
- 非必须但对患者无害
  - 对于完全切除的大肿瘤，通常不需要进行冰冻切片诊断
    - 对一小部分肿瘤进行冰冻切片不会干扰最终的诊断
    - 外科医师可能会利用冰冻结果向患者或家属概述病情
  - 通过与外科医师讨论以确定冰冻诊断结果对患者术中或术后临床处理的影响
    - 如果没有变化，那么提出不必要进行术中冰冻的原因
    - 在某些情况下，可能存在某些病理医师不知道的临床指征
  - 要点：当患者处于麻醉状态时，与外科医师讨论部门政策可能很困难
    - 如果不恰当的请求反复出现，应由外科医师和病理医师共同制定部门和机构政策，并在多学科中进行讨论
- 冰冻诊断的灵敏度或特异性均较低
  - 在某些情况下，冰冻诊断的价值可能非常低
    - 评估甲状腺滤泡性病变的包膜侵犯
    - 评估大的乳腺切除标本的切缘
  - 外科医师应该意识存在石蜡切片的诊断与冰冻诊断发生不一致的可能性
  - 应制定部门和机构政策，以评估这些类型的标本

二、病史

（一）在冰冻诊断之前

- 对临床治疗情况的了解，有助于保护患者
  - 大量错误的发生是由于病理医师在没有足够信息的情况下对标本进行诊断（例如，不知道患者已接受过放疗或化疗）
  - 在某些情况下特别有用
    - 纵隔淋巴结活检（评估肿瘤分期或评价淋巴结肿大的原因）
      - □ 决定冰冻整个样本或仅部分标本
    - 新辅助化疗或放射治疗后的切除
      - □ 正常细胞的反应性变化可能类似于恶性病变
    - 罕见的肿瘤类型
    - 影像学对最终诊断至关重要的肿瘤（中枢神经系统肿瘤和骨肿瘤）
  - 要点：回顾临床病史有助于更加准确快速地完成冰冻诊断，并减少焦虑
    - 有人认为病理医师可以并且应该能够从手术标本中获取所有的临床信息，就如古罗马的占卜师那样预测临床，但是这不是真的

- 送检组织首先满足冰冻诊断要求后再分配用于其他目的
  - 患者治疗所需的组织应与用于研究的组织区分开来
    - 患者可能需要进行组织取样才有资格进行临床试验
  - 可能需要特殊处理的组织
    - 无菌组织是细胞培养所必需的（例如，研究疫苗）
    - 热缺血时间（手术室内）和冷缺血时间（缩短将组织冰冻或放入固定液前的时间）
  - 组织应首先用于治疗，其次用于研究
- 如有可能应在冰冻诊断前获取信息
  - 当患者处于麻醉状态时，不延长冰冻诊断的时间
  - 时间充足的情况下，要检查先前的病理学和影像学资料
- 优良的电子病历系统有助于在手术前获取关键信息

（二）病理诊断的重要信息

- 年龄：确诊的可能性很大程度上取决于年龄
- 性别：某些肿瘤具有明显的性别倾向
- 恶性肿瘤的既往史
  - 必须始终考虑转移性肿瘤的可能
  - 肿瘤的类型、分期和既往治疗方案均是重要因素
  - 治疗相关的变化可能被误认为是恶性肿瘤
  - 具有治疗反应的肿瘤可能难以识别
- 既往手术史
  - 手术引起改变可能被误诊为恶性肿瘤
- 药物和治疗
  - 药物会引起某些改变（如：核分裂增加），可能导致误诊为恶性肿瘤
- 怀孕或哺乳期
  - 良性乳腺病变可能会出现较多的核分裂或坏死
    - 这些变化酷似恶性肿瘤
- 已知或疑似感染
  - 病理科工作人员需要对某些疾病采取防护措施
    - 需要特殊的呼吸面罩来对结核分枝杆菌进行防护
    - 疑似克-雅病患者的标本不应被检查
  - 用于细胞培养的标本，应该保持无菌状态
- 影像学资料
  - 某些情况下影像学资料至关重要
    - 对提高鉴别诊断水平至关重要
    - 对脑病变、骨肿瘤和肺部病变尤为重要
    - 可能对在切除的大标本中定位病变至关重要

（三）术中冰冻申请时提供的信息

- 申请单
  - 患者身份、外科医师姓名和手术室编号（包括电话号码）都是必不可少的信息
    - 应指明已知或疑似的传染病
  - 送检的标本类型

- 位置
  - 活检或切除标本
  - 定向
- 目的
  - 在大多数情况下，根据送检的标本类型和术式即可明确
  - 如果目的不明确，应与外科医师进行讨论
  - 要点：如果送检标本的目的没有立即明确，这是一个不寻常的病例，最好的方法是联系外科医师
- 在冰冻诊断时获取信息
  - 从外科医师那里获得有助于了解冰冻切片的信息，将有助于最终诊断
  - 信息应记录在申请单上，并可供病理学家审查，以便最终签发报告
- 在手术室获得的信息
  - 在某些医院中，病理学家可以直接进入手术区域并与外科医师面对面讨论病例

三、报告结果

（一）书面报告

- 报告由主治医师书写并签发
  - 大多数实验室都有特定的报告格式
  - 应标明患者姓名、病历号和病理编号
  - 包括送检的标本名称及冰冻标本的名称
- 包含详细的标本和冰冻切片的信息，诊断能明确解决外科医师提出的问题
  - 要点：诊断应简明扼要，仅包括必要的信息（例如，"无肿瘤存在"或"存在转移性癌"）
    - 冗长的报告难以口头沟通，更容易被误解
  - 避免使用缩写
    - 缩写为1个人节省时间，而给他人带来麻烦
    - 缩略语可能因专业不同而含义不同，因此可能会被误解
      - 例如，病理医师将"c/w"理解为"与……一致"，而放射科医师将"c/w"理解为"与……相比"
  - 不必要提供多余的信息（通常是组织学类型或等级），可能会与最终诊断产生潜在的差异
  - 要点：当难以明确诊断的时候，了解诊断后相应的处理结果是至关重要的（例如，继续手术还是终止手术）
    - 假阴性和假阳性结果对患者带来的危害往往不相同
- 制作报告副本并存入患者的病历记录中
- 患者的护理人员可能在数小时到数天内都不能得到冰冻的书面报告
  - 在可能的情况下，推荐在患者的病历记录中记录术中诊断结果

术中冰冻的历史

时间	临床背景	外科学	病理学
19 世纪以前	癌症不太常见，因为患者在早期常常因其他疾病而死亡	通常在疾病晚期进行快速的残酷的手术；不会改变最终结果	不具备使用显微镜评估肿瘤的能力
19 世纪	当癌症进行至局部晚期时，患者开始就医	麻醉和无菌术的发展可以更早地进行手术和获得更好的预后；通过大体检查就可以确诊恶性肿瘤；进行根治性外科手术	显微镜、切片机、福尔马林和染色技术的进步推动了肿瘤的识别和分类
1891 年	首次进行术中诊断	William S. Halsted 要求对乳房切除标本进行术中诊断	William H. Welch 进行冰冻切片，但过程需要一个小时，结果是手术完成后才回报
20 世纪初期	随着早期诊断技术和新成像技术的使用，临床医师可以发现较小的肿瘤	大体检查不足以鉴别较小的肿瘤是良性还是恶性；局部手术的需求日益旺盛；当癌症成为一种微观疾病时，必须在手术室进行组织诊断（Joseph Colt Bloodgood，1927）	1905 年，Louis B. Wilson 发明了可在几分钟内完成的冰冻切片技术
现在	筛查和现代成像技术在早期即可检测到肿瘤；对于许多患者来说癌症是真正的微观疾病	现代手术可以最大限度地减少组织切除范围，以保持功能及外观	术中诊断为外科医师提供了重要的信息，以确保肿瘤已被完全切除且切缘净

○ 在电子病历中，可以使用保持说明（hold note）

（五）口头报告

- 最终诊断结果将送到手术室
  - 推荐仔细阅读书面的报告
- 尽可能将信息直接传递给外科医师
  - 要点：复杂或不寻常的诊断最好在病理医师和外科医师之间直接沟通
    - 当诊断不是"良性"或"恶性"时，误传率很高
    - 对于包含确定程度的术语报告（"可疑""不能排除""非典型"），病理医师和外科医师会出现不同的解读
    - 必须准确地区分相似的术语（例如"类癌"和"癌"）
- 接收信息的人应写下信息并反馈给病理医师
  - 这个要求来自联合委员会（The Joint Commission，TJC），即以前的医疗保健组织认证联合委员会（The Joint Commission on Accreditation of Healthcare Organizations，JCAHO）

推荐阅读

[1] Norgan AP et al: Implementation of a software application for presurgical case history review of frozen section pathology cases. J Pathol Inform. 8:3, 2017

[2] Sams SB et al: Discordance between intraoperative consultation by frozen section and final diagnosis. Int J Surg Pathol. 25(1):41–50, 2017

[3] McIntosh ER et al: Frozen section: guiding the hands of surgeons? Ann Diagn Pathol. 19(5):326–9, 2015

[4] Roy S et al: Frozen section diagnosis: is there discordance between what pathologists say and what surgeons hear? Am J Clin Pathol. 140(3):363–9, 2013

[5] Winther C et al: Accuracy of frozen section diagnosis: a retrospective analysis of 4785 cases. APMIS. 119(4–5):259–62, 2011

[6] Taxy JB: Frozen section and the surgical pathologist: a point of view. Arch Pathol Lab Med. 133(7):1135–8, 2009

[7] Gal AA et al: The 100–year anniversary of the description of the frozen section procedure. JAMA. 294(24):3135–7, 2005

[8] Lechago J: The frozen section: pathology in the trenches. Arch Pathol Lab Med. 129(12):1529–31, 2005

[9] Acs G et al: Intraoperative consultation: an historical perspective. Semin Diagn Pathol. 19(4):190–1, 2002

[10] Wright JR Jr: The development of the frozen section technique, the evolution of surgical biopsy, and the origins of surgical pathology. Bull Hist Med. 59(3):295–326, 1985

标本运送至术中病理诊断室

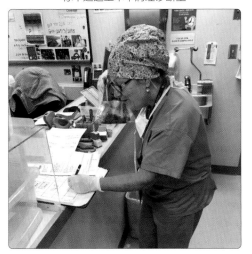

申请单

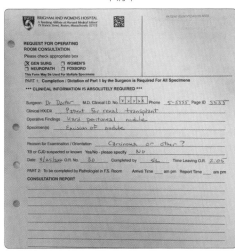

（**左图**）当标本从手术室送来并记录后，术中诊断即开始了。（**右图**）外科医师必须告知病理医师手术方案和诊断的必要性。在这个病例中外科医师在腹膜上偶然发现了一个结节。如果是恶性的，外科医师将取消手术而不继续进行肾移植。

大体检查

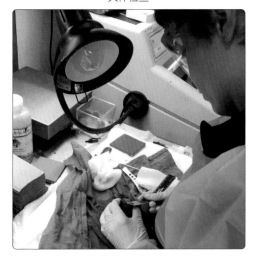

冰冻切片

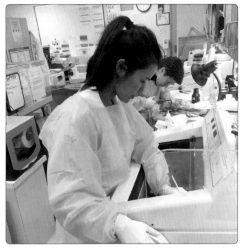

（**左图**）仔细的大体检查对于确定组织类型和选择最佳区域进行冰冻切片至关重要。（**右图**）良好的冰冻切片技术对于制作可用于诊断的高质量切片至关重要。

显微镜读片

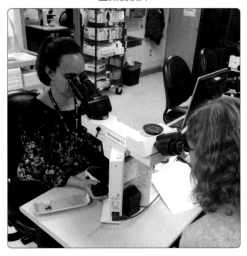

联系外科医师

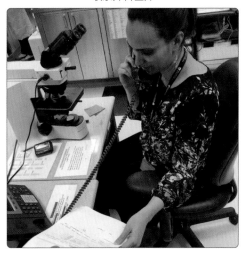

（**左图**）由于能够通过冰冻技术硬化组织并制作薄切片，因此可以在几分钟内提供诊断。（**右图**）与手术团队的沟通至关重要。理想情况下，病理医师通过电话或直接与外科医师交谈。对于这个病例，冰冻结果报告了好消息。在手术中发现的腹膜肿块是子宫内膜异位症。外科医师可以继续完成肾移植。

质量保证
Quality Assurance

孙　巍　译　那　加　校

一、概述

质量评估

- 成功完成术中诊断需要一系列复杂的步骤
- 每个部门都需要制定标准化流程，以确保为每位患者提供最佳医疗护理，并在每家机构得到最佳的医疗服务
  - 错误可能导致直接伤害或耽误患者的治疗
  - 不当使用术中诊断会产生不必要的工作量和医疗成本
- 解剖学和外科病理学主任协会（Association of Directors of Anatomic and Surgical Pathology，ADASP）和美国病理学家协会（College of American Pathologists，CAP）发布了质量保证和操作标准的建议

二、质量改进的要素

（一）质量改进计划

- 任务宣言：明确的目标
  - 术中诊断将前瞻性地为患者提供最佳服务并尽量减少错误的可能性
    - 建立检查错误的机制
    - 已出现的错误被用来作为教育和校正系统以减少和防止错误的再次发生
- 检测过程中的所有安全要素包括
  - 分析前
  - 分析中
  - 分析后
- 设定目标资源的优先权以达到最佳效果
- 与法规要求一致
- 适当使用内部和外部标准
- 使用数据跟踪制定减少和预防错误的策略

（二）有助于高质量服务的可操作要素

- 适合临床所需的诊断能力
  - 具备足够的专业能力来处理复杂的病例
    - 可获得同行会诊
    - 必要时咨询亚专科病理医师
  - 拥有足够的病理医师处理病例
- 与临床环境相匹配的病理医师
  - 可在大医院随时提供
  - 可以通过预先安排满足要求小型社区医院或手术中心的要求
- 工作环境
  - 充足的空间、照明和通风
  - 跟踪记录表记录所有样本的接收
  - 维护良好的冰冻切片机和染色机

可能的组织块取材错误：小病变

可能的解释错误：炎细胞掩盖微小的病变

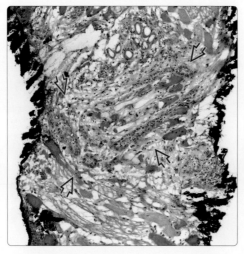
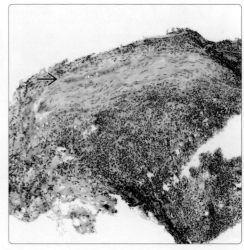

（左图）小病变（＜3mm）可能会被遗漏➡。在舌黏膜切缘的深部，鳞状细胞癌仅存在于3张冰冻切片1张中，因此可能被遗漏。（右图）炎症反应可以掩盖恶性病变。鳞状细胞癌经常侵犯面部神经。➡需要特别关注神经周围被炎症细胞掩盖的部分。

○ 维护良好的显微镜
– 最好能够通过多头显微镜，远程病理学或数字扫描技术与专家、实习生和（或）临床医师共享图像
○ 用于特殊检测的特殊试剂、设备、标本容器，申请单应随手可得
○ 可获得术中诊断相关的印刷品和在线资源
○ 电话、对讲机或与手术室工作人员通信的其他工具
- 临床工作人员
○ 能力，责任，迅速的运输服务
– 应尽量缩短标本输送的时间
○ 医疗／护理人员保证申请单信息的准确和充分
– 信息不足不利于患者治疗
□ 会增加取材和解释错误的可能性
□ 在寻求其他信息的同时可能会延误诊断

三、质量检测和报告

（一）数据统计

- 可以全部或按照标本分类进行统计
- 需要确定每个样本的质量指标

（二）周转时间

- 定义为从标本送到术中诊断室到通知外科医师诊断结果的时间
○ 将周转时间以特定的形式进行记录（例如，跟踪日志，冰冻报告，单独的质量保证数据库）
- 如果一次接收一个标本，预计的周转时间应＜ 20min
○ 在这段时间内，通常 90% 的术中冰冻报告都可以完成
○ 美国病理学家协会在此未做具体要求
- 外科医师认为的周转时间是标本离开手术室到接收到诊断
○ 监测从手术室到术中诊断室的运输时间可能是有价值的（分析前变量）

（三）病例回顾

- 定期审查冰冻诊断的病例
- 发现错误和延期的病例
- 绩效统计
- 总结报告应该可获得／或提交给科室
- 对系统问题要进行跟踪或进行同行评审

（四）解剖学和外科病理学主任协会建议

- 应定期审查所有冰冻报告，并将其分为以下几类
○ 一致（术中和最终诊断之间没有差异）
○ 分歧：轻微
○ 分歧：严重

○ 延迟：适当
○ 延迟：不适当
- "分歧：严重"和"延迟：不适当"的案例应根据问题的根源和可能造成的医疗后果的严重程度进一步分类

四、错误

（一）错误发现和分类

- 所有冰冻切片和术中细胞学结果应在最终签发石蜡切片报告时进行审查
- 出现任何不一致均应分析和报告
○ 解释错误：冰冻切片中可见病变但是未报告
○ 切片错误：冰冻切片中未见病变，但在石蜡深切的切片中可见病变
– 由于组织块的厚度（约＞ 2 ～ 3mm）而产生的抽样误差，因为只切取了表层的切片是可以预防的
□ 有代表性的组织块上的所有碎组织均要在冰冻切片中
– 如果组织块过小（约＜ 2 ～ 3mm），无法避免出现抽样错误的可能
□ 检测所有非常小的病变需要进行尽可能多的切片和多水平的评估
□ 一般而言，如此广泛的切片是不可行的或临床上不需要的
○ 取材错误：在冰冻切片或深切的切片中未发现病变，但是在其他的蜡块中发现的病变
- 如果诊断改变会影响患者治疗，应立即通知外科医师，并在最终病理报告中记录
○ 此类通知应依据部门政策处理，以解决解剖病理学中的重大和意外发现

（二）错误来源

- 分析前
○ 病例和患者身份不正确
○ 标本标识不正确
○ 临床信息不足
– 未事先告知恶性肿瘤的既往诊断
– 未提供既往化疗（辅助或新辅助）或放射治疗的信息
○ 术中诊断的目的不明确或不恰当
- 分析中
○ 取材
– 大体取材（冰冻组织或细胞学的检材中未包括病变）
– 组织块（组织块中存在病变，但是切片中未见）
○ 技术
– 冰冻、切片或染色不良会干扰读片

– 制片过程中的组织丢失
– 切片标签错误
○ 解读切片
– 类别变化（良性与恶性）
– 类别内变化（恶性的类型）
– 病变程度的变化（分级、分期；如非典型导管增生与乳腺导管原位癌、非典型腺瘤性增生与肺原位腺癌）
– 关于淋巴结果的变化
– 切缘结果的变化
● 分析后
○ 诊断未通知到外科医师
○ 向外科医师传达不正确的诊断
○ 外科医师对报告的理解不同于病理医师

（三）按后果分类

● 解剖学和外科病理学主任协会建议根据医疗后果的严重程度对错误进行分类
○ 无临床意义
○ 轻微或可疑轻微的临床意义
○ 重大或潜在重大的临床意义
● 一些质量保证体系根据实际而非潜在的危害进行分类
○ 各个机构有自由的裁定权，在质量改进计划中明确定义即可

五、延迟诊断

（一）定义

● 广义上，所有的术中冰冻的最终诊断都是延迟到石蜡切片做出
● 对于质量保证来说，延迟诊断的定义是无法进行诊断
○ 如果标本不能提供足够的信息用于诊断，则这个病例就应被保留
○ 通常＜5%的冰冻病例被推迟

（二）类型

● 延迟诊断有5个主要来源
● 难以对病变进行分类：对于提交的某些术中冰冻标本，可能无法进行明确诊断（即良性与恶性的鉴别）
○ 常见例子
– 胰腺癌与慢性胰腺炎
– 附壁生长方式的腺癌与肺的反应性改变
– 残留/复发性鳞状细胞癌与放疗后的非典型鳞状化生
○ 如果没有足够的诊断依据，推迟诊断是适当的
– 适当延迟病例的数量可以用来衡量术中冰冻遇到的非常困难的病例

○ 如果冰冻切片的质量在质量审查时被认为可能做出诊断，则延迟诊断是不合适的
– 不适当延迟病例的数量是衡量病理医师知识和经验的标准
○ 纠正措施：与病理医师一起审查诊断特征
– 在术中诊断室内可以通过书籍和网上资源随时查询诊断标准
– 对诊断困难的病例可以通过其他方法获得他人的意见（如远程病理学）
● 活检引起的假象：广泛的挤压和烧灼引起组织损伤，妨碍读片
○ 延迟诊断适用于广泛受损的组织标本
– 延迟病例的数量是衡量手术提供高质量标本的能力的指标
○ 纠正措施：探索替代方法 [例如，用切割针而不是镊钳和（或）不会引起烧灼的切除术，进行活检用于术中诊断]
– 有些肿瘤，特别是小细胞癌，易碎，活检困难，很难不出现假象
● 组织处理导致的假象或组织病理处理过程中丢失：组织选择不当 [例如冰冻大块组织和（或）湿组织]、切片技术差（例如厚的、皱褶的切片）、染色不良（例如二甲苯污染污渍）以及冰冻切片机中的组织丢失可能妨碍读片
○ 在条件允许的情况下，应冰冻更多的组织或要求外科医师再次送检组织
○ 如果切片的质量良好，则延迟诊断是不合适的
– 延迟病例的数量是衡量病理人员制作高质量切片的能力的标准
○ 纠正措施：和技术人员一起对冰冻切片的制作流程进行审查
● 不适于冰冻切片或细胞学检查的标本：可能无法评估脂肪组织或严重钙化的标本，如骨
○ 如果不能检查组织，延迟是适当的
– 延迟病例的数量，可以用来衡量冰冻诊断中不能检查标本的数量
○ 纠正措施：可以告知外科医师术中冰冻无法评估的标本类型
– 一些不适合制作冰冻切片的标本可以使用术中细胞学进行诊断
● 缺乏足够的用于评估的临床信息：在某些情况下，临床信息对于提供诊断至关重要
○ 常见例子
– 脑和骨病变评估需要相关影像学检查的结果
– 先前放疗或化疗的信息对于确定异型细胞是否恶性的还是由于治疗引起的变化是必要的
– 甲状腺滤泡伴淋巴细胞浸润和生发中心形成，是

淋巴结转移癌还是结节性淋巴细胞甲状腺炎，需要结合病史和结节的位置

- 在大多数情况下，进一步询问病史都会获得有用的信息
- 如果外科医师不能或不提供信息，则延迟诊断是适当的
  - 延迟病例的数量可以用来衡量没有重要临床信息的病例的数量
- 纠正措施：外科医师告知病理医师冰冻诊断所需的信息
  - 对可能进行冰冻诊断的患者，提前通过医院或实验室的信息系统回顾病例信息是非常有帮助的

（三）不被视为延期的病例

- 在某些情况下，虽然未提供明确诊断，但是质量检查时不应将其作为延期病例
- 临时诊断：在许多情况下，可在冰冻诊断中提供一些诊断信息，但最好在评估石蜡切片和进行辅助检查后再做出最终诊断
  - 常见例子
  - 梭形细胞肿瘤
  - 淋巴组织增生性疾病
  - 包裹的甲状腺滤泡性肿瘤
  - 存在病变组织
  - 不要试图在术中冰冻中给出最终诊断，这样并不能改变手术方案，而且冰冻诊断可能会和后面的诊断结果不一致
  - 此类病例的数量不应用作冰冻诊断质量的衡量标准
- 取消诊断：在某些情况下，病理学家认为术中冰冻的请求是不合适或不必要
  - 病理医师应与外科医师讨论来决定取消申请
  - 这应被视为取消申请而非延迟诊断

六、基准

（一）一般准确性的研究

- 根据大多数研究结果，涵盖所有样本类型，总体准确性一般在 90% ~ 98%
- 假阴性比假阳性更常见（约 7 倍）
  - 一些标本类型，特别是前哨淋巴结，由于采样误差可能具有较高的假阴性率，但仍具有较高的阳性和阴性预测值
- 切片误差比解释误差更加常见
- 对于更为明确的问题的狭隘的定义（例如，已知恶性肿瘤的切缘评估）而言，准确度通常高于普通问题（"这是什么性质的肿块"）

（二）ADASP 基准

- 建议最大可接受的比率
  - 不一致率：重大病例 = 3%
  - 延期：不适当的病例 = 10%

（三）影响准确率的变量

- 人群中病变的发生率
  - 如果真阳性很少，即使是敏感性低的研究也可能具有较高的阴性预测值
- 术中冰冻的原因
  - 明确的问题，例如已知癌症类型的切缘阳性率，可能接近 100% 的准确度
  - 未知肿瘤类型的初步诊断准确率接近 80%
- 包含或排除了冰冻切片上难以诊断的病变
  - 具有乳头状癌核特点的非浸润性甲状腺滤泡性肿瘤
  - 外阴 Paget 病
  - 黑色素瘤的皮肤切缘
  - 先天性巨结肠症的初次诊断
- 包含或排除了难以或不可能通过冰冻切片可靠检测的小病灶
  - 甲状腺微小乳头状癌
  - 乳腺癌前哨淋巴结微转移和孤立性肿瘤细胞团
- 包含或排除了延期病例
  - "延期"诊断的定义各不相同
  - 排除这些病例会减少总数，从而增加错误率

（四）特定的准确率

- 准确性因具体病例而异
- 对于专科医院和医学中心，可能需要根据不同的样本类型设定不同的标准
- 依据样本类型的冰冻阳性 / 阴性预测值可能比敏感性 / 特异性 / 准确性具有更多的临床应用价值

七、防止错误的策略

（一）临床信息

- 复杂病例（例如骨科肿瘤）的术前讨论非常有用
- 确保外科医师了解可能改变冰冻诊断的信息
- 尽可能利用医疗记录在冰冻之前获取基本信息
- 如果申请冰冻的原因不明或发现异常，请联系外科医师索取更多的信息

（二）患者识别

- 在样本和切片标签上使用 2 个标识码
- 手术室确认患者信息
- 在处理过程中对于可接收的病例尽早使用病理编号
  - 所有文书、切片和标本容器都必须贴上标签

（三）取材

- 仔细的大体检查和切开病变是必不可少的
- 当切片中仅看到微量的病变，对标本进行额外的取材是合理的
- 注意继发性病变，如瘢痕、脓肿和肉芽肿
  - 从恶性肿瘤边缘取材可能只是反应性改变
- 根据标本类型采取不同的取材策略
  - 肺肉芽肿和瘢痕的额外取材和切片
  - 大卵巢/附件包块的额外取材，特别是黏液性肿瘤
  - 如果在初始切片上未见恶性肿瘤，病理工作人员应重新检查大体标本
  - 皮肤切除标本中，阴性的皮肤切缘应全部切光
  - 外科医师送检的面朝前的切缘不同于复杂解剖结构的切除标本（例如，胰管切缘，头颈部黏膜切除）
- 如果无法进行诊断，如果可行，请向外科医师索取其他标本，或推迟诊断

（四）解释

- 适合术中冰冻诊断的病例应由医疗机构确定
  - 不恰当的申请可能对患者有害，并且可能更容易出错
    - 例如，小的原发病灶不应完全冰冻用于诊断
- 计划进行术中冰冻的病例，应将先前的全部切片进行回顾及对比
- 细胞学作为常规冰冻切片的辅助手段
- 使用鉴别诊断列表
  - 诊断是可以做出的
  - 随时可以获得有关冰冻信息的相关资源
- 考虑转移性病变
- 病理学家应了解诊断的临床后果
  - 在某些情况下，假阴性诊断可能比假阳性诊断引起的患者伤害更小
  - 诊断确定程度的交流可能对外科医师有用
- 假阴性诊断比假阳性诊断更常见
  - 病理医师倾向于保守
  - 恶性肿瘤的特定标准可能有帮助（例如胰腺癌）
- 尽可能获得其他意见
  - 请求同事帮助
  - 亚专科医师的建议
  - 现场或远程病理咨询
  - 对于某些类型病例可使用临时或机构设立的对策

（五）技术因素

- 确保冰冻机在一天工作开始时运转正常
- 确保使用冰冻切片机和切片机的工作人员获得足够的培训

- 出现诊断困难或切片皱褶的情况，要求再切片

（六）通信

- 通过电话或内部通信报告诊断应遵循以下的程序
  - 确认患者身份
  - 确定病理医师提供的诊断
  - 确定手术室团队成员接收到报告
  - 尽可能用最清楚的语言陈述结果；任何模棱两可的结果需要与外科医师讨论，并让手术团队成员知晓
    - 避免不必要的冗长的诊断报告
    - 请注意，"倾向"或"可疑"等限定词可能会被误解
    - 不确定（通常是推迟的）诊断比良性或恶性诊断更容易被误解
    - 类似术语可能会混淆（尤其是癌与类癌）
  - 由手术团队回读诊断
    - 病理医师必须聆听并确认诊断结果被正确地理解
    - 联合委员会（TJC）[以前的医疗机构认证联合委员会（JCAHO）]的要求
      □ 标准 DC.01.02.01：在对口头报告结果采取行动之前，工作人员应记录和回读来验证信息
- 在某些情况下，病理医师和外科医师之间的直接讨论可能更为可取
  - 有细微差别或复杂的诊断
  - 冰冻诊断的指向性不明确
  - 引出其他有意义的病史
- 记录诊断
  - 冰冻诊断的书面报告应纳入最终诊断报告
  - 包括冰冻诊断签发的病理医师
  - 包括被告知诊断的临床医师
  - 病理学信息应包括
    - 向临床工作人员报告的诊断
    - 向临床工作人员报告的注解
    - 收到的标本的大体描述，特别是冰冻取材的标本
      □ 囊性结构崩坍
      □ 记录用于特殊诊断或研究或组织库的样本信息
    - 方向标识
    - 重点信息予以勾画标识，视情况而定

八、提高个人工作能力的工具

（一）质量保证可视化报表

- 可视化报表易于使用，便于信息收集
  - 类似于汽车驾驶员可用的仪表和信息
- 可用于比较个体病理医师的表现与部门或国家标准的比较
- 有助于使用客观数据直接向病理学家反馈整体表现

- 对机构资质和同行评审流程很有用

（二）错误的根本原因分析

- 应与所涉及的病理医师讨论错误
- 用于分析导致错误的因素和有关特定病例问题的反馈
  - 由于知识缺失而导致患者治疗出现重大错误可能需要进行有针对性的再培训
  - 还应审查不会导致患者治疗变化的轻微错误，以使病理学家了解差异

（三）术中冰冻讨论会

- 通过替代性学习，分享挑战复杂或有问题病例的经验
  - 所有错误都是学习的机会
  - 在某些情况下，可能不适合指明涉事的病理医师参会
  - 在其他情况下，请病理医师陈述病例是合适的

（四）个体病理医师案例记录

- 许多病理医师进行非官方的病例追踪或有趣的病例随访
- 非常有助于自我教育和继续学习

推荐阅读

[1] Sams SB et al: Discordance between intraoperative consultation by frozen section and final diagnosis. Int J Surg Pathol. 25(1):41–50, 2017

[2] McIntosh ER et al: Frozen section: guiding the hands of surgeons? Ann Diagn Pathol. 19(5):326–9, 2015

[3] Roy S et al: Frozen section diagnosis: is there discordance between what pathologists say and what surgeons hear? Am J Clin Pathol. 140(3):363–9, 2013

[4] Winther C et al: Accuracy of frozen section diagnosis: a retrospective analysis of 4785 cases. APMIS. 119(4–5):259–62, 2011

（**左图**）很容易错过的小病灶。这个 2.2cm 皮肤切除标本的切缘在冰冻切片上报告为阴性。在石蜡切片上观察到 < 0.5mm Bowen 病病灶 ，需要再次切除。
（**右图**）阴茎 Bowen 病（原位鳞状细胞癌）的非常小的区域显示接近全层鳞状上皮异型、分裂和凋亡。病变占切缘宽度 < 2%，最初在冰冻切片中遗漏。

切片误差：小病变

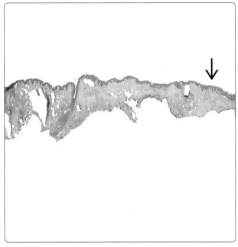

切片误差：小病变

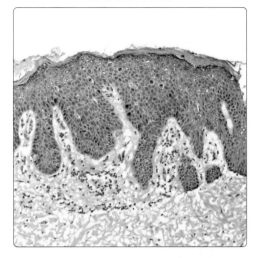

（**左图**）转移癌可能难以在冰冻扭曲的切片中被识别。该淋巴结冰冻报告为"存在非典型细胞，延迟诊断"（➡），在石蜡切片中发现转移性癌。
（**右图**）小的淋巴结转移灶（< 2mm）在没有详尽的评估的情况下，并不会在所有病例中被发现，临床是合理的。小病灶在冰冻切片中未见。但在石蜡切片中可见。这不应被视为冰冻诊断出现错误。

解释错误：冰冻假象

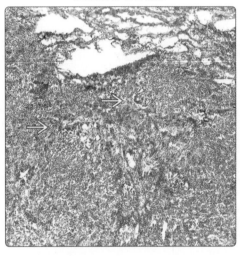

切片错误：病变太小，无法进行常规检测

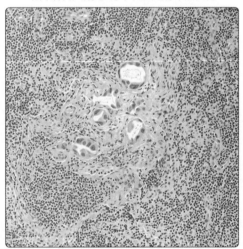

（**左图**）黑素瘤切除术的软组织切缘，冰冻切片上没有肿瘤。然而，在由相同组织块深切的切片中发现肿瘤。（**右图**）切缘的冰冻切片中未见黑色素瘤。然而，多个肿瘤病灶存在于更深的石蜡切片中 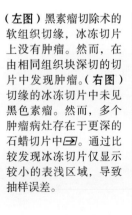。通过比较发现冰冻切片仅显示较小的表浅区域，导致抽样误差。

切片误差：小病变

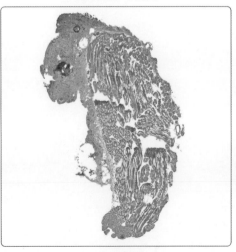

切片误差：软组织切缘

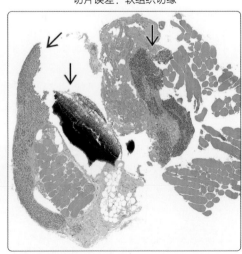

解释性错误：切片质量和挤压人工假象

解释性错误：切片质量和挤压人工假象

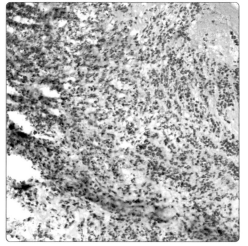
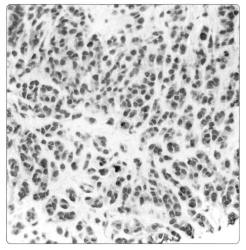

（左图）这种挤压和人工假象的胃壁活组织检查被报告为"恶性肿瘤，癌与淋巴瘤可能"。最终诊断为胃肠道间质瘤。基于形态学，解剖部位的鉴别诊断，结合临床情况可以扩展冰冻诊断思考范围。（右图）这种胃肠道间质瘤的冰冻切片几乎无法解释，导致术中非特异性的诊断。

大体取材误差：肺部弹性纤维瘢痕

大体取材误差：肺部弹性纤维瘢痕

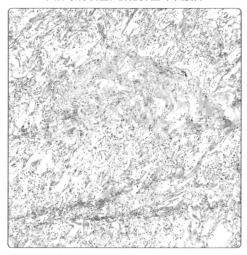
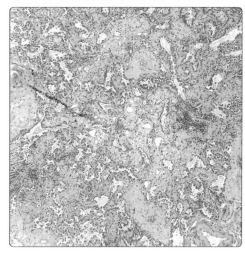

（左图）这个冰冻切片被正确诊断为没有恶性肿瘤。在其他部分发现了小范围的腺癌。肺腺癌通常与弹性纤维瘢痕有关。冰冻切片出现的阴性结果应提示考虑进行额外的取材。（右图）这个 3mm 的肺腺癌出现在 6mm 的肿块中。冰冻切片仅显示弹性纤维瘢痕。

大体取材误差：肺癌伴肉芽肿反应

大体取材误差：肺癌伴肉芽肿反应

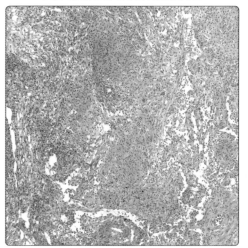
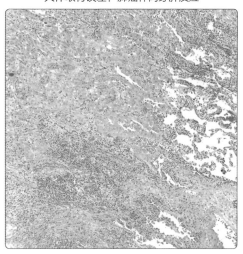

（左图）有时，肺癌可能会引起附近非肿瘤区域的肉芽肿反应。该冰冻切片仅显示有肉芽肿，但位于 3.2cm 腺癌病灶旁。仔细的大体检查，选择最有可能提示诊断结果的组织块。（右图）肺腺癌的石蜡切片显示邻近肺组织的炎症和肉芽肿反应。术中冰冻切片仅显示肉芽肿。

大体取材误差：局限病变

大体取材误差：局限病变

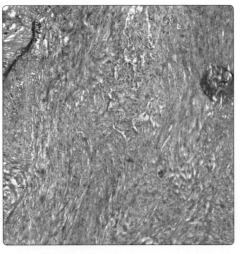

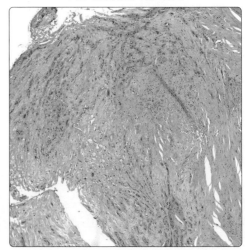

（左图）先前放射治疗的头颈部鳞状细胞癌的软组织活检显示广泛的纤维化，纤维母细胞的反应性不典型和边界不清的坏死细胞。（右图）治疗后的鳞状细胞癌的冰冻切片未显示恶性病变的存在。然而，残留的活肿瘤在石蜡切片上是明显的。治疗后的肿瘤通常细胞稀少并且难以发现。对于冰冻取材可能漏诊小病灶。

可能的解释性错误：样本边缘处的烧灼反应

可能的解释性错误：烧灼假象

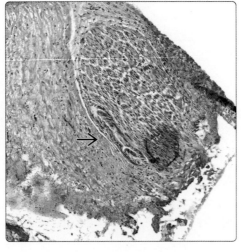

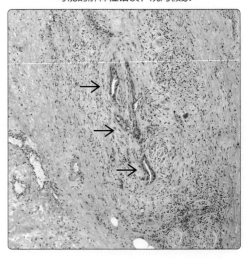

（左图）胆管切缘冰冻切片显示腺癌侵犯神经。观察受到烧灼的影响，使肿瘤细胞缩小，形态呈梭形，与神经纤维平行排列➡。另外，病灶远离胆管切缘。（右图）冰冻组织的石蜡包埋切片，显示出比原始冰冻切片上更广泛的神经周围肿瘤侵犯➡和烧灼反应较轻。

需要辅助技术的协助：微生物的检测

需要辅助技术的协助：微生物的检测

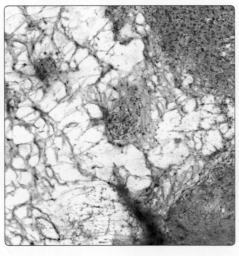

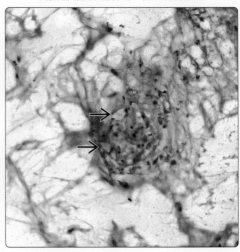

（左图）鼻窦活检用来识别真菌感染。该冰冻切片显示纤维素性炎，纤维蛋白和出血。尽管该特征提示感染，但没有看到微生物。在许多情况下，需要特殊染色识别微生物。（右图）鼻窦活检的冰冻切片显示可疑真菌的折光结构➡。活检期间有轻微出血的临床病史支持真菌感染的诊断。

安全防护
Safety Precautions

孙 巍 译 那 加 校

一、概述

易受损伤的因素

- 由于多种因素，术中病理诊断室的人员风险大于一般病理人员
  ○ 时间限制
  - 需要快速进行（例如检查标本，切片）
  ○ 来自不同部门的人员使用术中病理诊断室
  - 病理人员，外科医师，手术室护士和研究人员均可能在场
  - 并非所有人都熟悉术中病理诊断室和标本的实践规范
  ○ 多人可能参与检查标本的过程中
  - 每个人都有责任对锐器进行适当和小心的处置
  ○ 不熟悉房间和（或）设备
  - 有些人员可能只是间歇性地使用术中病理诊断室
    □ 可能无法始终正确使用安全设备
    □ 材料得不到适当的更换或补充
  - 没有熟悉术中病理诊断室的人员在场，术中病理诊断室可能会在晚上和周末使用
  ○ 经验不足的人员可能会不定期地进行工作
  - 只是正术中病理诊断期间才使用冰冻切片机
  ○ 接受手术的患者可能有未确诊的传染病

- 免疫功能低下或皮肤受损（皮炎，渗出性皮肤病或伤口）的病理学人员可能会更加易感染
- 必须制定操作规范和配备人员以确保安全
  ○ 应指定一人负责术中病理诊断室
  - 确保术中病理诊断室配备和维护得当
  - 为新员工提供培训
  - 监督术中病理诊断室的日常使用
  ○ 在术中冰冻期间，应对新进病理人员进行适当程序的培训
  - 应每年或在引入新程序时进行培训

二、创伤性外伤

（一）来源

- 刀片
  ○ 应有单面刀片，并始终与保护套一起使用
- 冰冻切片机刀片
  ○ 切勿用手清洁刀片
  ○ 大拭子（例如，纱布裹在涂抹器周围）是一种更安全的方法，可以将碎屑从刀片上刮下来
  ○ 冰冻切片机带来的损伤特别成问题，因为该刀片可能暴露于多个样本
  ○ 如果需要操纵组织块和卡盘，则应在冰冻切片机外进行

面部防护：飞溅

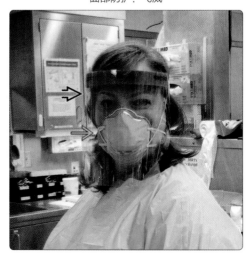

面部防护：化学品暴露

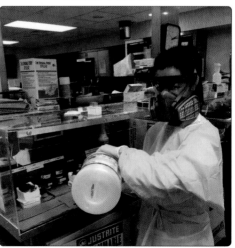

（左图）当存在飞溅的风险（例如，打开大的囊性肿块）时，全面罩提供最佳保护➡。面罩为面部下半部分和嘴提供额外保护➡。（由宾夕法尼亚州 K. Gill 提供）（右图）在执行诸如更换染色架上的溶液等任务时，可能会佩戴专门用于防止化学烟雾的面罩（由 V. Chan，BS. 提供）。

- 去除多余的包埋材料
- 从组织中取出钉子
- 手术刀
  - 必须使用止血钳或镊子小心取出刀片
  - 在取出被污染的刀片的过程中最容易受伤
- 大型切割刀片
  - 一次性刀片是首选
    - 首选丢弃而不是清洁
    - 不要求磨刀
- 注射针头
  - 因为存在穿透伤的风险应尽量避免使用针头
  - 如果使用，应将针直接丢弃在锐器容器中，不要重新盖上
  - 不应使用针头标记病变部位
    - 大型回形针可穿过组织以标记病变（如移除放射性粒子的部位）

（二）伤害类型

- 最常见的伤害是刀片割伤
- 非惯用手部受伤最常见，但也发生在惯用手上
- 伤害可能会传染致病原

（三）预防

- 所有刀片必须由使用刀片的人丢弃
  - 常见的伤害原因是隐藏于手术单，纸巾或组织中的刀片
  - 刀片应在使用后丢弃而不是留在工作间
- 握住标本的手应远离握住刀片的手
  - 需要用力切割的坚硬标本特别危险
  - 标本可以用纱布固定，提供更牢固的固定力，有助于保持非惯用手远离刀片
- 可使用凯夫拉手套或金属网手套
  - 在实际操作中，这些手套笨重且难以使用
- 应避免使用针头和其他穿刺器械
- 不应使用刀片去除冰冻托上的包埋剂
  - 常见的损伤原因
  - 冰冻托可以在室温下保存直到组织块融化，或将冰冻托和组织块短暂浸入福尔马林中以加速融化
- 怀疑感染时，应行细胞学制片而不是冰冻切片

三、吸入

（一）来源

- 传染病患者的组织
- 化学品（染色剂、固定剂）
  - 甲醛和二甲苯是最令人担忧的

（二）损伤机制

- 感染

- 仅有使用雾化冷却剂冰冻含有结核分枝杆菌的组织块时的报道
  - 冷却剂不应直接喷洒在组织上
  - 如雾化剂用于冰冻组织块，产生的悬浮微粒会存在于冰冻切片机内，请勿吸入
  - 可以使用更加快速冰冻组织块的替代方法
  - 在其他条件下，标本不太可能构成威胁
- 化学品吸入
  - 除非化学品未妥善储存或有大量溢出，否则不太可能发生

（三）预防

- 感染
  - 可提供防止雾化细菌的面罩
  - 当检查已知感染患者的标本时，应使用特有的防结核分枝杆菌的面罩
- 化学品吸入
  - 术中病理诊断室适当通风是必不可少的
  - 化学品必须盖紧并保存
    - 不使用时应对染色架进行遮盖，以防止蒸发和空气污染
  - 预备防泄漏工具及应对方案

四、皮肤黏膜暴露

（一）来源

- 带血的标本
- 张力大的囊肿

（二）损伤类型

- 溅入眼睛或嘴巴
- 沾染皮肤伤口

（三）预防

- 必须始终佩戴个人防护装备
  - 处理可能存在飞溅风险的标本时，必须佩戴护目镜或面罩
  - 处理血液丰富的标本或具有已知或疑似传染风险的标本时，应戴双层手套
- 切割外形完整坚硬的肿块时应特别小心，因这样的肿物可能是囊性的
  - 穿刺囊肿时，液体可能喷溅数英尺外
  - 可以在切口部位上设置防水屏障，直到确定是否存在流体流出
  - 应在水槽附近打开囊肿，以便于处理囊内容物
- 术中病理诊断室不允许进食，饮水，吸烟，使用化妆品或润唇膏
  - 食物不能存放在室内或冰箱内，不得丢弃在废物容器中

- 离开术中病理诊断室的物品必须保持清洁，以保护室外人员免受暴露风险
  - 外部样本容器保持清洁
  - 所有文书都保持清洁
  - 如果发生污染，可将文书放在保护性塑料套管内或将信息复制到干净的文本上

五、感染源

（一）一般准则

- 冰冻不会使病原体失活
- 福尔马林使许多感染原失活，但可能需要数小时
  - 常规固定后朊病毒仍可致病
- 只在绝对必要的情况下才可对可疑含有病原体的标本进行术中冰冻诊断
- 但是，大多数病原体不会对免疫功能正常的个体构成风险

（二）结核

- 在冰冻切片的实施过程中，已报道 3 例皮肤试验转为阳性者
  - 所有案例均涉及使用雾化冷却剂和误吸
  - 应避免出现悬浮微粒
- 建议所有医院人员每年进行结核检查

（三）克 – 雅病

- 报告了 3 例，其中 2 例是技术员，1 例是病理医师
  - 暴露于固定后的组织
  - 因术中冰冻期间而出现的案例未见报道
- 灭活朊病毒蛋白需要特殊技术
  - 福尔马林固定 24h
  - 95% 甲酸 1h
  - 福尔马林再固定 24h
- 提示克 – 雅病（CJD）的症状包括
  - 快速进展的痴呆症
  - 肌阵挛
  - 非特异性神经系统表现
- 组织处理
  - 疑似克 – 雅患者的标本不应做术中冰冻病理诊断
  - 应按照建议的方案立即固定组织并存放在安全的位置
  - 在将人员置于危险之前，应仔细考虑组织处理的临床必要性

（四）艾滋病

- 因术中冰冻病理诊断而出现感染的病例未见报道
  - 有 1 例病理医师在尸体解剖过程中手术刀伤后感染的案例
- 穿透性损伤后感染风险约 0.3%

- 暴露后预防包括用 2 种药物治疗 4 周

（五）乙型肝炎病毒

- 因术中冰冻病理诊断而出现感染的病例未见报道
- 经皮穿透性损伤后感染风险为 30%
  - 黏膜皮肤暴露后可能也存在高风险
- 传染性乙型肝炎病毒（HBV）可以在干血块中至少存活 1 周
- 病理科人员应接种乙型肝炎疫苗
- 如果未接种疫苗的人员，暴露后预防措施包括接种 HBV 疫苗
  - 也可以使用乙型肝炎免疫球蛋白

（六）丙型肝炎病毒

- 因术中冰冻病理诊断而出现感染的病例未见报道
- 穿透损伤后暴露风险约 1.8%
  - 黏膜皮肤暴露后的风险可能很低
- 丙型肝炎病毒（HCV）在环境中迅速降解
- 暴露后应对人员进行感染监测
  - 暴露后预防尚未有切实有效的措施

六、肿瘤

暴露后的风险

- 肉瘤转移给临床医师的案例仅见 1 例报道
  - 在切除肉瘤的过程中，外科医师手部受伤
  - 肉瘤在受伤部位发生
  - 遗传学分析显示肿瘤来自患者
  - 2 年后医师保持良好状态
- 罕见报道注射肿瘤细胞系在受者体内生长
- 避免接触传染性病原体的程序也可用于防止接触肿瘤
  - 将肿瘤转移给他人的风险极低

七、辐射

（一）标本

- 放射性药物有时在术中使用
  - 前哨淋巴结识别
  - 放射性粒子用于乳房病变的定位
  - 奥曲肽定位神经内分泌病变
- 使用的剂量通常太低而不会导致病理人员的大剂量暴露
  - 通常不需要特殊程序来限制暴露
  - 标准手套足以防护
  - 放射性粒子含有 ^{125}I，可发射 20 ～ 30keV 的低能 γ 射线
  - 钛外壳包围含有 ^{125}I 的内芯
  - 如果内芯损坏，则必须将该区域视为放射性泄漏

- □ 不应使用剪刀，并在使用伽马探针引导下用手术刀非常小心地切开标本，以避免破坏粒子
- 回收的放射性物质需要足够的储存空间
  - ○ 放射性粒子可以安全地存放在金属容器内
    - 粒子必须存放在密闭容器中，列出相应的手术病理编号
    - 应有记录本记录什么时间回收粒子，并送至辐射安全部门时

（二）预防

- 如果在手术过程中使用放射性物质，应考虑病理人员的风险
- 如果需要回收放射性物质（例如放射性粒子），则必须制定相应的程序
- 病理医师必须拥有必要的设备（例如，Geiger 计数器，伽马探针）来监测放射性物质并检测放射性医疗设备

八、个人保护设备

（一）一般准则

- 个人防护装备定义为旨在防止皮肤或衣服接触血液或其他传染性物质的设备
  - ○ 尽量减少接触可能导致严重工伤和疾病的危险
  - ○ 包括化学，放射，物理，电气，机械或其他工作场所危害
- 必须由机构提供给员工
- 发生污染时和离开术中病理诊断室时必须妥善丢弃

（二）手

- 处理组织时必须始终佩戴手套
  - ○ 应摘掉表面尖锐的戒指，因为它们增加刺破手套的可能性
- 如果怀疑有感染性病原体，建议使用 2 副手套
- 乳胶手套可防止生物危害，但不防止化学品
  - ○ 乳胶可渗透化学品，并且在暴露于某些化学品时迅速降解
- 丁腈橡胶和氯丁橡胶手套可防止生物危害和暴露于固定剂
  - ○ 乳胶过敏的人员可以使用丁腈手套
- 如果可能发生穿刺伤，可以使用金属网和 Kevlar 手套
  - ○ 手套内和外都戴乳胶或丁腈手套
- 在接触室内其他物体时，应丢弃并更换弄脏的手套
  - ○ 还应在标本之间更换手套，以避免任何污染
- 处理标本后和离开术中病理诊断室时，必须清洗双手
  - ○ 手套常见小的，不明显的裂口
  - ○ 如果戴上 2 个手套并且手套之间有血渍，应立即

取下手套以确定血液来源
- 如果发现手部受伤，则需要急救和评估感染风险

（三）头和脸

- 如果可能发生飞溅，应戴眼部防护装备
  - ○ 安全眼镜或护目镜
  - ○ 全面罩
  - ○ 面部防护应包括侧护板
- 特殊呼吸面罩可防止雾化吸入结核菌
  - ○ N-95 面罩至少可以过滤 95% 的 3μm 及更大的微粒
  - ○ 要求每个人拥有单独的面罩
  - ○ 在实际工作中，这些面罩不舒服且不经常使用
- 手术口罩
  - ○ 旨在保护患者免受戴口罩的人的呼气
  - ○ 不足以保护病理人员免受雾化感染原的侵害
    - 可以保护嘴巴和面部免受飞溅

（四）身体

- 在可能暴露的情况下，可以穿着手术服
  - ○ 如果发生暴露，这些衣服可以很容易地更换干净的衣服
- 围裙覆盖在衣服或手术服上以保护躯干
  - ○ 处理多个样品时，最好使用袖套或带袖子的围裙
- 一次性连身衣提供完整覆盖的身体
- 均在术中病理诊断室穿着普通实验室外套

九、设备和房间

（一）冰冻切片机

- 理想情况下，应为已知或可能的传染病例指定 1 个冰冻切片机
  - ○ 需要消毒的病例包括已知或疑似 HIV、HBV、HCV、SARS 相关冠状病毒、朊病毒、分枝杆菌或系统性真菌病
  - ○ 这些病例使用冰冻切片机后，必须对其进行登记，直到消毒后再使用
- 必须按规定的时间间隔对所有冰冻切片机进行消毒
  - ○ 冰冻切片机解冻
  - ○ 结核菌消毒剂用于清理内部
  - ○ 必须先卸掉配件及组织切片
- 如果处理过传染性病例，则需要更频繁地消毒

（二）房间

- 应指定"清洁"区域，不得戴手套接触
  - ○ 通常是显微镜、电话、门把手
    - 非直接参与处理标本的人员使用的最常见物品
  - ○ 只允许清洁的双手在没有手套的情况下接触这些区域内的材料
  - ○ 避免接触手套的生物危害物质可能造成的污染

- 所有脏污的一次性材料应立即放入适当的生物危害容器中
- 用稀释的漂白剂或其他适当的消毒剂清洁和消毒暴露的表面

（三）标本

- 尽快地使用充足的福尔马林固定标本
- 容器必须防漏并牢固密封
- 可能感染克－雅病的标本必须专门标记为生物危害并单独储存
  - 这些样本需要额外处理以灭活朊病毒

（四）化学制品

- 如果吸入，摄入或暴露于黏膜，固定剂和染色剂会危害健康
  - 福尔马林：急性损伤
    - 强烈的眼睛和喉咙刺激
    - 咳嗽、喘息、胸闷
    - 支气管炎、喉炎
    - 角膜混浊、视力丧失
  - 二甲苯：急性损伤
    - 强烈刺激眼睛、鼻子、喉咙、黏膜、皮肤
    - 浓度高时，可引起头痛、头晕、恶心
  - 气溶胶冰冻剂：急性损伤
    - 通常使用二氧化碳和气雾喷射剂
    - 效应取决于具体的配方
- 必须在室内提供材料安全数据表
  - 包括有关危险成分、物理／化学特性、火灾和爆炸数据、反应性数据、健康危害信息、安全处理和使用化学品的预防措施、泄漏应对、储存和安全处置方法及对环境的影响的信息
- 易燃化学品必须保存在金属柜中
  - 必须提供适合化学火灾的灭火器
- 容器在不使用时应保持密封，并应保持染色架封闭
- 处理化学品时，必须戴防护手套
- 对于少量化学品，必须备有防溅工具
  - 在溢出物周围浇注吸收材料以限制溢出
  - 然后将吸收材料倒在化学品上
  - 然后可将材料扫入或刷入适当的危险废物容器中
- 如果无法控制大规模泄漏，必须请求额外的帮助
  - 房间应疏散，门保持关闭

（五）安全设备

- 去除手术刀手柄
  - 从手柄上取下刀片时可能会发生伤害
    - 不应用手去除刀片
  - 可以使用镊子或止血钳
    - 手柄牢牢固定

- 刀锋远离解剖者和其他人
- 刀片和刀片锁必须朝上，刀片的倾斜边朝向解剖者
- 用镊子或止血钳抓住刀片底部，并从手柄向外拉出，直到刀片解锁
- 然后小心地向前移动刀片（朝向尖端）以移取下
- 然后将刀片放入锐器盒中
  - 也可以使用特殊设备来移除手柄
- 锐器盒
  - 用于处理所有刀片和针头
    - 必须是红色和（或）标有生物危害标志
    - 防漏
  - 应经常清空，以便锐器可以放入容器中
    - 不应将尖锐物品用力推入容器中

（六）废物处置

- 受血液或病原体污染或可能污染的材料
  - 所有与标本和血液接触的个人防护用品和其他材料必须放入特定的容器中

十、暴露或损伤后的治疗

（一）即时治疗

- 必要时进行急救
- 用肥皂和水清洗伤口
  - 允许流血的伤口继续大量出血
- 眼睛和黏膜损伤用水冲洗
  - 应使用大量的水冲洗，并保持眼睛睁开
  - 应该有洗眼喷洗装置
- 记录涉及暴露的样本的患者的姓名和其他标识
  - 职业安全与健康管理局要求保留职业暴露和锐器伤害记录

（二）后续治疗

- 咨询机构的医疗团队
  - 每个机构都应制订受伤或暴露后的治疗方案
  - 事件报告制度对于发现反复出现的问题很重要
  - 对于某些暴露，建议预防性治疗

十一、资源

（一）职业安全与健康管理局

- 参见职业安全与健康管理局网站，血源性病原体，标准 1910.1030（参见推荐阅读）
  - 包括个人防护设备的规定，危险废物的标签和处理，记录保存（锐器伤害日志、职业暴露日志、培训日志）及其他
- 请参阅职业安全与健康管理局网站，呼吸系统防护，标准 1910.134（见推荐阅读）

○ 主要涉及防止颗粒物和有毒烟雾的问题
● 请参阅职业安全与健康管理局网站，个人防护装备

（二）临床和实验室标准研究所

● 保护实验室工作人员免受职业获得性感染指南

（三）美国病理医师协会

● 实验室认可计划手册
  ○ 与病理人员安全相关的要求包括
    – 所有溶液和染料均按照规定的时间表进行了适当标记和更换
    – 在规定的时间间隔内对冰冻切片机进行净化处理，并保留此程序的记录

推荐阅读

[1] Fritzsche FR et al: Cut–resistant protective gloves in pathology– effective and cost–effective. Virchows Arch. 452(3):313–8, 2008

[2] Jeffries D: Decontamination and CJD: the latest guidance. J Perioper Pract. 16(11):555–60, 2006

[3] Kubiczek P et al: Occupational injuries in a pathology residency program. Arch Pathol Lab Med. 130(2):146–7, 2006

[4] OSHA. Bloodborne pathogens, standard 1910.1030. https:// www.osha.gov/pls/oshaweb/owadisp.show_document?p_ id=10051&p_table=STANDARDS. Accessed August 24, 2017

[5] OSHA. Respiratory protection, standard 1910.134. https:// www.osha.gov/pls/oshaweb/owadisp.show_document?p_ table=STA NDARDS&p_id=12716. Accessed August 25, 2017

[6] OSHA. Personal protective equipment. https://www.osha.gov/ SLTC/personalprotectiveequipment/index.html. Accessed August 25, 2017

手套类型

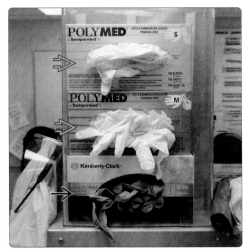

防割手套

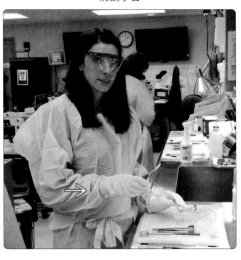

（左图）乳胶手套➡防止生物危害，但不防化学品。有些人对乳胶过敏，需要避免使用这种类型的手套。丁腈手套➡或氯丁橡胶手套可防止生物危害和化学品（如福尔马林）。（右图）当存在割破危险时，除了乳胶手套外，还可以使用金属网或合成纤维（如Kevlar）制作的手套➡。然而，这些手套可能会降低灵活性并不常用（图片引自 L. Cheney, PA.）。

刀片

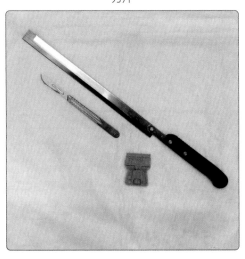

最易受伤的手

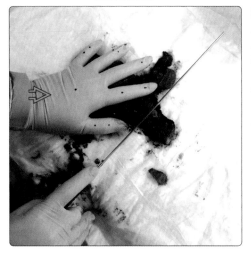

（左图）在术中冰冻期间发生的大多数伤害是由剃刀刀片、手术刀、刀或冰冻切片机刀片造成的割破。快速诊断的必要性不得超越安全防护。刀片应与配套的手柄一起使用，并在使用后立即妥善丢弃。（右图）非惯用手更容易受伤➡，因为它通常用于在切片时固定标本。手套上的圆点表示最常见的受伤部位。

使用刷子清理冰冻切片机刀片

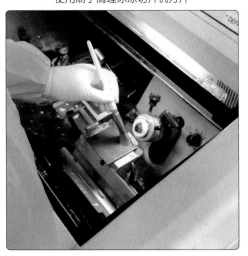

手套穿孔

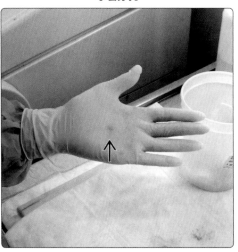

（左图）冰冻切片机刀片在切割新组织块之前清除碎屑，或者组织块前堆积的碎屑。一把大刷子或拭子用于清理。由于冰冻切片机刀片有割伤的危险，所以不应该用手完成。（右图）如果使用2个手套并且手套之间看到血液，则外侧手套或两个手套可能出现了裂孔➡。应立即取下手套并检查手是否有可能受伤。

（**左图**）工作空间必须保持清洁，没有杂物。在不使用时，刀片远离该区域（刀片指向远离解剖者）➡️。（**右图**）杂乱的工作空间大大增加了受伤和错误的可能性。纸巾、丢弃的手套和刀片混杂在一起➡️，可能看不到刀片。常见的伤害原因是清理工作空间时由隐藏的刀片造成的割伤。还应避免血液➡️和组织污染。

清洁的工作空间

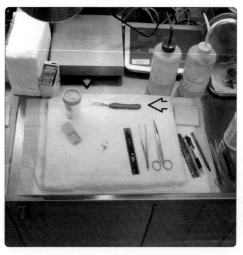

杂乱的工作空间

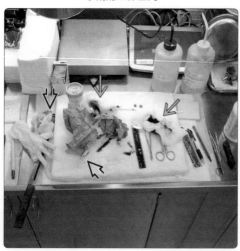

（**左图**）必须从冰冻托上取下组织块。这时绝对不应该使用刀片，因为可能导致手部受伤。组织块可以在室温下部分融化，或者浸入福尔马林中加快融化。用手指轻松卸下融化的组织块。（**右图**）在组织块稍微融化后，可以用手指或尺子将其从夹头中安全地取出，用透镜纸包裹并置于福尔马林中。

从冰冻托上卸下组织块

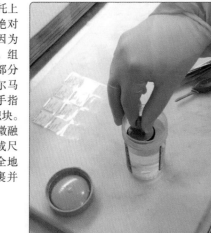

从冰冻托上卸下组织块

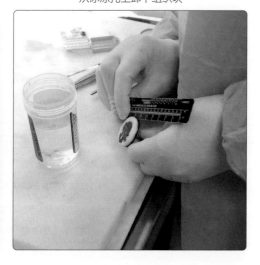

（**左图**）材料如文书，转移到其他不被污染的地方。文书由打字员和其他不需要个人防护设备的人员保管。如果发生污染➡️，保护套可用于污染的文书。（**右图**）所有刀片、针和未使用的玻璃载玻片必须放入适当的容器中➡️，以便安全处理。这个容器不安全，因为尖锐物体从顶部突出并造成危险。

污染的文书

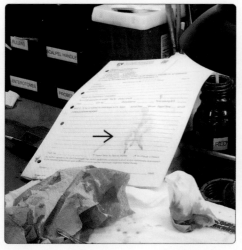

不安全的锐器盒

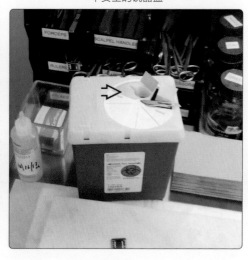

N95 口罩

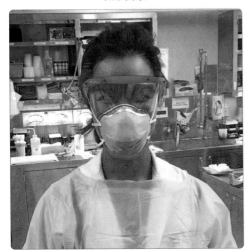

辐射探测器

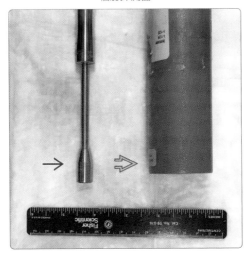

（左图）需要特别设计的口罩来防止感染源，例如结核分枝杆菌。这是一个 N95 口罩。重要的是使用正确的尺寸以获得最大程度的保护。（右图）Geiger 计数器是应用广泛的探测器，有助于检测医学中可能遇到的各种类型的辐射。伽马探测器用于识别用于标记乳房病变的放射性粒子。需要尖端来定位标本中的小粒子。

放射性物质：储存

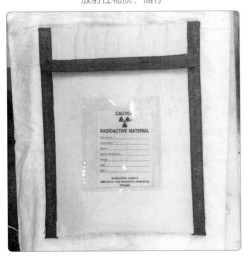

储存容器上锁

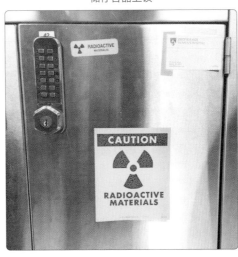

（左图）在取回放射性物质后，需要一个屏蔽容器来储存材料，直到它可以安全地丢弃。这是一个内衬铅的信封。（右图）必须有一个锁定的存储区域用于存放放射性物质。该区域必须标有适当的标牌。

化学物品柜

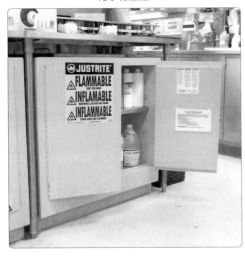

防喷溅工具

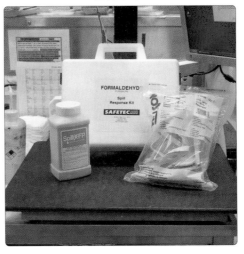

（左图）每个术中病理诊断室必须有一个防火柜，用于存放用于固定液和染色剂等易燃化学品。（右图）防喷溅工具包含用于吸收化学品的物质和个人防护工具（如面罩）。如果泄漏太多而无法安全地应用这种工具，则应将房间疏散并关闭，并召唤机构的危险废物处理小组处理。

远程病理学
Telepathology

孙 巍 译 那 加 校

一、概述

（一）定义

- 美国病理学学会定义："病理学实际工作中，通过观看数字化或模拟视频、图像，对病例进行解读作为正式诊断报告或病历记录"

（二）术中远程病理会诊的使用/指征

- 远距离诊断
  - 病理医师可以在远离术中病理诊断室的地方提供咨询
    - 可用于一线诊断或咨询
    - 可在工作时间以外进行
    - 适用于不发达地区（病理医师很少的地区或国家）
    - 适用于偏远地区（南极洲、空间站）
- 获得多方意见
  - 有些案例非常困难，并且经多人咨询后有益于疾病的诊断
    - 罕见的肿瘤
    - 评估切缘，特别是在有大量烧灼或挤压的情况下
    - 对微浸润的判断
    - 新辅助治疗后的肿瘤
- 获得专家的指点

- 病理学越来越亚专业化
  - 维持亚专业病理学家每周7天，每天24h候诊术中冰冻对于所有病理团队均是极大的挑战，包括大型医疗机构
  - 在某些医疗机构中，病理能够提供高超的亚专科专业支持
  - 可以促进现场或远程亚专科病理专家的咨询
- 人员配备效率
  - 在大型网络或医院集团中，远程病理学（冰冻和石蜡切片咨询）可以更有效地使用病理资源
  - 病例数量和需求的不匹配，可以通过病例分流而缓解，不再受到切片制作地点的限制
  - 常规和专业的组合可使工作更加灵活
  - 创造机会让较小的病理学小组合作完成术中冰冻诊断或分析经验
- 获得库存的病理信息
  - 在拥有数字档案的机构中，可以访问患者先前病理标本的图像，以便与冰冻切片进行实时比较
    - 对先前肿瘤组织学的回顾对于解释术中发现至关重要，特别是在新辅助治疗后
    - 快速找到图像不受检索存档切片所需时间的限制
- 轻松存档数字图像

远程病理学：集成系统

远程病理学：广域访问

（左图）完全集成的远程病理学系统允许捕获和传输大体和显微镜图像，以及病理医师的注释和评论。然后可以将图像发送到多种类型的屏幕用于多种用途。（右图）在屏幕上解读显微图像的能力使病理医师无须使用显微镜即可进行诊断。此外，多个病理学家可以从不同的站点查看相同的图像。

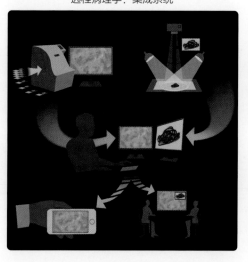
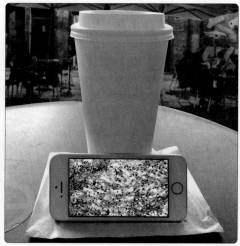

○ 图像随时可调取
- 质量保证研究
- 会议及教学
- 医疗诉讼
○ 可以注释并保存冰冻切片中特别的发现
- 与最终石蜡切片评估更容易关联
- 注释并不会永久地掩盖发现
- 计算机辅助读片
○ 图像分析辅助读片可能成为未来的选择
- 计算机辅助诊断
- 识别微小的病变,如微小转移病灶
- 对重要的发现进行量化评估(如在疑似关节感染的情况下计算中性粒细胞)
- 视觉追踪确保整个切片均已被观察

二、远程病理学与术中病理冰冻诊断的结合

(一)大体检查

- 合格的现场人员对于提供成功和安全的服务至关重要
  ○ 住院医师
  - 担任合格的解剖者
  - 可能是第一联络人,特别是主治病理医师住在偏远地区时
  ○ 病理助理或专业技术人员
  - 可根据既定方案解剖标本、制作切片(特别是小样本),也可以按照病理医师的电话或视频指示进行
  - 可以在没有常规配备病理医师的医院中使用
- 在理想的系统中,大体标本的图像应存储为数码图片

(二)制备切片

- 现场人员准备细胞片或冰冻切片

(三)显微镜下检查

- 采集图像是现场人员工作流程的附加任务
  ○ 机器人远程病理学:将切片置于显微镜载物台上
  ○ 静态图像远程病理学:图像由相机拍摄
  - 通常至少需要病理住院医师培训来选择诊断区域
  ○ 全片成像:切片必须放在扫描仪中
- 主治病理医师
  ○ 如果病理医师在现场,可以通过显微镜直接观看切片,或者可以在屏幕上观看图像
  ○ 如果病理医师不在现场,可以根据所使用的系统查看切片和(或)图像
  ○ 在任何一种情况下,病理医师都可以使用远程病理学对不寻常或具有挑战性的病例进行亚专科会诊或获取第二意见

三、图像采集方法及类型

(一)视频图像

- 方法
  ○ 使用数码或模拟摄像机观察显微镜下切片
  ○ 视频图像通过封闭网络或基于网站的共享系统传输到远程站点
  ○ 可以控制显微镜载物台的移动和聚焦
  - 远程病理医师口头指导下的现场人员
  - 现场病理医师选定区域,请远程顾问进行指导
  - 远程病理医师通过机器人显微镜进行控制
  ○ 基于网站的共享系统
  - 使用计算机进行现场视频采集
  - 可以使用计算机、电话或手持设备(设备附带系统)
- 优点
  ○ 切片上的所有信息都可传输给异地病理学家
  ○ 如果远程病理学家通过机器人显微镜进行会诊,非常类似于现场病理学家的效果
  ○ 通过现场人员和病理学家之间的通信实时查看图像
- 缺点
  ○ 如果由现场人员控制显微镜,可能并不是诊断交流的最佳方法
  ○ 对于异地病理学家来说可能非常耗时
  ○ 一些机器人显微镜在实际操作中显得"笨重"
  ○ 图像不会定期保存

(二)静态数字化图像

- 方法
  ○ 可以使用数码相机拍摄静态照片
  - 固定显微镜的一部分
  - 相机贴近到目镜
  - 手机或其他带摄像头的设备贴近到目镜
  ○ 照片通常作为 JPEG 附件传送给会诊医师
  - 电子邮件
  - 短信
  - 少数情况下将图像缓存至远程电脑中
- 优点
  ○ 廉价
  ○ 快速
  ○ 收件人无须特殊设备或计算机即可查看图像
  ○ 一线病理医师可以选择并仔细捕捉关注的区域
  - 非常局限的发现
  - 细胞学发现,特别是非常小的,涂片效果不满意

的情况下
- 不要求在术中病理诊断室进行实时互动
  - 对于那些需要提高术后诊断效率，而对术中诊断和术中处理无影响的病例特别有用
- 图像可以作为永久文件保存，并附在一些信息系统中
- 缺点
  - 除了非常小的组织，不适用于评估整个样本
    - 取材者的影响非常大；受抽样误差影响
  - 图像的选择受到一线病理医师的专业知识和偏差的影响
    - 选择和解读关键区域可能需要专业知识
  - 只能看到切片的部分组织，并且放大倍数是预设的

（三）全片成像

- 方法
  - 切片制备完成后，全片扫描，上传并作为数字化图像存储在机构或云服务器上
  - 异地的病理医师可以通过计算机阅读数字化图像
- 优点
  - 不需要专业知识来选择切片中的诊断区域
  - 提供最接近现场阅片效果（有时甚至更好）
  - 专业软件允许以不同的放大倍率查看切片
  - 不需要与现场人员进行实时互动
  - 可以永久保存图像，随时查看，并与石蜡切片关联
- 缺点
  - 扫描仪昂贵
  - 切片制备非常关键
    - 清洁，无胶
    - 将组织置于玻片中央
    - 尽量减少褶皱或其他可以改变组织厚度的人工假象
    - 人员必须接受操作仪器的良好培训
      - 不适合缺乏培训和情景体验的多个用户
  - 细胞片应薄厚均匀，可能需要 40 倍扫描
  - 扫描组织面积和放大倍数
    - 40 倍的扫描速度非常慢（但通常不是必需的）
  - 全片扫描的存储文件非常大
  - 单个图像的景深信息并不能反映全片的厚度
    - 在评估非常小的结构时可能很重要，如核分裂象
    - 高级系统可在多个景深下成像
      - 但是，这会显著增加每张切片的文件大小

四、监管问题

（一）远程病理学的美国外科病理学会认证要求

- 美国外科病理学会实验室认证清单

- 截至 2016 年，远程病理学和远程数据评估以及全片扫描均纳入到"实验室常规"
- 定义了远程病理学模式
  - 静态远程病理学：预选静止图像
  - 动态远程病理学：实时查看图像（包括机器人显微镜、视频流和桌面共享）
  - 虚拟切片 / 全片扫描：整个切片的数字化
- 清单适用于
  - 远程病理学进行初诊
  - 冰冻切片诊断
  - 正式的会诊咨询
  - 病理学家参与图像解读的辅助技术
  - 实时对细针抽吸标本进行分流和初步诊断
- 清单项目
  - GEN.50057：可以对个案进行审查，以确保提交的切片 / 图像和数据的患者身份正确
  - GEN.50614：可以在阅读切片 / 图像或远程数据文件时浏览相关的临床信息
  - GEN.50630：用于诊断目的的远程病理需要使用实验室自己的方式进行认证，包括在将该技术用于预期诊断目的之前，由实验室主任（或符合美国外科病理学会主管资格的指定人员）批准使用
  - GEN.51728：实验室拥有一个程序，用于解决远程病理学系统所有用户的培训要求
  - GEN.52842：制定程序确保从事远程病理学和远程数据评估的网站的保密性和安全性
  - GEN.52850：远程病理学记录包括提供的诊断和报告的充分性评估，初步诊断或其他建议
  - GEN.52860：远程病理学服务包含在实验室的质量管理计划中
  - GEN.52900：有记录表明全片成像系统的所有用户都已经过培训
  - GEN.52920：用于诊断目的的全片扫描系统需要使用实验室自己的方式进行认证，包括在将该技术用于预期诊断目的之前，由实验室主任（或符合美国外科病理学会主管资格的指定人员）批准使用

（二）美国食品和药物管理局远程病理学规定

- 全片扫描系统已被批准为美国的 II 级诊断设备，用于初步病理诊断
  - 截至 2017 年 4 月，此批准仅限于唯一供应商：飞利浦 IntelliSite 病理解决方案
- 全片扫描已获批准并在加拿大用于初步病理诊断
- 在大多数情况下，冰冻诊断可以合理地视为初步诊断，需要在石蜡切片和其他技术辅助的背景下进行后续评估，因此，不是最终的诊断

远程病理学的发展

成像系统的发展	类型	年份
实时成像	电视显微镜	1952
	动态机器人远程病理学	1986
静态图像远程病理学	远程病理学的存储和转发	1987
	全片成像（自动）	1991
	全片成像（操作员指导）	1994
多模式远程病理学	混合动态机器人 / 静态成像	1989
	全片动态机器人 / 静态成像	2011

引自 Pantanowitz L et al：American Telemedicine Association clinical guidelines for telepathology. J Pathol Inform. 5（1）：39, 2014.

远程病理学的临床应用

患者治疗应用	描 述
冰冻切片解读	远程解读冰冻切片
数字化图像分析	自动化解读检测结果（例如使用算法自动统计免疫组化和原位杂交）；量化（强度 / 阳性率）；特征的识别（例如，核分裂像，异常细胞）；计算机辅助诊断
临床训练	临床训练中的咨询（例如，亚专科专家审查）
存档	快速方便的切片图像检索；用于法医学目的的备用文件；与之前的组织图像比较（也可用于术中咨询）；对于组织可能用于分子检测的病例保存虚拟切片
病理诊断报告	传统和综合病理报告中加入全片扫描图像链接（包括冰冻切片）
会诊 / 专家的第二意见	国内或国际专家对具有挑战性病例的提供第二意见
治疗方案	为了制订治疗方案，可以提供全切片图像用于中心审查
质量保证	传统的切片分享和"重读"；可以与患者病历集成随机病例选择系统；轻松访问存档的冰冻切片，与石蜡切片和（或）最终诊断进行比较；跟踪切片回顾结果
临床会议	使用全切片图像进行术中和石蜡切片的病例报告

改编自 Hipp J et al：College of American Pathologists Digital Resource Guide. CAP Press, 2017.

- ○ 例外情况包括术中诊断完全用完标本和（或）无法保留石蜡切片（如 Mohs 手术）
- 已经公布了全片扫描验证的共识指南，包括
  - ○ 临床上使用全片扫描的所有实验室都应置于自己的认证体系之下
  - ○ 验证应适合临床应用的目的
  - – 验证术中冰冻的切片应采用术中准备的冰冻切片或细胞学片
  - ○ 验证应模拟真实环境
  - ○ 验证可以包含整个全片扫描系统（即，不需要单独验证每个组件）
  - ○ 1 个应用程序需要 60 个病例，反映了病例类型的覆盖范围和复杂性
- ○ 应聘请合格的病理学家
- ○ 应研究玻璃载玻片 – 数字图像观察者间变异性
- ○ 强制要求审查载玻片和数字图像之间的洗脱期
- ○ 验证应确认载玻片上的所有材料都包含在数字图像中

（三）执照

- 病理学家可以对来自不同机构，不同州或不同国家的标本进行诊断
- 许可证要求因司法管辖区而异
- 必须遵守管辖区接收和发出的要求
- 执行远程病理学咨询的病理学家通常在多个州获得许可

（四）报销

- 远程病理诊断的计费方式与直接现场诊断相同

推荐阅读

[1] Evans AJ et al: Implementation of whole slide imaging for clinical purposes: issues to consider from the perspective of early adopters. Arch Pathol Lab Med. 141(7):944–959, 2017

[2] Farris AB et al: Whole slide imaging for analytical anatomic pathology and telepathology: practical applications today, promises, and perils. Arch Pathol Lab Med. 141(4):542–550, 2017

[3] Hipp J (ed) et al: College of American Pathologists Digital Pathology Resource Guide. CAP Press, 2017

[4] Pantanowitz L et al: American Telemedicine Association clinical guidelines for telepathology. J Pathol Inform. 5(1):39, 2014

[5] Food and Drug Administration: Code of federal regulations title 21. http://www.accessdata.fda.gov/scripts/cdrh/cfdocs/cfcfr/CFRSearch.cfm?fr=860.3&SearchTerm=classification%20definitions. Updated June 1, 2013. Accessed December 5, 2013

[6] Park S et al: The history of pathology informatics: A global perspective. J Pathol Inform. 4:7, 2013

[7] CAP Inspection Update: Telepathology and Remote Data Assessment

[8] FDA Approval Letter

第一次使用实时远程病理学

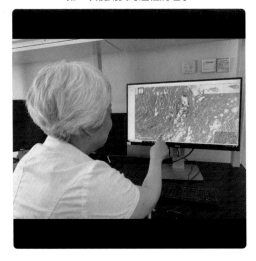

静态图像采集

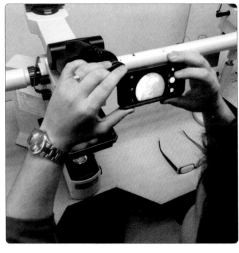

（左图）1968年，第一个远程病理学工作系统在麻省总医院投入使用，主要基于数字化实时动态模拟显微镜下视频技术和网络技术并不断更新，目前开始在国内获得日益广泛的应用。（右图）最简单、最容易获得的切片显微图像的采集方法是使用手机相机靠近显微镜拍摄静态照片。

通过电脑屏幕观看图像

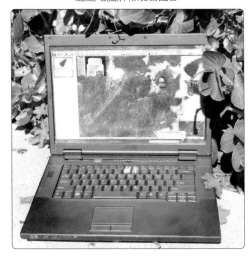

手机上的静态图像：冰冻切片

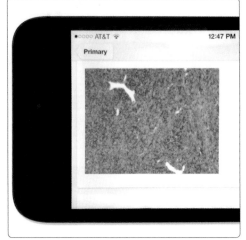

（左图）切片的静态照片是相对较小的文件，可以通过文本或电子邮件轻松传输。可以在多个设备上查看图像，例如计算机屏幕或手持设备，而无须特殊程序。（右图）轻松捕获和查看静态图像。然而，仅传送载玻片上的少量信息，因为仅包括1个放大倍数部分组织。通常需要熟练的病理学家来选择需要拍摄的诊断区域。

静态图像：转移性结肠腺癌的冰冻切片

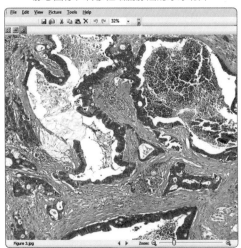

静态图像：肉瘤的细胞学图片

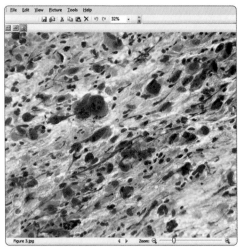

（左图）这张静态照片显示了一个容易识别的肠腺癌，可以由经验丰富的病理学家查看图像轻松诊断。无须特殊的查看软件。（右图）相比全片扫描静态图像细胞片的关键特征可能更容易被捕获，作为一个经验丰富的病理学家可以在风干的，厚的或遮挡区域以外选择最佳区域。然而，当拍摄照片的人缺乏经验时，这种方法使用是受限制的。

机器人远程病理学

（左图）在机器人系统中，病理学家从远程站点驱动显微镜，同时观看实时传输的视频图像。（右图）病理学家可以在术中病理诊断室中移动和聚焦实时捕获图像，并共享图像。商业程序可以同时让多个专家通过计算机，电话或其他手持设备同时共享图像

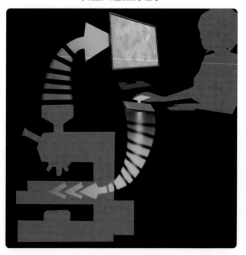

网络会议 / 屏幕共享：转移性腺癌的冰冻切片

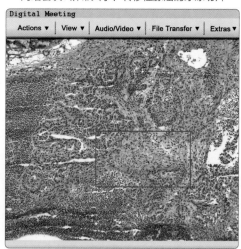

全片成像

（左图）全片扫描具有捕获切片中几乎所有视觉信息的优点。查看需要特殊的计算机程序。大的存储文件不利于存储和传输。（右图）全片扫描查看程序提供不同的虚拟放大倍数。上面的图框显示整个切片，屏幕上的当前区域显示在方框中。光标的位置在较低的图框中以较大的倍数显示。当在低倍数下快速扫描时，这是一个有用的功能。

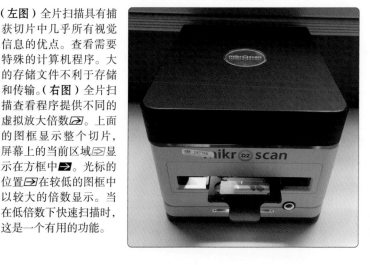

全片成像：非典型类癌的冰冻切片

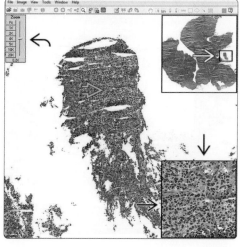

全片成像：恶性黑色素瘤的印片

（左图）如果选择厚度均匀的区域，全片扫描可以有效地用于细胞片。注意放大区域中色素性恶性黑素瘤细胞。由于细胞片每张都是独一无二的，因此全片扫描对存档特别有用。（右图）随着技术的发展，图像分析可以辅助病理学家进行诊断和报告。在该实施例中，已经使用算法识别大量淋巴细胞广背景中的小灶霍奇金细胞。

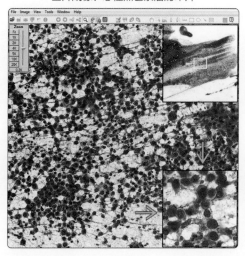

全片成像：未来的应用

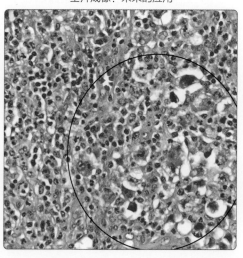

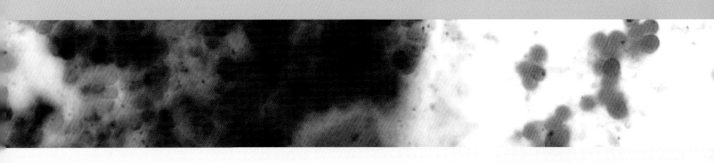

第二部分　方法学
Section 2　Methods

大体检查
Gross Examination

朱艳丽 李红威 译 刘毅强 校

一、概述

（一）大体检查的重要性

- 如果大体检查做得好，可以提供更多信息，而且可以比显微镜下评估更准确
  - 大标本
  - 达到最优化评估的关键
    - 决定术中处理方式的至关重要的组织必须检查出来
  - 对于一些病例，大体检查就足够提供术中诊断
    - 没有术前治疗的结肠癌的切缘
    - 没有术前治疗的肉瘤的切缘
    - 包裹性甲状腺结节：最好在石蜡切片中显微镜下评估局部包膜或血管侵犯情况
    - 对于骨肿瘤的骨切缘，肉眼判断比冰冻更准确
  - 小标本
  - 经常全部冰冻
  - 大体检查主要是为了记录

（二）目标

- 记录接收的标本
  - 标本数量
  - 标注每个标本

- 确定重要的大体病理特征
  - 肿瘤外观
  - 大体表现经常与组织学类型高度相关
  - 肿瘤数量
  - 肿瘤相互之间的距离
  - 肿瘤大小
  - 肿瘤新鲜时往往最准确
  - 肿瘤位置
  - 标本收缩前肿瘤与定位切缘的大体距离（结肠和皮肤）
- 选择最佳区域冰冻
  - 切缘应该连切以确定最近边缘
  - 卵巢囊性肿瘤应经过检查确定最可能是浸润癌的部位
  - 子宫应检查浸润最深的位置
  - 判断肿瘤最好的部位应该是与正常组织交界处
  - 应当避免中央坏死和（或）纤维化区域
- 选择最好的组织做特殊检查
  - 肿瘤中央部位经常纤维化或坏死
  - 肿瘤最可能存活的部位往往位于与正常组织交界的周围
  - 大多数检测不应该包括邻近的正常组织

结肠癌：切缘   直肠癌：切缘

（左图）这个结肠癌➡️距离近端切缘和远端切缘➡️均较远。肉眼观察确定结肠断端没有癌是可靠的。不需要冰冻切片检查正常的切缘。（右图）直肠癌⬅️➡️靠近远端切缘➡️的部分需要评估是否需要放射治疗，而且最好在肌肉收缩之前肉眼确定。一些术前治疗过的病例，采用冰冻切片来评估切缘是否有癌是有用的。

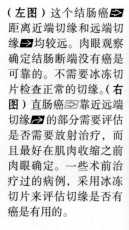
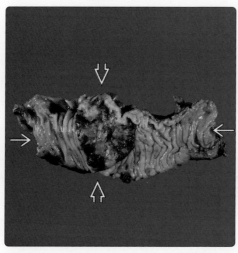
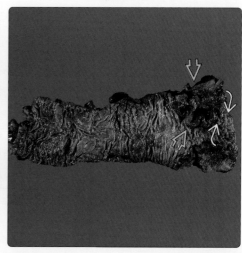

二、记录

（一）小标本

- 大体描述包括
  - 标本大小
  - 碎片数量
  - 组织颜色
  - 红色易碎的碎片可能是纤维蛋白而不是组织
  - 质地（如质硬、质实、质韧、质软）
  - 可识别的特征（如息肉样、鳞状黏膜、上皮组织）

（二）大标本

- 大体描述包括
  - 器官／组织类型
  - 每个组成部分的大小
  - 病变部位（肿瘤，溃疡）
  - 病变距离切缘的距离

三、定位

（一）重要性

- 准确定位对于确定恶性肿瘤到切缘的距离至关重要
  - 邻近或阳性切缘常表明需要在指定位置切除更多组织
- 外科医师应该指明是否需要进行切缘评估来指导术中处理方式
- 病理医师应当始终核实由外科医师提供的定位是否正确
  - 任何有关方向的问题都应当在标本进一步处理之前解决

（二）技术方法

- 缝合线
  - 外科医师可能会放置多个缝合线来指明特定的切缘
  - 有几种方法可以用来表明根据缝合线识别的切缘
  - 不同颜色的材料
  - 不同长度（如短＝上缘；长＝侧缘；经常用于乳腺标本）
  - 捆扎缝合 vs. 锁边缝合
  - 不同数量的手术夹或商品化标记物附着在缝合线上
  - 不同颜色的缝合线在上墨前应记录在案
  - 浅色的缝线在涂墨后可能很难辨别
- 图标
  - 可能是对复杂标本定位的最佳方法
- 单独的标本
  - 每个切缘单独切除送检

四、切缘涂墨

方法

- 一般来说，切片前应在标本上涂墨
- 标本表面应干燥干净（如没有肉眼血迹）
- 用于涂墨的纱布垫或棉签
  - 避免在缝隙或其他不是真正切缘的地方染上油墨
- 对于大的复杂标本，选择性的区域涂墨更好
  - 如果整个标本都涂墨，可能会使后期定位和结构识别困难
  - 可能会出现人为因素造成的非切缘的片子上出现墨迹
  - 通常可以与外科医师沟通来以确保冰冻切片检查最重要的切缘
  - 只有那些需要术中诊断的切缘涂墨
  - 没有涂墨的标本对于取材者来说更容易确定方向
- 有助于医院常规制定特定切缘与颜色之间的对应关系
  - 同样的颜色应当总是用于同样的切缘

五、步骤

（一）影像学

- 术前影像学资料通常有助于指导大体检查
- 大小、位置和病变数量通常术前已了解
- 如果对切除后的标本（如乳腺活检）进行影像学检查，病理医师应能看到标本射线照片
  - 射线照片有助于鉴别病变类型（肿块、钙化、夹子、放射性粒子）、位置和距边缘的放射距离

（二）方法

- 应采用标准的标本处理方法
- 外科医师应提供现有结构的信息，并标记任何肉眼不明显的结构
  - 在标本涂墨之前应当确认所有解剖结构
  - 涂墨会使识别结构和标记物变得更加困难（如夹子、缝线）
- 最小限度的检查（例如，没有切全的标本）可能导致不能最佳评价
  - 可能会遗漏比原发病灶小的其他病灶
  - 恶性肿瘤最接近切缘的距离可能无法确定
- 如果检查的目的是获取组织用于不需要固定的辅助检查，将大的复杂标本进行二等分，可提供完整的肿瘤横截面，并能始终定位标本
  - 薄而完整的横切面更容易产生有用的肿瘤组织
  - 非组织学类型的研究不应取材邻近的正常组织
  - 对评估很多肿瘤的淋巴管侵犯很重要

- ○ 肿瘤中央可能纤维化或坏死
- 检查标本必须在远离其他标本的清洁表面上进行
  - ○ 其他标本的污染会造成错误诊断
  - ○ 取材刀、其他刀片、镊子和探针必须是新的，如果以前使用过，必须仔细清洗
  - ○ 手套和其他防护服必须干净
- 必须小心打开可能的囊性大肿块
  - ○ 液体在压力下会产生假性硬块
  - ○ 穿刺使得囊性内容物猛烈排出，污染环境及取材者
  - ○ 应小心打开可能的囊肿，最好是在水槽附近或有足够的衬垫能够吸收任何内容物
    - — 在远离取材者的那一面做一个小的裂口
- 标本切除后其形状和大小可能改变
  - ○ 结肠
    - — 结肠段可在 10～20min 收缩 40%
    - — 应尽快测量直肠癌到远端切缘的距离
      - □ 此距离可用于确定是否需要放疗
  - ○ 骨骼肌
    - — 用刀片切割骨骼肌时，骨骼肌会收缩（如切除大腿肉瘤）
      - □ 这种现象第一次遇到时可能会令人非常震惊
  - ○ 皮肤
    - — 收缩发生在切除后 5min 内
  - ○ 乳腺
    - — 在标本 X 线摄片过程中，切口自发或由于压缩而变平
- 切片
  - ○ 必须使用锋利的刀片
    - — 钝刀片较难使用，并且可能会对取材者造成伤害
      - □ 组织可能被压碎而不是切开
      - □ 冰冻切片及石蜡切片都很难获得最佳的切片厚度
  - ○ 平行截面比不同平面上的多次切割更可取
    - — 保持标本的方向性
    - — 确保对整个标本检查
    - — 然而，不同平面上的垂直剖面可能是评估某些标本的多个切缘所必需的
  - ○ 一个大标本开始切成两半，用来判断是肿瘤组织并确定用于辅助检查的组织可能足够
    - — 肿瘤识别最佳部位（中心或周围）
    - — 如果存在多个外观不同的区域，对标本分别取材进行组织学和辅助检查可能会有帮助
    - — 保持标本的方向，以便进一步切开和拍照
    - — 打开中空器官时尽可能地使肿块不被横断
    - — 影像学或内镜检查提供的信息可能有助于确定肿块位置

- — 通过触及外表面确定肿块的位置
- — 将手指插入（如结肠段）来识别肿块
- — 打开所有中空器官通常有助于定位标本和识别结构

六、重要的大体特征

（一）肿瘤大小

- 应在新鲜状态仔细测量大小并记录
  - ○ 石蜡切片上的最终尺寸应与显微镜下大小相符
- 对某些肿瘤的分期很重要
  - ○ 固定后可能会轻微缩小
  - ○ 切开后再确定大小可能会困难
  - ○ 部分组织已被取走用于特殊研究，再确定大小会困难
    - — 必须在取走组织前记录大小

（二）恶性肿瘤与切缘的距离

- 常用于确定手术切除的充分性
  - ○ 不同类型的肿瘤，不同的部位，不同的临床条件，肿瘤距切缘的安全距离要求不同
- 直肠癌与远端切缘的距离可用于确定是否需要放疗
- 大体切缘的距离应当与显微镜下表现相符
  - ○ 除非有明确造成差异的原因，否则肉眼观察恶性肿瘤距离切缘很远时显微镜下切缘也不应该阳性
    - — 肿瘤显微镜下有弥漫性浸润，但肉眼不明显
    - — 组织上有肿瘤，但肉眼未识别（如食管腺癌，在切缘的固有肌层内出现但肉眼鳞状上皮黏膜未见异常）
    - — 肿瘤的第二小病灶位于切缘
  - ○ 在判断切缘阳性前，应考虑其他可能性
    - — 墨水渗入组织裂隙或人工涂抹在非切缘表面
    - — 淋巴管内肿瘤，不是手术的指征（如在支气管切缘）
    - — 可被误诊为恶性的非恶性细胞（如乳腺切除中的非典型导管增生）

（三）多个肿瘤

- 很多原因可能造成多个肿块
  - ○ 原位癌部位可引起多个浸润性癌灶
  - ○ 淋巴管内肿瘤可引起多个转移灶
  - ○ 单个肿瘤由于外科医生的分段切除而破碎
  - ○ 多个分子生物学机制不同的肿瘤
    - — 在有胚系突变的患者中更为常见（如乳腺癌）或环境暴露（如皮肤晒伤导致的皮肤癌）
- 识别多个肿瘤，这对于辅助检查和切缘评估非常重要

七、图解

（一）拍照
- 整个标本的拍照对后续的记录有用
  - 进行切缘评估时有助于确定切片的定位
- 典型和不常见病变的照片，对教学有用
- 病理学特征在新鲜标本时最为明显

（二）简图
- 简图可以用来记录重要特征
  - 病变位置及病变与结构的关系
  - 定位和不同颜色油墨的说明
  - 组织取样部位

八、组织分配

（一）记录
- 记录手术标本中所有组织的分配情况
- 记录送往其他实验室的组织的大小和类型
  - 应包括实验室、检查员或其他识别信息
  - 在极少数情况下，如果组织分配不当或石蜡切片出现意想不到的诊断时可能需要回收组织
- 记录非标准福尔马林固定方法保存的组织

（二）福尔马林固定
- 一般情况下，至少有一部分组织应以标准方法在福尔马林中固定
  - 大多数免疫组织化学标记物的检测都是用福尔马林固定的组织
- 福尔马林渗透得很慢，完全固定可能需要数小时
  - 标本应连续切开，以确保所有区域均充分暴露于固定液中
  - 当标本较大时可能没能及时完全固定，应尽快将肿瘤切成薄片并固定
  - 将正常组织作为免疫组化检测的对照可能有帮助
    - 例如，正常乳腺组织可以与乳腺癌结合作为激素受体组化的阳性对照
- 理想情况下，固定发生在血液供应停止后 1 ~ 2h 内
  - 生物分子降解速率不同
    - 磷酸蛋白和 mRNA 可以在几分钟内降解
    - 其他类型的蛋白质和 DNA 可能在数小时后降解

（三）其他固定剂
- 适当时，组织可以放置在其他类型的固定剂中
- 淋巴瘤的组织学特征通常在使用特殊的固定剂时保存得最好

（四）电子显微镜
- 组织必须切成小碎片（约 1mm × 1mm × 1mm）以便快速固定
- 保存超微结构所需的特殊固定剂

（五）流式细胞术
- 组织必须未经固定
- 组织应在盐水或培养基中保持湿润

（六）细胞遗传学
- 组织必须未经固定而且是活体状态
- 组织可置于无菌的组织培养基中转移至实验室

（七）冰冻组织
- 可以用于 mRNA 和 DNA 的检测
- 如果诊断组织有限，用于冰冻切片诊断的组织可以保持冰冻状态

（八）研究
- 只有在患者不需要的情况下，组织才能用于研究
  - 只有病理医师可以做这个决定
- 申请组织的个人必须获得人体研究机构委员会的批准

九、预防感染

（一）提示感染的大体表现
- 如果标本在大体检查中发现疑似感染，应考虑特殊处理
  - 肿块中出现连续坏死
  - 肺实变
- 如有可能，应使用细胞学制片
  - 减少刀片造成的组织损伤的感染风险
  - 冰冻切片制备过程中避免雾化
  - 设备污染降到最小化

（二）已知或疑似传染病患者的组织
- 外科医师应该提供可能感染的患者的信息
- 必须谨慎处理可经皮肤或吸入传播疾病患者的组织
  - 乙型肝炎和丙型肝炎
  - 人类免疫缺陷病毒
  - 结核病
- 诊断应尽可能推迟到固定组织的石蜡切片
- 如有可能，应使用细胞学制片
  - 未经固定的玻片不应提交其他实验室检查
- 不应检查已知或怀疑患有朊病毒病（如克 – 雅病）的患者的组织
  - 症状包括快速进展性痴呆
  - 组织必须经过长时间的特殊固定剂固定才能使病毒失去活性
  - 对工作人员的风险过高，对患迅速致命疾病患者的潜在益处太小，因此没有理由进行检查

推荐阅读

[1] Blasco–Morente G et al: Study of shrinkage of cutaneous surgical specimens. J Cutan Pathol. 42(4):253–7, 2015

[2] Anderson ME et al: Frozen section versus gross examination for bone marrow margin assessment during sarcoma resection. Clin Orthop Relat Res. 472(3):836–41, 2014

[3] Mavromatis ID et al: Validity of intraoperative gross examination of myometrial invasion in patients with endometrial cancer: a meta–analysis. Acta Obstet Gynecol Scand. 91(7): 779–93, 2012

[4] Clingan R et al: Potential margin distortion in breast tissue by specimen mammography. Arch Surg. 138(12):1371–4, 2003

[5] Graham RA et al: The pancake phenomenon contributes to the inaccuracy of margin assessment in patients with breast cancer. Am J Surg. 184(2):89–93, 2002

[6] Goldstein NS et al: Disparate surgical margin lengths of colorectal resection specimens between in vivo and in vitro measurements. The effects of surgical resection and formalin fixation on organ shrinkage. Am J Clin Pathol. 111(3):349–51, 1999

直肠乙状结肠交界处

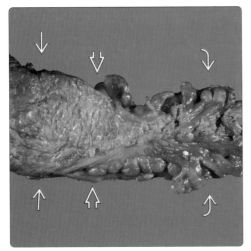

难以发现的病变

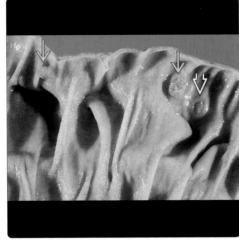

（左图）直肠乙状结肠交界处➡（位于有完整浆膜覆盖的末端）最好由结肠外表面的大体检查来确定。近端癌位于乙状结肠段➡，远端癌➡位于直肠段。（右图）息肉切除术标记的溃疡位置➡显示浸润性癌，但肉眼很难发现。与外科医生良好的沟通是必要的，以确定小的病变已被切除。另外可见两个息肉➡。

结肠癌

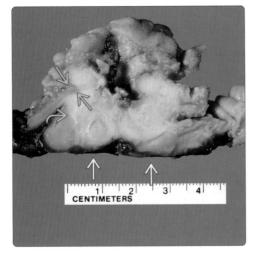

小肠类癌

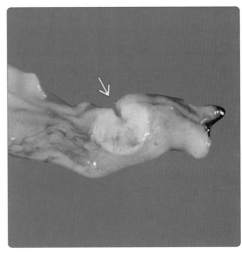

（左图）肉眼可以明显看到结肠癌浸润穿过固有肌层➡达到肠周脂肪➡。浆膜面➡受累是结肠癌一个重要的预后因素，应当大体检查和显微镜下记录。（右图）小肠类癌具有明显的白色均质外观和圆形推挤性边界。肿瘤已侵入黏膜固有层，造成表面黏膜皱褶➡。

食管腺癌

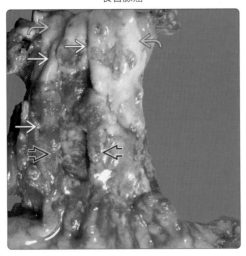

胃印戒细胞癌

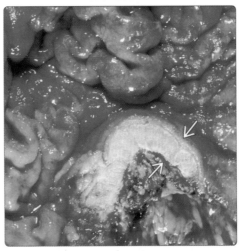

（左图）Barrett 黏膜➡来源的浸润性癌➡可以在看似正常的鳞状上皮➡下生长。冰冻切片对标本切缘的全层（黏膜和肌层）的评估非常重要。（右图）印戒细胞癌浸润胃壁，导致胃壁增厚➡（皮革胃）。黏膜可能没有病变。也很难通过肉眼确定切缘受累情况。冰冻切片包括全层胃壁很重要。

（左图）转移性癌➡通常在淋巴结内形成局灶质实的白色肿块。较大的转移灶很容易被发现，但小的宏转移（2～3mm）可能只在冰冻切片检查中可见。（右图）淋巴瘤通常弥漫性累及淋巴结，外观质肉样均匀。应首选细胞学涂片评价组织学特征，并保存标本用于辅助检查。

淋巴结转移癌

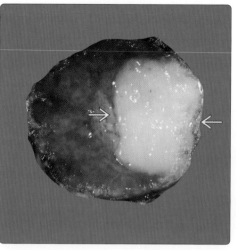

累及淋巴结的淋巴瘤

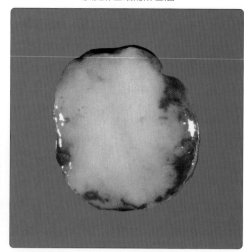

（左图）这个乳腺皮肤的血管肉瘤➡出现在乳房癌放射治疗后。冰冻切片评估肿瘤切缘➡时，了解肿瘤的组织学类型是很重要的。（图片由 I. Schaefer，MD. 惠赠）（右图）术中评估子宫内膜癌➡的浸润深度。如果浸润深度超过子宫肌层➡的50%，则可能会清扫盆腔淋巴结。浸润最深处由肉眼判断并且经冰冻切片证实。

放射相关的皮肤血管肉瘤

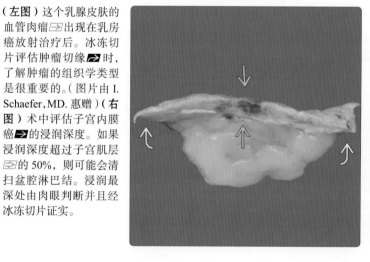

子宫内膜癌

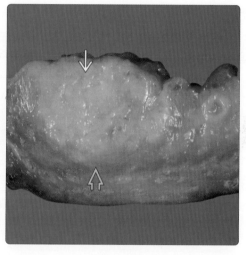

（左图）黏液性肿瘤因其异质性而使冰冻切片难以分类。打开囊壁，检查内表面是否有乳头状赘生物➡或实性结节等可能会癌变的地方。（右图）畸胎瘤是卵巢常见的良性肿瘤。牙齿和毛发的出现清楚地表明这个囊性肿瘤是畸胎瘤（图片由 A. Sedlak，PA. 惠赠）。

卵巢黏液性囊性肿瘤

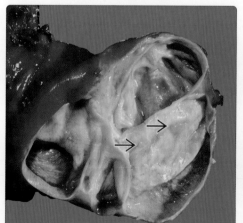

卵巢畸胎瘤

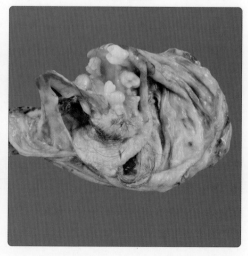

肺腺癌

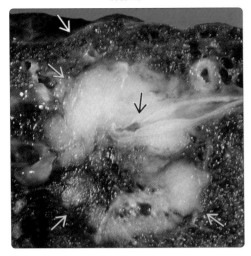

肺癌胸膜侵犯

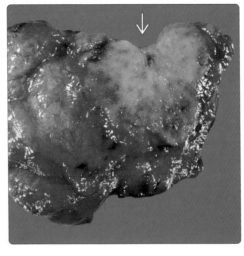

（左图）这个腺癌因为侵犯了周围肺实质➡和支气管➡，因此可以确定为恶性病变。无胸膜侵犯➡是一个重要的预后因素，可以肉眼确定。（右图）侵犯胸膜的癌固定在胸膜上，典型表现会引起胸膜皱缩➡。冰冻切片应避免取该区域，因为该表现应作为肿瘤的分类和分期的参考体现在石蜡切片上。

肺鳞状细胞癌

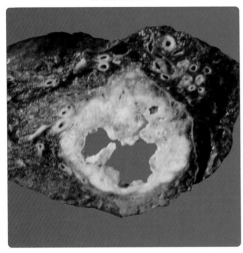

类癌：大体表现

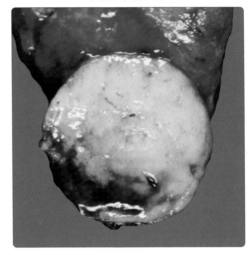

（左图）肺鳞状细胞癌通常位于中央，常伴有中央空洞。（右图）类癌通常是边界清楚的肿瘤，有一个黄色或黄白色有光泽的切面。它们可以位于中心或外周（图片由 G. Gray，MD. 惠赠）。

肺错构瘤

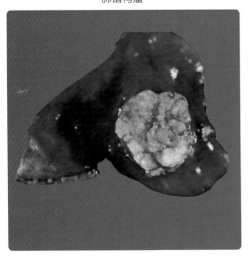

支气管切缘的鳞状细胞癌

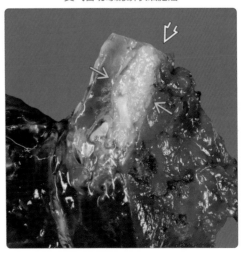

（左图）肺错构瘤由于有丰富的软骨而呈膨出的分叶状外观。这些肿瘤在肉眼检查时很容易辨识。（右图）鳞状细胞癌通常位于肺的近端，可能以浸润性癌或原位癌的形式累及支气管切缘。在支气管壁的切缘➡可见浸润性癌➡（图片由 C. Gruessner，MD. 惠赠）。

（**左图**）肾细胞癌的类型通常可以肉眼确定。这个透明细胞癌呈典型的金黄色或橘红色➡️并且有血池➡️。这个癌已经侵犯了肾静脉➡️（图片由 A. Christakis, MD. 惠赠）。（**右图**）这个神经节瘤➡️起源于肾上腺髓质➡️。鱼肉样外观不同于更常见的嗜铬细胞瘤和肾上腺皮质的病变（图片由 D. Poliferno, PA. 惠赠）。

肾细胞癌累及肾静脉

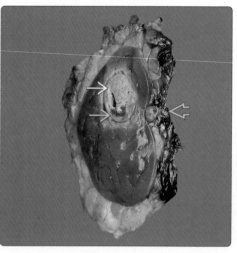

肾上腺神经节瘤

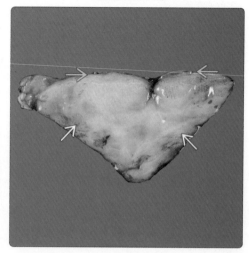

（**左图**）这个甲状腺病变有一个厚的包膜，必须在显微镜下彻底检查可能的包膜侵犯。术中诊断通常不可行。这种类型的病变最好通过石蜡切片诊断。（**右图**）甲状腺乳头状癌的肉眼特征很明显。大多数癌已在手术前由细针针吸诊断。这个病例也通过术中印片证实了术前诊断。

甲状腺腺瘤

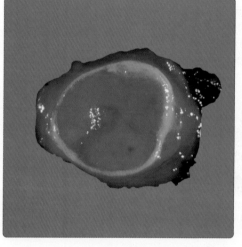

甲状腺乳头状癌

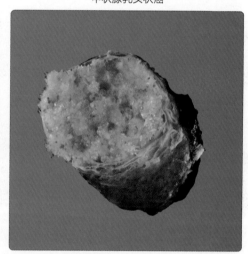

（**左图**）这个乳腺标本用两个不同长度的缝合线➡️来定位，并用网状缝合➡️来标记另一个切缘。墨水涂得污迹斑斑，增加了显微镜下辨识切缘的难度。每个切缘的片子都应该根据大体定位来确认。（**右图**）肿瘤的肉眼大小➡️是乳腺癌的重要的预后因素之一，而且最好在固定前以及为了特殊检查取样前通过触诊确定。

乳腺标本涂墨

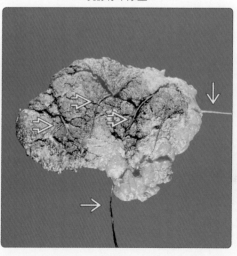

乳腺浸润性癌

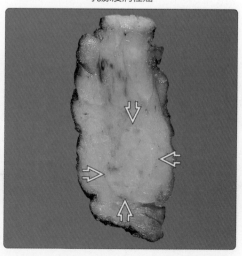

细胞学检查
Cytologic Examination

朱艳丽 译 刘毅强 校

一、简介和一般问题

（一）应用

- 初步诊断
- 与常规冰冻切片一起诊断
- 确诊淋巴结转移或转移到其他部位
- 当诊断材料有限时，确诊病变组织
- 确诊病变组织然后分配用于特殊检查和（或）组织库

（二）优势

- 提供比冰冻切片更多的信息
  - 更好地保存细胞核和细胞细节
    - 没有冰晶假象
    - 细胞核完整
  - 评估细胞之间的黏附性或缺乏黏附性
  - 更好地显示细长的细胞质突起
  - 一些病例可以看到三维结构
- 标本的多区域取样方便
- 制片快
- 最大限度地保存组织用于石蜡切片诊断、辅助检查和实验研究
- 最大限度地减少人员与潜在感染原的接触（例如，

肉芽肿性疾病的病例）
  - 避免低温恒温器的污染
- 不需要特殊设备（如低温恒温器）
- 在诊断库中记录细胞学病例，以便与同一患者后续的细胞学样本 [如细针穿刺（FNA）、积液] 进行比较

（三）劣势

- 需要细胞病理学的专业知识
- 缺少结构信息
  - 原位癌与浸润性癌的区别不明显
- 有些病变不适合细胞学检查
  - 细胞较少的病变
  - 间质致密的病变
- 有些术中诊断不适合细胞学检查
  - 当与切缘的距离很重要时，对切缘进行评估
  - 当肿瘤的定位很重要时，对切缘进行评估（如支气管切除的边缘）
  - 浸润深度（如子宫内膜癌）

二、技术方法

（一）组织处理

- 将标本制成薄片，以显示最佳病变区域

胰腺腺癌淋巴结转移

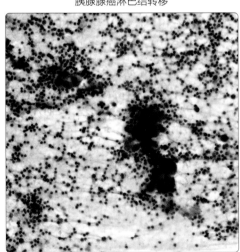

胰腺腺癌淋巴结转移

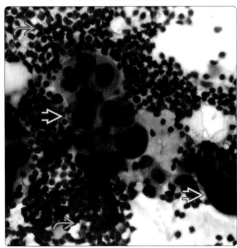

（左图）这种快速固定的 HE 染色的胰腺腺癌淋巴结转移的片子表现为黏附性好的恶性细胞簇。肿瘤细胞体积大，细胞核保存良好，染色质清晰，胞质丰富。（右图）采用 Wright-Giemsa 染色的风干涂片明确区分出了两种细胞群，较大的转移性胰腺腺癌细胞➡和淋巴结成熟的小淋巴细胞➡。

- 如果血液过多，应抹去或轻轻刮去

（二）接触印片

- 最适用的病变
  - 适用于易脱落的富含细胞的标本
    - 淋巴结
    - 淋巴瘤
    - 与间质增生无关的肿瘤（尤其是小圆蓝细胞肿瘤）
  - 可用于太小或太碎不能刮制涂片的标本
- 技术方法
  - 将干净干燥的玻片与刚切开的组织表面接触几秒钟
  - 避免按压或侧移
  - 立即浸泡于 HE 或巴氏染色的固定液中
  - 如果需要风干片，片子染色前必须彻底干燥
    - 干燥需要几分钟
      □ 加热可使干燥时间缩短
    - 风干片是最佳技术
- 优势
  - 细胞质往往比刮片或涂片技术保存得更好
  - 可能表现出相关的结构特征（如淋巴滤泡）
  - 比细胞学涂片更容易产生单层细胞
- 注意事项
  - 如果要快速固定载玻片，应避免在同一载玻片上有多个印迹
    - 只有最后的印迹才能固定最好
    - 前面的印迹因为干燥会产生人工假象
  - 多个印迹用于风干片上效果好

（三）涂片

- 最适用的病变
  - 用于细胞较少或硬化性病变
    - 促纤维增生性癌
    - 骨性标本或钙化较重的标本；可能是获取单个细胞的唯一技术
- 技术方法
  - 用干净、干燥的取材刀片沿同一方向刮取病变切面 3 至 4 次，在刀片前进边缘积聚半流体细胞悬浮液
    - 可用玻片代替刀片
    - 对于细胞脆弱的病变，刮取时应当非常轻柔
    - 对于缺乏细胞的纤维性肿瘤，可能需要多次或更有力地刮取
  - 细胞可直接涂在第二张玻片上
    - 带有细胞悬浮液的刀片或玻片有角度地沿着第二张玻片的长轴涂抹，形成悬浮细胞的条带
  - 或者，细胞悬浮液可以涂在两张玻片之间
    - 半流体细胞悬浮液滴于玻片中央

- 第二张玻片与第一张玻片面相反，在两张玻片之间挤压细胞悬液
    - 两张玻片滑动着分开，从而在两张玻片上涂上悬浮液
  - 无论选择何种技术，如果计划采用 HE 或巴氏染色，应立即将玻片浸入固定液中
- 优势
  - 对于某些标本可以更有效地获取细胞涂片
  - 更容易对整个表面采样
    - 重要的是，如果用细胞学方法评估淋巴结转移或切缘情况
- 注意事项
  - 避免过度刮擦：刀刃的悬挂量有限
  - 避免过度操作：来回涂抹容易损伤细胞（更多细胞损伤见"两张玻片"涂抹法）
  - 玻片的部分区域可能因为太厚而无法分析

（四）压片

- 最适用的病变
  - 一般只适用于软组织
  - 许多神经病理学家的首选技术，特别是立体定向活检
    - 组织太小不能涂片，并且没有足够的细胞用于接触印片
- 技术方法
  - 小块（最大 1mm×1mm）异常组织从核心或活检标本中分离出来
    - 较大的碎片可能会从玻片末端抹去而无法检查
    - 如果病变具有异质性，可以将多个小碎片并排放置
  - 使用镊子，轻轻地将组织放在贴着标签的玻片末端附近
    - 不要挤压或压碎组织
  - 如果有明显的液体或血液，用擦镜纸的一个角小心轻擦组织周围以吸收多余的水分
  - 用另一张玻片，将组织压紧，沿玻片纵向展开
    - 对于非常柔软的组织，只需要轻轻按压
    - 压力过大会破坏细胞质较少的细胞（如淋巴瘤或髓母细胞瘤）
  - 将两张玻片分开，立即放入固定液中
  - 两张玻片都染色并封片
- 优势
  - 能够显示细长的细胞质突起过程的最佳方法
  - 显示三维结构和单个细胞形态
- 注意事项
  - 可以在固定缸上方进行压片以方便快速固定
  - 如果组织不够柔软，可能无法使用这项技术

三、染片技术

（一）快速固定：HE 或快速巴氏

- 这两种方法都能显示高质量的核结构和最佳的细胞保存
- 大多数病理学家在术中首选 HE 染色
  - 非细胞病理学家更熟悉
  - 有利于与组织切片相关联，尤其是同时进行的冰冻切片

（二）干片：罗曼诺夫斯基染色法（Diff-Quik/Wright-Giemsa）

- 有利于保存细胞质结构和细胞外基质（如软骨样、骨样或胶体）
- 突出细胞群的差异（如淋巴结转移或双相肿瘤）
- 血液病理学家熟悉该方法，用于淋巴组织病变染色

四、常见肿瘤的诊断特点

（一）腺癌

- 细胞涂片上通常细胞量丰富
- 具有核异质、泡状染色质和不同程度突出核仁的成团和分散的上皮样细胞
  - 腺样结构、印戒形状或黏液背景可能明显
- 在一些器官（肺、胰、胆），反应性变化常会模拟恶性肿瘤，双细胞群的显示是有用的
  - 肿瘤细胞和反应性细胞都应该作为独立的群体存在
- 可能会因分化程度不同而表现出很大差异
- 高分化癌可能与正常或反应性导管上皮或腺上皮相似
  - 形成紊乱的细胞片（所谓的东倒西歪的蜂窝状外观）
- 低分化癌可能被简单地识别为癌或"非特指型"恶性肿瘤

（二）鳞状细胞癌

- 涂片中显示成群的结构
- "一般"恶性核特征：核异质、粗染色质
- 可能存在坏死或角质碎片的背景
  - 角化通常在涂片上没有很好地体现
- 通常是厚实的、嗜酸性的胞质
- 陷阱：可能引起异物巨细胞反应，与肉芽肿混淆

（三）分化好的神经内分泌肿瘤

- 不同起源部位，表现却相似
- 涂片中细胞散在分布
- 圆形或卵圆形，常为浆细胞样，细胞质稀少到中等

- 细胞核一致呈胡椒盐样染色质；核大小在某个病例中趋于一致（尽管可能因病例不同而异）

（四）小细胞癌

- 不同起源部位，表现却相似
- 典型的表现是细胞丰富并且成群聚集；背景中可能会出现挤压假象
- 当主要表现为单个散在细胞时，常需与淋巴瘤鉴别
- 嗜碱性细胞，细胞核是淋巴细胞的 2～3 倍
- 染色质较细腻；核仁如果存在，通常很小和（或）不明显
- 相嵌的排列结构是个有用的特征

（五）黑色素瘤

- 涂片中细胞散在分布；典型的表现为黏附性差
- 细胞可能是多角形或（通常）大小不均的浆细胞样，并具有红色明显的核仁
- 可能存在多核现象
- 色素和核内或细胞质内包涵体有助于确认

（六）间叶源性肿瘤，包括肉瘤

- 当肿瘤类型、级别、细胞量和基质不同时，会表现出很大差异
- 常见的形态
  - 多形
  - 上皮样 / 圆形细胞
  - 梭形细胞
  - 富于巨细胞型
- 强有力的组织刮取可能对产生基质或小组织碎片有帮助

（七）淋巴组织增生性病变

- 总则
  - 术中最常见的细胞学检查是对转移性疾病的检测和定性，最常见的是淋巴结转移
  - 淋巴结的正常和（或）反应性细胞成分必须与恶性肿瘤区分开来
  - 疑为淋巴组织增生性疾病时，术中细胞学检查对有限组织的分诊非常有用
  - 在可能的情况下，在细胞培养液中存放病变组织以保存细胞，并进行可能的培养和（或）流式细胞术
  - 当鉴别诊断包括低级别或中等级别淋巴瘤和反应性病变时，非常重要
- 诊断特征：反应性改变
  - 多形性：含有其他成分的成熟小淋巴细胞（转化淋巴细胞、中性粒细胞、嗜酸性粒细胞、浆细胞、可染小体巨噬细胞）
  - 单形性：以成熟小淋巴细胞为主；流式细胞术具

有潜在价值
- ○ 肉芽肿：上皮样组织细胞、多核巨细胞、淋巴细胞、浆细胞
- ○ 化脓性：完整和退变的中性粒细胞
- 小细胞性淋巴瘤诊断特征
  - ○ 包括小淋巴细胞淋巴瘤 / 慢性淋巴细胞淋巴瘤、边缘区细胞淋巴瘤、套细胞淋巴瘤、滤泡性淋巴瘤
  - ○ 单一的成熟小淋巴细胞；流式细胞术具有潜在价值
  - ○ 粗染色质和核仁可能明显
  - ○ 可染小体巨噬细胞罕见
- 大细胞性淋巴瘤诊断特征
  - ○ 包括滤泡混合性淋巴瘤、弥漫性大 B 细胞淋巴瘤等
  - ○ 混合或单一的大的非典型细胞群，常具有丰富的染色质；免疫母细胞
  - ○ 可染小体巨噬细胞在高级别病变中可能常见
  - ○ 当组织有限，细胞学明显恶性时，保存组织用于石蜡切片可能比流式细胞术更有价值
- 霍奇金淋巴瘤诊断特征
  - ○ 混合细胞群
  - ○ Reed-Sternberg 细胞变异型：大的非典型细胞；可能是双叶或多叶的
  - – 染色质可能是深色和粗糙的，或呈泡状，有大核仁
  - ○ 背景：主要是成熟的小淋巴细胞，但可能是明显的淋巴细胞和中性粒细胞的混合物
  - ○ 流式细胞术作用有限

五、特殊部位的注意事项

（一）乳腺癌，原发肿瘤

- 总则
  - ○ 原发性乳腺癌的术中评估现在极为罕见；主要用于前哨淋巴结的评估
  - ○ 在临床上合理的不寻常病例中，术中细胞学检查的主要价值是为肉眼可疑但很小的病变保存组织
- 诊断性特征
  - ○ 成团及散在的细胞
  - ○ 常呈浆细胞样，细胞核偏位，胞质中等
  - ○ 细胞核通常较大，染色质深 / 粗；核仁大小不等
  - ○ 胞质通常嗜酸性；胞质内空泡可能很明显，尤其是小叶癌
  - ○ 组织细胞样特征可能出现，特别是在中分化或低分化的小叶癌

（二）乳腺癌，前哨淋巴结

- 大体检查极其重要
  - ○ 术中外科处理方式不仅取决于肿瘤的存在，而且取决于肿瘤的大小
  - ○ 淋巴结应按小于 0.2cm 的间隔进行连续切片，并仔细检查所有切面
- 无肉眼可见病变的淋巴结的技术
  - ○ 刮取所有的切面，使富含细胞的半液体汇集在涂片上
  - ○ 若多个淋巴结取样，则使用各自的刀片，每个淋巴结做单独的涂片
- 有肉眼可见病变的淋巴结的技术
  - ○ 将刮取集中在肉眼可见的目标病灶上，以获得较高浓度的病变细胞
  - ○ 若病灶大小处于边界线上（±2mm），应同时进行冰冻切片，以便更好地确定病灶大小
  - ○ 如果病变细胞学不确定，采用冰冻切片进行评估
  - ○ 若多个淋巴结取样，则使用各自的刀片，每个淋巴结做单独的涂片
- 诊断性特征
  - ○ 肿瘤细胞和淋巴细胞的双相细胞群
  - ○ 肿瘤细胞表现出与原发性乳腺癌相似的特征

（三）甲状腺

- 总则
  - ○ 术中诊断与术前细针针吸结果相结合最有效
  - – 滤泡性病变：对组织包膜或血管侵犯的评估作用有限
  - – "可疑"或"非典型"病变：细胞学制片对鉴别甲状腺乳头状癌有很高的价值
- 甲状腺肿或增生的诊断性特征
  - ○ 细胞量和背景胶质的量多少不等
  - ○ 细胞成簇或片状
  - ○ 小而深染的圆形细胞核，增粗的染色质
  - ○ 可能出现 Hürthle 细胞
  - ○ 囊性巨噬细胞
- 滤泡性肿瘤的诊断性特征
  - ○ 吸出来的细胞可能有微滤泡结构，胶质少
  - ○ 小而深染的圆形细胞核，增粗的染色质
  - ○ Hürthle 细胞群可能以单个 Hürthle 细胞为主
  - ○ 腺瘤和癌的细胞学特征相似
- 乳头状癌的诊断性特征
  - ○ 细胞量的多少可能因组织结构和纤维化的不同而差别很大
  - ○ 细胞核大，常重叠，核形不规则，有核沟，染色质空泡状，核仁小，（有时）可见核内包涵体
  - – 核内包涵体是细胞质内陷，其颜色应与细胞质相同

- 可能与冰晶假象相似
  - 细胞质变化大，呈鳞状细胞样或 Hürthle 细胞样
  - 诊断陷阱
  - 透明变小梁状肿瘤（透明变小梁状腺瘤）涂片中核内包涵体可能很常见
  - 乳头状癌柱状细胞亚型可能显示微小的核特征
  - 弥漫硬化型乳头状癌可能表现为嗜酸性（Hürthle）细胞和丰富的淋巴细胞，类似于淋巴细胞性甲状腺炎

（四）胰胆管

- 总则
  - 术中主要作用是确认内镜超声引导下活检获得的目标组织
  - 细胞学制片可以是活检的印片或细针针吸
  - 没有恶性肿瘤并不意味着没有取到目标组织；与内镜医师的沟通是必不可少的
- 原发部位的诊断注意事项
  - 腺癌变异型
  - 慢性胰腺炎
  - 潴留囊肿、假性囊肿、囊性肿瘤
  - 神经内分泌肿瘤
- 淋巴结诊断注意事项
  - 反应性 / 阴性
  - 转移癌或神经内分泌肿瘤
  - 淋巴组织增生性病变

（五）肝

- 应用
  - 辅助快速确诊和保存转移性病变的组织
  - 对原发性病变（肝细胞癌、胆管癌）的组织学评估
- 局限性
  - 大多数原发性肝肿瘤的术中诊断包括切缘的评估

（六）骨和软组织

- 应用
  - 辅助冰冻诊断恶性
  - 主要诊断，尤其是当骨转移性病变标本有限或钙化不能冰冻时
- 局限性
  - 肉瘤切缘的应用有限（虽然在一些医疗中心使用）
  - 可用于骨病变骨髓切缘的评估
  - 肉眼检查标本以确定与切缘的距离可能更准确

（七）肺

- 应用
  - 快速确诊肺或纵隔淋巴结的大体转移性病变或肉芽肿

- 局限性
  - 反应性肺细胞和支气管细胞的形态可能与分化好的癌有重叠
  - 任何不确定的病例都应进行冰冻切片确诊
  - 某些癌（尤其是鳞状细胞癌）可引起肉芽肿反应

（八）妇科

- 应用
  - 辅助冰冻诊断大多数卵巢肿瘤
  - 有些肿瘤具有非常典型的细胞学特征
  - 成人型颗粒细胞瘤
  - 相对于冰冻切片，单一的细胞群和一致的细胞核，似乎是最典型的
  - 细胞质少，染色质细腻，核沟突出
  - 无性细胞瘤
  - 具有透明或颗粒状细胞质的大的多面体细胞
  - 成熟小淋巴细胞的背景
  - 可能存在肉芽肿
- 局限性
  - 术中妇科诊断的很多方面都非常依赖于肿瘤的结构
  - 良性或交界性病变与低级别恶性肿瘤形态有重叠
  - 转移性肿瘤与原发肿瘤形态有重叠
  - 评估侵犯范围（如子宫内膜腺癌子宫肌层的浸润）需冰冻切片

（九）腹腔淋巴结

- 应用
  - 快速评估转移癌、肉瘤或神经内分泌肿瘤
- 局限性
  - 胃肠道、胰胆源性或妇科来源的腺癌小结节可能是硬化性的
  - 冰冻切片可能是首选方法

（十）中枢神经系统

- 应用
  - 用于转移性疾病（癌，黑色素瘤），垂体腺瘤，颅咽管瘤的快速且保护组织的诊断
  - 协助充分评估立体定位粗针穿刺活检
  - 辅助冰冻切片诊断原发性中枢神经系统病变
  - 正常 vs. 异常
  - 肿瘤性 vs. 非肿瘤性
  - 肿瘤类型（神经胶质的 vs. 非神经胶质的）
  - 肿瘤的级别
- 印片
  - 最适用于淋巴瘤或垂体腺瘤
- 涂片
  - 最适用于转移癌或脑膜瘤

- 压片
  - 神经胶质肿瘤
    - 神经细胞有很长的神经纤维相互缠结，这在印片或涂片中可能无法很好地表现出来
  - 脑膜瘤和神经鞘瘤
    - 可能是纤维太多而不能压开
- 局限性
  - 组织结构特征对某些诊断很重要（如原发性中枢神经系统淋巴瘤）
  - 一些涂片结构可能是非特异性的或不明显的（如脱髓鞘病变中不明显的巨噬细胞）

六、结构或细胞形态特点提供的有价值的诊断线索

（一）肿瘤呈弥漫型，浆细胞样细胞

- 浆细胞失调或浆细胞样淋巴瘤
- 神经内分泌肿瘤
- 乳腺癌
- 黑色素瘤
- 甲状腺髓样癌
- 垂体腺瘤

（二）有核内包涵体的肿瘤

- 甲状腺乳头状癌
- 脑膜瘤
- 黑色素瘤

- 肺低级别腺癌（贴壁型癌，之前为细支气管肺泡癌）
- 肝细胞癌
- 肾细胞癌
- 恶性胶质瘤

（三）富含淋巴细胞的病变，可能模拟淋巴结转移

- 精原细胞瘤/无性细胞瘤
- 乳腺或结肠的髓样癌
- 淋巴细胞性甲状腺炎
- 非角化性鳞状细胞癌的淋巴上皮样结构
- 胸腺组织和肿瘤
- 涎腺的 Warthin 瘤

推荐阅读

[1] Ye Q et al: Fine-needle aspiration versus frozen section in the evaluation of malignant thyroid nodules in patients with the diagnosis of suspicious for malignancy or malignancy by fine-needle aspiration. Arch Pathol Lab Med. 141(5):684-689, 2017

[2] Jakubiak M et al: Fast cytological evaluation of lymphatic nodes obtained during transcervical extended mediastinal lymphadenectomy. Eur J Cardiothorac Surg. 43(2):297-301, 2013

[3] Krishnani N et al: Intraoperative squash cytology: accuracy and impact on immediate surgical management of central nervous system tumours. Cytopathology. 23(5):308-14, 2012

细胞学制片：用解剖刀涂片

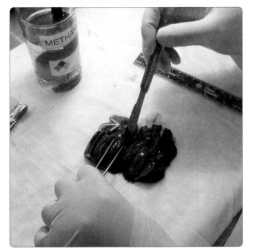

细胞学制片：用解剖刀涂片

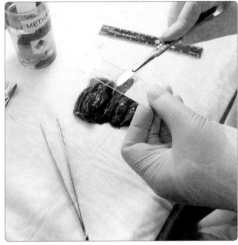

（**左图**）标本切成薄片以确定病变最具代表性的区域。用手术刀 ⊿ 刮取病变表面做涂片。这种方法适用于质硬和（或）钙化的组织。可以刮取整个切面或多个区域。（**右图**）解剖刀刮过组织后，沿着玻片的长轴将标本涂成薄薄的一层。然后应立即固定载玻片，除非计划进行风干制片。

细胞学制片：用玻片涂片

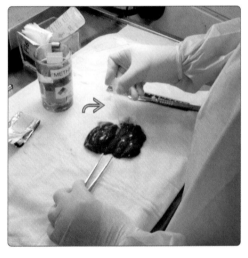

细胞学制片：印片

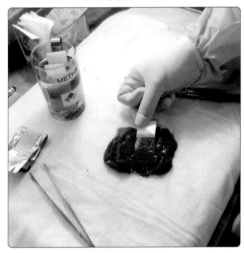

（**左图**）细胞学涂片可以用玻片的侧缘 ⊿ 刮取组织表面。这种方法适用于鱼肉样外观的肿瘤，因为鱼肉样外观可能导致细胞黏附性下降。这种方法也适用于怀疑感染的坏死组织。然后把取样标本涂在另一张玻片上。两张玻片都可以染色。（**右图**）印片是将玻片轻轻接触组织。玻片立即固定，然后染色。

细胞学制片：压片

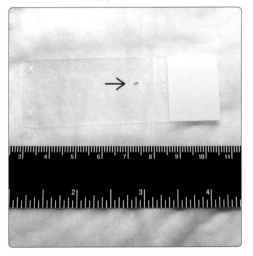

细胞学制片：压片

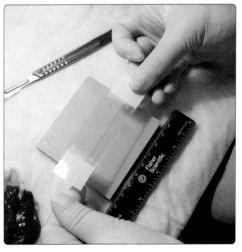

（**左图**）压片适用于质软组织的检查。这种方法通常只用于脑活检。将一个小的（2～3mm）碎片 ⊿ 轻轻地放在有磨砂的玻璃片的一端。在组织旁滴一滴甲醇以方便涂片的制作。（**右图**）制作压片，第二张玻片（贴标签的一面向下）放在有组织的玻片上压紧。为了涂抹组织，将两张玻片拉开。两张玻片上就都有组织。

细胞学制片：两张玻片法

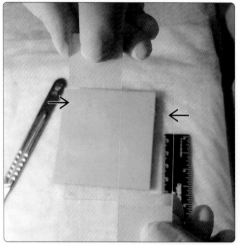

细胞学制片：及时固定

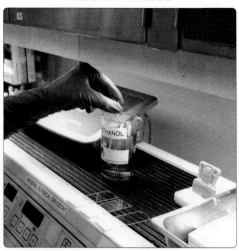

（**左图**）当用涂片或压片的方法处理标本，制得两张玻片➡时，肿瘤细胞存在于每一张玻片上。两张玻片都应染色以便诊断。（**右图**）除非需要风干制片，否则应立即将载玻片放入固定液中。即使延迟几秒钟也会导致严重的假象。把固定液放在手边很有帮助。风干的载玻片可能需要几分钟才能完全干燥。加热可以用来加速完全干燥。

细胞学制片：类型

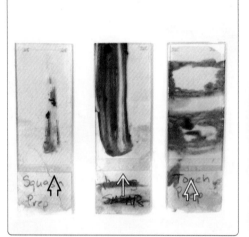

压片

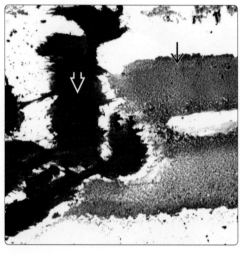

（**左图**）压片➡、涂片➡和印片➡各有优点和缺点，取决于病变的类型。许多情况下，同一标本可以使用多种方法。（**右图**）压片可以显示某些病变的基本组织结构➡和单个细胞➡的形态。这一方法特别适用于展示神经元细胞的长的突起，当组织在冰冻切片上进行横断面检查时，很难展现。

印片

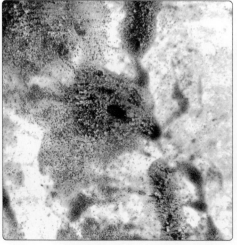

细胞学涂片

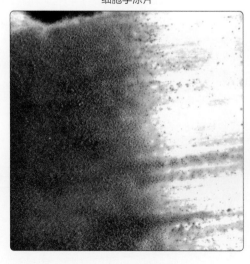

（**左图**）印片特别适用于富于细胞的肿瘤，很少或没有促纤维结缔组织反应，如淋巴瘤或小蓝细胞肿瘤。细胞很容易脱离组织到玻片上，动作轻柔可以使细胞变形最小。（**右图**）涂片的过程是对细胞黏附性的检测。例如，淋巴瘤和黑色素瘤被视为单个细胞，而癌症则被视为细胞团块。单细胞通常看得更清楚。

腺癌：一般特征

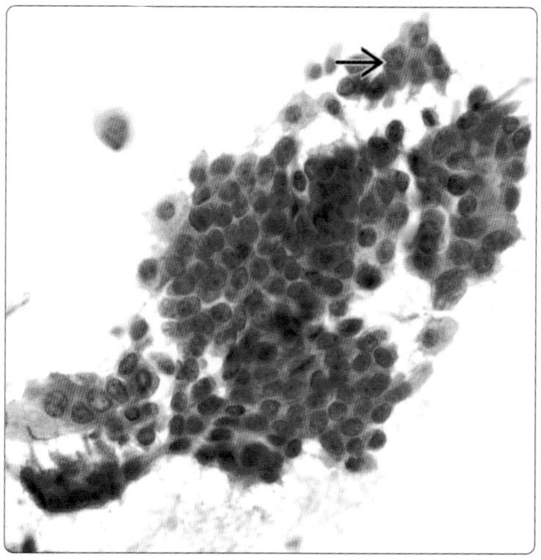

腺癌：一般特征

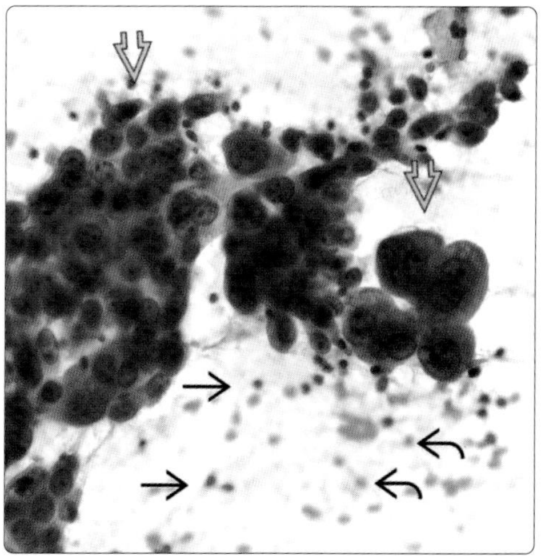

（**左图**）分化好的肺腺癌的刮取标本显示有大量黏附性好的细胞，细胞核大，胞质中等，轻度核异质以及核重叠。腺体形成不良→。（**右图**）这个中度分化的腺癌⇨显示了非典型上皮细胞群。相对于背景淋巴细胞→和红细胞↩，细胞更大更引人注目。核异质细胞以及核拥挤重叠很突出。

结肠腺癌：一般特征

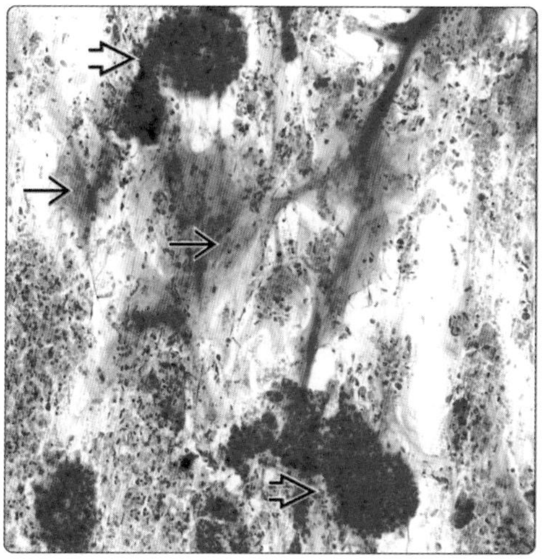

结肠腺癌

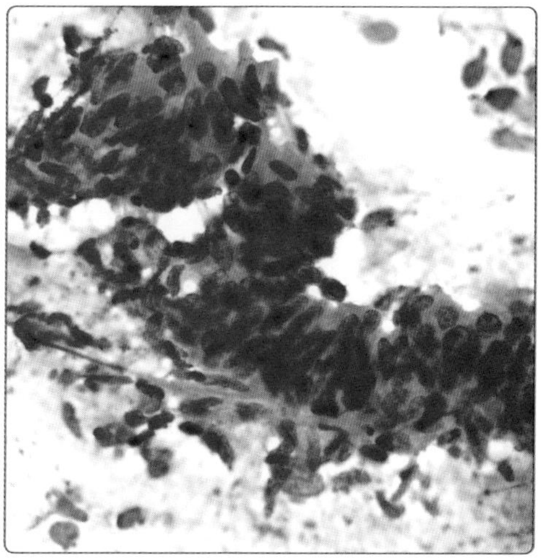

（**左图**）结肠腺癌通常除了显示成团⇨和成片的非典型上皮细胞和富含黏蛋白→的背景以外，也可以看到坏死和炎细胞。（**右图**）结肠腺癌可见大的深染核之间拥挤重叠表现为“栅栏状”排列，这种排列与高柱状细胞有关，在组织切片中形成腺样结构。

黏液腺癌

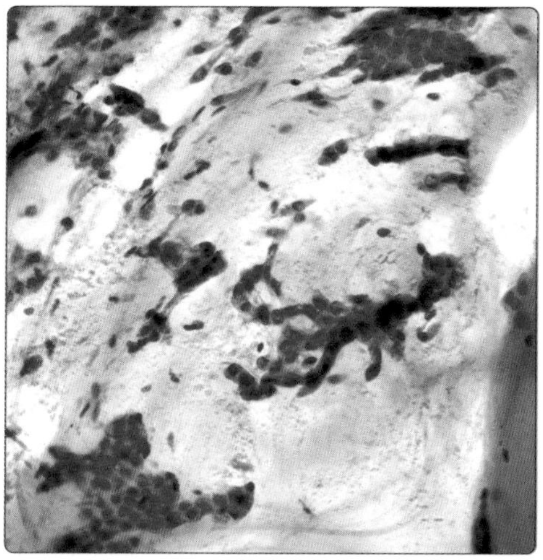

胰腺印戒细胞癌

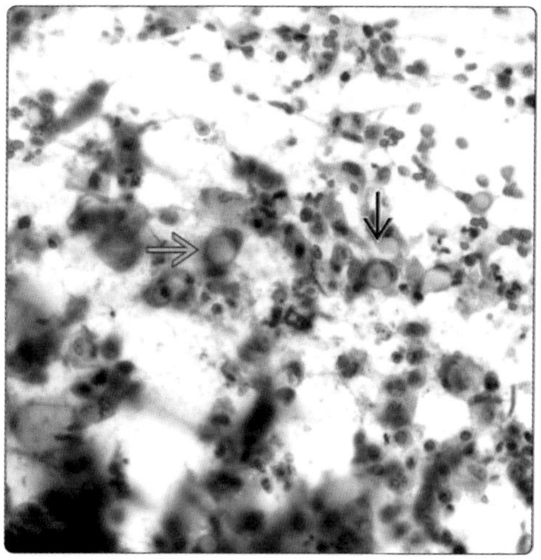

（**左图**）黏液腺癌，无论发生在哪个部位，其典型特征是在蓝灰色黏液背景上漂浮着肿瘤上皮细胞簇。这个病例来自于内镜超声引导下的胰腺活检。（**右图**）这个胰腺腺癌显示成团及单个的恶性上皮细胞，细胞胞质内有明显空泡⇨，一些呈靶环样（中央有黏蛋白滴）→。

鳞状细胞癌

鳞状细胞癌

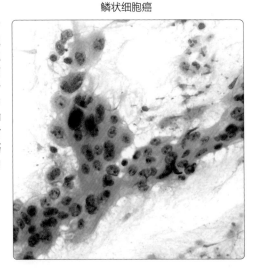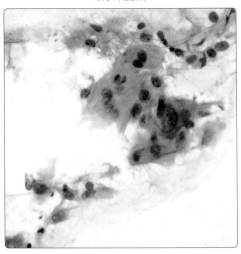

（左图）鳞状细胞癌通常呈簇状排列。典型表现为嗜酸性细胞质，细胞核深染，染色质粗。核仁大小不等，通常小于腺癌。角化珠在涂片中不常见，但角质碎片和细胞坏死是常见的。（右图）图示肺鳞状细胞癌的细胞簇，细胞质内角化和核异型性明显。

高分化神经内分泌肿瘤

肺非典型类癌

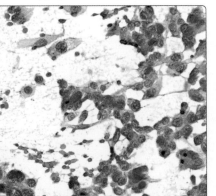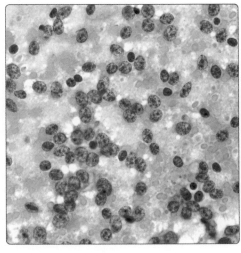

（左图）小肠转移性分化好的神经内分泌肿瘤的刮取标本显示细胞黏附性差，均匀一致的浆细胞样细胞，细胞核大，内分泌染色质（胡椒盐样）。（右图）肺类癌的胞质被脱去后细胞核仍保持散在、一致和神经内分泌的染色质。最终诊断为非典型类癌。在细胞学涂片上区分非典型和典型类癌通常是不可能的。

小细胞癌

鼻窦未分化癌

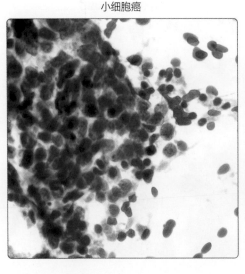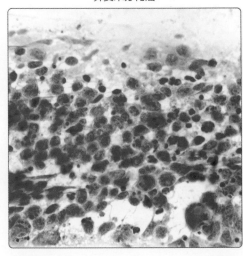

（左图）不同部位发生的小细胞癌特征相似。细胞色深缺乏胞质和胞核相嵌排列是其特征。细胞凋亡和核分裂可能在较大的细胞簇中表现明显。（右图）这个刮取的标本富含细胞，可见胞质极少的小蓝细胞，恶性细胞核和凋亡碎片。鉴别诊断包括癌、黑色素瘤、淋巴瘤和肉瘤。最终诊断为鼻窦癌。

乳腺导管癌

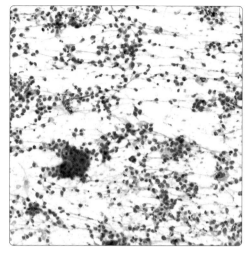

乳腺导管癌

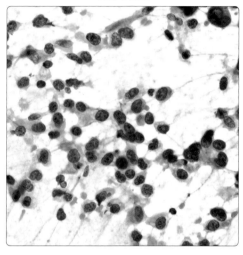

（左图）原发性乳腺癌的细胞学特征包括涂片细胞量丰富、一致的上皮样细胞，细胞核具有异型性、单个细胞黏附性差（在用力较大刮取的标本中应谨慎解读）。幸运的是，很少有人要求术中对乳腺癌进行初步诊断。（右图）乳腺肿块刮片显示单个异型细胞，有些细胞核偏心，呈现浆细胞样外观，细胞核深染，胞质厚实。

转移性乳腺导管癌

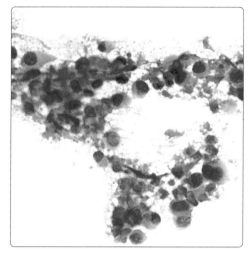

甲状腺：结节性增生（甲状腺肿）

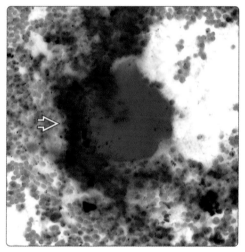

（左图）乳腺癌转移灶通常保留其原发灶的主要特征。这是一个乳腺癌转移到大脑的病例。细胞较大，核偏位深染，胞质丰富嗜酸性。（右图）细胞学涂片对甲状腺病变诊断特别有帮助，因为它能很好地显示胶质和核的特征。刮片 HE 染色中致密的胶质显示为紫色或粉红色无定形物➡。

甲状腺：结节性增生（甲状腺肿）

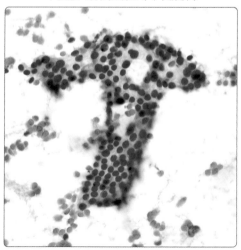

甲状腺：滤泡性病变

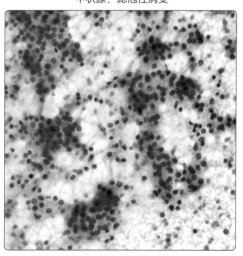

（左图）甲状腺良性增生性结节的涂片，典型为二维滤泡上皮细胞片，细胞核圆形深染，较小且一致。（右图）甲状腺滤泡病变的特点是细胞量丰富，小/微滤泡结构，胶质少。细胞学鉴别诊断包括细胞增生性结节和滤泡腺瘤/癌。最终诊断为侵袭性滤泡癌。

（**左图**）甲状腺 Hürthle 细胞肿瘤的涂片结构与其他滤泡性病变相似，也可能出现明显的单个细胞。Hürthle 细胞呈多边形，中心到略偏位的一致性的大圆形细胞核，核仁通常突出。胞质丰富呈嗜酸性。（**右图**）甲状腺乳头状癌的特征包括具有卵圆形核、核沟以及细腻染色质的上皮细胞巢。核内包涵体可以更进一步证实甲状腺乳头状癌的诊断。

甲状腺：Hürthle 细胞肿瘤

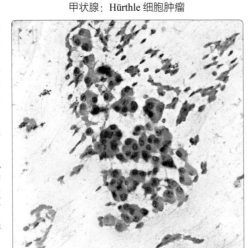

甲状腺乳头状癌

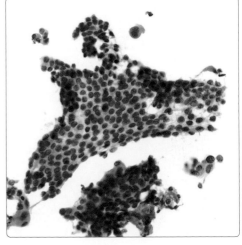

（**左图**）甲状腺乳头状癌具有特征性的核，包括大的卵圆形核和粉末状细染色质，小而明显的偏位核仁和核内包涵体 ➡。可见核沟，但往往通过上下调焦距才能看得更清楚。（**右图**）甲状腺转移性癌罕见。这是一例乳腺小叶癌转移到 Hürthle 细胞腺瘤的"碰撞瘤"。可见偏位、深染细胞核和胞质黏蛋白空泡 ➡。

甲状腺乳头状癌

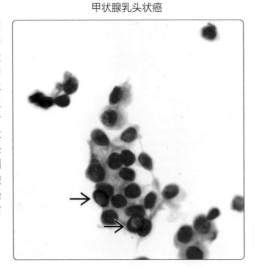

甲状腺：转移性乳腺小叶癌

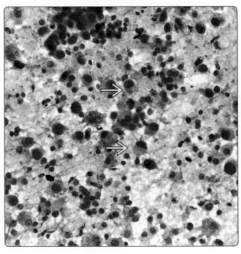

（**左图**）这些聚集在胸腺瘤中的上皮样细胞在成熟的小淋巴细胞背景下表现为空泡状染色质、明显的核仁和大小不均中度的核。（**右图**）胸腺瘤上皮样细胞的生长呈紧密连接的细胞片，细胞核大，染色质空泡状，核仁突出。细胞核通常比癌中的细胞更均匀，但在上皮样为主的病变中，很难区分。

胸腺瘤

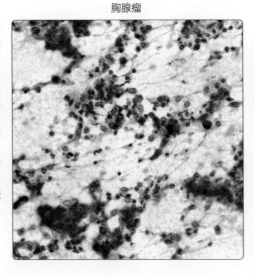

胸腺瘤

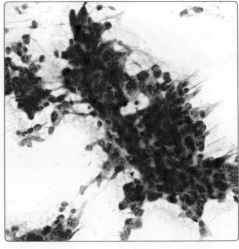

恶性黑色素瘤

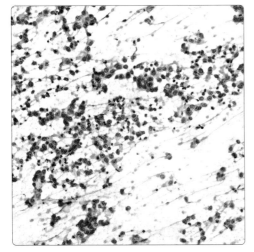

恶性黑色素瘤

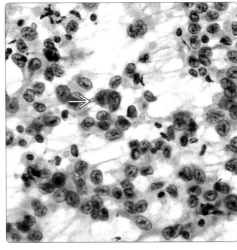

（左图）黑色素瘤通常表现为细胞散在分布和浆细胞样细胞。乳腺癌和神经内分泌肿瘤也有类似的表现。黑色素、核内以及胞质内包涵体、多核细胞和突出的红色核仁是黑色素瘤的特征。

（右图）当细胞内存在黑色素颗粒➡时，有助于确定恶性黑色素瘤的诊断。然而，这一特征并不总是存在，尤其是在转移性黑色素瘤中。

恶性黑色素瘤

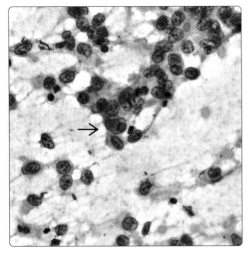

未分化多形性肉瘤

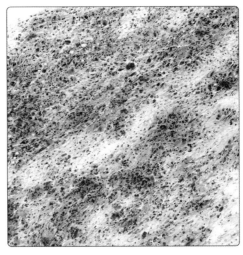

（左图）在细胞核内和胞质内包涵体➡是一个有用的恶性黑色素瘤的诊断特征。虽然常常存在明显的多形性，但在单个肿瘤内，细胞之间通常不会有很大程度的差异。（右图）从远端足部肿块刮取的细胞涂片显示成团和单个细胞、明显的核异质、核深染和多少不等的胞质。细胞分散支持肉瘤而不是癌。

未分化多形性肉

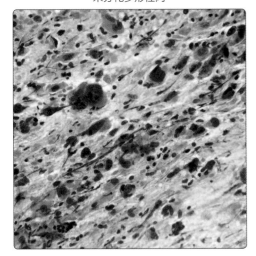

骨肉瘤

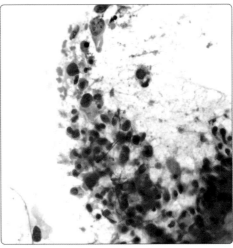

（左图）高级别肉瘤的细胞学涂片常表现出非特异性但高度恶性的特点。细胞通常呈单个或小簇状，并可能表现出明显的间变性。在这个病例中，还有坏死的背景。

（右图）当骨肉瘤等一些病例的标本严重钙化无法进行冰冻切片时，术中细胞学检查诊断恶性尤其有用。这个病例显示单个和成团的恶性细胞，部分细胞发生凋亡。

（左图）骨肉瘤中可见上皮样细胞形态，同时可见高级别恶性细胞，伴有明显的核异质和粗染色质。印片中骨样物质可能不明显。（右图）骨肉瘤的冰冻切片显示上皮样细胞伴有核异质和粗染色质，在细胞学涂片中也能看到相同的细胞。冰冻切片的优点是显示组织结构和细胞间类骨质沉积⇒。

骨肉瘤

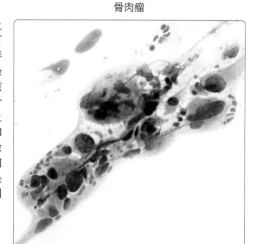

骨肉瘤

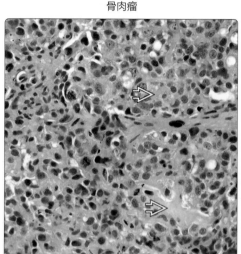

（左图）孤立性纤维性肿瘤/血管外周细胞瘤的涂片细胞量少。一个高质量的细胞刮片表现为出血背景下可见大的梭形细胞核。（右图）这个孤立性纤维性肿瘤/血管外周细胞瘤的石蜡切片显示在细胞刮片中也能看到的梭形肿瘤细胞。然而，组织切片的一个优势是，它也显示了这个肿瘤的特征性鹿角样血管⇒。

孤立性纤维性肿瘤/血管外周细胞瘤

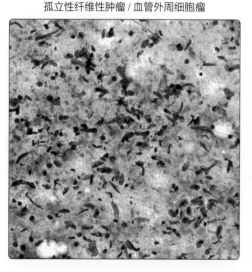

孤立性纤维性肿瘤/血管外周细胞瘤

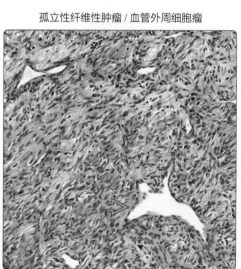

（左图）这个印片显示了梭形细胞群，在出血背景下孤立性纤维性肿瘤/血管外周细胞瘤的细胞核相对温和。（右图）这个胃肠道间质瘤（GIST）显示一团大小一致的梭形细胞。梭形细胞GIST在细胞涂片和细针针吸中常常令人沮丧地缺乏细胞。上皮样GIST在细胞学涂片或冰冻切片上可能与癌或淋巴瘤相似。

脑孤立性纤维性肿瘤/血管外周细胞瘤

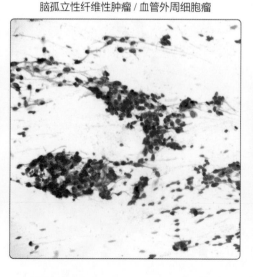

胃肠道间质瘤

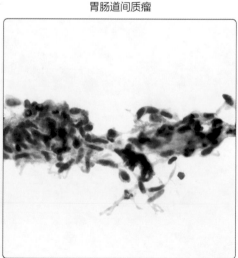

神经鞘瘤

神经鞘瘤

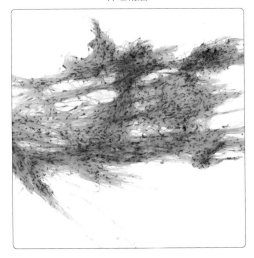
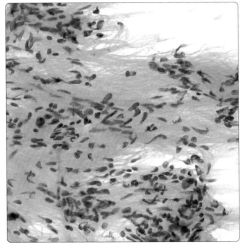

（左图）神经鞘瘤的细胞学涂片可能需要较大力度地刮取。本例显示纤维间质中有一大团梭形细胞。核大小和染色质结构只有轻微的变化。（右图）一些神经鞘瘤的细胞与良性梭形细胞无差别。本例显示在纤维背景下可见特殊的栅栏状的细胞核，有些呈波浪状。

促结缔组织增生性小圆细胞肿瘤

促结缔组织增生性小圆细胞肿瘤

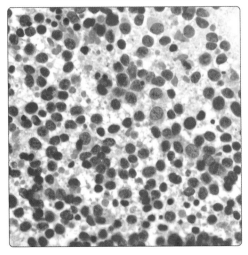
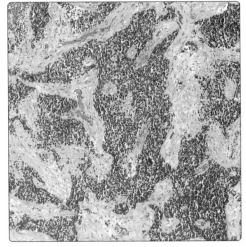

（左图）促结缔组织增生性小圆细胞肿瘤细胞学涂片中显示散在细胞核深染、胞质少的恶性细胞。鉴别诊断包括Wilms肿瘤、Ewing家族肿瘤、横纹肌肉瘤、高级别神经内分泌癌和淋巴瘤。临床治疗方案需根据组织学分类，该分类依靠细胞学检查结果。（右图）冰冻切片显示了促结缔组织增生性小圆细胞肿瘤的形态特征，促纤维增生性间质中可见小蓝细胞。

血管瘤样恶性纤维组织细胞瘤

血管瘤样恶性纤维组织细胞瘤

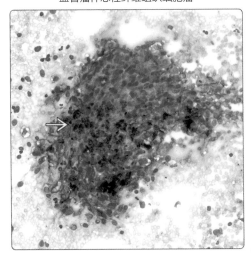
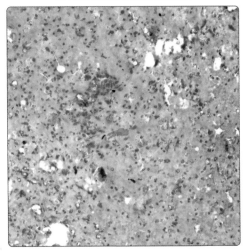

（左图）这一例腋窝肿块印片标本显示出血中心可见成团病变细胞伴血色素➡。血管瘤样纤维组织细胞瘤的诊断依赖术中肉眼判断和细胞学检查，最终需石蜡涂片核实。（右图）血管瘤样恶性纤维组织细胞瘤在血性和血色素的背景下显示由梭形细胞和上皮样细胞组成的细胞团，细胞具有中度多形性。

脊索瘤

脊索瘤

（**左图**）脊索瘤表现黏液样背景中可见巢状和单个散在的上皮样细胞，胞质呈淡粉红色，核浆比低。（**右图**）脊索瘤的一个特征是经常出现胞质富含空泡的细胞（"空泡细胞"）。

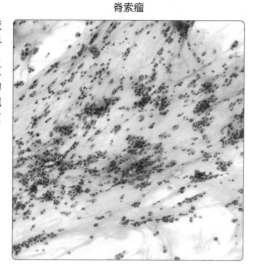
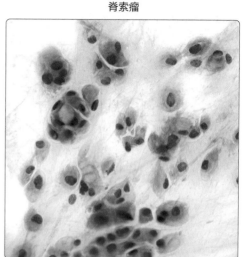

朗格汉斯细胞组织细胞增生症

朗格汉斯细胞组织细胞增生症

（**左图**）朗格汉斯细胞组织细胞增生症的特征是上皮样/组织细胞样细胞，细胞核呈"咖啡豆"样，染色质温和，有明显的核沟。可见混合性炎细胞，包括一些嗜酸性粒细胞。（**右图**）朗格汉斯细胞组织细胞增生症的冰冻切片可见大量的病变细胞，胞质丰富，细胞核温和，并伴有较小的炎细胞。

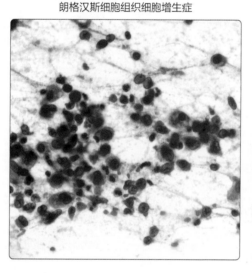
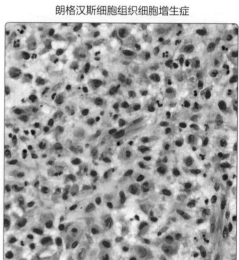

卵巢成人型颗粒细胞瘤

肾细胞癌

（**左图**）成人型颗粒细胞瘤的细胞学涂片特点是高度一致的细胞，细胞核圆形或卵圆形，染色质空泡状，核沟明显。通常，细胞核在细胞学涂片中比在冰冻切片上看起来更温和，这是一个诊断线索。（**右图**）肾细胞癌具有可能看似温和的特征。这例骨转移的印片显示低核浆比，胞质淡染，核仁明显和出血的背景（常见）。

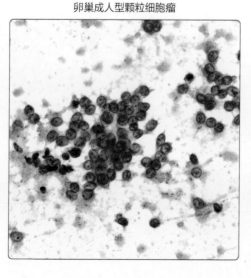
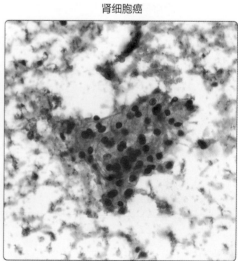

淋巴结：良性反应性改变

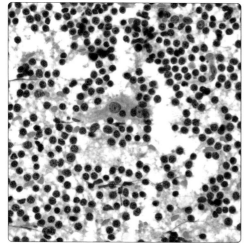

淋巴结：肉芽肿

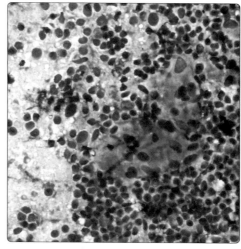

（**左图**）这例反应性淋巴结显示一群成熟的小淋巴细胞与组织细胞的混合。偶尔，组织细胞可能吞噬了碎片（可染小体巨噬细胞）。在某些病例中，浆细胞和中性粒细胞可能明显。混合性细胞背景更支持良性，但在某些肿瘤中也可见。（**右图**）这张Romanowsky染色的淋巴结风干切片显示了成熟小淋巴细胞背景下的非坏死性上皮样肉芽肿。

霍奇金淋巴瘤

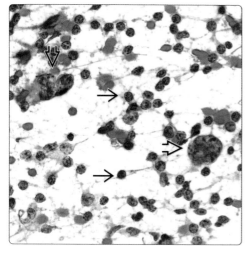

霍奇金淋巴瘤

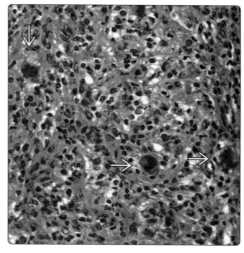

（**左图**）霍奇金淋巴瘤特征性地表现为大的多核/多叶细胞➡和背景成熟的小淋巴细胞➡的双相性细胞群。背景可能是多种细胞（嗜酸性细胞、中性粒细胞、浆细胞），类似于反应性改变。此外，一些病例可能因为肿瘤细胞稀疏而很难诊断。（**右图**）冰冻切片中可见纤维化背景下的霍奇金细胞➡和非肿瘤性淋巴细胞。

伯基特淋巴瘤

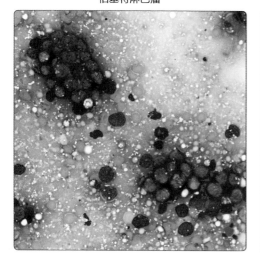

弥漫性大B细胞淋巴瘤

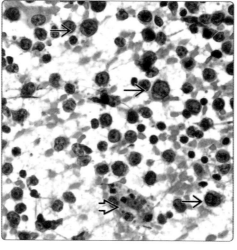

（**左图**）在风干的涂片上，伯基特淋巴瘤表现为单形性的大的未成熟淋巴细胞群，一些细胞有胞质内空泡。背景中可染小体巨噬细胞可能很明显。（**右图**）大细胞淋巴瘤印片通常表现为成熟小淋巴细胞和可染小体巨噬细胞背景中可见较多大的非典型淋巴样细胞➡，细胞有染色质集结。可染小体巨噬细胞➡可以在反应性病变和高级别肿瘤中看到。

（左图）淋巴瘤可能原发于脑部。这个病例显示非典型淋巴样细胞散在分布，有些细胞呈浆细胞样。（右图）细胞学涂片对垂体腺瘤的快速诊断具有较高的准确性和实用性。垂体腺瘤的标本通常很小，而且破碎，使得冰冻切片很困难。其主要特征是细胞呈浆细胞样，细胞核大而圆，染色质呈胡椒盐样和单形性的胞质。

浆母细胞性淋巴瘤

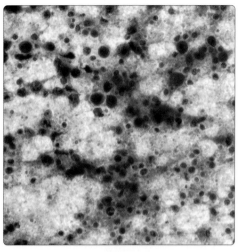

垂体腺瘤

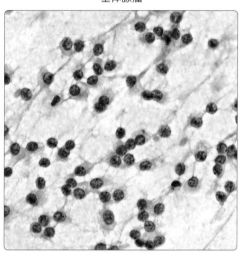

（左图）这例脑膜瘤细胞涂片显示单一的上皮样细胞，细胞核温和，核浆比适中，纤维状突起不应被误认为是胶质细胞分化的证据。（右图）脑膜瘤的细胞量和细胞形态随组织学类型而不同。这例上皮型脑膜瘤中的旋涡结构 ➡ 很典型，核内包涵体有时会出现。

脑膜瘤

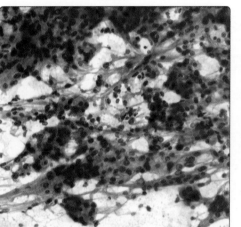

脑膜瘤

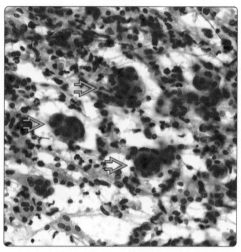

（左图）低级别胶质瘤显示细胞较丰富，在纤维丝背景下可见细胞核大而深，但仍有一定一致性。（右图）毛细胞性星形细胞瘤显示轻度多形性细胞，背景可见神经胶质原纤维以及突出的 Rosenthal 纤维。

少突胶质细胞瘤

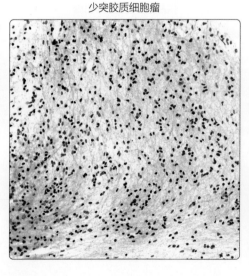

毛细胞性星形细胞瘤

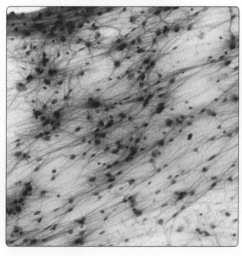

多形性胶母细胞瘤

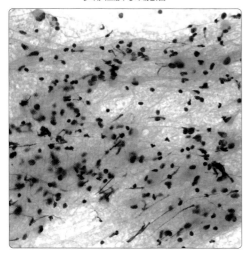

多形性胶母细胞瘤

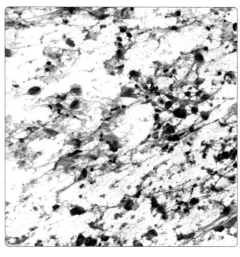

（左图）高级别胶质瘤的典型表现是纤维丝背景中可见较多的非典型细胞，常伴血管周围聚集。一些胶母细胞瘤的细胞学涂片可见坏死。（右图）中枢神经系统肿块常采用压片的方法，正如本例。多形性胶母细胞瘤具有明显的核多形性和坏死背景。

室管膜瘤

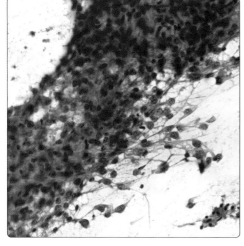

颅咽管瘤

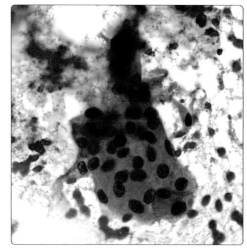

（左图）这例室管膜瘤的涂片较厚，可见圆形或卵圆形的肿瘤细胞伴有纤维丝。有时可以观察到菊形团，但本例中没有看到。（右图）颅咽管瘤细胞经常鳞化，也可角化。背景中可能看到坏死碎片。

髓母细胞瘤

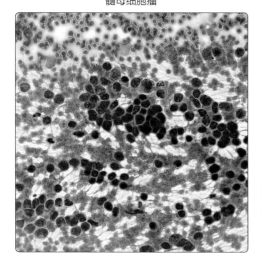

脑梗死

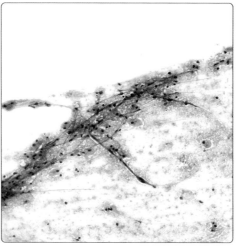

（左图）髓母细胞瘤术前常因年龄和部位而被怀疑。细胞学涂片上，这些肿瘤形态与其他小圆蓝细胞肿瘤相似，散在分布，胞质少，细胞核深染。（右图）并不是所有的术中检查都是针对肿瘤性病变的。脑印片中出现泡沫细胞提示应考虑非肿瘤性病变，如本例的梗死。

冰冻切片
Frozen Section

吴佳怿 译 周立新 校

一、概述

目的

- 为了切出厚度小于一个细胞的薄切片来进行显微镜下评估，必须对组织进行硬化处理
- 冰冻技术是一种可以充分硬化组织并用于后续切片的快速有效方法
- 完成术中病理诊断的速度，会受限于组织冰冻所需的时间
  - 应首先进行标本的大体评估以及对冰冻组织的选择
  - 越早开始冰冻组织，则能越快地进行切片后的诊断
  - 在冰冻组织的同时可以完成一些不太紧急的事项（例如对标本进行大体描述或贴签）

二、方法

（一）组织的选择

- 良好的大体检查非常重要，可选择出最有助于诊断的组织
- 必要时应保持方位
  - 皮肤切片应垂直于表皮表面
  - 结肠切片应垂直于黏膜面
- 取材体积应 ≤ 8mm × 8mm × （1 ~ 2）mm（厚度），

以便冰冻彻底
  - 如果需要冰冻的组织较多，可以将切片分成多个块来完成
- 如果组织比较潮湿，可以轻柔地将组织内水分吸干
  - 最大限度减少人工假象
  - 不要使用纱布或将组织放置于纱布上，因为可能在组织上留下人工小孔假象
- 冰冻会永久性地改变组织
  - 冰冻后的组织形态学表现与未经冰冻处理过的组织不同
  - 组织内的水分在冰冻过程中会产生冰晶
  - 冰冻速度越慢，产生的冰晶越大。所以组织应尽快冰冻以减小冰晶的大小
  - 冰晶会破坏细胞结构，且这些改变在组织解冻后不能完全恢复
  - 核染色质结构通常难以辨认
  - 冰冻后细胞核通常比未冰冻时要深染
  - 冰冻会改变抗原，并会影响相应免疫反应模式
  - 应尽量避免使用冰冻后的组织来进行后续其他的研究
  - 如果使用，应谨慎对待研究结果
  - 冰冻会改变组织化学染色结果
  - 由于上述原因，较小的原发性肿瘤不应该完全用

冰冻切片机

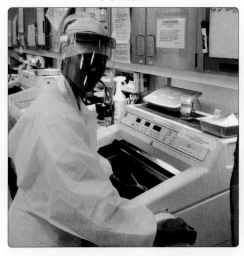

（左图）冰冻是一种能够快速硬化组织以切割出厚度仅为数微米的切片方法，可用于术中病理诊断（图片由 V. Chan, BS. 惠赠）。（右图）经高质量选择、准备、切片及染色后的冰冻切片能够非常接近永久切片的质量。然而，一个主要的限制条件是仅少量的组织能够进行冰冻处理。

冰冻切片

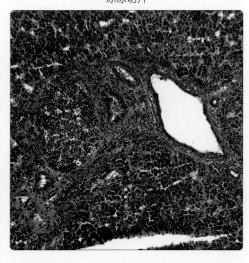

于冰冻

（二）组织的类型

- 任何可以用手术刀切割的组织都可以用切片机进行冰冻切片
- 骨和其他钙化的病变不能切片
  - 从骨上刮取组织可以用于评估骨组织的骨髓切缘
  - 严重钙化的病变大多为良性，且不需要通过冰冻来进行术中会诊
- 脂肪组织需要更低的温度冰冻，且较难切片
  - 如果不是诊断必需，应将脂肪组织从标本重要区域中剔除
    - 例如，取淋巴结时应将周围的脂肪组织清除
- 用福尔马林固定后的组织不能很好地黏附于载玻片上
  - 如果仅短时间固定于福尔马林中，且标本尺寸足够大，可以切取组织中央还没有被福尔马林固定的区域
  - 如果必须使用充分固定后的组织，那么可以使用经特殊涂层处理的载玻片
- 除非对于患者非常必要，否则不应冰冻疑似患有或已知患有感染病患者的组织
  - 病理科人员面临的高危传染病包括 HIV、乙型肝炎、丙型肝炎及肺结核
  - 可能时应使用细胞学样本
  - 如果准备进行冰冻切片，在使用后将冰冻切片机标记为被污染，并且行消毒处理

（三）术语

- 包埋托：盛放包埋剂及组织的金属平台，用于切片
- 底座：将包埋剂放置并冰冻于包埋托上，以缓冲和保护组织
- 组织块：将组织冰冻于底座上并用额外的包埋剂覆盖

（四）组织块准备

- 根据所使用的不同冰冻切片机的要求，有多种方法来制备覆盖包埋剂的底座
  - 包埋剂是一种液体混合剂，在适当温度下冰冻固化，并用于后续切片
    - 冰冻后的密度与组织相似
    - 结束使用后，容器必须封好口
      - 酒精会蒸发，对化合物质量产生不利影响
  - 如果标本非常小，可在修块时先切除底座并面朝冰冻切片机，水平对齐，以最大限度减少组织损失
  - 通过接触已预冻的底座将组织转移到底座上
- 方位对于切缘切片非常重要
  - 应垂直放置切缘剖面以确保在 1 个边缘可以看清涂墨后的切缘
  - 应记录正面切缘的方向

- 如果真正的切缘位于组织的表面，那么第一张冰冻切片便是真正的切缘
- 切片应被编号以指示出第一张及后续更深的部分
- 如果真正的切缘面被朝下包埋，那么第一张冰冻切片则不是真正的切缘
- 如果是阳性的，可以通过获取更深的部分来接近实际真实切缘
- 存在多部分组织时应尽量紧密排列，但不能相互重叠
- 组织不应该超出包埋托的边缘
- 薄片可以卷起后包埋，并以横截面切片

（五）冰冻组织

- 包埋剂在使用时应完全覆盖组织
  - 不应该超出包埋托范围
    - 如果包埋剂溢出到包埋托的背面或手柄则必须擦净，否则会影响与冰冻切片机接触
  - 可以在冰箱中保持低温来加速冰冻过程
  - 包埋剂应围绕在组织周围，以帮助固定组织，并有利于切片时切面与包埋托相连
- 将带有已包埋组织的包埋托放进冰冻切片机中冰冻
  - 一些冰冻切片机中装备有快速冰冻循环
  - 可以使用异戊烷来替代
- 不同类型的组织最佳切片温度不同
  - 多数组织：$-20 \sim -10℃$
  - 非常软的组织（脑，脾脏，肾上腺，淋巴结）：$-10 \sim -7℃$
  - 脂肪组织：$-40 \sim -20℃$

（六）加速冰冻的方法

- 冰冻锤
  - 可以安装于手柄上的金属块，在冰冻切片机中保持低温冰冻
  - 当包埋剂稍微冷却（呈不透明）后，可将冰冻锤放置在组织块上
    - 不要立即使用冰冻锤，否则其将会挤压组织并使组织变形
    - 使用冰冻锤可使表面平整
  - 如果冰冻锤与组织块粘连，可用包埋托轻轻撞击冰冻台
    - 如果组织块从包埋托上剥离，可重新使用包埋剂将组织块固定于其他新的包埋托上
    - 冰冻锤上涂少量油可以避免粘连的发生
- 冷却板
  - 一些冰冻切片机配有以便快速冰冻的备选冷却板
  - 当包埋剂变为不透明时，将组织块朝下放置在板上
- 快速冰冻喷雾
  - 喷雾可以迅速冷却组织块表面

- 但不建议使用，因为会增加吸入呼吸道传染病及有毒气体的风险
  - 曾经有使用这种喷雾造成结核分枝杆菌接触传播的报道
- 如果使用，应局限在冰冻切片机内并尽可能将盖子盖紧
  - 冰冻切片机内应避免出现可能导致污染的组织碎屑
- 工作人员在操作时须佩戴口罩

（七）冰冻切片机切片

- 将包埋托放置在切片机上，便于切片时首先切到较硬区域
  - 组织实性较硬的区域应位于离刀片最近的位置
    - 不应首先切脂肪组织部分
  - 刀片应垂直于表皮或黏膜表面
  - 不应该首先切到组织中最重要的区域
    - 切片的前缘是最可能出现折叠或挤压人工假象的区域
- 刀片须保持锋利不能有刻痕以确保切出完整的薄切片
  - 钝的或者有刻痕的刀片会导致切片出现人工裂痕和（或）孔洞假象
- 在获得完整切面之前，须对组织块进行修整或表面处理
  - 在冰冻标本之前，可以预先处理底座（包埋托），以最大限度地减少包埋时组织块损失
  - 可以用大刷子或者棉签将刀片上的粗切碎屑清除干净
    - 刷子应始终保持与刀片的方向相同
    - 如果刀片的切割面被刷子横向或反向刷过，可能导致刀片变钝或出现刻痕
  - 切勿用手直接清理刀片，此举存在被割伤的风险
- 一些冰冻切片机使用防卷板使切下的组织片平贴在板上
  - 将组织切片略微贴附在组织块上以防卷曲
- 可以使用刷子作为防卷板替代
  - 用毛刷粘取切片前缘引导切片贴附至板上
  - 为防止组织卷曲，将切片轻微粘连于组织块上
  - 刷子在冰冻切片机中保持冷却
- 将载玻片轻轻贴在切取的组织表面
  - 载玻片上应写上对应编号以及冰冻切片的标识
  - 标签须耐受染色溶液
- 冰冻组织切片迅速融化于室温的载玻片上

（八）固定

- 载玻片制备完成后，应立即置于甲醇中
  - 装有甲醇的玻片架应放在冰冻切片机附近易于取到的地方

- 任何延迟都可能会导致严重的风干人工假象，从而妨碍结果的判读

（九）冰冻组织的存放

- 剩余组织应固定于福尔马林中，并用于制作石蜡切片
  - 如果冰冻切片机中存在多个包埋托，则可以通过记号笔在表面标记来区分它们
- 冰冻组织块可短暂浸入福尔马林中，等轻微融化后再用手或尺子取下
  - 不得使用刀片直接取下冰冻组织
  - 包埋托比较小且组织块较硬，强行切断组织块的力量很可能造成刀片失控并划伤另一只手
- 较小的剩余冰冻组织块在放入带有标签的病理包埋盒之前应先用擦镜纸包裹
  - 应将多余的包埋剂清理干净
- 冰冻切片与石蜡切片的结果比较是重要的质量保证参数
  - 如果两者在结果的判读上存在差异，则必须通知外科医师，并在病理报告中说明差异的原因
- 如果辅助检查需要冰冻组织，且没有其他组织可用于冰冻，则可为此保留剩余的冰冻组织

（十）水平面

- 如果只有非常少的组织，则初始切片应该浅，以确保在组织切尽之前先获取一些组织
  - 可以使用连续水平面进行染色，而不是深入切片
- 如果存在大切面，或者存在多个部分，则冰冻切面应为所有组织的代表性截面
  - 切片固定后，应检查所有组织是否都已呈现在切片上
    - 如果没有，则应再继续切片至更深的切面
  - 重要的诊断信息可能由于缺少部分组织而丢失
- 深层次的水平面对于检查切缘附近的小范围肿瘤可能提供帮助
  - 需深切并去除一些干扰组织
  - 深切不应该用于诊断组织有限的小组织活检
- 每一个冰冻切片至少应展示2个切面

三、问题处理

（一）切片破碎（或碎裂）人工假象

- 外观类似于百叶窗
- 组织块过冷
  - 组织块可用拇指或手掌轻微加热
  - 必须立即切片，因为组织块会迅速冷却
    - 为达到最佳切片温度可能需要丢弃一些切片
  - 必须注意防止手被刀片割伤
    - 在离刀片尽可能远的位置移动组织块
    - 锁定手轮，防止组织块移动

冰冻切片与细胞学技术的比较

特 征	冰冻切片	细胞学制备
组织学优势	可见组织结构，评估到切缘的距离	出色的核细节，细胞聚集明显，较好展示细胞外物质（如甲状腺胶体）
所需设备及维护	重要设备（冰冻切片机）	最低（玻璃载玻片）
制备时间	> 5min	< 1min
取材	最适合用小部分组织评估；所用组织中的人工假象是永久性的	可取样有较宽表面的组织；保存所有组织以便进行最佳固定；可能无法评估某些致密的纤维或低细胞性病变
潜在人工假象	冰冻（冰晶），干片	干片
所需专业技术及知识	外观与石蜡切片相似	需要细胞病理学方面的专业知识
安全性	暴露于冰冻切片机刀片，可能暴露于传染源	设备污染或受到伤害的风险最小

- 冰冻切片机刀片变钝、出现刻痕或丢失
  - 更换新刀片
- 组织过硬
  - 骨组织或其他钙化组织可能由于太硬而难以切片
  - 冰冻切片不应该选用不易被手术刀切割的组织
    - 如果可能，应将软组织与较硬的组织分开
- 切片不连续
  - 应平稳转动手轮
  - 完整切片之前犹豫或者停顿都可能导致切片撕裂

（二）切片在刀片上卷曲褶皱

- 组织块过热
  - 在冰冻切片机中放置更长时间
    - 初始截面后，组织块中央可能没有完全冷却
  - 使用冰冻锤或其他设备快速冷却组织块
- 刀片切割角度错误
  - 切割角度应调整为30°
- 切片边缘不能完好地转移至板上
  - 使用毛刷粘取边缘并引导切片至板上
  - 如果包埋剂过多，将组织周围切割成"V"形
    - V的尖端更容易被刷子抓取
  - 如果使用板来承托切片，请注意检查调整

（三）冰冻组织块从包埋托上脱落

- 刀片可能将组织块从包埋托上撞落
  - 包埋托松动，刀片角度不正，或切片过厚
- 组织块与冰冻锤粘连从而与包埋托脱离
  - 滴油在冰冻锤表面可防止其与组织块粘连
- 组织块可用包埋剂重新固定在新的包埋托上
  - 尝试再次切片之前让其冷却

（四）刀片不能切割组织块

- 底座太软

- 前一天准备好的底座在冰冻及解冻的循环过程中会变软且易碎
  - 刀片可能向下推挤包埋块而不是将其切开
  - 所有底座须当天制备

（五）非常小的样本

- 使用非常小的样本进行诊断经常非常具有挑战性
- 可在冰冻切片机中预先安装底座，以避免在冰冻切片过程中处理组织时丢失任何组织
- 可将组织浸泡在伊红中，以便在使用包埋剂包埋时进行识别
  - 伊红不会干扰正常染色
- 可将组织放置在冷却包埋托顶部的包埋剂液滴中（"湿埋"）
  - 可将冰冻锤轻轻放置在包埋剂的表面，以便在组织块充分冰冻之前不会挤压压碎组织

（六）脂肪组织

- 脂肪组织很难切片完好
- 如果脂肪组织对于诊断不重要，则应尽可能修剪掉脂肪组织
- 组织块在低于其他正常冰冻切片的温度时（−50 ～ −20℃），切片效果更好
- 如果其他方法效果均不理想，可以尝试切割更厚的切片

（七）厚切及薄切

- 包埋托或刀片松动
  - 包埋托的主体必须牢牢固定于冰冻切片机上
  - 刀片必须牢固连接

（八）风干人工假象

- 染色后，细胞看起来伸展，伴有模糊的染色质，细

胞边界不清
- 切片必须立刻固定

（九）冰晶人工假象

- 由于形成较大冰晶，组织上布满小孔或表现为受到挤压
  - 组织在冰冻前应吸干水分
  - 标本太大冰冻缓慢，可能形成较大的冰晶

（十）刀片撞击掉部分组织块

- 可能由于包埋托或刀片松动导致
  - 确保所有连接都是稳固的
- 可能由于组织过大或冰冻不均匀导致
  - 组织切片前必须冰冻彻底
- 如果脱落的部分组织较为重要，可以用包埋剂再次固定于新的底座上

（十一）切片撕裂

- 可能由于组织内存在吻合钉、缝线或骨组织
  - 去除组织内较硬的物体

- 刀片出现刻痕
  - 更换刀片或移动刀片使用没有刻痕的部分

（十二）组织不能黏附在载玻片上

- 组织为非常致密的纤维组织或软骨
  - 使用带电荷的载玻片
  - 染色切片时动作尽可能轻柔，并尽量减少搅动

推荐阅读

[1] Nigam J et al: Comparative study of intra-operative cytology, frozen sections, and histology of tumor and tumor-like lesions of nose and paranasal sinuses. J Cytol. 30(1):13-7, 2013

[2] Taxy JB: Frozen section and the surgical pathologist: a point of view. Arch Pathol Lab Med. 133(7):1135-8, 2009

[3] Edgerton ME et al: Immunohistochemical performance of antibodies on previously frozen tissue. Appl Immunohistochem Mol Morphol. 8(3):244-8, 2000

[4] Shidham V et al: Intraoperative scrape cytology: comparison with frozen sections, using receiver operating characteristic (ROC) curve. Diagn Cytopathol. 23(2):134-9, 2000

制备底座

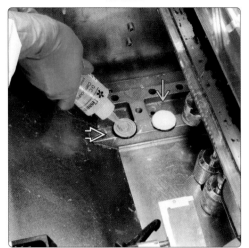

包埋托及冰冻底座

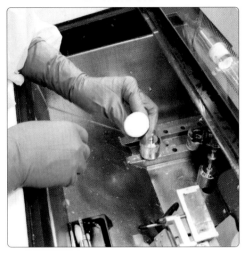

（**左图**）通过添加包埋剂至冰冻切片机中已经预冷的包埋托上来制备底座 ➡️。包埋剂应该将包埋托表面完全覆盖，但注意不要滴落在旁边。包埋剂在冰冻后形成一个不透明的表面 ➡️。（**右图**）当包埋剂冰冻后，包埋托及底座即可使用。如果组织非常小，可以预先在冰冻切片机中设置底座以产生正确的角度，确保在冰冻组织切片时不会产生组织的丢失。

组织的尺寸

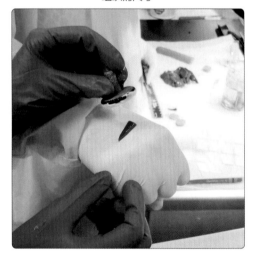

包埋剂

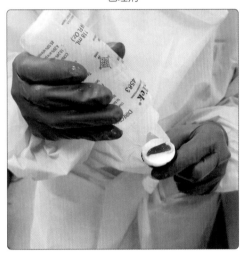

（**左图**）冰冻组织的最佳尺寸为 8mm × 8mm 且厚度 ≤ 2mm，如果较潮湿，应轻轻吸干组织的水分。样本顺利黏附在覆盖包埋剂的包埋托上，形成组织块。（**右图**）用包埋剂将组织完全包埋覆盖。只应使用能够完全覆盖组织的量；包埋剂不应超出包埋托的边缘或溢出至包埋托的手柄及背面。如有必要，应在冰冻后去除多余的包埋剂。

冰冻锤

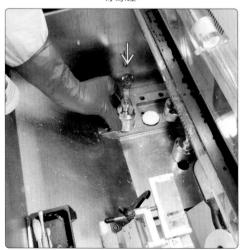

组织与刀片的方位

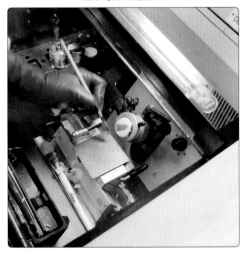

（**左图**）冰冻锤 ➡️ 在冰冻切片机中保持冷却。当包埋剂部分冰冻时，通过将其轻轻放置在组织块顶部来减少冰冻所需的时间。（**右图**）组织与冰冻切片机刀片之间的方位是获取最佳切片的重要影响因素。如果存在脂肪组织，则应首先切割更纤维化的区域。如果表面有表皮或黏膜面，则表面应与刀片保持垂直。

（**左图**）组织切片时，使用刷子防止组织卷曲。如果样本质脆，易破碎，可通过手指轻触组织块来稍微加热。在某些冰冻切片机中，装有横跨刀片的板用来提供与刷子相似的功能。（**右图**）组织切片应稍微贴附在组织块上，以防止切片卷曲。将已有标记的室温载玻片轻轻贴到组织切片上。切片迅速融化于载玻片上。

切片

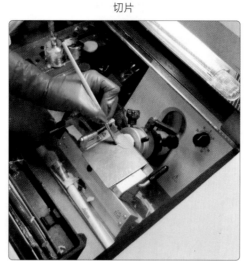

拾取切片

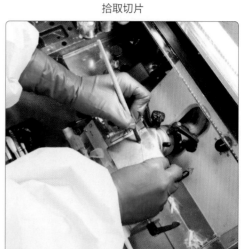

（**左图**）这个标本过大。它不能固定于包埋托上且不能完整展示在载玻片上。组织冰冻缓慢，且增加了冰晶人工假象出现的可能性。如果需要完整检查所有组织，应将标本切成2块。（**右图**）冰冻组织块使用过多的包埋剂，且已经溢出到包埋托的背面。多余的包埋剂必须小心处理干净，以确保包埋托能够牢靠固定于冰冻切片机上。

组织尺寸：过大

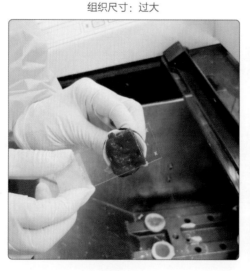

组织块制备不佳

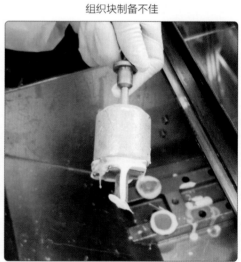

（**左图**）尽快固定组织切片非常重要。任何延迟都可能造成严重的人工假象。盛有甲醇且装有玻片架的容器应放置在冰冻切片机附件易于接触的地方。（**右图**）在同时制备多个冰冻切片时。虽然在完成切片后会将每个标本放回带有标签的容器中➡️，但有时还是不易办到。可通过使用记号笔标记表面来快速识别组织块。

甲醇固定

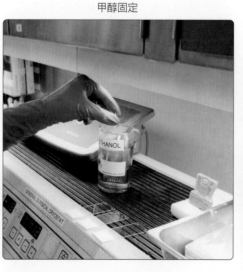

组织块识别

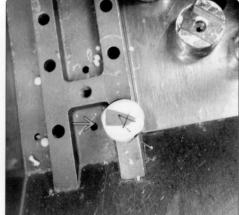

脂肪组织

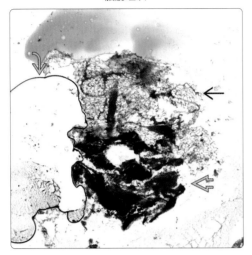

颤痕人工假象

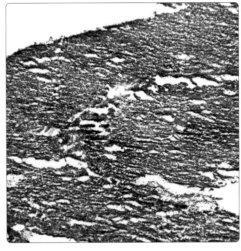

（左图）脂肪组织 ⇨ 通常不能很好地切片。组织褶皱 ⇨ ，出现增厚的区域，并且在盖玻片下出现气泡 ⇨ 。脂肪组织须更低的冰冻温度。或切取较厚的切片，以便于结果判读。（右图）钝的刀片和（或）质脆的组织可能产生裂隙。出现正常结构被破坏，细胞变形，影响切片最佳判读。冰晶也可造成类似的表现。

冰冻人工假象：挤压

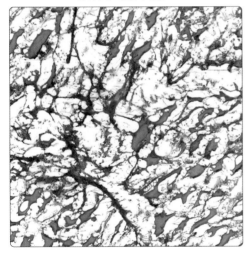

转移性副神经节瘤

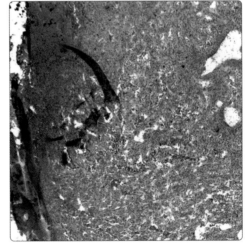

（左图）由于间质内存在明显的冰晶挤压，几乎难以识别出这一组织为骨骼肌。标本可能过大或过于潮湿。（右图）这一例淋巴结转移性副神经节瘤被错误判读为正常胰腺组织，因为切片太厚，导致细胞细节难以辨认。通常，如果需要额外切片，组织块则有更充分的时间完全冰冻，且额外的部分质量更高。

破碎人工假象

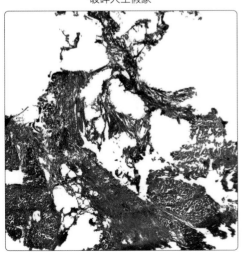

风干人工假象

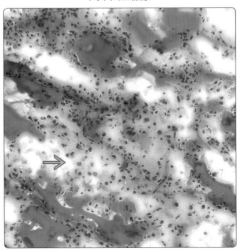

（左图）导致切片破碎或不完整的原因有多种。如果组织内存在钙化成分，则应在冰冻前将其分离。脂肪组织不能很好地冰冻，应尽可能将其切除。刀片上的刻痕可能撕裂组织。（右图）如果带有组织的载玻片不能立即浸入甲醇中，使组织干片，可能产生严重的人工假象。细胞核增大且苍白 ⇨ 。应重新切片并妥善固定。

（左图）冰晶人工假象导致此例肝细胞癌的细胞核中出现空洞➡。非常薄的切片也会出现明显的空洞。这种效应不应与甲状腺乳头状癌和其他肿瘤病变中的核空泡相混淆。**（右图）**组织冰冻产生的改变在经福尔马林固定及石蜡包埋后仍然存在。这种肝细胞癌的细胞核特征仅能在冰冻剩余组织的石蜡切片中被更好地观察到。

细胞核冰晶人工假象

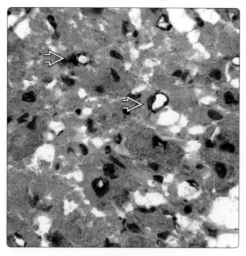

冰冻剩余部分的石蜡切片

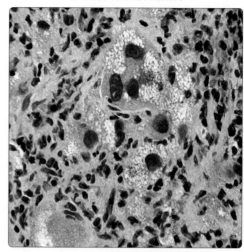

（左图）此例肺炎病灶的冰冻切片中可见肺泡内存在疏松的纤维化区➡。如果患者免疫功能低下且怀疑有感染，未染色及固定的切片可用于病原微生物的特殊染色。**（右图）**冰冻切片的剩余组织应固定制作成石蜡切片，以进行质量控制。组织会产生永久性改变。细胞核细节通常不清。这就是为什么不能冰冻整个原发病灶的原因。

冰冻切片中的机化性肺炎

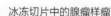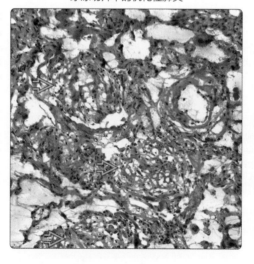

冰冻后石蜡切片的机化性肺炎

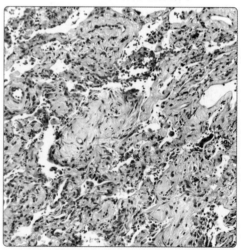

（左图）这例腹膜腺瘤样瘤在冰冻切片中很难辨认，因为切片过厚且染色过重。它很可能被误诊为转移性癌。**（右图）**比起之前的冰冻切片，腺瘤样瘤的这种良性特征在薄切且染色良好的石蜡切片中更容易观察。细胞核小，一致且温和。周围组织表现为缺少细胞且致密，不同于侵袭性癌周常见的促纤维结缔组织增生。

冰冻切片中的腺瘤样瘤

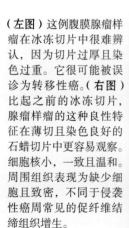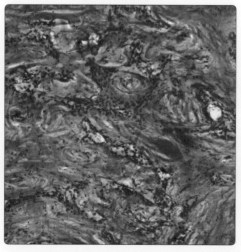

石蜡切片中的腺瘤样瘤

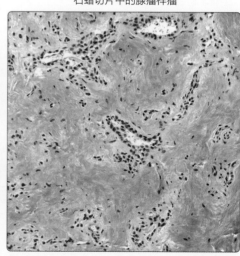

制片流程
Slide Preparation

吴佳怿 译 那 加 校

一、固定及染色

介绍

- 制备高质量的组织切片对后续准确诊断冰冻切片至关重要
- 在通过规范的快速及适当固定、染色和封片等环节，可以使冰冻切片的质量与经福尔马林固定，石蜡包埋处理后的石蜡切片质量相当

二、切片

（一）贴签

- 应给切片标上外科病理学编号以及冰冻切片特定标记
- 应在使用切片前进行标记以防标本混淆
  - 应丢弃未标记的切片
- 使用铅笔或其他不会溶解于染色过程中的标识进行标记
- 标签应位于放置组织的载玻片的一侧

（二）普通玻璃载玻片

- 适用于大多数冰冻切片和细胞学制备
- 冰冻切片在室温下融化于载玻片上

（三）带涂层或电荷的载玻片

- 用于帮助组织在染色期间保持在载玻片上（不易滑脱）
- 有些组织不能很好地黏附于载玻片上
  - 组织曾浸入福尔马林固定液中（包括短时浸入）
    - 由于较低的冰冻温度，组织内会有较大的冰晶形成
    - 如果组织足够大，则可以切割中央区域，这部分接触福尔马林最少
  - 软骨
  - 烧灼组织
- 固定剂中未染色的涂层切片可在某些情况下拿到组织学实验室中制备特殊染色切片
  - 如果怀疑有感染性疾病，切片可用于特殊染色，并在未来几小时内或第二天早些时候用来判读特殊染色结果

三、固定

（一）固定剂的类型

- 可以使用 95% 酒精、甲醇、丙酮或混合性固定剂
- 切片完成后立即固定非常重要
  - 盛有固定剂的容器应放置于手边，以便立即浸泡

切片染色

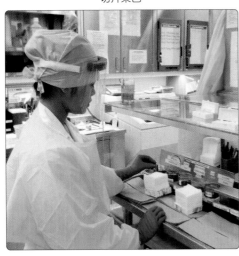

切片染色

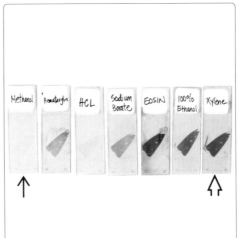

（左图）高质量的染色对诊断读片至关重要。了解流程对于在出现问题时进行故障排除和解决问题非常重要（图片由 V. Chan，BS. 惠赠）。（右图）H&E 是最常用于冰冻切片染色的染色剂。从未染色的组织➡到最终染色后的载玻片➡，须经历多个步骤来差异性地染色细胞内不同组分。

- ○ 延迟固定会导致切片风干并改变组织学表现
  - — 染色质不清导致细胞核细节丢失
  - — 产生细胞及细胞核增大的人工假象
  - — 结构保持不佳（细胞边界不清）
- 切片应固定至少 30 ~ 50s
  - ○ 延长固定时间不会造成损害
  - ○ 应在室温下固定以获得最佳固定效果

（二）风干切片

- 通常用于细胞学检测
- 切片必须完全干燥，这个过程可能需要几分钟
  - ○ 加热切片的方法可以加快这个过程
- 可以使用 Diff-Quik（迪夫快速）染色，快速巴氏染色（rapid papanicolaou）及其他染色方法
- 提供某些细胞学特征
  - ○ 细胞看起来更大，可能对诊断有所帮助
  - ○ 细胞质的特征更容易观察
  - ○ 黏液物质染色
  - ○ 甲状腺胶质保持
- 如果不完成染色和封片，切片可能存在潜在的传染性危害
  - ○ 一般来讲，诊断不再需要后应丢弃此类切片

四、染色

（一）苏木精和伊红

- 冰冻切片的标准染色
- 因为染色模式与石蜡切片相同，故通常作为首选的染色方法
- 苏木精染色 60 ~ 90s（细胞学制片可染色 30s）
  - ○ 在吸收性材料上吸收掉多余的染料
  - ○ 细胞核染色呈蓝色
    - — 不同组织有不同程度的蓝色明暗度（例如，淋巴结颜色较暗，脂肪组织颜色较浅）
    - — 如果不合适，可酌情延长或缩短染色的时间
- 用水冲洗直至明显的染液被洗去
  - ○ 用吸收性材料吸去多余的水
  - ○ 在不同的标本之间要频繁更换冲洗用水
- 酸性酒精（1% 盐酸水溶液）内浸泡约 1s
  - ○ "分化" 从非细胞核成分中除去多余的苏木精
  - ○ 将颜色从蓝色变成紫色
- 氨水（2% 硼酸钠）内浸泡约 2min
  - ○ "返蓝" 恢复染色 pH，以增强染色并使颜色从紫色恢复为蓝色
- 伊红染色 2 ~ 4s
  - ○ 在吸收材料上吸收掉多余的染液
  - ○ 将细胞质和其他组分染成粉红色至红色
- 酒精浓度梯度上行脱水（95% ~ 100%）：每个浓度

内浸泡约 10s
  - ○ 去除组织内多余的伊红和水分
- 二甲苯：浸泡直至液体清亮
  - ○ 将载玻片留在二甲苯中，直至准备盖盖玻片封片，避免切片风干
  - ○ 二甲苯具有高折射率，使组织透明

（二）甲苯胺蓝

- 用作苏木精和伊红（H&E）染色的替代
  - ○ 随着时间推移可能会逐渐褪色
  - ○ 染色结果与常规永久性染色结果存在一定差异
    - — 许多病理医师对这种染色方法不够熟悉
  - ○ 与 H&E 染色相比，细胞不同成分的染色结果差异性较小
    - — 细胞核：深紫色至黑色
    - — 表皮细胞细胞质：淡蓝色至紫色
    - — 弹力组织：绿色至蓝色
    - — 黏液物质：很浅的紫色
    - — 肥大细胞：颗粒为紫色 / 红色
    - — 软骨及胶原：不能被染色
- 快速染色：所需步骤较少且可在 1min 左右完成
  - ○ 甲苯胺蓝 6 ~ 10s
  - ○ 用水漂洗
  - ○ 丙酮脱水
  - ○ 二甲苯透明
  - ○ 盖玻片封片

（三）迪夫快速染色（Diff-Quik）

- 改良 Wright-Giemsa/Romanowsky 染色主要用于风干的细胞学染色
  - ○ 染料是由亚甲基蓝、伊红和天青 A 混合的专利产品
- 特别有助于评估细胞学细节
- 因为染料的渗透性不佳，故需要染色单层细胞
  - ○ 印片比涂片更适宜
- 根据制片的厚度，一般仅需要 15 ~ 30s
  - ○ 应遵循制剂商的说明进行染色

（四）巴氏快速染色（Rapid Papanicolaou Stain）

- 用于细胞学检测
  - ○ 适用于固定后或风干的切片
- 须染色 2 ~ 3min
- 可以使用多种不同的染色步骤

（五）油红 O

- 用于检测脂质
  - ○ 在石蜡切片的制作过程中，脂质一般都会从组织中脱去
  - ○ 只能在冰冻组织内检测到脂质成分

- 用途
  - 正常甲状旁腺组织与甲状旁腺腺瘤的鉴别
  - 具有胞质脂质的肾肿瘤与其他肿瘤的鉴别
- 目前很少使用

（六）乙酰胆碱酯酶染色

- 组织化学染色用于识别固有层内的异常神经纤维，用于评估先天性巨结肠病

（七）其他组织化学染色方法

- 包括快速 PAS 染色法，黏液卡红染色和阿辛蓝染色
- 通常不使用

（八）免疫组化染色

- 目前已经有了快速（约 20min）的染色方法
- 对于大多数实验室来讲，这种研究的需求太少，不太常用

五、盖玻片

（一）尺寸

- 通常分为小（方形）和大（矩形）两种尺寸
- 选择能够覆盖载玻片上组织的盖玻片

（二）盖玻片的放置

- 滴少量封剂在靠近组织的载玻片边缘
  - 封固剂过多可能会涂抹在盖玻片上并遮盖组织
  - 载玻片背面的封固剂会导致切片粘在显微镜的载物台上
    - 如果发生这种情况，可以用纱布蘸取少量二甲苯擦拭
- 盖玻片以一定角度放在载玻片上封固剂的旁边
  - 盖玻片的边缘应接触到载玻片及封固剂
  - 封固剂可以通过毛细作用在载玻片与盖玻片之间展开
- 在封固剂扩散之后，可以将盖玻片放置于载玻片上，小心不要产生气泡
- 擦拭和（或）吸干载玻片背面或边缘多余的二甲苯及封固剂

六、处理放置

存放

- 应保留原始冰冻切片
- 合适的做法是将原始冰冻切片与石蜡切片一起存放，以便在诊断病例时进行核查
- 比较冰冻切片和用剩余组织制成的石蜡切片非常有必要
  - 有时候，有用的信息仅存在于冰冻切片中而不是石蜡切片

- 如果不是每张冰冻切片中均有有价值的信息，应标记出最有价值的切片以便后续使用
  - 质量保证措施：在完整的病例诊断报告发出之后重新评估冰冻切片的诊断
    - 如果发现错误，应在报告中记录并立即与外科医师和其他治疗医师沟通
    - 分析错误原因是非常有用的教学方式

七、问题处理

（一）染色过于浅淡

- 染液过旧
  - 定期更换染液
- 苏木精或伊红染色时间过短
- 浸泡于酸性酒精中时间过长
  - 可引起细胞核染色变浅
  - 缩短在分化液中的时间
- 未浸入氨水
  - 必须恢复 pH 值并加强染色效果
- 长时间浸泡于酒精中
  - 可能导致染色不良
    - 如果盖玻片延迟封盖，可以将切片留在二甲苯中而不改变染色质量

（二）染色太深

- 苏木精染色时间过长
  - 缩短染色时间
  - 延长在分化液中的时间
- 伊红染色时间过长
  - 缩短在伊红中的时间
  - 延长在每个浓度梯度酒精中的时间

（三）沉淀物

- 染液会随着时间推移而出现沉淀
  - 苏木精会氧化（表面的光泽增加）
- 可能导致细胞核染色不清晰
  - 苏木精应每天过滤或更换
  - 如果变化不影响实际使用，可仅用纸巾除去氧化层

（四）切片模糊

- 二甲苯残留在最开始的固定剂中
  - 苏木精中的二甲苯看起来就像浮在水面上的油
  - 应经常更换染液
  - 使用后用酒精冲洗切片架
- 二甲苯中有水
  - 切片在水中漂洗后，应仔细吸干水分
  - 在酒精中充分脱水，每次脱水后尽量除去载玻片上的所有液体

（五）染色不均匀

- 脱水不充分，组织内残留水分
  - 增加在梯度酒精中的时间以充分脱水

（六）核细节差

- 切片可能没有及时固定于甲醇中
  - 仅延迟固定15s就可能出现风干人工假象
  - 会污染染色质且模糊细胞边界
  - 重新切片并快速固定

（七）组织从载玻片上滑脱

- 组织可能经福尔马林固定过
  - 如果可能，尽量使用其他标本或标本深部没有接触过福尔马林的部分
  - 使用有涂层的载玻片
- 硬化的组织，骨或软骨，或坏死组织
  - 尝试使用有涂层的载玻片和（或）细胞学制剂制片
  - 组织可短暂风干以提高黏合性
    - 需要注意可能产生人工假象
- 染色期间搅动载玻片时动作要尽量轻柔，避免组织移位
  - 如果染色过程中组织滑脱，可能无法通过常规染色步骤对切片进行染色
    - 可以省略酸性酒精和氨水的步骤
    - 可以直接用甲苯胺蓝或苏木精染色，之后进行封片
    - 染色后切片质量可能不是很理想，但是仍可辨认组织（形态）

- 某些情况下，诊断可能延迟至石蜡切片制作完成

（八）盖玻片下出现气泡

- 放置盖玻片时可能会进入空气
  - 混合1～2滴二甲苯于少量封固剂中，易于封固剂在载玻片上展开
  - 可在盖玻片边缘添加少量二甲苯以排出空气
- 组织切片过厚会导致载玻片与盖玻片之间密封不良
  - 避免切割较厚的组织切片
  - 在盖玻片边缘添加少量二甲苯

（九）封固剂粘连或遮挡切片

- 使用过多的封固剂会导致切片上出现污点
  - 使用适量的封固剂
  - 用二甲苯擦去多余的封固剂

推荐阅读

[1] Ammanagi AS et al: On-site toluidine blue staining and screening improves efficiency of fine-needle aspiration cytology reporting. Acta Cytol. 56(4):347-51, 2012

[2] Martucciello G et al: A new rapid acetylcholinesterase histochemical method for the intraoperative diagnosis of Hirschsprung's disease and intestinal neuronal dysplasia. Eur J Pediatr Surg. 11(5):300-4, 2001

[3] Humphreys TR et al: A pilot study comparing toluidine blue and hematoxylin and eosin staining of basal cell and squamous cell carcinoma during Mohs surgery. Dermatol Surg. 22(8):693-7, 1996

未染色的组织切片

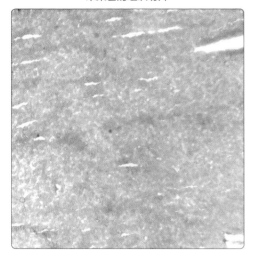

苏木精染色

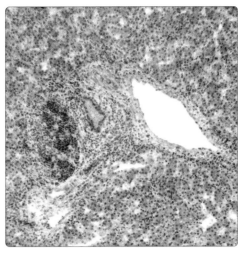

（**左图**）没有不同细胞组分的差异性染色，组织是无色的。只能观察到组织结构中最明显的特征。（**右图**）将载玻片首先浸于苏木精中染色60～90s。细胞学标本可以染色较短的时间（30s）。这种染液将细胞核染成蓝色。染色后，将载玻片置于水中漂洗以清除多余的染液。如果最终的切片颜色过暗，很可能是由于载玻片在这种染液中停留染色的时间过长导致的。

酸性酒精

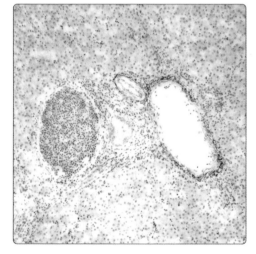

氨水

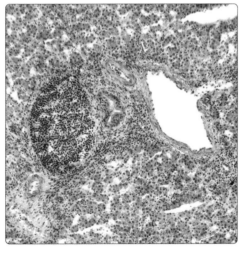

（**左图**）酸性酒精优先选择性去除非细胞核组分中的苏木精。这一步称为"分化"。染色不良的细胞核可能是由于置于酸性酒精中时间过长或苏木精染色时间过短。酸性环境将蓝色变为紫色。（**右图**）用氨水（2%硼酸钠）将酸性酒精分化后的pH恢复至碱性。颜色从紫色变为蓝色，且染色强度增强（称为"返蓝"）。

伊红

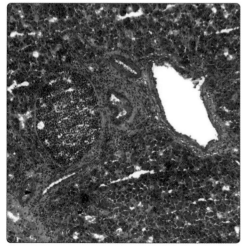

苏木精及伊红

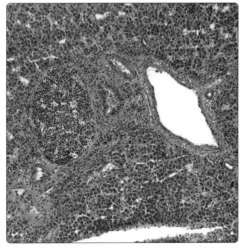

（**左图**）伊红将细胞质及其他细胞组分染色成粉色至红色。接着用梯度酒精脱水并去除组织内多余的伊红。（**右图**）最后将载玻片浸于二甲苯中。二甲苯具有高折射率能使组织透明。透明后可以清楚地辨别细胞成分。添加封片剂并封盖盖玻片。完成后的切片即可用于诊断。

（左图）此例甲状旁腺组织的油红 O 染色显示出细胞内脂滴➡️和细胞外较大的脂肪沉积➡️。脂肪通常在正常的甲状旁腺组织内更为常见，而在甲状旁腺增生和腺瘤中减少或消失。**（右图）**此例甲状旁腺病变切片的油红 O 染色显示没有细胞内脂肪的存在。这是支持甲状旁腺增生或腺瘤诊断的证据。这种染色也可用于显示肾肿瘤疾病中的脂质。

油红 O

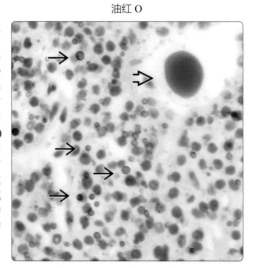

油红 O

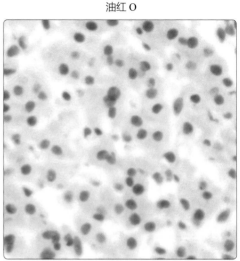

（左图）迪夫快速（Diff-Quik）染色是对瑞特-吉姆萨（Wright–Giemsa）染色的一种改良，可在几秒内完成对风干载玻片的染色。风干导致细胞扩展，并表现出比经过固定后的组织更大的细胞体积。此例 Burkitt 淋巴瘤的细胞核细节展现得很清楚。**（右图）**在迪夫快速染色（Diff–Quik）中，细胞核呈深蓝色至紫色。细胞质被染成不同的蓝色，具体取决于细胞的类型。染色结果与永久切片上的 HE 染色结果不同。

迪夫快速（Diff-Quik）染色

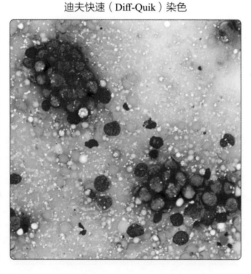

迪夫快速（Diff-Quik）染色

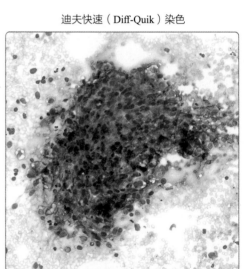

（左图）迪夫快速（Diff-Quik）染色通过在冰冻切片上将细胞质染色成对比色蓝色来凸显出神经节细胞➡️。该染色方法和吉姆萨（Giemsa）染色可用于评价先天性巨结肠病（图片来源 C. Mafnas，MD.）。**（右图）**此例先天性巨结肠病例的冰冻切片乙酰胆碱酯酶染色凸显出位于黏膜固有层及黏膜肌层内的异常神经元➡️。这种纤维并不存在于正常结肠的同样部位。

迪夫快速（Diff-Quik）染色

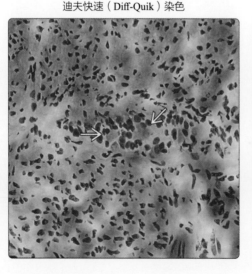

乙酰胆碱酯酶染色

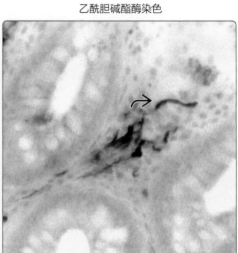

过浅染色

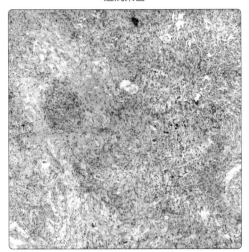

苏木精结晶

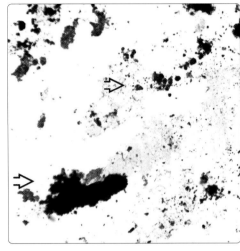

（左图）染色过浅可能由于染料过旧造成的。染料应定期更换。如果染料新鲜，组织可能需要在苏木精中染色更长时间或减少在酸性酒精中的时间，以获得更深的染色。（右图）苏木精可以形成结晶⏵，结晶可能会掩盖被检查组织的特征，或模拟微生物及钙化的表现。所以染料应经常更换及过滤。

二甲苯人工假象

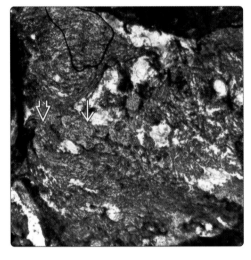

气泡

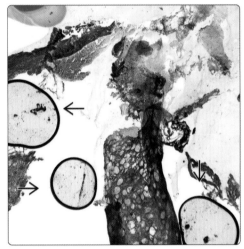

（左图）将二甲苯带入固定剂中可能产生严重的人工假象。染色可以呈斑纹状，颜色从浅⏵到暗⏵不等。组织的整体表现可能模糊不清。应更换更大盛有甲醇的容器来漂洗载玻片架，以防止残留。（右图）需要一点技巧来防止盖玻片下出现气泡⏵。足够的封固剂（加入少量二甲苯）并将盖玻片保持在45°通常就足够解决问题了。

染色不均匀

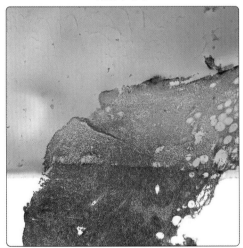

重影

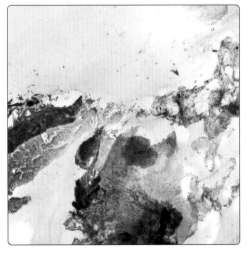

（左图）该组织切片的不良染色表明，读片很可能因为染色不佳而出现问题。切片顶部出现明显褪色，可能是由于未能将载玻片完整浸没于染色剂中，且未能冲洗掉多余的染液。（右图）由于破碎、折叠以及不良和不规则的染色，此例切片基本不能用于读片。出现这种情况，最好是制备新的切片，而不是试图判读这种质量不高的切片。

特殊研究和组织库的样本分配
Tissue Allocation for Special Studies and Banking

吴佳怿 译 那 加 校

一、生物样本收集

（一）生物样本收集的原因

● 除了常规福尔马林固定及石蜡包埋进行病理评估以外，还有三种目的需保存组织
  ○ 病理诊断过程中需要特殊研究
  – 不需要得到患者额外的许可
  – 组织与患者有关

– 研究结果应包含在患者的病理报告中，作为医疗记录的一部分
– 研究应作为诊断评估的一部分进行收费
○ 参加临床研究的患者，方案中需要提供标本
– 作为协议的一部分，患者需提供相关许可
– 组织与患者有关
– 作为临床研究方案的一部分，在该组织上进行研究

组织取材

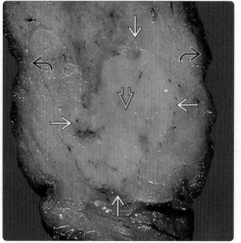

冰冻组织：干冰

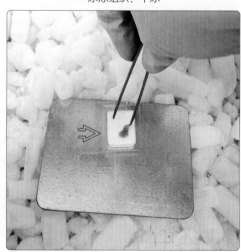

（左图）获取肿瘤有效成分的最佳部位是肿瘤的边界➡，但不包括正常组织。肿瘤的中央通常为坏死或纤维化区➡。肿瘤具有重要临床意义的区域，如边缘➡，必须保留用于患者管理。
（右图）用冰冻包埋剂包埋的冰冻组织➡在干冰床上用冰冻切片机切片以评估组织学形态特征，并可对组织进行大体分割，以进行分子学研究（图片由 L. Chichester, BS. 惠赠）。

冰冻组织：浸浴

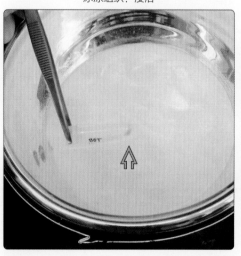

冰冻组织：存放

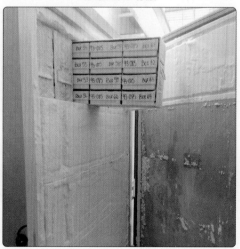

（左图）将没有主要用于组织学评估的组织放在小管中在液氮或者异戊烷冰冻➡（图片由 L. Chichester, BS. 惠赠）。
（右图）恰当地给予冰冻组织足够的储存以及建立完整可靠的标本记录和检索机制非常重要（图片由 L. Chichester, BS. 惠赠）。

- 病理研究由相关临床研究资金资助
- 研究结果通常不出现在患者的病理报告中
  □ 患者可能获得或不可能获得最终结果
- ○ 研究方案 / 组织库
- 如果组织要被丢弃，一般机构的许可作为手术许可内容中的一部分就足够了
  □ 如果组织与患者识别相关，则患者须提供特殊许可
- 患者几乎都无法得知结果
- 研究协议或研究机构为研究提供相关的支持

（二）生物样本采集指南

- 多个机构提供有关生物样本采集的相关信息
  - ○ 国际生物和环境储存库协会发布了生物样本采集的推荐标准操作程序（SOP）
  - ○ 美国病理学家协会提供生物库认证
  - https://biospecimens.cancer.gov/bestpractices/Appendix6.pdf
  - ○ 国家癌症研究所（NCI）生物存储和研究处提供最佳实践操作文件，包括 NCI 最佳实践操作资源
  - https：//biospecimens.cancer.gov/bestpractices
  - ○ 生物样本报告，提供与生物样本文件相关的信息列表，以改进研究质量指南
- 包括以下重要变量
  - ○ 分析前变量
  - 与样本的采集、处理、运输或存储相关
  - 在样本收集时就可获取分析前病理学信息
  - ○ 分析中变量
  - 与生物样本检测的实施相关
  - 进行检测的人或团队应负责收集此信息
  - ○ 建议在发表使用生物样本的研究结果时提供该信息

（三）病理医师的职责

- 临床应该在手术前通知病理医师，组织是研究方案所需的
  - ○ 应提供适当的许可文件及机构审查委员会（IRB）批准文件
  - ○ 对于正在进行的采集方案，应制定 SOP，并在术中诊疗室就能获得
  - SOP 应该由研究团队和病理科共同制定，以确保在组织收集过程中不会影响患者的治疗和护理
  - ○ 术中诊疗室是确定适当样本的最佳场所
  - 应尽量缩短样本离体后的转移时间
    □ 提供转移系统
  - 提供文件和标本处理所需的设备
  - 可同时将组织用于患者治疗护理目的和与诊断相关的研究

- 病理医师必须确保（离体）收集此标本不会对患者造成伤害
  - ○ 病理科医师是唯一能够做出知情决定的人，决定哪些组织对患者治疗是必需的
  - 病理科医师可以成为保护患者最大利益的重要倡导者
  - ○ 病理医师必须了解患者之前的诊断，先前的治疗方案和当前治疗的目的，以确保患者可以获得最佳治疗所需采集的组织
  - 如果之前已经进行了明确诊断，则需要尽可能减少再次诊断所用的标本组织
  - 疑似患有恶性肿瘤但此前未确诊的患者，如果采集到的组织不经过显微镜评估，则他们受到伤害的风险非常大
  - ○ 如果可能对患者造成伤害（例如，未能对送去研究的组织做出诊断），应与患者的主管医师沟通，讨论组织使用的优先级
- 病理医师应确保所采集的标本适用于所提出的研究方案
  - ○ 在某些情况下，冰冻切片或细胞学制片可用于识别病变组织
  - 如果这些检测只是为了研究目的，则研究应提供相应的资金支持
  - ○ 肿瘤中央通常因为缺血而出现纤维化和（或）坏死
  - 大多数存活的肿瘤组织位于与正常交界的部位
  - ○ 除非有特殊要求，否则不应将肿瘤 / 正常组织交界的部位用于研究
  - 混合肿瘤和正常组织的标本会影响基于非形态学的测定结果
  - 邻近的正常组织可能包含与预后相关的重要特征（例如，淋巴血管侵犯），通常应保留并用于患者的治疗
  - 如果研究目的需要采集肿瘤 / 正常组织交界部位，只要采集的标本相比于交界的部分非常小，则可以进行采样
  - ○ 不应采集会影响评估患者预后的组织
  - 切缘
  - 淋巴结
  - ○ 如果研究需要正常组织，则不应包括非常明显的肿瘤组织
  - 正常组织可以作为对照（例如，评估可能会出现的种系与体细胞突变）
  - 如果研究只需要正常组织，最好使用没有患肿瘤病变的患者标本（例如，整容手术）
  - 一些研究希望使用肿瘤邻近的正常组织标本和远离肿瘤的组织标本
- 病理科医师必须确保在获得许可和 IRB 批准的情况

下进行标本采集

○ 应在提出采集组织的要求同时提供这些信息

- 病理医师必须记录研究所用组织的类型和数量以及组织的最终处理

○ 组织采集应记录在病理报告中的大体描述中

○ 在某些情况下，比较明智的做法是让获得者保留组织直至最终确定组织是否需要用来进行诊断研究

（四）定义

- 热缺血时间

○ 从血液停止流向组织的时间开始，直到组织温度降至37℃（体温）以下

○ 当热缺血时间较为重要的时候，外科医师需要记录热缺血开始的时间

- 冷缺血时间

○ 组织温度降至37℃以下，直至组织被进行固定或冰冻

– 通过冷藏或将标本置于冰上的方式，将组织温度降至4℃

– 在固定剂接触病变部位之前，组织不被认为是固定的

□ 将完整的标本放置在固定剂中可能导致病变组织几小时无法固定

- 理想状况下，应尽量缩短缺血时间

○ 在可行的情况下，记录单个样本的缺血时间可以帮助确定所采集标本的质量

– 缺血可以改变基因表达情况（mRNA 水平）并导致蛋白质降解

– DNA 对缺血的抵抗力较强，但如果缺血时间过长也会发生降解

二、生物分子

（一）蛋白质

- 大多数蛋白质在数小时之内是稳定的

○ 手术过程中出现应激，相关药物反应及缺氧，可能会使蛋白质的表达发生变化

- 在福尔马林中固定的组织可以使用免疫组化染色识别其中多种蛋白质

○ 福尔马林可以使蛋白产生交联，从而改变蛋白质的构象并可能改变相应的抗原决定簇

○ 根据检测相关表位的变化，抗体可能适用于或不适用于福尔马林固定的组织

- 如果需要研究蛋白质的天然构型，则冰冻组织应为首选方法

- 磷酸化的蛋白质通常较不稳定

○ 缺血可导致磷酸化和去磷酸化

○ 因此在 5min 内快速收集组织和快速冰冻尤为重要

○ 可以使用含有磷酸化酶和激酶抑制药的溶液

（二）其他细胞及组织成分

- 脂类，碳水化合物，矿物质及其他生物物质都可能是研究对象

○ 脂质通常不会存在于经标准化处理后的组织

– 可能需要新鲜或冰冻的组织

○ 可能需要脱钙（例如，骨组织）以便切开组织

– 脱钙剂可以改变蛋白质的抗原性并降解 DNA

– 可能需要新鲜或冰冻组织

– 可以使用特殊切片机对钙化组织进行切片

（三）RNA

- 非常不稳定的生物分子

○ 在缺血和温度变化期间，RNA 的表达水平可以增加或减少

○ 在缺血的几分钟内就可能发生降解

- 可以使用特殊的固定剂来稳定 RNA

- 一些分析技术已经进行了优化，可以检测到福尔马林固定组织中存在的较小 RNA 片段

（四）DNA

- 最稳定的生物分子

- 大多数的研究可以在新鲜，冰冻或福尔马林固定后的组织上进行

○ 损害主要来源于某些可以导致 DNA 损伤的特定固定剂（如 Bouins 固定剂）

○ 从福尔马林固定，石蜡包埋的组织和冰冻或新鲜组织中获得的检测结果差异较小

– 使用福尔马林固定组织进行检测时，扩增子长度较短

- 福尔马林固定和储存与低频转换（C > T/G > A）相关，这可能使解释测序结果变得更加复杂，特别是在引物水平较低时，这种现象较为明显

（五）活细胞

- 患者的治疗方案可能需要活细胞，活细胞可以用来建立长期的细胞系，患者来源的异种移植模型，短期培养或者核型分析

- 用于治疗患者或其他患者的细胞必须在非常严格的无菌条件下进行收集

○ 一般而言，方案中应规定在手术室中采集细胞或组织

- 病理科医师可以在无菌条件下选择细胞，使它们分别用于长期或短期培养

- 细胞在室温下可以存活长达 48h

○ 在 48h 之内，细胞应被置于培养基中或冰冻于液氮中

无诊断用途的研究组织的分配

关键步骤

(1) 确定是否已获得机构审查委员会的批准

(2) 确定是否有对组织标本可以使用患者标识的批准

(3) 确定所需组织的类型和数量

(4) 确定是否可以在不损害患者利益的情况下取得组织

(5) 获取组织后放入适当的固定剂中或冰冻

(6) 记录组织的类型，组织的数量和组织的放置位置

(7) 在某些情况下，可以要求在做出最终诊断之前不处理组织

用于生物学样本的分析前推荐病理学数据要素

要 素	举 例
解剖部位	器官或组织类型
标本类型	细针穿刺活检，粗针穿刺活检，切除活检，根治
病理诊断	肿瘤类型或正常组织
生物样本离体的日期和时间	相关信息应由外科医师 / 临床医师提供
生物样本被置于初始稳定剂的日期和时间	如果稳定剂由病理医师提供，则可以提供该信息
采集方式	组织切片，穿刺活检或细胞学制备
初次稳定剂的类型	冰冻（包括温度）或固定（包括类型）

这些要素应包含在生物样本的报告中，用于改进研究质量指南

三、方法

（一）冰冻

- 用于诊断的冰冻组织可以放置在冰冻保护凝胶（包埋剂）中进行冰冻保存
  - ○ 冰冻切片机通常进行冻 / 融循环以防止结霜
  - – 因此，组织不能存放在低温恒温器中过夜
  - – 应将组织在不解冻的状态下移至另一个储存设备中保存
  - ○ 可通过用缓冲液冲洗，将组织从包埋剂中取出
- 快速冰冻
  - ○ 将小瓶中的组织置于液氮或异戊烷中，于 –20℃ 条件下保存
  - ○ 当没有液氮时，异戊烷在干冰上冷却后可以作为液氮的替代品
  - ○ 应仅冰冻组织中的小块碎片（至少 1 个维度的大小 < 1cm）
  - – 大块组织的中心部分可能冰冻速率较慢

- ○ 组织应冰冻至少 2 或 3min
- – 组织可以长时间保持在异戊烷中
- ○ 组织可以快速冰冻并保存在铝箔中以避免干燥

（二）活细胞

- 根据之后的方案，可将组织置于培养基或无菌盐水中
  - ○ 如果标本保留在液氮中，可以加入二甲亚砜或甘油作为冰冻保护剂

（三）特殊固定剂

- QIAGEN Allprotect 组织试剂（美国，加利福尼亚州，瓦伦西亚，QIAGEN）
  - ○ 可以保存新鲜组织中的 DNA，RNA 和蛋白质，在室温下长达 1 周，在冰箱中则可以保存 1 年
- Invitrogen RNAlater 可用于稳定 mRNA
  - ○ 快速渗透到组织中并使 RNase 失活以稳定 RNA
  - ○ 组织切片至少一个方向应 < 0.5cm
  - ○ 将组织浸没于盛有 5 倍体积 Invitrogen RNAlater

溶液的低温容器中

- ○ 容器应尽快（最好在 1h 内）转移到 4℃ 冰箱中
- − 组织应在 4℃ 下固定 4h 或过夜，以使固定剂渗透整个组织
- − 组织可以在 4℃ 下保存 1 个月，在 25℃ 保存 1 周，或者在 −20℃ 无限期保存
  - ○ 组织的形态学特征可以被保留下来，并且与传统的福尔马林固定后的组织较为相似

（四）在硝酸纤维素膜上印片

- 将新鲜组织的横截面印记在硝酸纤维素膜上
- 细胞直接变干且不需要固定或冷藏
- 可以从细胞中回收 DNA 和 RNA

推荐阅读

[1] Caixeiro NJ et al: Quality assessment and preservation of RNA from biobank tissue specimens: a systematic review. J Clin Pathol. 69(3):260–5, 2016

[2] Chalfin HJ et al: Role of biobanking in urology: a review. BJU Int. 118(6):864–868, 2016

[3] Gaignaux A et al: A biospecimen proficiency testing program for biobank accreditation: four years of experience. Biopreserv Biobank. 14(5):429–439, 2016

[4] Han HS et al: Molecular testing and the pathologist's role in clinical trials of breast cancer. Clin Breast Cancer. 16(3):166–79, 2016

[5] Lewis C et al: Building a 'repository of science': the importance of integrating biobanks within molecular pathology programmes. Eur J Cancer. 67:191–199, 2016

[6] Lee SM et al: Pre-analytical determination of the effect of extended warm or cold ischaemia on RNA stability in the human ileum mucosa. PLoS One. 10(9):e0138214, 2015

[7] Miles G et al: Genetic testing and tissue banking for personalized oncology: analytical and institutional factors. Semin Oncol. 42(5):713–23, 2015

[8] Poste G et al: The national biomarker development alliance: confronting the poor productivity of biomarker research and development. Expert Rev Mol Diagn. 15(2):211–8, 2015

[9] Riondino S et al: Ensuring sample quality for biomarker discovery studies–use of ICT tools to trace biosample life-cycle. Cancer Genomics Proteomics. 12(6):291–9, 2015

[10] Zhou JH et al: Biobanking in genomic medicine. Arch Pathol Lab Med. 139(6):812–8, 2015

[11] Chen G et al: Cytosine deamination is a major cause of baseline noise in next-generation sequencing. Mol Diagn Ther. 18(5):587–93, 2014

[12] Robb JA et al: A call to standardize preanalytic data elements for biospecimens. Arch Pathol Lab Med. 138(4):526–37, 2014

[13] True LD: Methodological requirements for valid tissue-based biomarker studies that can be used in clinical practice. Virchows Arch. 464(3):257–63, 2014

[14] Yong WH et al: A practical approach to clinical and research biobanking. Methods Mol Biol. 1180:137–62, 2014

[15] College of American Pathologists biorepository accreditation. https://biospecimens.cancer.gov/bestpractices/Appendix6.pdf

[16] National Cancer Institute Biorepositories and Research Branch Best Practice Resources. https://biospecimens.cancer.gov/bestpractices

乳腺：放射性粒子定位
Breast: Radioactive Seed Localization

吴佳怿 译 那 加 校

一、外科/临床考虑

（一）会诊目的
- 识别放置于乳腺病变部位及异常淋巴结中的放射性粒子
  - 放射性粒子必须存放在安全的地方，直至被最终处理

（二）机构实践的影响
- 美国核管理委员会及其协议州的授权机构均执行此程序
- 机构必须根据最佳实践方法记录所有放射性粒子的放置及回收
- 如果粒子不能定位或未正确规范记录及丢弃不当，机构使用放射性粒子的许可资质可能被撤销

（三）临床环境
- 影像学发现的不可触及的乳腺病变必须加以确定识别，以便外科医师定位并切除
- 最常见的步骤是放射科医师在病变部位放置（定位）导丝
  - 该技术的主要缺点是必须在手术的同一天提前放置导丝
    - 协调放射科及外科的时间安排可能是一个难题
  - 许多患者认为携带乳腺外突出的导丝一直到手术，此过程非常不适
- 可以用放射科医师在病变部位放置放射性粒子来作为替代方法

- 粒子可在被移除前的数天至数周放置
  - 州法可以规定粒子在移除前所能保留的时间
- 患者普遍认为这项技术更方便且不那么痛苦
- 手术可以选择在患者及外科医师方便的时间进行

（四）新兴出现的替代性非放射性定位方法
- 放射性粒子存在多种缺点
  - 出于安全性考量，放射性粒子需要特殊的处理及处置方法
  - 法规可能会限制粒子在患者体内停留的时间
  - 需要非放射性的替代品
- SAVI SCOUT 雷达定位系统（加利福尼亚州，亚里索维耶荷市，Cianna 医疗机构）是一种非放射性红外（IR）激活的电磁波反射器
- Magseed（得克萨斯州，奥斯汀市，Endomagnetics 公司）是一种用于定位磁性粒子的设备
- LOCalizer（马萨诸塞州，康科德市，Health Beacons）是一种射频识别标签，它可将 1 个序列号至数页的信息数据用无线电波传送出去

二、标本评价

（一）探针
- 病理科应配备有外科医师用于定位粒子的相同类型的 gamma 探针
  - 这类探针尖端较窄（10 ~ 15mm），可以准确定位

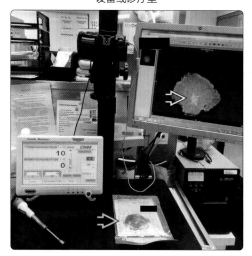

设备或诊疗室

标本密封于射线可通过的网格板上

（**左图**）经放射性粒子定位后的标本放置于网格板上，进行射线拍照，并装在密封袋中送往病理科▱。查阅数字图像➷，以确认粒子及穿刺夹存在于标本内并确定其精准坐标。（**右图**）将标本密封在一个射线可通过的网格板上，以防止粒子及穿刺夹丢失，并方便定位。标本的放射影像会显示出粒子及活检夹，并可根据网格的坐标来确定两者的位置。

到粒子
- 它们旨在检测粒子发出的放射性类型
- 常规的实验室放射探测器可以检测出放射性物质的存在，但由于尖端较宽，它们无法在标本内确定准确的位置
  - Geiger 计数器：检测 α 粒子，β 粒子以及 γ 射线
  - 碘化钠测量仪：检测 gamma 射线

（二）放射性粒子
- 圆柱形粒子尺寸为 4.5mm × 0.8mm，由钛胶囊包裹，内部芯丝含 ^{125}I
  - 粒子比放射科医师放置的夹子长，以标记粗针穿刺活检的部位，但比手术夹短

（三）大体
- 外科医师必须记录粒子已用探针从患者体内取出
  - 必须记录放置于标本内的粒子
- 标本的放射影像用于记录粒子的位置、是否存在任何夹子，以及任何成像发现
- 必须向病理医师提供标本的放射性影像以及标本内存有粒子的信息
- 偶尔，粒子可能在手术过程中被从标本内取出
  - 外科医师应当找回粒子并将其送至病理科
  - 不应在标本内更换粒子或在标本的顶部进行放射照相
    - 这些做法可能导致对粒子初始位置的混淆，并加大病理医师准确定位粒子的难度
    - 外科医师最好的做法是将粒子放在单独的标本容器中，并将其一并送往病理科
  - 病理医师必须知晓粒子不在标本内的信息，因为这增加了粒子丢失的可能性

（四）安全措施
- 处理粒子不需用特殊的手套、围裙或面罩
  - 辐射量非常低

三、报告

（一）标本的放射影像
- 须在标本内识别粒子

（二）放射性粒子的处置
- 立即将回收的粒子放入带有患者标识和警告标签的标本容器内
  - 粒子随后可被放置在屏蔽容器内进行临时储存
  - 粒子最终必须送回核医学科或辐射安全部门进行妥善处理
- 放射性材料追踪表提供了粒子从病理科实验室运送至回收部门的相关文件
  - 最终的病理报告中应记录粒子的识别、取回及处置的相关情况

四、陷阱

（一）手术或标本处理过程中放射性粒子移位
- 外科医师可以在核心部位进行横切，从而致使粒子从标本中脱落
- 碘化钠测量仪或 Geiger 计数器可用于大范围内探测，以找出移位的粒子

（二）放射性粒子丢失
- 所有机构放置在患者体内的粒子最终都必须收回并记录在案
- 手术室或标本处理过程中粒子的丢失均可能导致机构失去使用放射性粒子的许可执照
- 应实施防止粒子丢失的措施
  - 外科医师须使用 γ 探针及标本放射影像来记录标本中的粒子
  - 标本须安放在安全的标本容器内送往病理科
  - 在打开容器之前，病理医师应先用探针检测并记录粒子存在于标本内
    - 标本切割时仔细用探针识别粒子
  - 限制粒子在患者体内及粒子从体内移除的范围非常有价值
    - 如果实验室工作流程允许，最好在手术室旁边的诊察室内识别并移除粒子，并为这些标本安排特定的大体检查台
    - 所有与标本相关的物品均应保留在大体检查台上，直至成功找到粒子，以避免无意中将其丢弃到锐器盒或医疗废物容器内

（三）放射性粒子横断
- 由于存在钛封袋，横断的可能性非常低
  - 用镊子固定粒子后，可以用手术刀切开粒子外层
  - 处理标本时，应谨慎使用镊子，并避免使用剪刀
- 如果粒子受损，应联系负责辐射安全的相关机构办公室
- 为了使组织内的放射性安全衰变并避免污染设备，特别是内部芯丝被横切时，可能需要进行替代性的样本处理

（四）粗针穿刺活检夹与放射性粒子混淆
- 一些夹子也呈圆柱形，但比粒子短
- 一旦移除，必须始终用 γ 探针证实圆柱形物体是放射性粒子

推荐阅读

[1] Hayes MK: Update on preoperative breast localization. Radiol Clin North Am. 55(3):591-603, 2017

[2] Gilcrease MZ et al: Transection of radioactive seeds in breast specimens. Am J Surg Pathol. 40(10):1375-1379, 2016

[3] Goudreau SH et al: Preoperative radioactive seed localization for nonpalpable breast lesions: technique, pitfalls, and solutions. Radiographics. 35(5):1319-34, 2015

γ 探针识别放射性粒子

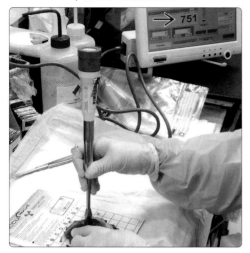

从标本内取回放射性粒子

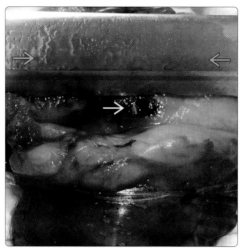

（左图）探针在放射影像的指导下应用于置于网格板上的标本。通过显示器上的读数来确认粒子的位置➡。因为辐射量较低，标准的个人防护服（手套及围裙）足以起到保护作用。（右图）用刀仔细切割固定不动的标本内粒子定位的位置➡。理想状态下，粒子➡存在于标本切割下的一个单片内。本例粒子标记在粗针穿刺后出血的部位。

放射性粒子取回

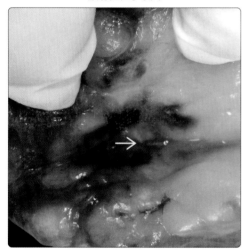

放射性粒子

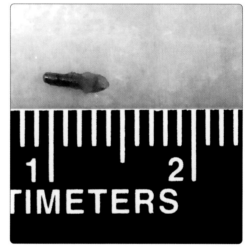

（左图）粒子➡通常与病变或活检检查部位及活检夹的位置相关。可以用镊子轻轻将其取出。（右图）这枚粒子的尺寸为 4.5mm×0.8mm，比活检夹大，但小于手术夹。本例，来自活检部位的一部分凝胶附着在了这枚粒子上。

放射性粒子收集

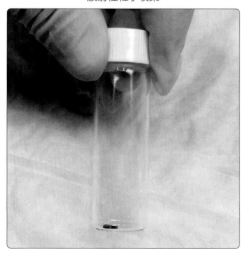

标记放射性粒子取出的位置

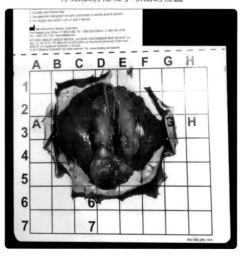

（左图）粒子被收集在小玻璃瓶或其他容器中，容器用患者的姓名、外科病理学编号及辐射安全警告标签进行标记。（右图）样本中粒子的位置应该由相关的解剖人员进行标记。本例，通过使用回形针标记出了粒子的位置。

放射性粒子：放射学外观

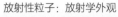

标本放射影像：2枚粒子包围钙化

（左图）放射性粒子为长圆柱体。放射科医师放置的用于标记粗针穿刺活检部位的夹子也可以是圆柱形的，但体积较小。粒子通常小于手术夹。（右图）本例标本放射影像中，放置了2枚粒子➡包绕在一个较大的分散钙化区域。有夹子➡存在并标注了先前粗针穿刺活检的部位。值得注意的是，夹子也为圆柱形，但体积比粒子小。

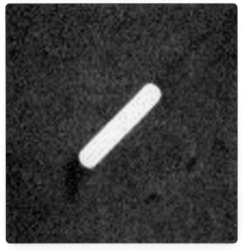

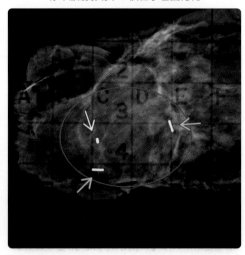

标本放射影像：夹子标记钙化及粒子

标本放射影像：显示2个夹子及2枚粒子

（左图）夹子➡标注先前粗针穿刺活检的部位，靠近目标钙化丛➡。粒子➡轻微偏离该区域。（右图）本例，使用2枚粒子➡标记2个肿块的位置，这些肿块先前由粗针穿刺活检的夹子标记➡。注意其中一个粒子看起来较小，这是由于粒子在标本中所处角度不同造成的。

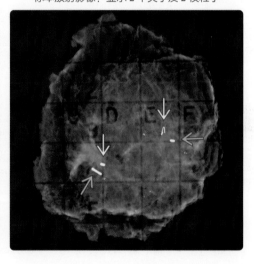

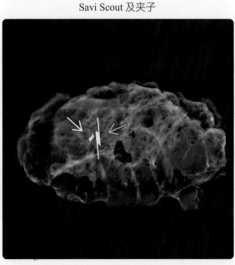

Savi Scout 及夹子

Savi Scout 及夹子

（左图）Savi Scout 是一种非放射性标记物➡，可以用于识别夹子的位置➡。该装置可以与其他医疗废品一起处理。（右图）Savi Scout 可放置于乳房中➡，方便外科医师识别夹子的位置➡。

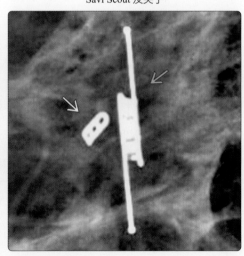

淋巴结：分子学方法评估
Lymph Nodes: Molecular Methods for Evaluation

吴佳怿 译 那 加 校

一、检测淋巴结转移的分子学方法

（一）目的

- 术中检测淋巴结转移对于癌症患者的治疗非常重要
  - 如胰腺或肺的淋巴结转移时候，切除术可能不是合理的治疗方式
  - 可对有转移的乳腺癌进行完整的腋窝淋巴结清扫术
  - 确定已经证实有淋巴结转移后的临床分期（例如，肺），不需要再额外清除其他淋巴结，且这样做通常会增加发病率
- 分子学方法可以作为冰冻切片的替代方法，用于在术中诊断肿瘤转移

（二）相比于组织病理学的潜在优势

- 可以检测淋巴结中极少的肿瘤浸润成分
- 不要求病理科医师解读结果

（三）相比于组织病理学的潜在缺点

- 仅从淋巴结中检测出极少量的肿瘤细胞成分可能没有临床意义
- 难以确定转移灶的大小
  - 检测到的 mRNA 拷贝数在一定程度上与转移灶大小相关，但可能不如组织学准确

- 可能无法准确区分宏转移，微转移及孤立肿瘤细胞
- 需要在术中诊疗室中购置特定的检测设备
- 需要培训特定人员进行检测并分析评估
- 无法检测表达特定标记物的癌症以外的疾病
  - 感染
  - 不表达特定标记物的癌
  - 其他类型的恶性肿瘤（如淋巴瘤、黑色素瘤）
- 无法检测淋巴结外的肿瘤侵犯
- 整个淋巴结检测的结果（即，没有组织学确认）需要被当前的临床分期系统所采用
  - 报告内容为（-）（+）及（++）

二、分子学技术的类型

（一）RT-PCR

- 转录物的探针用于扩增从淋巴结 mRNA 中获得的相应 RNA 序列
- 使用细胞角蛋白 19 和乳腺珠蛋白的检测方法已经商业化
  - 2007 年至 2010 年由 Veridex, LLC（GeneSearch 乳腺淋巴结检测试剂盒）销售
  - 由于销量不佳，已从美国及欧洲市场上下市

淋巴结：组织病理学

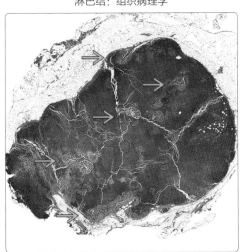

淋巴结：分子学检测

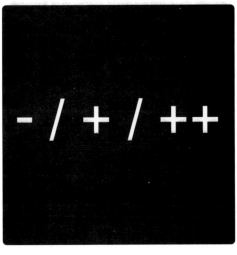

（左图）组织病理学评估淋巴结时可以确定是否存在转移且转移灶的大小以及是否有淋巴结外浸润➡️。这些信息可能改变患者随后的术中管理。此外，还可以检测到其他疾病的进程（例如，感染、结节病）。
（右图）分子学分析检测淋巴结组织中存在的 mRNA 转录物。结果报告对应上皮细胞表达的特定基因的 mRNA 量的阈值。

（二）核酸扩增一步法（OSNA）

- 裂解液由淋巴结组织制成，并放入特定的设备中
- RT 环介导的等温扩增用于检测靶向序列
- 完全自动化分析
- 市场上使用 6 个引物来扩增细胞角蛋白 19 的 mRNA
  - 由日本兵库市 Sysmex 公司（LYNOAMP）销售
  - 已经被全球约 290 家医院，包括英国 10% 以上的医院所采用
  - 在美国还没有被广泛应用

三、准确性

（一）组织分配

- 如果准备同时应用分子学技术检测和组织病理学，须将淋巴结组织分成两部分使用
- 较小的转移通常经由输入淋巴管进入淋巴结，并局限在淋巴结的一个区域
- 在高达 50% 的病例中，将淋巴结对切会导致较小转移灶的肿瘤细胞仅 1/2 留存于淋巴结中
  - 这种肿瘤细胞的不均匀分布导致难以准确比较两种技术对小转移灶的检测结果
- 最好的分配方法是将薄切片交替用于两种检测技术
  - 对技术员的技能水平要求较高
- 同时使用组织病理学及分子学方法，可能产生难以解决的检测差异
  - 例如，多种因素可能导致出现组织病理学检测阴性而分子学检测阳性的病例
  - 分子学检测结果可能为假阳性
  - 分子学检测方法可能检测到组织病理学难以检测到的微小肿瘤侵犯
  - 分子学检测方法可能检测到由于组织分配所导致的组织病理学遗漏的宏转移
  - 因此，适当的淋巴结分期可以为 N_0，$N_{0(i+)}$，N_{1mi}，或 N_1

（二）分子学检测的假阳性结果

- 如果排除组织分配因素，约有 2.5% 的病例会出现假阳性结果
- 潜在原因
  - 上皮细胞污染标本
  - 非上皮细胞中的上皮基因发生泄漏的转录
  - 含有良性上皮内容物
- 临床意义
  - 会导致患者被误诊为存在肿瘤转移
  - 从而因此接受错误的手术、分期及治疗

（三）分子学检测的假阴性结果

- 如果排除组织分配因素，大约有 2.5% 的病例会出现假阴性结果
- 潜在原因
  - 有些癌不表达能够检测到的转录物
  - 约 2% 的癌症不表达 CK19
  - 坏死性肿瘤
  - 人工烧灼假象
- 临床意义
  - 会导致患者被误诊为不存在肿瘤转移
  - 从而因此接受错误的手术、分期及治疗

四、需要的时间

（一）组织学检查

- 通常在标本送出后的约 20min 内发出报告
- 检查额外的淋巴结则需要更多的时间

（二）分子学方法

- 运输，标本制备及扩增的总时长平均为 40min
- 取决于淋巴结的数量及大小

五、成本

（一）组织病理学

- 如果医疗机构提供术中诊疗室，则无须提供额外的费用

（二）分子学技术

- 相关设备的购置费用
- 试剂的购买费用
- 相关工作人员完成分析和解释结果的培训费用

六、临床意义

（一）乳腺癌前哨淋巴结

- 大量研究比较了乳腺癌前哨淋巴结的核酸扩增一步法（OSNA）与病理学检测的分析结果
  - 综合分析结果显示 OSNA 具有较高的特异性（94.8%），一致性（93.8%）和阴性预测值（97.6%）
- 然而，OSNA 在这种情况下的临床应用仍旧存疑
- 最近的临床试验表明，细致检测存在前哨淋巴结转移的乳腺癌患者无法从腋窝淋巴结清扫术中获益
- 前哨淋巴结的术中检测的应用率在下降
- 检测到非常小的转移灶（< 0.2cm）几乎对预后没有影响
- 前哨淋巴结检测最重要的目的是准确检测出宏转移（> 0.2cm）
  - OSNA 的缺点是宏转移的初始 cut-off 值（> 5000 细胞角蛋白 19mRNA 拷贝）设定的太低
  - 高达 20% 的患者被误诊为存在宏转移并因此受到

过度治疗

○ 此阈值被应用于大多数的研究中

（二）肺癌

- 如果在对侧淋巴结中发现转移，可能无法进行或只能延迟手术治疗
- 需要探究仅通过分子学方法检测到的肿瘤转移对患者预后的意义
- 如果使用角蛋白，应考虑到胸膜间皮细胞可能会污染组织标本（由于胸膜粘连）

（三）其他恶性肿瘤

- 已经有一些研究探讨了 OSNA 在多种其他癌症中的应用，包括胃癌、结直肠癌、甲状腺癌、子宫和头颈部癌
- 研究的结果（敏感性，特异性，一致性，阳性预测值和阴性预测值）与其在乳腺癌中的结果类似
- 在应用 OSNA 诊疗妇科癌症时应谨慎，因为盆腔淋巴结可能存在良性包涵体

推荐阅读

[1] Tamaki Y: One-step nucleic acid amplification (OSNA): where do we go with it? Int J Clin Oncol. 22(1):3-10, 2017

[2] Nakagawa K et al: The novel one-step nucleic acid amplification (OSNA) assay for the diagnosis of lymph node metastasis in patients with non-small cell lung cancer (NSCLC): results of a multicenter prospective study. Lung Cancer. 97:1-7, 2016

[3] Yamamoto H et al: OSNA-assisted molecular staging in colorectal cancer: a prospective multicenter trial in Japan. Ann Surg Oncol. 23(2):391-6, 2016

第三部分 各论
Section 3 Contents

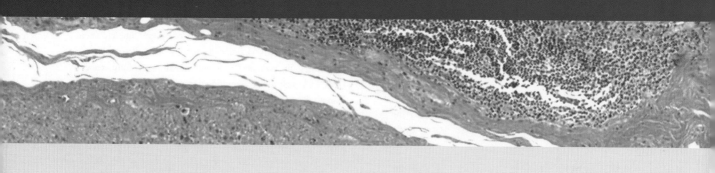

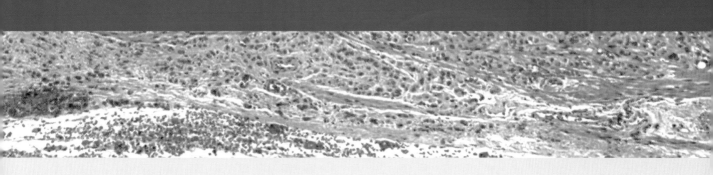

肾上腺和副神经节：诊断
Adrenal and Paraganglia: Diagnosis

杨璐晶 译 李忠武 校

一、手术 / 临床关注点

（一）会诊目的

- 诊断肾上腺肿块或其他部位的副神经节肿块
  - 评估肿块的恶性程度
- 在很多情况下，可能不需要术中诊断来指导手术治疗
  - 某些肿瘤可能需要一些组织用于辅助检查

（二）患者治疗方案决策

- 如果诊断为恶性肿瘤，可能需要进行额外的手术

（三）临床背景

- 功能性肿瘤引起的临床综合征或者影像学检查可以发现肾上腺病变
- 大多数肿瘤是皮质腺瘤
  - 约 15% 的患者因临床症状检测出肾上腺病变
    - 库欣综合征：皮质醇分泌过多
    - Conn 综合征：醛固酮分泌过多
    - 男性化或女性化：性激素分泌过多
  - 许多非功能性肿瘤在对无关症状进行影像学检查时被发现，被称为"偶发瘤"
- 嗜铬细胞瘤通常通过临床症状来发现
  - 阵发性高血压、心动过速、发汗和头痛

- 通过血浆和尿液检查儿茶酚胺和肾上腺素
- 肾上腺可以作为肾细胞癌根治性切除术的一部分被切除
  - 偶发性肾上腺病变通常为体积较小的腺瘤
  - 肾细胞癌转移至肾上腺并不常见
- 双侧腺体受累可由于肾上腺皮质增生、遗传性嗜铬细胞瘤或肿瘤转移所致
- 肿瘤不常起源于其他副神经节
  - 最常见的是颈动脉体（在颈动脉分叉处）和主动脉旁体（在主动脉分叉处或肠系膜下动脉起始处）
  - 可能通过临床症状或者触诊及影像学发现肿块

二、标本评估

（一）大体

- 完全切除术
  - 在外表面涂墨
  - 按 3mm 的厚度连续切片
  - 识别所有肿块
    - 皮质和髓质肿瘤通常可根据大体外观进行鉴别
    - 数量
    - 大小
    - 位置：发生在皮质、髓质或肾上腺外继发性受累
    - 边界：局限性或浸润性

皮质腺瘤：大体表现　　　　嗜铬细胞瘤：大体表现

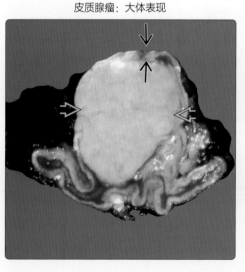
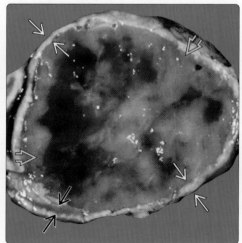

（左图）肾上腺最常见的肿瘤是源自皮质的良性腺瘤→。由于类固醇含量高→，许多腺瘤和皮质一样都是橙黄色的。皮质癌很罕见。（右图）肾上腺髓质是副神经节系统里最大的器官。这个系统最常见的肿瘤是嗜铬细胞瘤→，一般起源于髓质→，其周围是正常的肾上腺皮质→。

- – 颜色
- – 坏死
- ○ 评估相邻肾上腺组织
- – 正常组织：3mm 厚的金黄色皮质，中央为珍珠灰色髓质
- – 皮质增生：皮质弥漫性或结节性肿大
- – 皮质萎缩：皮质厚度＜ 2mm，被膜纤维性增厚
- – 髓质增生：髓质弥漫性或结节性肿大
- ○ 如有相邻组织或器官，需评估其受累程度
- 穿刺活检
- ○ 可以进行活检以确定是否有足够的组织供诊断
- ○ 记录数量和大小

（二）冰冻切片
- 小块具有代表性的病变可用于冰冻诊断
- ○ 只有大于 1cm 的病变才能用于冰冻诊断
- ○ 切忌冰冻所有组织

（三）细胞学
- 细胞学检查非常有助于诊断
- ○ 肾上腺肿瘤的起源（皮质或髓质）
- ○ 诊断转移性肿瘤

三、最常见的诊断

（一）肾上腺皮脂腺瘤
- 起源于皮质形成的边界清晰的肿块
- ○ 通常为单侧和孤立性肿块
- 大多数小于 5cm
- ○ 癌通常体积较大
- 肿瘤细胞排列成巢状 / 腺泡状，短索状，相互吻合的小梁状或以上类型的混合
- ○ 核分裂像极其罕见或缺如
- ○ 坏死并不常见
- 库欣综合征
- ○ 腺瘤为中等大小，浅黄色
- ○ 通过产生皮质醇抑制 ACTH
- – 导致正常腺体萎缩
- Conn 综合征
- ○ 肿瘤通常较小（＜ 2cm），颜色苍白
- ○ 产生过量的醛固酮
- – 正常的腺体不受影响
- 与男性化或女性化相关的腺瘤
- ○ 腺瘤通常较大（＞ 10cm），颜色为灰白色至棕褐色
- 非功能性腺瘤
- ○ 肿瘤可大可小
- ○ 可能存在地图样或斑驳样深色的色素沉着区

（二）肾上腺皮质癌
- 肿瘤体积大，呈红棕色，质硬
- ○ 通常为单侧，体积较大的肿瘤
- – 如果为双侧肿瘤，则考虑为对侧转移癌
- 组织结构多样
- ○ 可能与正常肾上腺相似
- ○ 细胞呈片状或巢状排列
- ○ 宽的小梁和纤细的血窦
- ○ 胞质透明或嗜酸性
- ○ 细胞核范围从常规至高度不典型
- ○ 核分裂像可多可少
- 无法准确预测肿瘤的恶性行为
- 核高度异型，染色质不规则和核仁明显有利于癌的诊断

（三）嗜铬细胞瘤和副神经节瘤
- 副神经节从颅底到骨盆对称分布
- ○ 肿瘤最常见的部位是肾上腺髓质
- ○ 其他部位包括
- – 颈动脉体（位于颈动脉分叉处）
- – 主动脉旁体（在主动脉分叉处或肠系膜下动脉起始处）
- – 鼓室球（中耳）
- – 颈静脉体（颈静脉孔）
- ○ 位于头颈部的肿瘤恶性潜能更高
- 典型的肿瘤大小为 5～8cm，颜色呈黄白色至红棕色
- ○ 可能出现出血，坏死或囊性变
- 约 10% 为双侧肿块
- 在肾上腺，这些肿块起源于髓质
- ○ 约 30% 与遗传综合征相关
- – 证实至少存在 10 个易感基因
- – 可能出现髓样增生 [厚度增加和（或）多发结节]
- 细胞聚集成巢
- ○ 细胞质嗜碱性；可见奇异核，孤立核或不典型核
- ○ 细胞球周围是胶质样的支持细胞
- 约 10% 会有恶性表现（局部侵袭或转移）
- ○ 组织形态学难以诊断这类肿瘤
- ○ 与恶性表现相关，但不作为诊断依据的特征包括
- – 细胞巢较大或呈弥漫性生长
- – 中央或融合性肿瘤坏死
- – 细胞密度高
- – 梭形细胞亚型
- – 核分裂像多（＞ 3 个 /10HPF）
- – 血管或包膜侵犯

肾上腺皮质腺瘤与肾上腺皮质癌的鉴别

标准	腺瘤	癌
核分裂像	罕见或缺乏	> 5/50HPF，可能是异常分裂像
静脉侵犯	无	有
重量	< 50g	> 100g
坏死	无	伴融合性坏死
产生激素	通常为功能性	通常为非功能性
颜色	可变	可变；与腺瘤无区别
边界	边界清晰	侵袭性
出血	无	常见
坏死	无	常见
包膜侵犯	无	经常出现
侵犯邻近组织	无	经常出现
肿瘤内纤维化	可能出现	经常出现
黏液变性	可能出现	经常出现
核异型性	可能出现	经常出现
弥漫性组织结构（无结构的片状细胞）	经常出现	可能出现

（四）转移

- 大多数转移癌起源于肺或肾
  - 更可能为双侧转移
- 可能难以确定原发肿瘤的起源

（五）髓脂肪瘤

- 边界清晰，质软，颜色呈黄白色至局灶红棕色
  - 类似脂肪组织，局部存在纤维化区域
- 病变位于肾上腺内，可能压迫肾上腺组织
- 肿瘤包括脂肪组织和骨髓成分
- 20% 与结节性硬化症相关

（六）肾上腺皮质增生

- 弥漫性：皮质厚度均匀增加
  - 最常见的原因是垂体的库欣病（垂体腺瘤产生促肾上腺皮质激素）
- 结节性：双侧腺体内有多个结节
  - 最常见为原发性增生（病因不明）

（七）原发性色素性肾上腺皮质病

- 双侧肾上腺受累伴皮质增生的结节性多发性色素沉着（黑色，棕色或红色）
  - 库欣病的临床病史
  - 90% 的病例与 Carney 综合征相关

（八）肾上腺囊肿

- 通常病灶为单发，较小；充满浆液性或浆液 – 血液混合性液体
  - 可能起源于血管或淋巴管
- 有些是假囊肿，没有明显边界

（九）邻近肿瘤压迫肾上腺

- 识别正常肾上腺组织，对于确认病变是否由肾上腺起源至关重要
- 淋巴瘤可发生于邻近的淋巴结及肾上腺周围
- 辅助诊断对确诊肿瘤很有帮助

（十）儿童肿瘤

- 很罕见
- 相比于皮质肿瘤或嗜铬细胞瘤，更可能是神经母细胞瘤、节细胞性神经母细胞瘤或神经节细胞瘤
- 神经母细胞瘤
  - 质软，易出血，常见坏死
  - 可能出现囊肿
  - 可能侵及周围组织
- 神经节细胞瘤和节细胞性神经母细胞瘤
  - 质更硬，呈白色至棕褐色，可能有钙化灶
  - 如果肉眼可见类似神经母细胞瘤的区域，应取材进行辅助检查
- 合理的治疗方案的制定通常基于辅助检查的结果
  - 细胞遗传学检查、分子检查（冰冻）和电子显微镜检查可能需要未固定组织

四、报告

（一）冰冻切片

- 有无肿瘤
- 可能的明确性诊断
  - 若能确诊腺瘤、癌或嗜铬细胞瘤，应体现于报告中
- 应报告是否存在大血管或邻近结构的侵犯
- 无须报告切缘

（二）细胞学

- 如果可能，应报告诊断结果

五、陷阱

（一）良性 vs. 恶性皮质肿瘤

- 对于癌的诊断没有单一特征
- 通常不需要在术中进行区分

（二）腺瘤 vs. 转移性肾细胞癌

- 肾上腺腺瘤细胞的细胞质是空泡状的，而肾细胞癌的细胞质是透明的

- 可能在细胞学上更明显
- 注意：上述肿瘤很难区分，尤其是冰冻切片

（三）皮质肿瘤 vs. 嗜铬细胞瘤

- 嗜铬细胞瘤呈巢状和球状，细胞质嗜碱性，可有奇异核、孤立核、不典型核
  - 嗜铬细胞瘤通常在术前已诊断
- 注意
  - 这些肿瘤偶尔具有相似的组织病理学特征
  - 肾上腺皮质肿瘤也可能有核内包涵体

推荐阅读

[1] Lam A: Lipomatous tumours in adrenal gland: WHO updates and clinical implications. Endocr Relat Cancer. 24(3):R65-R79, 2017

[2] Martínez Manzano Á et al: Calcified adrenal pseudocyst: a rare pathology. Cir Esp. ePub, 2017

[3] Yamazaki Y et al: Histopathological classification of cross-sectional image negative hyperaldosteronism. J Clin Endocrinol Metab. jc20162986, 2016

[4] Phitayakorn R et al: Perioperative considerations in patients with adrenal tumors. J Surg Oncol. 106(5):604-10, 2012

（**左图**）生成皮质醇的腺瘤➡，引起 ACTH 下调，进而导致正常肾上腺皮质萎缩⇥。产生斑驳和变暗的区域是由于肿瘤细胞致密的嗜酸性胞质、脂质减少和脂褐素增加所致。（**右图**）分泌皮质醇的腺瘤➡典型表现为：界限清楚的金黄色外观，伴有陈旧性出血⇥。正常肾上腺皮质萎缩➡。

皮质腺瘤：与 Cushing 综合征相关的大体表现

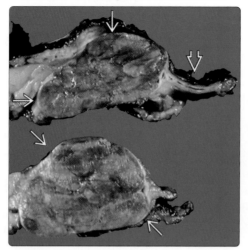

皮质腺瘤：与 Cushing 综合征相关的大体表现

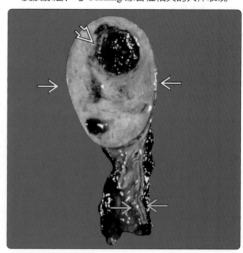

（**左图**）产生皮质醇的腺瘤中，肿瘤细胞呈实性排列，胞质含脂褐素⇥、细胞大小不同，脂质含量也不同。细胞可有多形性，但不是恶性指征。（**右图**）产生皮质醇的腺瘤中，肿瘤细胞呈短索或簇状排列。单个肿瘤细胞含有丰富的脂质，表现为含有大量的透明液泡⇥。细胞核大小不同。

皮质腺瘤：色素

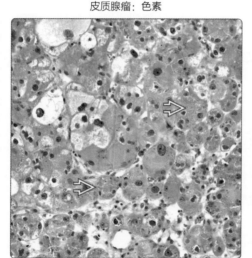

皮质腺瘤：胞质透明

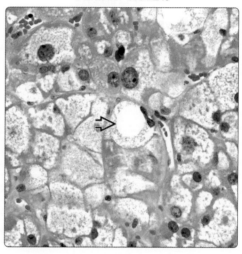

（**左图**）与男性化或女性化相关的皮质腺瘤通常体积较大（＞1000g）。由于脂质减少，出血和脂褐素增加，该皮质腺瘤表现为斑驳外观样，局灶颜色变暗。（**右图**）肾上腺皮质腺瘤是由性激素分泌引起的，由胞质丰富的嗜酸性细胞组成。组织学类似于网状带中的细胞，通常产生性激素。

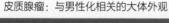

皮质腺瘤：与男性化相关的大体外观

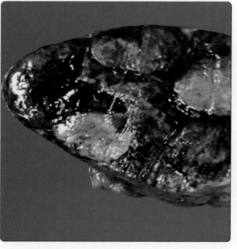

皮质腺瘤：嗜酸性细胞

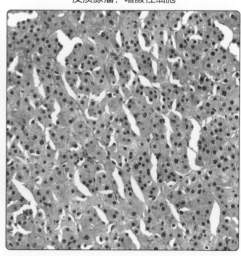

皮质腺瘤: 大体外观, 出血

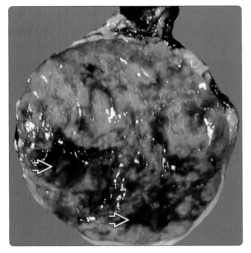

皮质腺瘤: 包膜

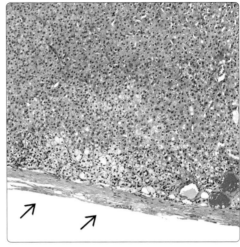

（左图）肾上腺皮质腺瘤界限清楚，一般局限于肾上腺。可能出现出血区域➡️。相反，肾上腺皮质癌通常体积更大（＞6cm）难以识别正常肾上腺组织。（右图）肾上腺皮质腺瘤边界清楚，纤维包膜厚➡️。包膜侵犯可见于某些良性肿瘤，并非恶性生物学行为的决定性预测因子。

皮质腺瘤: 大体外观, 与 Conn 综合征相关

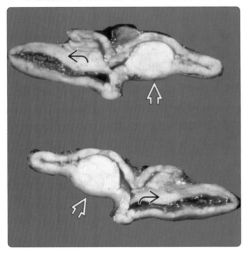

皮质腺瘤: 富含脂质的细胞

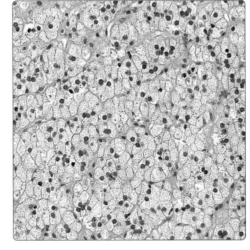

（左图）与产生皮质醇的腺瘤➡️相比，产生醛固酮的肿瘤通常更小，颜色更浅。邻近肾上腺的球状带（产生醛固酮的细胞区域）➡️的厚度也常常会增加。（右图）分泌醛固酮的腺瘤具有典型的巢状结构和富含脂质的大细胞，这些细胞的胞质呈细小的空泡状。通常是皮质腺瘤中主要的细胞类型。

皮质腺瘤: 具有核内假包涵体的嗜酸性细胞

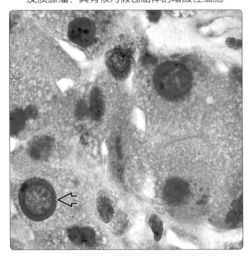

转移性肾细胞癌: 胞质透明

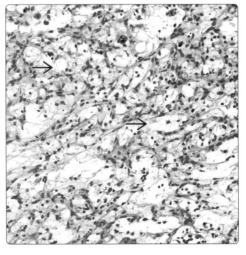

（左图）肾上腺皮质腺瘤是由体积较大的细胞组成，这种细胞含有嗜酸性胞质和大的深染的细胞核。镜下可见明显的核内包涵体➡️。（右图）肾细胞癌患者的肾上腺肿块中 90% 以上为良性腺瘤或增生。转移至肾上腺的肾细胞癌与皮质腺瘤类似。然而，肾细胞癌的细胞有透明的胞质➡️，而不是腺瘤中的细网状胞质。

皮质癌：大体外观

皮质癌：大体外观

（左图）肾上腺皮质癌形成一个形状不规则，体积较大的，单侧肿块，颜色浅棕色，斑驳状。伴有广泛的坏死、退变、出血和钙化。重量大于50g的肿瘤90%以上表现为恶性。（右图）根治性肾切除术后的肾上腺皮质癌➡。肿瘤呈一个大的肿块，伴有灶状坏死➡。未见残留的肾上腺组织。

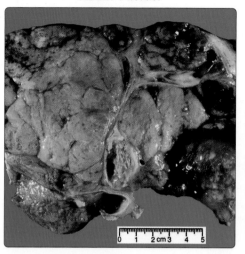

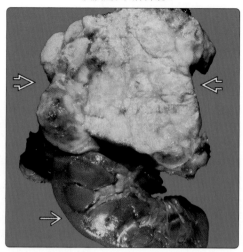

皮质癌：大体外观

皮质癌：细胞学标本

（左图）此例为罕见的儿童肾上腺皮质癌，切面呈黄色、粉红色至浅棕色，颜色斑驳，伴有广泛坏死➡、退变和出血➡。神经母细胞瘤和神经节瘤是这个年龄段较为常见的肿瘤。（右图）肾上腺皮质癌的细胞学诊断具有挑战性。此例细胞学标本中显示核具有不同程度的多形性和不规则有助于癌的诊断，且在石蜡切片中得以证实。

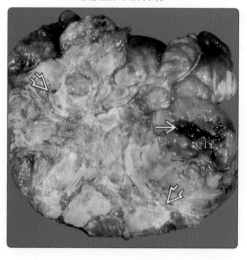

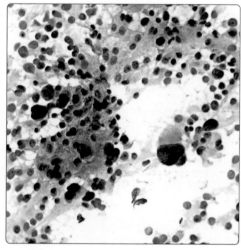

皮质肿瘤

皮质癌：血管侵犯

（左图）尽管可以确定一些高风险病变，但皮质肿瘤的临床行为却很难预测。较多的核分裂像➡，尤其是非典型性核分裂像，一般只见于恶性肿瘤。（右图）肾上腺皮质癌➡旁可见一个癌栓➡，附着在大静脉壁上，外覆平滑肌。这一现象通常只见于恶性肾上腺皮质肿瘤。

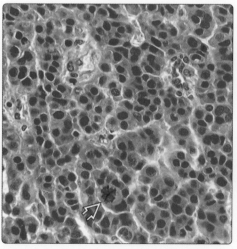

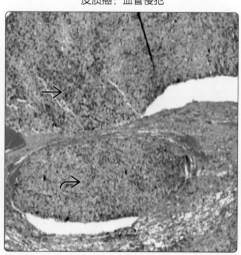

嗜铬细胞瘤: 解剖位置

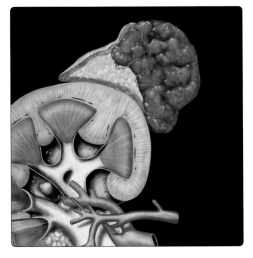

嗜铬细胞瘤和髓质增生: 大体外观

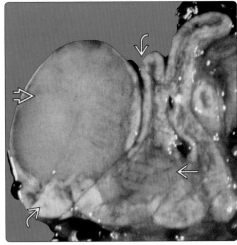

（左图）包括 MEN2、von Hippel Lindau 和家族性嗜铬细胞瘤在内，超过 1/3 的嗜铬细胞瘤与胚系突变有关。如果患者年龄小于 18 岁（约 60%），且累及双侧（约 85%），此种关联性更强。（右图）此种小的嗜铬细胞瘤 ➡ 呈灰粉色，均匀，与亮黄色皮质 ➡ 差别明显。邻近腺体出现髓质增生 ➡，提示患者可能有胚系突变。

嗜铬细胞瘤: 大体外观伴中央坏死

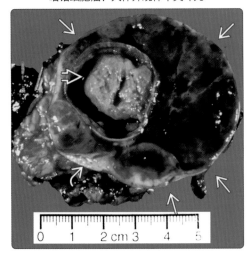

嗜铬细胞瘤: 大体外观伴出血

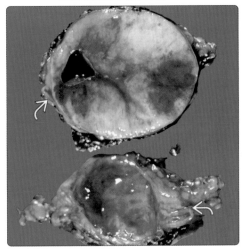

（左图）界限清楚的肾上腺嗜铬细胞瘤 ➡，中心区域可见出血和坏死 ➡，可见小部分残余皮质 ➡。中心坏死在转移瘤中更常见，但并非恶性肿瘤的诊断标准。（右图）肾上腺嗜铬细胞瘤界限清楚，有出血区域。嗜铬细胞瘤的大体外观多变，可能与其他肿瘤相似。可见小部分肾上腺皮质残留 ➡。

嗜铬细胞瘤: 细胞学表现

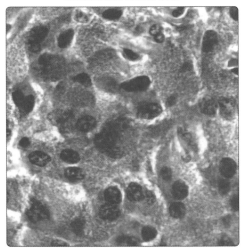

嗜铬细胞瘤: 透明球状小体

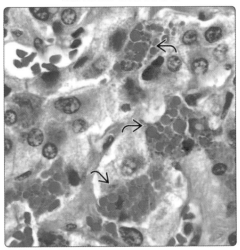

（左图）嗜铬细胞瘤胞质丰富，可呈嗜碱性、嗜双色性或透明。左图显示嗜铬细胞瘤典型的嗜双色性颗粒状胞质。核多形性并非肿瘤恶性生物学行为的强预测因子。（右图）单个嗜铬细胞瘤可包含小细胞和大细胞的混合细胞群，核仁明显。一些嗜铬细胞瘤中存在透明球 ➡，但是肾上腺皮质肿瘤中也可以存在透明球。

嗜铬细胞瘤伴髓质增生：大体外观

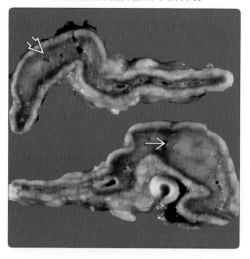

（左图）此肾上腺病例为 MEN2 相关的肾上腺髓质增生➦和一个小的嗜铬细胞瘤➡。MEN2 患者的特征性表现是肾上腺髓质增生。肿瘤可能为双侧。（右图）嗜铬细胞瘤的生长方式为无结构杂乱排列，有薄的纤维性间隔，缺乏常见的细胞球样结构。细胞大小差异较大，肿瘤细胞周围有散在的多形性细胞。

嗜铬细胞瘤：细胞多形性

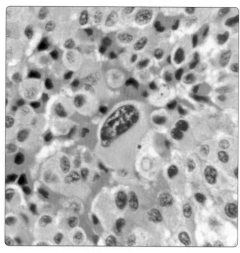

嗜铬细胞瘤：核分裂像

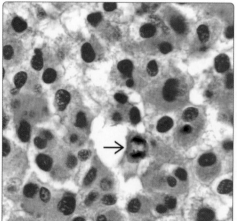

（左图）典型嗜铬细胞瘤的排列方式为 zellballen，但仍存在许多变异类型和组合模式，包括弥漫性生长、大的 zellballen、梭形细胞和细胞索。可见核分裂像➡。（右图）嗜铬细胞瘤的恶性行为难以预测。此恶性肿瘤显示核分裂像增多，存在不典型的核分裂像➦，由致密嗜酸性细胞组成的弥漫生长方式。

嗜铬细胞瘤：非典型核分裂像

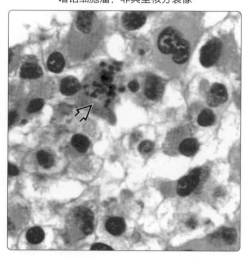

嗜铬细胞瘤：增生

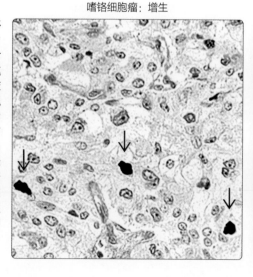

（左图）原发性和转移性嗜铬细胞瘤增殖能力通常较低。通过细胞计数检测到核分裂像或 Ki-67（+）细胞➦比较罕见，当这种情况出现时，可能与侵袭性行为有关。（右图）副神经节瘤的恶性行为很难预测。唯一确定的恶性肿瘤标准是发现转移。本图所示的肝转移，为发生在一例遗传性 SDHB 相关的恶性中耳副神经节瘤患者。

肝转移性副神经节瘤：大体外观

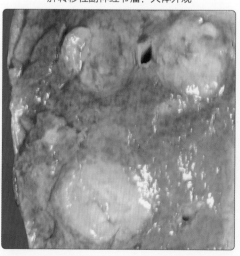

副神经节瘤：大体外观

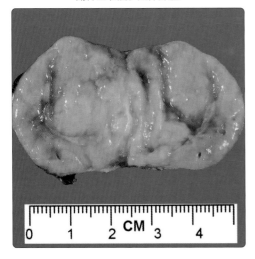

中耳副神经节瘤

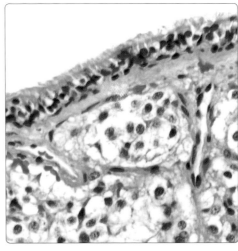

（左图）副神经节瘤是年轻患者突发高血压的原因。肿瘤边界清楚，呈棕褐色，有一层薄的纤维性假包膜和退变区域。（右图）副神经节瘤典型的肿瘤细胞包括圆形至椭圆形的细胞核和嗜酸性胞质。这些细胞排列成巢状（细胞球），周围存在支持细胞。可能存在不典型性核，但并非恶性肿瘤的特征。

副神经节瘤

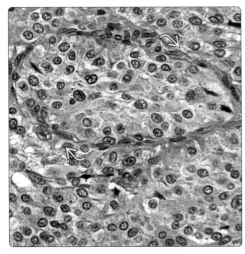

副神经节瘤：支持细胞

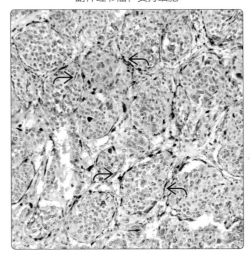

（左图）支持细胞是胶质细胞➔，是一类无髓鞘形成的施万细胞。支持细胞可见于副神经节瘤和某些类型的类癌，在显现出恶性生物学行为的副神经节瘤中并不常见，偶尔出现于转移性肿瘤中。（右图）通过S100的免疫组化染色，可以很容易发现副神经节瘤细胞球周围纺锤形的支持细胞➔。

副神经节瘤：多形性细胞

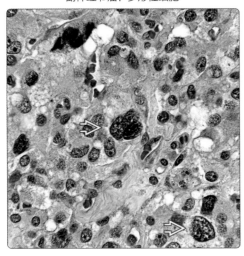

副神经节瘤：侵袭

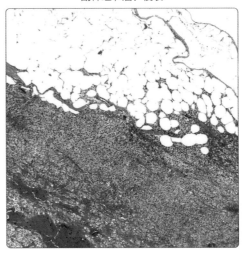

（左图）副神经节瘤中可见散在的核增大➔，形态怪异，核膜不规则的细胞，但这类细胞不代表该肿瘤为恶性。（右图）只有一小部分副神经节瘤为恶性。根据组织学表现很难预测此为恶性肿瘤。尽管副神经节瘤能够侵入邻近的脂肪组织，但这并不意味着恶性生物学行为和转移。

原发性色素结节性肾上腺病：大体外观

肾上腺髓脂肪瘤：大体外观

（左图）原发性色素结节性肾上腺病的肾上腺中，可见色素性小结节，由于小结节可以融合，偶见大结节。结节外表面轮廓不规则。几乎所有病例都与 Carney 综合征有关。（右图）髓脂肪瘤在肾上腺内形成界限清楚的肿块。边缘可见薄的正常肾上腺组织 ➡。黄色区域对应脂肪组织，红色区域对应骨髓成分。

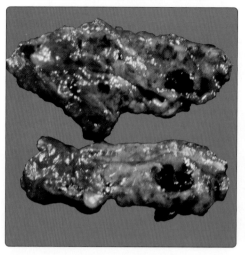

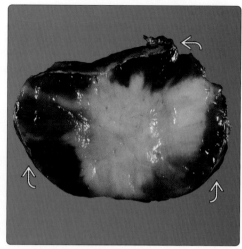

肾上腺假性囊肿：大体外观

肾上腺假性囊肿：大体外观

（左图）肾上腺假性囊肿通常为单发病灶，缺乏上皮或内皮衬覆，纤维囊壁厚。囊肿壁常出现钙化、慢性炎症和含铁血黄素巨噬细胞。真正的肾上腺囊肿可能起源于血管或淋巴管。（右图）图为发生在肾上腺皮质腺瘤中的肾上腺假性囊肿。由于囊肿内广泛出血，囊肿充满红褐色纤维蛋白。

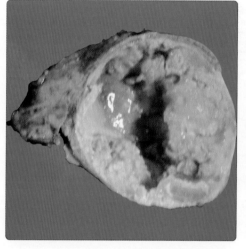

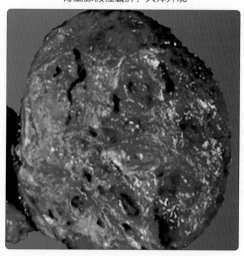

肾上腺外脂肪肉瘤：大体外观

肾上腺转移癌：大体外观

（左图）腹膜后脂肪肉瘤 ➡ 最初被认为是肾上腺肿瘤，因为它部分包裹着肾上腺组织 ➡。肾上腺附近的肿瘤可能是肉瘤或淋巴瘤或其他不常见的肿瘤。（右图）癌通常转移到双侧肾上腺。大体外观取决于原发灶。转移灶 ➡ 通常缺乏肾上腺肿瘤特异性的大体特征，通常伴坏死。此病例中，存在少量残余的肾上腺皮质 ➡。

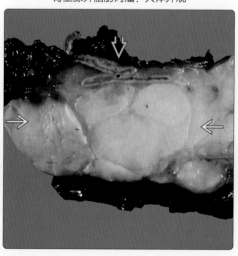

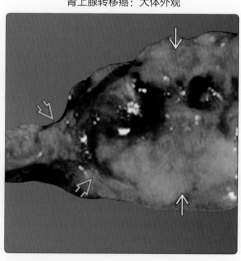

前纵隔肿物：诊断
Anterior Mediastinal Mass: Diagnosis

曹 放 译 李忠武 校

一、手术／临床关注点

（一）会诊目的
- 为前纵隔肿块提供诊断

（二）患者治疗方案决策
- 如果确诊为胸腺瘤、畸胎瘤或精原细胞瘤，肿块将会被切除
- 如果确诊或怀疑淋巴瘤，则不需要完全切除
  - 术中会诊的作用：确认获得足够的组织用于诊断和辅助检查
- 如果确诊为癌，外科医生可能会实施减瘤术，但通常不可能完全切除肿瘤
  - 术中会诊的作用：确保获得足够的组织用于诊断

（三）临床背景
- 年龄、性别、症状和影像学表现通常提示最有可能的诊断
- 手术目的是切除可能的胸腺瘤、生殖细胞肿瘤和良性病变
- 在其他情况下，手术的目的是获得足够的组织用于诊断
  - 无法切除的局部侵袭性肿瘤
  - 疑似淋巴瘤或转移癌

- 后纵隔肿块较少见
  - 大多数是神经源性肿瘤（如神经鞘瘤）或肠源性囊肿

二、标本评估

（一）大体检查
- 活检标本
  - 描述病变的大小、颜色和质地（软、硬）
- 切除标本
  - 描述病变的外观（界限清楚、不规则或粗糙），有无包膜和病变颜色
  - 注意是否有任何附着结构，如胸膜或心包
  - 按解剖定位摆放标本
  - 根据定位方向，外表面涂墨并连续切片取材
  - 注意病变的特征，包括大小、颜色、形状（呈局限型或浸润型），有无纤维带、钙化、坏死和囊肿

（二）冰冻切片
- 活检标本
  - 如果标本体积小，则将整个标本全部冰冻检查
  - 如果怀疑是淋巴瘤，且标本足够多，则考虑保留非冰冻组织

胸腺瘤

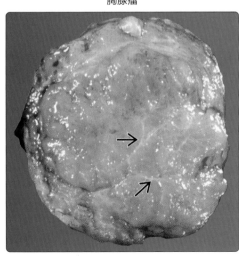

胸腺瘤中的纤维间隔

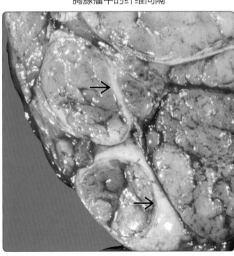

（左图）胸腺瘤是前纵隔最常见的肿瘤。表现为褐色的鱼肉样肿块，具有包膜、界限清楚。典型的特征是纤细的白色纤维间隔将肿块分隔呈小叶状结构➡。（右图）一些胸腺瘤含有显著的纤维间隔，大体上即可见显微镜下典型的小叶状结构➡。

- 应考虑细胞学检查
- 或者要求送检额外的新鲜组织
- 切除标本
  - 代表性切片用于冰冻诊断
- 手术切缘
  - 胸腺病变通常很难评估切缘
  - 诊断的假阴性和假阳性率高

（三）细胞学检查

- 如果怀疑是淋巴瘤，细胞学检查可能会有帮助
  - 可能难以鉴别低级别淋巴瘤与胸腺瘤或富于淋巴细胞的癌

三、最常见的诊断

（一）胸腺瘤

- 最常见的前纵隔肿物
- 常常发生于成年人（年龄：30—50岁），在儿童中非常罕见
- 1/3 ~ 1/2 的患者无症状，影像学检查偶然发现肿物
- 1/3 的患者患有自身免疫性疾病
  - 重症肌无力占30% ~ 40%
  - 与之相反，重症肌无力的患者仅有约10%患有胸腺瘤
  - 库欣综合征
- 肿块界限清楚，实性，黄色或灰色
  - 大多数具有厚的包膜
  - 具有纤维性间隔的小叶状结构
  - 囊性变很常见
  - 周围软组织侵犯是重要的预后因素
  - 任何组织学类型均可有局部浸润
- 缺乏或罕见胸腺小体
- 形态学变异
  - 梭形细胞型
  - 必须与肉瘤鉴别
  - 通常缺乏核多形性、核分裂像和坏死
  - 常常发生囊性变
  - 淋巴细胞丰富型
  - 可能难以与淋巴瘤鉴别
  - 通常缺乏核分裂像和坏死
  - 髓质区由散在淋巴细胞组成境界清楚的区域，其颜色比周围的肿瘤要浅
  - 混合性淋巴上皮型
  - 上皮细胞丰富型（非典型胸腺瘤）
  - 须与转移癌鉴别
  - 上皮样细胞具有丰富的胞质，核大，核仁明显
  - 可见核分裂像
  - 可出现鳞状细胞岛

- 细胞通常在小淋巴细胞的背景下呈片状生长
- 特点是具有明显的血管周间隙

（二）胸腺癌

- 术前评估的典型表现是巨大的侵袭性和浸润性肿块
  - 或者先前存在的肿块（胸腺瘤）突然快速增长
- 最常见的组织学类型是低分化、非角化的鳞状细胞癌（淋巴上皮样癌）
  - 其他组织学类型较多，包括基底样、透明细胞、梭形细胞、黏液样、黏液表皮样、神经内分泌和乳头状
  - 细胞学检查可见明显恶性的细胞
  - 常见坏死

（三）淋巴瘤

- 大多数病例为全身淋巴瘤累及纵隔，但也有原发于纵隔的淋巴瘤
  - 多个淋巴结累及倾向于系统性淋巴瘤的诊断
- 在某些情况下可能很难与淋巴细胞丰富的胸腺瘤鉴别
- 支持淋巴瘤的特征
  - 非典型的淋巴细胞
  - 核分裂像
  - 坏死
  - 周围脂肪组织浸润
  - 缺乏纤维性分隔
  - 例外情况的是：结节硬化型霍奇金淋巴瘤
  - 无包膜
- 霍奇金淋巴瘤，结节硬化型
  - 最常见的霍奇金淋巴瘤
  - 一般发生于年轻人
  - 可见典型的 Reed-Sternberg 细胞和增多的嗜酸性粒细胞
  - 一些伴随改变可能使诊断变得困难
  - 硬化、肉芽肿和胸腺囊肿可能会掩盖肿瘤细胞
- 弥漫大 B 细胞淋巴瘤
  - 最常见于成年女性
  - 与上腔静脉综合征有关
  - 表现为大的、具有坏死的纵隔肿块
  - 可发生广泛的硬化，从而掩盖肿瘤细胞
  - 可类似促纤维结缔组织增生性癌
  - 可发生在胸腺内
  - 出现内陷的胸腺组织
- 淋巴母细胞性淋巴瘤
  - 在儿童和青少年中最常见
  - 前纵隔肿块迅速增大，可能导致胸腔积液、气道阻塞、和（或）上腔静脉综合征
  - 可能需要术中诊断，并立即开始治疗

○ 细胞小至中等大小
- 核膜规则或卷曲
- 核仁不明显
- 常见核分裂像
- 可见散在的含毛刺的巨噬细胞，形成星空现象
○ 人工挤压的假象可能使诊断变得困难

（四）生殖细胞肿瘤

- 占纵隔肿块的 10% ~ 20%
- 通常发生在青年男性或儿童
  ○ 血清标志物可能升高（AFP、PLAP、hCG），具体取决于肿瘤类型
- 原发性纵隔畸胎瘤
  ○ 纵隔最常见的生殖细胞肿瘤
  ○ 由不同数量的至少 2 个或 3 个胚层的生殖细胞层组成，包括外胚层、中胚层、内胚层
  ○ 成熟畸胎瘤
  - 无不成熟的成分，绝大多数是良性的
  ○ 不成熟畸胎瘤
  - 含有不成熟的成分，具有恶性潜能
  ○ 通常囊性，囊肿破裂可导致明显的肉芽肿性炎症反应
- 原发性纵隔精原细胞瘤
  ○ 第二常见的纵隔生殖细胞肿瘤
  ○ 组织学上与睾丸精原细胞瘤或卵巢无性细胞瘤非常相似
  - 如果无腹膜后淋巴结转移，睾丸精原细胞瘤几乎不可能发生纵隔转移
  ○ 可能使诊断变得困难的伴随性改变
  - 广泛的间质硬化，可导致挤压的假象，并可能掩盖肿瘤细胞
  - 肉芽肿性结构可能掩盖肿瘤细胞
  - 常常伴发胸腺的囊性变
- 原发的非精原细胞瘤的纵隔生殖细胞肿瘤
  ○ 由纯的或混合的胚胎性癌、卵黄囊瘤、绒毛膜癌等成分组成
  ○ 通常局部进展，而不能切除
  ○ 手术的目的是获得足够的组织进行诊断

（五）神经内分泌癌

- 大多数病例是来自另一原发灶的局部扩散或转移
- 胸腺神经内分泌癌并不常见
- 组织学发现与其他神经内分泌肿瘤相似
  ○ 可以是高、中、低分化

（六）间叶性（软组织）肿瘤

- 孤立性纤维性肿瘤
  ○ 最常见的纵隔间叶性肿瘤

○ 形态单一的梭形细胞肿瘤，胶原丰富，常有显著的鹿角形血管
○ 可能难以与梭形细胞型胸腺瘤区分
- 如果可能，两者都需进行完整切除
- 滑膜肉瘤
  ○ 单形性梭形细胞肿瘤，可见核分裂像
  ○ 双相变异型含有从结构良好到结构不良的腺体成分
  ○ 冰冻切片上可能无法与梭形细胞型胸腺瘤区分

（七）良性病变

- 特发性硬化性纵隔炎
  ○ 最常见于 30—45 岁的成年人；男性比女性更常见
  - 可能与组织胞浆菌病或结核病有关
  - 其他与自身免疫性疾病、结节病、放疗或药物的使用有关
  - 但是，许多病例并无可查明的原因
  ○ 硬化可能包裹神经、血管和炎症细胞
  ○ 未见明显的恶性细胞或不典型的巢状和片状细胞
- Castleman 病
  ○ 如果出现横跨淋巴滤泡的小血管的纵切面（"棒棒糖征"），将有助于诊断
  ○ 冰冻切片上可能无法与淋巴瘤区分
- 胸腺囊肿
  ○ 多发性囊肿常伴有慢性炎症、纤维化和出血
  ○ 囊肿内衬矮立方上皮、鳞状上皮或柱状上皮
  ○ 可能存在纤维化、慢性炎症和肉芽肿
  ○ 囊肿也可见于霍奇金淋巴瘤、精原细胞瘤、胸腺癌、胸腺瘤、精原细胞瘤以及卵黄囊瘤
- 甲状腺或甲状旁腺组织
  ○ 纵隔内可见正常的腺体
- 胸腺增生
  ○ 体积增大超过患者年龄该有的典型胸腺大小
  ○ 可出现生发中心（淋巴样增生）
  ○ 可能存在重症肌无力或其他自身免疫性异常

（八）转移癌

- 重要的是既往有肺、乳腺或其他部位癌症的病史

四、报告

冰冻切片

- 应尽可能做出诊断，因为可能会影响即刻的治疗方案
- 组织学上的恶性病变可能需要推迟诊断以进行辅助检查
- 如果怀疑是淋巴瘤，可根据需要要求送检额外的新鲜组织进行辅助检查

五、陷阱

（一）具有挤压假象的小蓝细胞

- 活检时，正常淋巴细胞和没有间质增生的肿瘤很容易被挤压
  - 淋巴瘤、小细胞癌以及类癌与淋巴细胞可能难以区分
    - 只有在出现核分裂像和或坏死的情况下才能诊断小细胞癌
- 如果无法识别细胞形态，应要求送检额外的组织

（二）硬化性病变

- 纵隔多种良性和恶性病变均可伴有致密的胶原间质
- 间质可以掩盖有利于诊断的细胞，并可导致挤压假象，从而使冰冻切片难以或无法诊断

（三）肉芽肿性炎

- 肿瘤和感染均可导致肉芽肿的形成
  - 典型的病变有霍奇金淋巴瘤、精原细胞瘤、分枝杆菌或真菌感染
- 肉芽肿性炎通常不会形成大的肿块
- 可能需要多个冰冻切片来寻找诊断的线索

（四）胸腺囊肿

- 肿瘤可能伴发胸腺囊性变
- 囊肿可能需要广泛取材以除外肿瘤

（五）胸腺小体与转移癌的比较

- 正常的胸腺小体由胸腺中的鳞状细胞巢组成
- 常出现含有角质透明颗粒的细胞

推荐阅读

[1] Detterbeck FC et al: Which way is up? Policies and procedures for surgeons and pathologists regarding resection specimens of thymic malignancy. J Thorac Oncol. 6(7 Suppl 3):S1730-8, 2011

[2] Marchevsky A et al: Policies and reporting guidelines for small biopsy specimens of mediastinal masses. J Thorac Oncol. 6(7 Suppl 3):S1724-9, 2011

[3] de Montpréville VT et al: Frozen section diagnosis and surgical biopsy of lymph nodes, tumors and pseudotumors of the mediastinum. Eur J Cardiothorac Surg. 13(2):190-5, 1998

[4] Jüttner FM et al: Pitfalls in intraoperative frozen section histology of mediastinal neoplasms. Eur J Cardiothorac Surg. 4(11):584-6, 1990

胸腺瘤

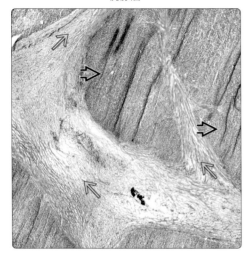

淋巴细胞为主型胸腺瘤

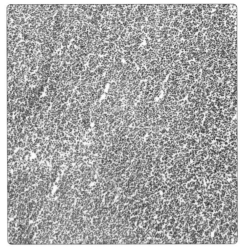

（**左图**）胸腺瘤通常具有明显的小叶状结构，大的小叶由肿瘤细胞组成➡️，有厚薄不一的纤维性间隔将其分隔开➡️。纤维性间隔并不是淋巴瘤的典型结构。（**右图**）在许多胸腺瘤中，淋巴细胞成分非常突出并弥漫分布，以至于可能无法将这些肿瘤与淋巴瘤区分开来，尤其是在术中进行小的活检时。必须找出胸腺瘤的其他典型特征，以协助做出诊断。

淋巴细胞为主型胸腺瘤

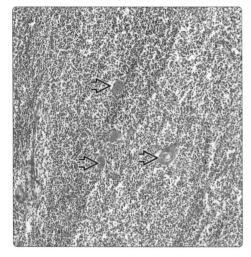

上皮细胞为主型胸腺瘤

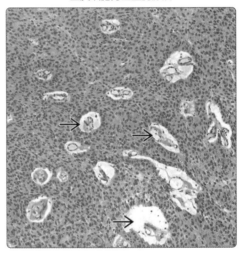

（**左图**）虽然胸腺小体在正常非肿瘤的或增生的胸腺中更常见，但在膨胀性的淋巴样肿瘤中局灶性存在的胸腺小体支持胸腺瘤的诊断➡️。它们通常呈粉色的鳞状结构。（**右图**）一些胸腺瘤由粉色的上皮样细胞、梭形细胞或两者混合而组成，无明显的细胞异型性。血管周收缩间隙是一个提示胸腺瘤的有用特征➡️。

胸腺神经内分泌癌

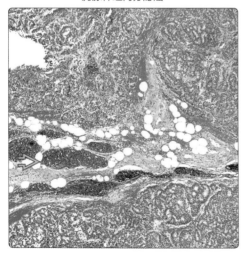

胸腺增生

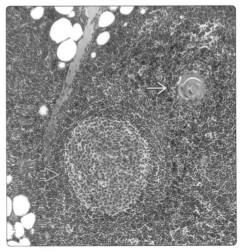

（**左图**）最常见的胸腺癌是分化不良的淋巴上皮样鳞状细胞癌，但也有多种其他类型的胸腺癌。有时可能很难与转移癌鉴别。本例胸腺神经内分泌癌周围可见残留的正常的胸腺组织➡️。（**右图**）胸腺中一般没有生发中心➡️。本例淋巴细胞性胸腺增生因胸腺小体➡️的存在而确诊。

结节硬化型霍奇金淋巴瘤

结节硬化型霍奇金淋巴瘤

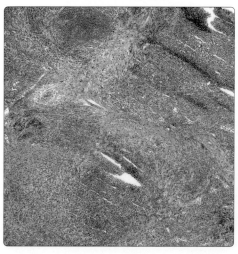

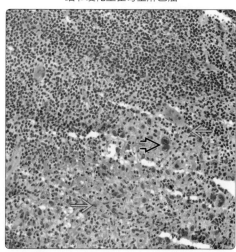

（左图）结节硬化型霍奇金淋巴瘤（NSHL）的结构与胸腺瘤相似，但前者的叶状结构往往更加模糊和不规则，硬化性胶原也更呈斑片状或带状，而不是形成良好的间隔，也可以非常显著以致掩盖肿瘤细胞。（右图）在广泛硬化、多发性肉芽肿或囊性变的病例中，NSHL 的诊断线索包括嗜酸性粒细胞增多 ➡ 和出现 Reed-Sternberg 细胞 ➡，它们可以数量不等，从灶状分布到显著存在。

霍奇金淋巴瘤

淋巴母细胞性淋巴瘤

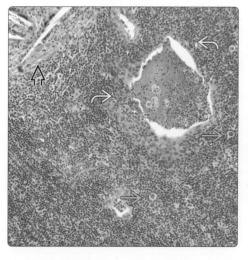

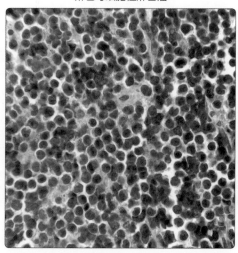

（左图）霍奇金淋巴瘤和生殖细胞肿瘤可能伴发胸腺囊肿。当囊肿破裂后 ➡，囊肿内容物 ➡ 外溢引起的炎症反应可能掩盖肿瘤细胞。本例存在散在的 Reed-Sternberg 细胞 ➡。（右图）患有纵隔淋巴母细胞性淋巴瘤的儿童和年轻人中可出现急性阻塞性症状。病变中常常可见成片的、细胞核深染的小细胞，可见明显的核分裂像和坏死。

纵隔弥漫大 B 细胞淋巴瘤

硬化性纵隔炎

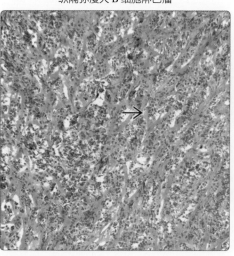

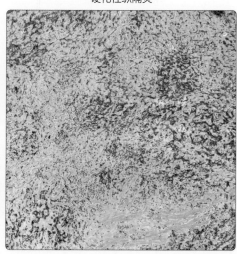

（左图）纵隔大 B 细胞淋巴瘤常伴有明显的硬化。挤压变形的肿瘤细胞使冰冻切片的诊断非常困难，可能很难找到未受损伤的肿瘤细胞 ➡。（右图）硬化性纵隔炎不能在冰冻切片上明确诊断。霍奇金淋巴瘤和 B 细胞淋巴瘤也有相似的表现。谨慎的做法是将组织全部取材进行辅助检查。在该病例中未发现肿瘤。

胸腺囊肿

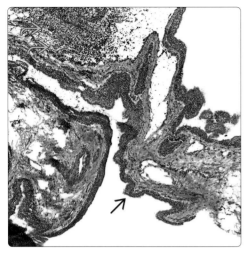

纵隔畸胎瘤

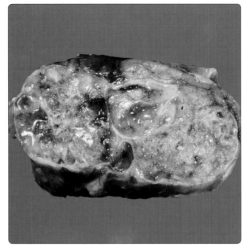

（左图）胸腺囊肿内衬纤毛呼吸型上皮➡️，囊壁内可出现含胸腺小体➡️的胸腺组织。霍奇金淋巴瘤和精原细胞瘤均可伴发囊肿，应仔细检查囊壁内组织寻找诊断线索。（右图）与其他部位的畸胎瘤一样，纵隔的畸胎瘤也常形成多发的肉眼可见的囊肿。少见的囊内物包括毛发，甚至牙齿。这类肿瘤最常见于年轻男性。

畸胎瘤

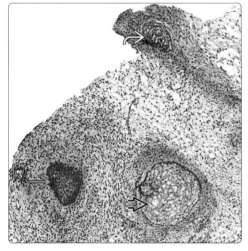

畸胎瘤

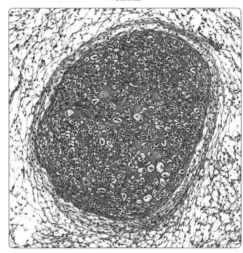

（左图）诊断畸胎瘤的关键是识别三个胚层中至少2个胚层的混合组织。一些比较常见的组织包括鳞状上皮➡️、皮脂腺➡️以及软骨➡️。值得注意的是，胰腺组织在纵隔畸胎瘤中更为常见。（右图）畸胎瘤中的软骨通常不成熟，且细胞丰富。这种表现很常见，不应误诊为软骨肉瘤。

纵隔精原细胞瘤

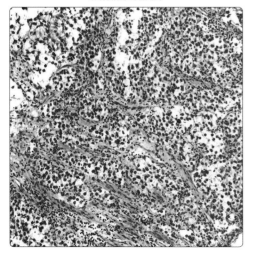

纵隔精原细胞瘤

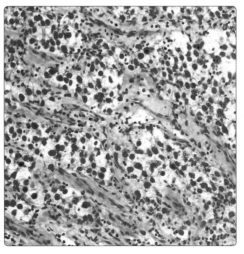

（左图）纵隔精原细胞瘤在组织学上与睾丸精原细胞瘤和卵巢无性细胞瘤基本相同。肿瘤细胞通常呈巢状，但也可呈片状，纤细的纤维间隔内含有数量不等的淋巴细胞。（右图）精原细胞瘤的肿瘤细胞形态单一，含有丰富的透明胞质，典型的特点是具有居中的、大的核仁，肿瘤中也可出现多核巨细胞或明显的肉芽肿结构。

阑尾：诊断
Appendix: Diagnosis

曹 放 译 李忠武 校

一、手术 / 临床考虑

（一）会诊目的

- 确定是否存在阑尾癌或者类癌
- 确定近端切缘是否有类癌，或是否存在低级别阑尾黏液性肿瘤（low-grade appendiceal mucinous neoplasm，LAMN）

（二）患者治疗方案决策

- 可能进行右半结肠切除术
  ○ 浸润性癌需要加做淋巴结清扫，以便进行肿瘤分期
  ○ 近端切缘中 LAMN 或类癌阳性时，需额外进行手术以获得无肿瘤残留的切缘

（左图）与正常的阑尾相比，低级别阑尾黏液性肿瘤（LAMNs）可引起明显的肠腔扩张➡。肠腔破裂➡可导致黏液外溢至腹腔，并可能引起腹腔假黏液瘤➡（pseudomyxoma peritonei）。（右图）LAMN 中可见无细胞黏液池➡。上皮细胞可能很稀少，呈低级别细胞异型性。黏液池中漂浮的高级别恶性细胞簇➡是黏液腺癌的诊断依据。

低级别阑尾黏液性肿瘤：大体表现

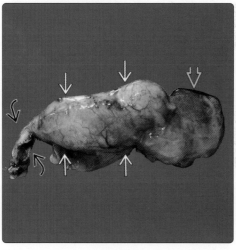

低级别阑尾黏液性肿瘤

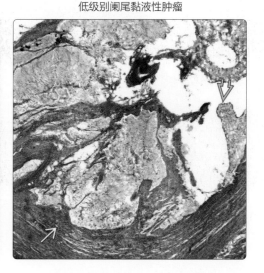

（左图）LAMNs 具有囊性扩张的、膨胀性的推挤性边缘➡，通常深入固有肌层。无细胞黏液池➡是 LAMN 的特征。（右图）LAMNs 由富含黏液的异型增生上皮组成，与黏液性囊腺瘤不同的是，LAMN 破坏黏膜肌层➡，黏液池可以出现在阑尾壁和或阑尾浆膜。

低级别阑尾黏液性肿瘤：黏液

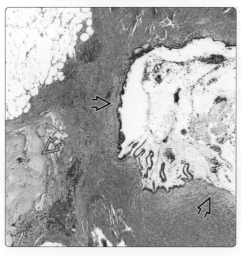

低级别阑尾黏液性肿瘤：黏膜肌层

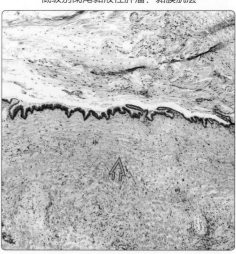

（三）临床背景

- 在以下情况下阑尾可送术中会诊
  - 阑尾扩张怀疑是 LAMN
  - 急性阑尾炎手术切除时发现浆膜结节
- 根据临床表现和影像学检测结果，按计划进行右半结肠切除术时，阑尾检查并不会改变临床的处理方式

二、标本评估

（一）大体检查

- 检查外表面是否有渗出物、黏液池和可疑的肿瘤结节
- 辨别近端切缘，切除后作为手术切缘
- 阑尾根部纵行切开
  - 检查根部有无肿块，肠壁厚度以及肠腔内容物有无异常
  - 检查阑尾系膜有无肿块和或黏液
- 其余阑尾连续取材

（二）冰冻切片

- 若大体检查怀疑是恶性病变，则取代表性切片进行术中冰冻诊断

三、最常见的诊断

（一）传统的腺癌

- 与结肠腺癌相似
- 通常继发于阑尾管状或绒毛状腺瘤
- 少数与锯齿状息肉有关

（二）黏液性肿瘤

- 黏液性囊腺瘤
  - 可能引起阑尾扩张
    - 囊腔内覆非典型的上皮细胞
    - 黏膜肌层完整，无黏液外渗
- 低级别阑尾黏液性肿瘤（LAMN）
  - 肠腔明显扩张
  - 高柱状黏液上皮细胞具有核异型性（通常为低级别）
  - 上皮细胞周围常常包绕厚层胶原的透明间质，钙化可有可无
  - 黏液外溢至固有肌层和（或）浆膜
  - 可能伴发阑尾外黏液
- 黏液腺癌
  - 罕见
  - 浸润性病变，肿瘤细胞漂浮于细胞外黏液池中
  - 可同时伴发腹腔内肿瘤

- 与阑尾外消化道其他黏液腺癌相似

（三）神经内分泌肿瘤

- 最常见的阑尾肿瘤
  - 在因阑尾炎进行阑尾切除的标本中偶然发现，占 0.5% ～ 1.0%
  - 分化良好的神经内分泌肿瘤可呈岛状、小梁状或管状结构
  - 管状类癌可能会被误诊为腺癌
- 通常出现在阑尾顶部，形成球形的肿块
  - 病变质硬，黄色至白色，界限清楚

（四）杯状细胞类癌

- 阑尾特有的肿瘤
  - 分期和治疗与腺癌一样
    - 亚型可转化为高级别病变：腺癌不包括杯状细胞类癌（goblet cell carcinoid，GCC）
- 导致肠壁弥漫性增厚
  - 术中很少诊断
- 分化良好的隐窝样腺体结构侵犯阑尾壁
  - 核分裂像罕见
- 黏膜层无前驱病变

（五）急性阑尾炎

- 很少送术中会诊
- 整个阑尾可能肿大、充血和水肿
- 浆膜面可能有脓性渗出物
- 肠腔可能被阻塞
  - 阻塞物包括粪便、异物、寄生虫

（六）子宫内膜异位症

- 阑尾壁可能增厚并出血
- 子宫内膜腺体与子宫内膜间质和含铁血黄素沉积相伴行

（七）腔内纤维性闭塞

- 阑尾顶端纤维化，腔内闭塞
- 大体上，外观表现可类似于肿瘤

四、报告

冰冻切片

- 做出明确的侵袭性腺癌的报告
  - 如果可能的话，作出 GCC 的报告
- 当存在 LAMN 时，诊断为"倾向于 LAMN"，并提醒最终诊断需要评估整个阑尾
- 如果存在相关病变，做出"分化良好的神经内分泌肿瘤"的报告
  - 重要的是不要将管状类癌误诊为侵袭性腺癌
  - 如果出现阑尾系膜侵犯，在报告中要注释标明

五、陷阱

（一）被炎症掩盖的肿瘤

- GCC 常常表现为急性阑尾炎
- 肿瘤细胞可能被炎症掩盖

（二）子宫内膜异位症误诊为腺癌

- 应出现特征性的子宫内膜间质，腺癌具有更加明显的核异型性

（三）管状类癌被误诊为腺癌

- 管状类癌与黏膜前驱病变无关
  - 腺癌常与息肉有关
- 分化良好的传统腺癌的核异型性比类癌更加明显

（四）淋巴管内的淋巴样细胞被误诊为神经内分泌肿瘤

- 因充满淋巴细胞而扩张的淋巴管在阑尾中很常见
- 充满的淋巴管可以模拟小梁状结构，让人联想到神经内分泌肿瘤的可能

（五）炎症性疾病的黏液外溢被误诊为 LAMN

- 急性阑尾炎或憩室炎伴有组织破坏时，可导致黏液蛋白外溢
- 诊断 LAMN 时必须存在异常增生的黏膜上皮

推荐阅读

[1] Rouzbahman M et al: Mucinous tumours of appendix and ovary: an overview and evaluation of current practice. J Clin Pathol. 67(3):193–7, 2013

[2] Tirumani SH et al: Mucinous neoplasms of the appendix: a current comprehensive clinicopathologic and imaging review. Cancer Imaging. 13:14–25, 2013

[3] Carr NJ et al: Pathology and prognosis in pseudomyxoma peritonei: a review of 274 cases. J Clin Pathol. 65(10):919–23, 2012

[4] Timofeev J et al: Appendiceal pathology at the time of oophorectomy for ovarian neoplasms. Obstet Gynecol. 116(6):1348–53, 2010

腹腔假黏液瘤：大体表现

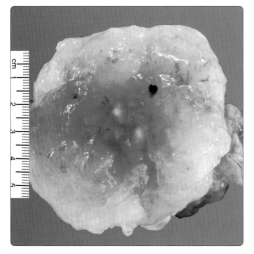

黏液腺癌：大体表现

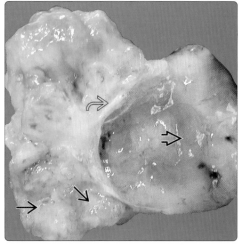

（左图）腹腔假黏液瘤大多起源于原发性阑尾黏液性肿瘤。阑尾被胶状的黏液团块所填塞。（右图）黏液腺癌的确诊依靠肿瘤的浸润性生长方式。该标本显示黏液腺癌伴有肠腔扩张 ➡。癌已浸透较厚的纤维环 ➡ 至阑尾周围脂肪组织 ➡。

阑尾黏液性囊腺瘤

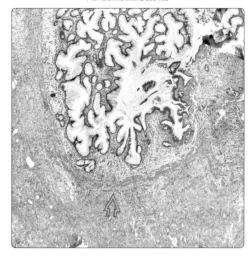

阑尾系膜中的无细胞黏液

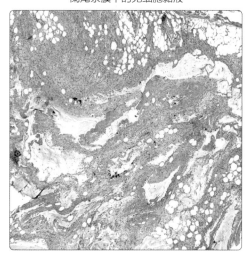

（左图）黏液性囊腺瘤内衬高柱状黏液上皮，细胞核深染并呈复层化。黏膜肌层完好无损 ➡，没有黏液溢出至阑尾壁。（右图）无细胞的黏液外渗至阑尾系膜和浆膜时，肿瘤复发和形成腹腔假黏液瘤的风险较低。当肿瘤细胞也出现在外渗的黏液中时，相关的风险则更高。

阑尾类癌

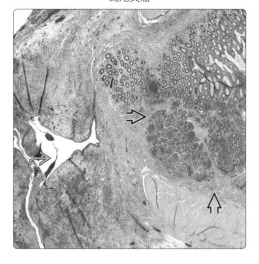

阑尾杯状细胞类癌

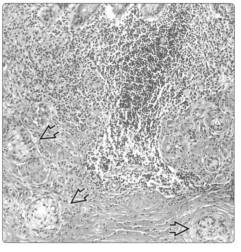

（左图）类癌 ➡ 常常在阑尾中偶然被发现。在此例中，临床因阑尾破裂的憩室 ➡ 而进行阑尾切除术。（右图）杯状细胞类癌是几乎只发生在阑尾的特有的肿瘤。它的特点是肿瘤细胞巢类似于正常的隐窝 ➡，一般由黏液细胞和内分泌细胞组成。在这些肿瘤中不存在黏膜的前驱病变，可能可以导致印戒细胞癌和低分化腺癌的发生。

阑尾锯齿状息肉

乳腺小叶癌转移至阑尾

（**左图**）阑尾口可见锯齿状息肉，要求术中会诊以确保整个息肉已被切除。阑尾的腺癌通常与息肉有关。（**右图**）阑尾转移性肿瘤是很罕见的。这种位于肌层的乳腺小叶癌需要与原发性印戒细胞癌或从其他部位转移的印戒细胞癌鉴别。

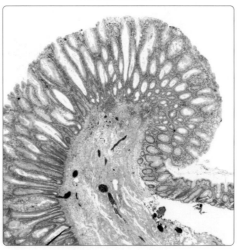
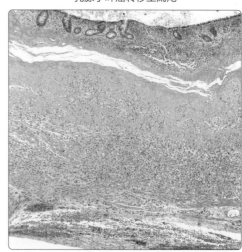

阑尾：扩张的淋巴管

子宫内膜异位

（**左图**）充满淋巴细胞的淋巴管有类似于神经内分泌肿瘤的巢状和小梁状结构，这是在阑尾中常见的正常的现象。（**右图**）子宫内膜异位症可累及阑尾的体部或顶部，通常累及阑尾的肌层和系膜，但不累及黏膜。腺体内覆高柱状细胞，周围环绕着子宫内膜间质和具有含铁血黄素的巨噬细胞。

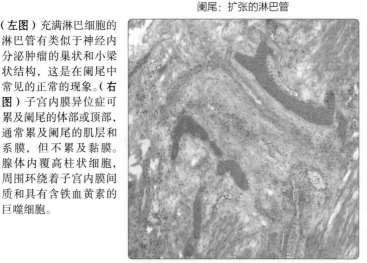
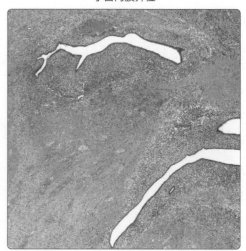

阑尾：纤维性闭塞

急性阑尾炎

（**左图**）阑尾顶端常发生纤维性闭塞。显著的纤维化在大体上类似于类癌。阑尾管壁明显增厚，管腔可能缺失。（**右图**）阑尾切除最常见的原因是阑尾炎，很少有必要做术中会诊。在本例中，阑尾因炎症和水肿而明显增大，会让人联想到肿瘤的可能。

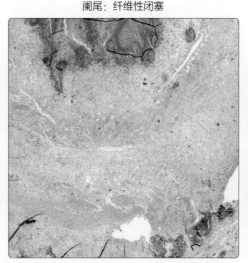
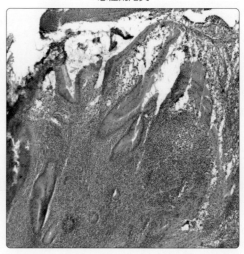

骨病变 / 肿瘤：诊断和切缘
Bone Lesion/Tumor: Diagnosis and Margins

曹 放 译 李忠武 校

一、手术 / 临床关注点

（一）会诊目的

- 确定骨病变是良性 / 反应性病变还是恶性病变
- 评估恶性骨肿瘤的切缘

（二）患者治疗方案决策

- 反应性病变可临床随访或切除
- 良性肿瘤经常被切除或刮除，不要求切缘阴性
- 低级别恶性肿瘤通常被广泛地切除（如果可能的话），并进行切缘评估
  - 对于局部位置较好的肿瘤，也可尝试完全刮除
- 高级别恶性肿瘤可在切除前或治疗前进行放疗 / 化疗
- 骨和（或）骨髓切缘阳性时，可能要求额外地切除骨组织，或可能导致手术终止并随后进行辅助治疗

（三）临床背景

- 患者的年龄从儿童到成人不等
- X 线片上表现为溶骨性和（或）成骨性病变
  - 可能在评估其他病变的平片上偶然发现
- 骨破坏和（或）软组织侵犯常见于局部侵袭性和恶性肿瘤
- 恶性肿瘤比良性病变更容易引起疼痛

二、标本评估

（一）X 线

- 强烈建议在收到标本前检查患者的 X 线片或影像学报告
  - 放射科医师的鉴别诊断对病理结果的判断至关重要
  - 通常能鉴别病变是否具有侵袭性生长
- 了解特定骨及其所涉及的骨的解剖定位将有利于诊断
- 在术中识别侵袭性生长模式非常有助于对低级别恶性骨肿瘤进行分类

（二）大体检查

- 用于术中会诊和诊断的骨标本几乎总是由软组织和小碎片骨组成
- 骨肿瘤的术中切缘可以是周围软组织切缘，也可以是骨髓切缘

（三）冰冻切片

- 将硬骨碎片与软组织碎片分开
- 较软的骨头碎片可以被冰冻，但较硬的骨头可能会损坏冰冻刀，或形成卷曲的冰冻切片
  - 手术刀容易切割的组织，一般可以用于冰冻切片

转移癌

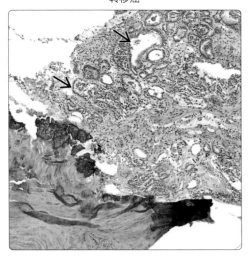

转移癌

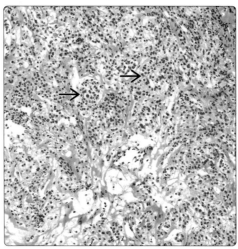

（左图）转移癌的形态因原发肿瘤的类型和分化程度而不同。在此例转移性腺癌中可见分化良好的腺体成分➡️。（右图）一些转移癌可能因为不明显而容易被漏诊。重要的是在正常骨组织中识别轻微的异常结构（如模糊的肿瘤细胞巢或黏附成片的上皮样细胞➡️）。

- 所有的组织均应进行冰冻检查，除非是完全刮除的组织，并且全部送检
  - 如果是完全刮除，标本的代表性组织通常就足够了
    - 这些标本通常来自于可能良性的病变

（四）细胞学

- 如果怀疑是转移癌，病灶组织的印片可能有助于诊断

三、最常见的诊断

（一）转移性肿瘤

- 比原发性骨肿瘤更常见
- 癌最常见，但黑色素瘤、肉瘤或淋巴瘤也可能扩散到骨
- 对于大于 45 岁的患者，必须始终考虑转移性肿瘤的可能性
  - 患者通常有其他部位的癌症病史，并且既往有转移性疾病（如转移至淋巴结、肺等）
- 可能累及任何骨
  - 最常见的是肱骨近端、股骨近端或脊柱
- 组织学表现取决于原发肿瘤
  - 通常是腺癌（最常见的原发部位包括乳腺、肺、肾、前列腺、肝脏和甲状腺等）
    - 一些转移癌（特别是前列腺癌）为成骨性肿瘤，可以产生从灶状至显著的编织骨
  - 与溶骨性病变的大小相比，肿瘤本身的大小可能相对要小
    - 转移癌可以刺激破骨细胞吸收骨
    - 可能需要检查多个切片才能确定转移性癌细胞的存在
- 如果不清楚原发肿瘤的部位，可能需要对切片进行免疫组化检测才能明确分类
  - 脱钙可降低某些抗原的免疫反应性
  - 如果可能的话，较软的肿瘤区域应单独分开，并不进行脱钙

（二）骨肉瘤

- 最常见于 10—20 岁的年轻患者
  - 第 2 高峰出现在大于 50 岁、有易感条件的患者（如放疗、Paget 病）
- 影像学常表现为长骨干骺端或骨干有较大的浸润性和破坏性的病变，最多见于膝关节周围（约占 50%）
- 大多数病例可见明显恶性成片的细胞，核分裂像多见
- 诊断依据是由恶性细胞直接产生的骨样基质或不成熟骨

- 一些肿瘤可能表现为局灶的或显著的软骨分化，可能与软骨肉瘤混淆
  - 发生在年轻人，可见恶性成片的细胞（± 骨样基质），倾向于骨肉瘤的诊断
- 其他变异型态包括纤维母细胞型（梭形）、小细胞型、透明细胞型、毛细血管扩张型和巨细胞丰富型

（三）内生性软骨瘤

- 通常无痛，除非伴发有骨折
- 影像学常表现为长骨骨干 / 干骺端小而边界清楚的无局部侵犯的病变
- 在长骨：一般由浅色的透明软骨碎片和结节组成，周围常伴有薄而粉染的骨鞘
  - 软骨细胞的数量通常很少，没有或极轻微的细胞核异型性
- 在手足小骨：通常细胞丰富，可能表现为轻度核异型性和黏液样基质变性
  - 结合临床和影像学结果，确定无病理性皮质骨破坏和软组织内扩散对排除软骨肉瘤最有帮助
- 在某些情况下，组织学上很难（也不是不可能）区分是内生性软骨瘤还是低级别软骨瘤
  - 区分的关键是结合影像学结果
  - 对于不明确的病例，最佳的做法是诊断为"低级别软骨病变，最终诊断待石蜡切片"
  - 任何随后切除的组织都应全部取材，进行最终的组织学评估

（四）软骨肉瘤

- 常常伴有疼痛
- 影像学表现为不规则、大的、破坏性肿瘤，常伴有皮质破坏和软组织扩散，累及长骨干骺端 / 骨干
  - 透明细胞软骨肉瘤（变异型）的特点是发生在长骨的骨骺
- 软骨的细胞结构和核异型性随着分级的不同而有很大差异，但大多数情况下两者的程度都高于良性的软骨或内生性软骨瘤
  - 在软骨肉瘤中更常见软骨细胞的坏死和明显的基质变性
- 手足小骨软骨肉瘤非常罕见，诊断时需要有明确的骨或软组织浸润的证据
- 去分化软骨肉瘤可能表现为细胞丰富的非软骨性的高级别肉瘤或者肿瘤性软骨，或者两者兼有，这取决于冰冻切片时取样的肿瘤部位

（五）尤文肉瘤

- 最常见于小于 20 岁的患者
- 表现为疼痛、增大的肿物，常伴有软组织肿胀
- 影像学表现为大而境界不清楚的破坏性肿瘤，多集

中于长骨干骺端或骨干，或者盆骨的扁平骨

- 这是一种小圆细胞肿瘤，由片状的单形性小圆形细胞组成，细胞质稀少，存在于多少不一的纤维化背景中
  - 大多数细胞染色质细腻、核仁不明显
- 通常可见较多的坏死
- 通常最佳的做法是诊断为"恶性小圆细胞肿瘤，最终诊断待石蜡切片"
  - 必须排除其他形态相似的肿瘤，如小细胞型骨肉瘤、间叶性软骨肉瘤或淋巴瘤
  - 需要在石蜡切片上进行验证性辅助检查（IHC、FISH 等）

（六）骨巨细胞瘤

- 通常发生在成年人（年龄范围是 25—45 岁）
- 典型特点是位于长骨骨骺，类似于软骨母细胞瘤和透明细胞软骨肉瘤
  - 在许多病例也扩散至干骺端
- 肿瘤通常具有局部侵袭性，可能表现为局限的软组织扩散
- 由片状多核的破骨细胞样巨细胞组成，背景为浅染的、单一形态的卵球形或梭形的基质细胞
  - 巨细胞可能非常大（> 50 个细胞核）
  - 基质细胞不应该表现出恶性的细胞学特征或存在不典型的核分裂像
- 明显的恶性证据应考虑其他肿瘤的可能性，如转移癌、骨肉瘤，以及去分化软骨肉瘤等
- 某有区域可能含有动脉瘤样骨囊肿（aneurysmal bone cyst，ABC）
  - 位于骨骺端时提示继发性 ABC，而不是原发性 ABC

（七）软骨母细胞瘤

- 通常发生在骨骼发育不成熟、生长板开放的患者（年龄范围：10—25 岁）
- 特点是位于长骨骨骺或骨突
- 影像学表现为大小不一、界限清楚的肿瘤，常伴有硬化带
- 含有大量破骨细胞样巨细胞，类似于骨巨细胞瘤
- 主要的细胞类型（软骨母细胞）通常是粉染的上皮样细胞，有时可见细胞核的核沟
- 常见鸡笼样钙化和软骨碎片
- 软骨母细胞瘤可以与骨巨细胞瘤区分
  - 发生在年轻患者，可见上皮样"煎鸡蛋"样细胞，具有核沟，可见鸡笼样钙化和软骨，上述特征均支持软骨母细胞瘤的诊断
- 可能具有 ABC 的区域

（八）纤维结构不良

- 最常见于中青年患者，通常无症状
- 可能出现单发或多发的病灶（位于同一骨或不同骨内）
  - 最常见于长骨
  - 可累及其他部位（如肋骨、颅面骨等）
- 影像学显示髓内边界清楚的肿瘤，多见于骨干和干骺端
- 由纤维母细胞和未成熟的（编织状）骨小梁混合而成
  - 梭形的纤维母细胞浅染的、呈层状生长
    - 基质内通常胶原丰富，但也可能呈黏液样
  - 编织状骨小梁的特点是形状不规则且不连续，往往缺乏成骨细胞环
  - 一些肿瘤可以局部产生编织骨，但可能因无法取样而导致诊断困难
- 通常不表现为侵犯板层骨的浸润性或渗透性生长模式（这一特征提示低级别骨肉瘤）

（九）动脉瘤样骨囊肿（ABC）

- 常见于年轻患者（< 20 岁）的长骨干骺端
- 影像学通常表现为膨胀性、溶骨性和囊性的病变，常因伴有出血而形成液体平面
- 由不同厚度的囊壁组成，囊壁内含有浅染的梭形至卵圆形的细胞，可见散在的巨细胞，以及类骨质的条带
  - 明显恶性的细胞不支持此诊断，这可能提示是毛细血管扩张型骨肉瘤
- 伴有 ABC 表现的骨骺病变通常是伴有继发性 ABC 的不同肿瘤（如骨巨细胞瘤、软骨母细胞瘤等）

（十）骨髓炎

- 患者经常具有疼痛和全身症状
- 在影像学上类似于肿瘤
- 早期骨髓炎表现为成熟板层骨的碎片，伴有肉芽组织、坏死骨和急性炎症细胞聚集
- 慢性骨髓炎常表现为小梁间疏松的纤维化和更为明显的浆细胞浸润
  - 纤维结构不良和低级别骨肉瘤表现为梭形细胞增殖，而非疏松的纤维化
  - 浆细胞瘤具有成片的浆细胞，但缺乏肉芽组织

（十一）朗格汉斯组织细胞增多症（嗜酸性肉芽肿）

- 通常发生在 30 岁以前
  - 可能单发（嗜酸性肉芽肿）或多发
    - 全身性疾病可累及多个器官，常在出生后 2 年内发生

- 最常见于头面骨，但可也累及其他任何骨骼
- 影像学通常表现为小而境界清楚的病变（可能有外突于骨组织的表现）
- 由不规则的片状和巢状的、粉染的组织细胞（朗格汉斯细胞）组成，典型特点是伴有显著的混合性慢性炎症细胞浸润
  - 朗格汉斯细胞的细胞核通常是卵圆形的，可见核沟（咖啡豆状）或缺口
  - 嗜酸性粒细胞显著，多少不一，可形成嗜酸性脓肿
    - 可能存在反应性生发中心
  - 炎症可能非常显著，从而掩盖诊断性的朗格汉斯细胞

（十二）干骺端纤维性缺损（非骨化性纤维瘤/纤维性皮质缺损）

- 最常见于 20 岁以前
- 影像学表现为长骨干骺端有小而界限清楚的皮质性病变
- 无痛且无症状，除非体积较大或伴发骨折
- 由浅染的梭形的纤维母细胞组成，呈席纹状生长，伴有散在的多核破骨细胞样巨细胞
  - 巨细胞数量可能会很显著，但没有成片的巨细胞（如在骨巨细胞瘤中）
- 常见黄色瘤样改变和慢性炎症

（十三）浆细胞瘤

- 包括单发的浆细胞瘤、多发性骨髓瘤和具有浆细胞/浆母细胞分化的淋巴瘤
- 在原发性恶性骨肿瘤中很常见
- 大多数患者是中年人或老年人
- 可能表现为局限性病变（如浆细胞瘤）或全身广泛性疾病的一部分（如浆细胞骨髓瘤）
- 由成片状的具有不同程度核异型性的浆细胞组成
  - 低分化的浆细胞瘤可能难以与癌区分，可能需要结合临床和影像学表现，甚至需要延迟诊断
    - 印片可能有助于评估肿瘤细胞

（十四）淋巴瘤

- 最常见的是全身疾病累及骨骼，但是原发性骨淋巴瘤也可以少见发生
- 通常发生于成年人，但年龄范围很广
- 影像学表现为大而具有破坏性的肿块，常集中于长骨干骺端
  - 可以扩散至软组织
- 组织学表现取决于淋巴瘤的类型，但大多数是具有成片的单一形态的非黏附性的圆形细胞，可能被归为小圆细胞肿瘤

- 形成良好的黏附性细胞巢和细胞簇通常不如在癌中常见
- 广泛的挤压假象或坏死可能会妨碍诊断，在这种情况下则需要评估更多的组织
- 通常令人满意的诊断是"非典型淋巴细胞浸润"或"恶性肿瘤，提示淋巴瘤，最终诊断待石蜡切片"
  - 往往需要进一步的辅助检查和形态学评估
  - 应尽可能地进行辅助检查（流式细胞术分析、冰冻组织用于分子研究、特殊固定剂等）

四、报告

冰冻切片

- 首选特异性的明确诊断，虽然有时不可能做到
  - 可能需要额外的取材和辅助检查
- 最重要的是良性和恶性病变之间的鉴别
  - 如果是恶性的，区分低级别和高级别骨肿瘤也很重要
  - 若无法区分良性和低级别恶性病变，则有必要诊断为"低级别肿瘤，最终诊断待石蜡切片"
- 确保收到的标本足够用于后续的石蜡切片评估
  - 如果不够，则需要求送检更多的组织
- 诊断小圆细胞肿瘤意味着恶性肿瘤（可能是高级别），这种情况下几乎总是需要将最终诊断推迟至石蜡切片
  - 最终分类通常需要辅助检查

五、陷阱

（一）骨巨细胞瘤的过诊断

- 大多数骨肿瘤具有多核的破骨细胞样巨细胞
- 位置、年龄和影像学表现对诊断至关重要
- 当骨骺的病变表现为成片的多核巨细胞，且基质细胞无异型性时，合理的考虑是骨巨细胞瘤

（二）低级别软骨肉瘤与内生性软骨瘤

- 在组织学上极难加以区分
- 临床生物学行为和 X 线是帮助鉴别的关键
  - 皮质侵蚀、破坏和（或）软组织扩散支持软骨肉瘤
  - 内生性软骨瘤通常体积小而境界清楚，且更容易被偶然发现
- 对于临床或影像学信息很少或没有的病例，合适的做法是诊断为"低级别软骨肿瘤，最终诊断待石蜡切片"

（三）骨折愈合组织误诊为恶性

- 病理性骨折既可以发生于良性病变，也可以发生于恶性病变
- 通常临床已知晓或怀疑骨折
  - 一般可定位既往有创伤病史的区域

- 骨折愈合组织由细胞丰富的软骨、编织骨和纤维结缔组织混合而成，常呈相对线形排列（沿原骨折线排列）
  - 细胞丰富的软骨可能会增加软骨肉瘤的可能性，但整体情况基本上排除了该诊断
- 对大于 45 岁患者骨折的诊断，应仔细寻找以除外转移癌
- 由于明显的骨质膨胀，大量骨折愈合组织可能在临床上类似于真正的骨肿瘤（罕见）

（四）漏诊小病灶的转移癌

- 对任何大于 45 岁的患者都必须保持对转移癌的高度怀疑，特别是存在癌症病史的时候
- 反应性间质肌纤维母细胞增生通常与转移癌有关
  - 如果诊断组织少而局限，它的单独存在提示需要对组织进行深切
- 如果临床怀疑有转移性疾病，且在初次切片中没有阳性发现时，则需要将所有剩余组织都进行冰冻切片

（五）活检未发现代表性病变

- 取样部位是含软组织的反应性骨病变，而不是真正的肿瘤
  - 看似慢性骨髓炎的病变，实际上可能是肿瘤周围的反应性病变和炎症性纤维母细胞增生
- 结合临床和影像学结果将有助于诊断

推荐阅读

[1] Bhaker P et al: Role of intraoperative pathology consultation in skeletal tumors and tumor–like lesions. Sarcoma. 2014: 902104, 2014
[2] Sezak M et al: Feasibility and clinical utility of intraoperative consultation with frozen section in osseous lesions. Virchows Arch. 461(2):195–204, 2012

骨肉瘤：肿瘤性成骨

骨肉瘤：细胞学特征

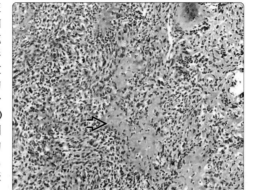
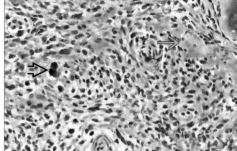

（左图）骨肉瘤的特征是丰富的成片的恶性细胞，直接伴有类骨质或不成熟骨（编织状）形成➡。这些肿瘤大多数是体积较大的破坏性的病变，主要发生在青少年膝关节周围。（右图）大多数骨肉瘤是高级别恶性肿瘤，具有明显的核多形性和核分裂像。然而，一些肿瘤可能表现出较少的多形性➡。注意，粉染的是类骨质沉积➡。

骨肉瘤：缺乏肿瘤性成骨

低级别软骨性病变

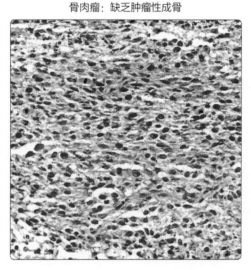
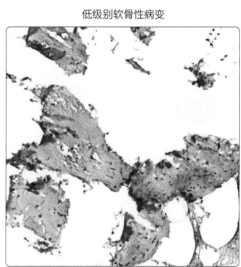

（左图）在一些骨肉瘤中，冰冻切片上没有或未见骨样基质和不成熟（编织状）骨生成。结合临床及影像学资料通常有助于这些病例的诊断，并且可以要求外科医生送检更多的组织。在老年患者中，还必须考虑骨的未分化多形性肉瘤。（右图）低级别软骨性肿瘤（如内生性软骨瘤）在冰冻切片上很难诊断，通常需要结合影像学检查。

内生性软骨瘤

尤文肉瘤

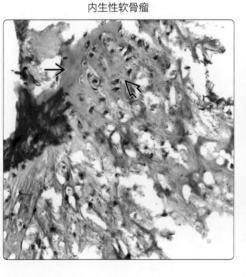
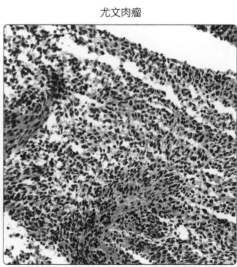

（左图）内生性软骨瘤通常在软骨小叶周围有一个纤细的粉染的骨鞘➡。细胞含量通常低于低级别软骨肉瘤。但是发生在小骨头的内生软骨瘤的细胞含量通常更高➡，可能会被过诊断为恶性。（右图）尤文肉瘤是一种小圆细胞肿瘤，其特征是小细胞成片状，胞质稀少，呈粉染或透明。这种肿瘤通常发生在儿童，常见坏死。

尤文肉瘤：挤压假象

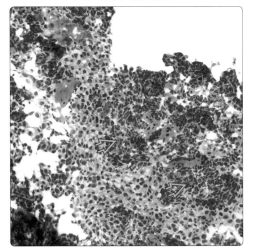

骨巨细胞肿瘤

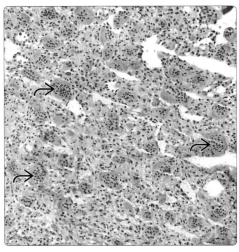

（**左图**）与大多数小圆细胞肿瘤一样，尤文肉瘤的细胞在活检过程中很容易被破坏。这张图片显示了有挤压假象的细胞➜，很像聚集的小淋巴细胞。（**右图**）虽然很多骨病变可以具有分散的破骨细胞样巨细胞➜，但是骨巨细胞瘤的破骨细胞样巨细胞通常弥漫成片分布，结合发病年龄(通常25—45岁)和肿瘤位于骨骺将有助于确定诊断。

骨巨细胞肿瘤

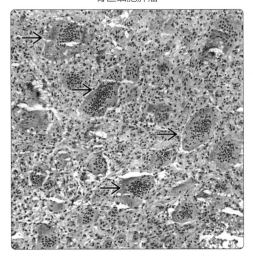

软骨母细胞瘤

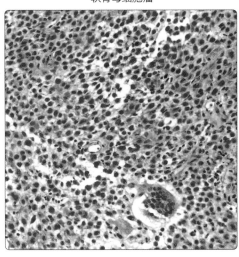

（**左图**）骨巨细胞瘤中的破骨细胞样巨细胞➜体积相当大，可能含有50～100个细胞核。需要注意的是混合的基质细胞并不是恶性细胞。如果基质细胞是恶性的，则提示其他诊断。（**右图**）虽然软骨母细胞瘤在组织学上与骨巨细胞瘤有一些相似之处，但前者的细胞更圆、更丰满、更具有嗜酸性，它们甚至可能表现出透明的胞质(煎鸡蛋的形态)。

软骨母细胞瘤：钙化

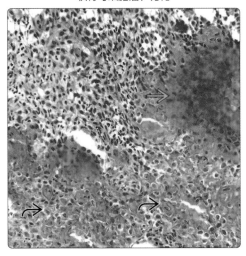

软骨母细胞瘤：软骨

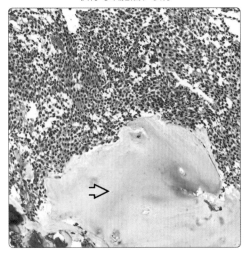

（**左图**）在软骨母细胞瘤中常见灶状钙化➜，特点是在细胞之间和细胞周围有钙化沉积（鸡笼样模式，➜）。这种钙化形式通常在石蜡切片中更加明显。（**右图**）软骨碎片➜可见于许多软骨母细胞瘤中，它通常不出现在骨巨细胞中。应该注意，软骨母细胞瘤的细胞特点是成片状、圆形饱满、粉染。

纤维结构不良

纤维结构不良：不成熟骨

（左图）典型的纤维结构不良是由纤维黏液样基质、浅染的基质梭形细胞和不规则未成熟（编织状）的骨碎片混合而成。重要的特征是纤维结构不良的某些区域可能完全没有骨形成。（右图）纤维结构不良中不规则骨碎片的特征是不成熟（无骨板结构的细胞），通常边缘没有骨母细胞；然而，有些病例可以有局灶的骨母细胞环。注意浅染的基质细胞。

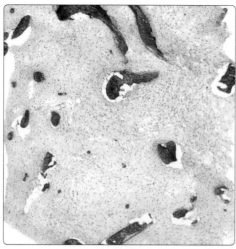

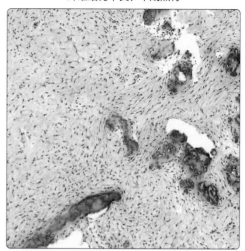

动脉瘤样骨囊肿

骨髓炎

（左图）经典的动脉瘤样骨囊肿表现为薄的丝带样囊壁➡，由松散浅染的梭形细胞和散在的破骨细胞样巨细胞组成➡。重要的是，没有恶性细胞的核异型性。（右图）某些情况下，骨髓炎除了慢性炎症细胞外，还可见明显的数量不等的中性粒细胞浸润➡。也常见肉芽组织和反应性基质毛细血管➡，未见明显的恶性细胞学特征或细胞形态。

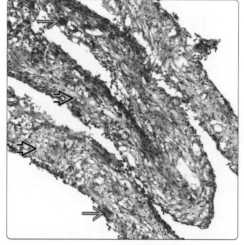

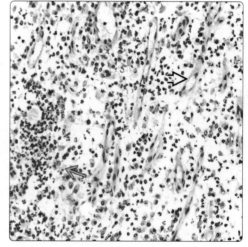

慢性骨髓炎

骨折愈合组织

（左图）在某些慢性骨髓炎病例中，浆细胞浸润可能非常显著，从而可类似于浆细胞肿瘤。然而，在骨髓炎中，浆细胞与其他炎症细胞混杂，在细胞学上通常不具有非典型性。（右图）骨折的表现可见于良性病变或恶性病变。它的特点是细胞丰富的软骨、不成熟骨➡以及浅染的纤维结缔组织➡在组织学上呈相对线性排列。

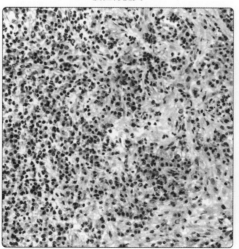

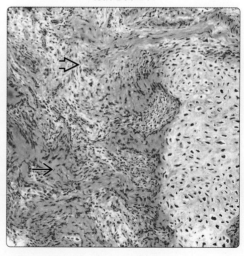

朗格汉斯组织细胞增生症

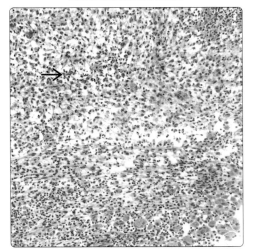

朗格汉斯组织细胞增生症：细胞学

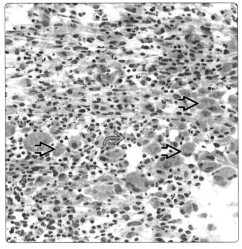

（左图）朗格汉斯组织细胞增生症（骨嗜酸性肉芽肿）很容易被误诊为是一种严重的炎症反应，如骨髓炎。它由簇状或小片状粉染的组织样细胞组成，背景是慢性炎症细胞，特别是嗜酸性粒细胞（通常很丰富，➡）。（右图）朗格汉斯细胞➡是粉染的圆形细胞，具有凹陷的（咖啡豆样）或有核沟的细胞核。可见炎症细胞，包括嗜酸性粒细胞➡。

干骺端纤维性缺损

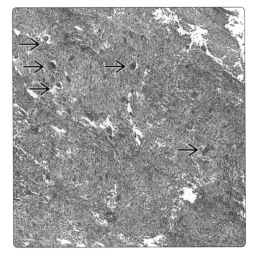

纤维性缺损：炎症细胞

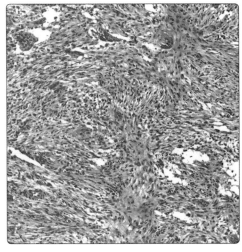

（左图）干骺端纤维性缺损（也称为非骨化性纤维瘤或纤维性皮质缺损）的特征是浅染的梭形细胞增生，形成宽大的旋涡状结构（席纹状生长方式），并混有破骨细胞样巨细胞➡。注意巨细胞的数量可能非常显著，但它们并不像在骨巨细胞瘤中成片状分布。（右图）混合的慢性炎症成分（淋巴细胞、组织细胞）在干骺端纤维性缺损中很常见。

浆细胞瘤

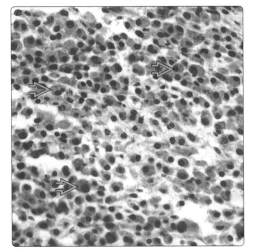

淋巴瘤

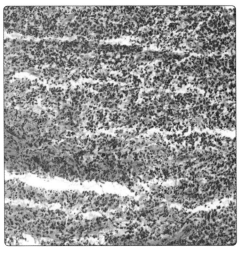

（左图）浆细胞肿瘤（包括单发的骨浆细胞瘤和浆细胞骨髓瘤）均由片状的肿瘤性浆细胞组成（以偏位核和核周空晕为特点，➡）。骨髓瘤的浆细胞可能表现出明显的细胞异型性，并在形态学上类似于癌。（右图）大多数淋巴瘤的典型特征是失黏附的细胞呈弥漫片状分布，但是其亚型分类通常需要辅助检查。高级别淋巴瘤中常可见显著的坏死。

成骨性 / 溶骨性病变　　　　　　　　骨肉瘤

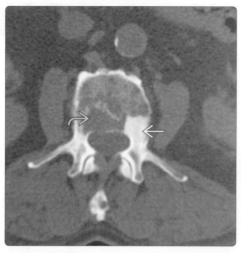
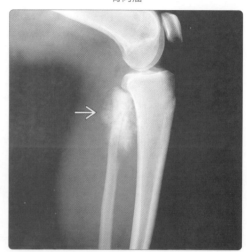

（左图）脊柱轴向 CT 显示一位前列腺癌患者既有溶骨⤳又有致密成骨➡的转移性病变。大多数转移癌以溶骨性病变为主，通常为多发。（右图）X 线侧位片显示一例发生在一位年轻患者的经典型骨肉瘤，位于膝关节附近腓骨近端。肿块内含有类骨质样基质，具有明显的"日射样"骨膜反应和软组织内肿块形成➡。

内生性软骨瘤　　　　　　　　　　软骨肉瘤

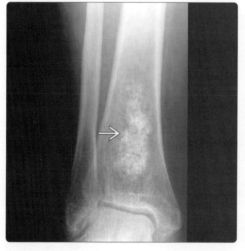
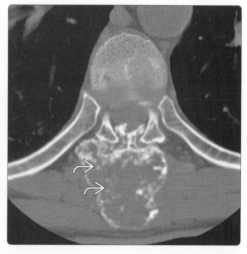

（左图）AP 平片显示一个典型的境界清楚的内生性软骨瘤，具有环形和弧形的"点彩状"的软骨样基质➡。典型的诊断特点是位于干骺端，没有皮质侵蚀 / 破坏或软组织扩散。（右图）轴位 CT 显示了一个发生在椎骨神经弓的肿物，它含有环状和点状钙化⤳，这是软骨样肿瘤基质的典型外观。考虑到肿瘤的大小，这例肿瘤最有可能的诊断是软骨肉瘤。

动脉瘤样骨囊肿　　　　　　　　　尤文肉瘤

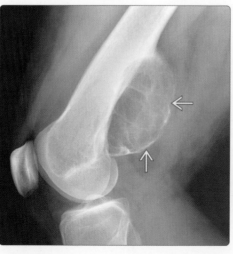
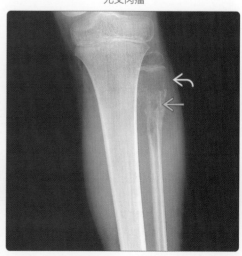

（左图）X 线侧位片显示一个发生在儿童股骨后方的大的、膨胀性的囊性肿块。皮质很薄，但完好无损➡。这个病变证实是动脉瘤性骨囊肿。但是，必须始终考虑毛细血管扩张性骨肉瘤的可能。（右图）AP 平片显示一个发生在儿童的侵袭性的溶骨性病变，位于近端腓骨的干骺端➡。病变侵害皮质，并形成一个大的软组织肿块➡。在这个年龄段，鉴别诊断通常是尤文肉瘤和骨肉瘤。

骨巨细胞瘤

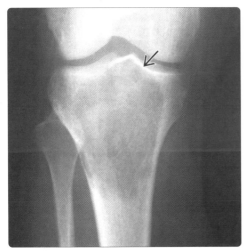

软骨母细胞瘤

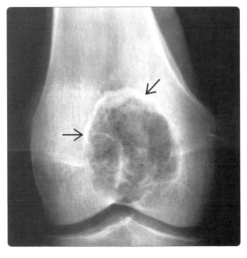

（左图）AP 平片显示一个典型的位于胫骨近端的骨巨细胞瘤。此病变呈完全性溶骨性改变，并且偏心存在，在干骺端中心延伸至骨骺和关节下方表面➡。值得注意的是，该病变没有硬化的边环。（右图）AP 平片显示一个境界清楚的溶骨性病变，边缘可见硬化带➡，累及骨骺和干骺端。这些是典型的软骨母细胞瘤的特点。

纤维结构不良

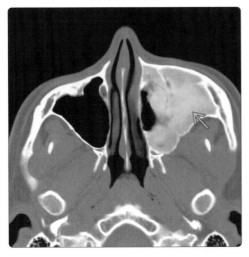

朗格汉斯组织细胞增生症（嗜酸性肉芽肿）

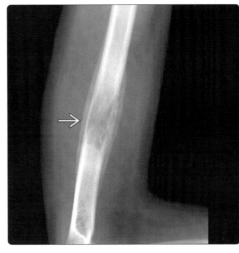

（左图）鼻窦的轴位 CT 显示纤维结构不良的典型的磨玻璃样外观➡。这一特点也可见于 MR，在长骨中，纤维结构不良一般缺乏侵袭性特征。（右图）X 线侧位片显示一位儿童骨干的高度侵袭性病变，并伴有明显的骨膜反应➡。鉴于这些特点，鉴别诊断常在尤文肉瘤和朗格汉斯细胞组织细胞增生症之间。

干骺端纤维性缺损（非骨化性纤维瘤）

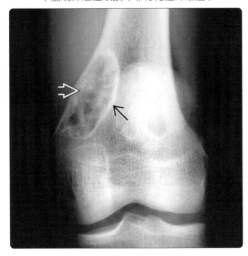

浆细胞骨髓瘤

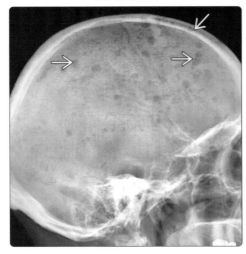

（左图）AP 平片显示一位年轻成人典型的干骺端纤维性缺损➡。注意，该病变境界清楚，位于干骺端和皮质。支持良性的特征是周围有一个致密的硬化带➡。（右图）X 线侧位片显示颅骨内有许多突出的溶骨性病变➡。这在晚期浆细胞骨髓瘤中很常见，但转移癌也可有这种表现。

乳腺：诊断
Breast: Diagnosis

曹 放 译 李忠武 校

一、手术 / 临床关注点

（一）会诊目的

- 确定是否存在癌
  - 在某些情况下，需要新鲜的组织进行辅助检查，但这只有在浸润性癌被确诊时才进行
  - 外科医生可能要求进行切缘评估

（二）患者治疗方案决策

- 可能需要切除额外的组织以实现切缘阴性，和（或）可能需要对淋巴结进行取样
- 警告
  - 不建议依赖冰冻切片进行初步诊断
    - 假阳性和假阴性的结果虽然很少见，但确实会发生
  - 建议采用空心针活检或小切口切除活检在石蜡切片上进行诊断。
    - 应在确定手术之前与患者讨论多种选择
      - 手术类型（保乳术或乳房切除术）
      - 淋巴结取样方式（前哨淋巴结活检术或腋窝淋巴结清扫术）
      - 新辅助治疗方案（化疗或激素治疗）
- 只有在极少数情况下，患者能从乳腺病变的初步术中诊断中获益

二、标本评估

（一）标本 X 线检测

- 如果进行了检测，应向病理医生提供标本的 X 线片
- 检查 X 线片以确定病变类型、是否有夹子、是否有金属丝或放射性粒子
- 可以评估 6 个切缘中 4 个切缘的边距
- 如果病变没有明显的肿块形成（＞1cm），应待石蜡切片进行诊断

（二）大体检查

- 识别外科医生提供的标本方向（如缝线或涂墨）
- 如果之前没有涂墨，则按方向进行涂墨
  - 如果由外科医生涂上油墨，则按颜色进行正确定位
- 标本连续切片
  - 大多数癌具有典型的沙砾样结构（切开时如切荸荠）
  - 其他类型的癌可能为质韧肿物（并不坚硬）或黏液性肿物
- 通过触诊确定大体病变的范围，触诊时肿块由质韧到质硬呈不连续的变化

（左图）乳房 X 线片发现的不规则肿块➡最常见的是浸润性癌，但也可能是放射状硬化性病变或瘢痕。X 线片有助于确定病变的位置和最近的边界。（右图）大多数浸润性癌形成质硬的白色肿块，且不规则地浸润周围纤维脂肪组织➡。一般来说，触诊是一个更好的定位癌的方式，而不是靠外观。切缘的距离可以从大体肉眼上进行评估。

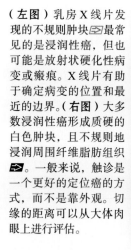
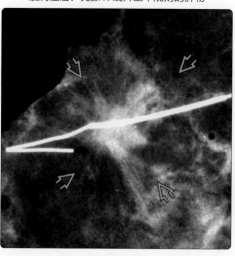

浸润性癌：乳腺 X 线片上不规则的肿物

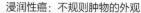
浸润性癌：不规则肿物的外观

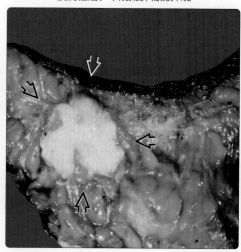

○ 如果病变大于 1cm，诊断结果能改变术中决策时，可以考虑冰冻切片。
  - 但是必须保证有足够的肿瘤用于石蜡切片进行评估和辅助检查
○ 小于 1cm 的病灶不应进行冰冻检查。
  - 可能没有足够的非冰冻组织用于诊断和辅助检查
  - 小病变最容易出现诊断错误
- 没有肉眼病变的组织不应进行冰冻检查
  ○ 冰冻切片的假象和（或）在切片准备过程中组织的丢失，可能会妨碍对石蜡切片的最终诊断
- 除非对浸润性癌已有明确诊断，否则诊断标本中的组织绝不能用于辅助检查或科学研究

（三）冰冻切片

- 应该是在大于 1cm 的病变中取一小块代表性组织（不包括周围乳腺组织）
  ○ 不应冰冻整个病变

（四）细胞学

- 对于大于 1cm 的可疑的浸润性癌，可印片或涂片进行细胞学检查

三、最常见的诊断

（一）边界不规则的浸润性癌

- 大多数乳腺癌是不规则的侵犯邻近组织的肿块
  ○ 质硬
  ○ 边界触诊可见明显的边缘或框架，将癌症与正常组织区分开来
- 大小应仔细记录并精确至毫米
  ○ 触诊大小比目测大小更为精确

（二）边界清楚的浸润性癌

- 最常见的是黏液癌和"三阴"癌（激素受体和 HER2 均阴性）
- 表面平坦或凹陷，而不是像纤维腺瘤那样凸起
  ○ 白色、质韧而不硬
- 大小应仔细记录并精确至 mm

（三）浸润性小叶癌

- 大多数形成硬的、不规则的肿块，类似于非特指型乳腺癌（"导管癌"）
- 少数仅表现为弥漫的轻微增厚的组织
  ○ 与正常的黄色脂肪相比，受累的脂肪组织可能呈淡白色
- 如果可以，大小应仔细记录并精确至毫米

（四）导管原位癌

- 肉眼上大多数病变并不明显
- 少数高级别导管原位癌（high-grade ductal carcinoma in situ，DCIS）形成边界不清的硬块
  ○ 若轻轻挤压组织，可流出点状的坏死组织（粉刺样）
- 没有明确肿块的乳腺组织不应进行冰冻检查
  ○ 冰冻切片可能很难区分高级别 DCIS 和浸润性癌
  - DCIS、小叶原位癌和硬化性腺病中的大汗腺化生可能非常类似于浸润性癌
  ○ 冰冻假象和（或）组织丢失可能会使石蜡切片的诊断变得复杂困难

（五）纤维腺瘤

- 白色、边界清楚的肿物，表面凸起，有裂隙
- 梗死性坏死可发生在患者怀孕期间

（六）叶状肿瘤

- 通常境界清楚：高级别病变可能有浸润性边界
- 大小通常比纤维腺瘤更大，裂隙更明显

（七）肉瘤

- 非常罕见的乳腺原发性病变
- 血管肉瘤是最常见的类型
- 形成界限不清的出血性的实质肿块，但通常不硬，肉眼病变体积很大

（八）放射状硬化性病变

- 通过影像学和肉眼检查发现不规则的白色肿块
  ○ 放射状毛刺的长度比中央病灶更长

（九）空芯针穿刺活检的部位

- 最常见的部位是伴有邻近脂肪坏死的出血性区域
- 活检时放置的凝胶质可能类似大米、灰色凝胶或呈其他表现
- 金属夹非常小，可能很难识别
  ○ 在标本的 X 线片上可以清晰定位

（十）硅胶肉芽肿

- 即使没有破裂，硅胶也可从植入物中渗出
- 硅胶肉芽肿可形成非常硬的分叶状肿块，大体上非常类似于癌
- 病变由充满硅胶的组织细胞组成
  ○ 硅胶通常具有折射性，但不具有极性

四、报告

（一）冰冻切片

- 如果能够对浸润性癌做出明确的诊断，则应做出相应的报告
  ○ 无须报告组织学类型或分级

（二）细胞学检查

- 报告为阴性或阳性

- 在某些情况下，可能需要明确诊断有无浸润，以确定是否应该对淋巴结进行取样

五、缺陷

（一）假阴性诊断

- 如果只对可疑为浸润性癌的病变进行检查，假阴性诊断很罕见（＜10%）
- 乳腺 X 线检查发现的癌通常很小
- 可能很难明确诊断浸润性小叶癌

（二）假阳性诊断

- 如果只对高度可疑为浸润性癌的病变进行检查，假阳性诊断很罕见（＜1%）
- 硬化性腺病
  - 最常见的被误诊为浸润性癌的病变
  - 当被原位癌或大汗腺化生累及时，非常类似于浸润性癌
  - 小管通常是背靠背紧密地连在一起
  - 边界通常清楚或呈分叶状
- 颗粒细胞瘤
  - 外观与浸润性癌非常相似
  - 细胞有丰富的颗粒状胞质和规则的圆形细胞核
- 非乳腺来源的恶性肿瘤
  - 淋巴瘤、恶性黑色素瘤和转移癌均可非常类似于原发性乳腺癌
  - 意识到这一点很重要，因为它们的治疗通常不是外科手术
  - 既往肿瘤的临床病史非常有助于诊断

推荐阅读

[1] Manfrin E et al: Intra-operative frozen section technique for breast cancer: end of an era. Pathologica. 103(6):325-30, 2011

浸润性癌Ⅰ级

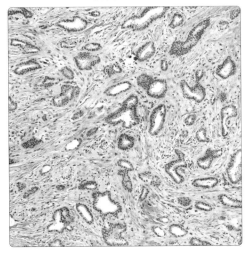

浸润性癌Ⅲ级

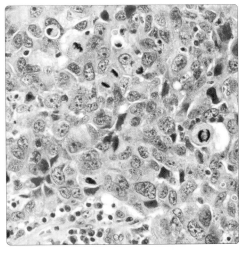

（左图）Ⅰ级癌由在反应性促纤维结缔组织增生的间质中形成良好的小管组成，在冰冻切片上很难与腺病区分。浸润周围正常的上皮是一个重要线索。（右图）Ⅲ级癌通常由成片的明显恶性的细胞组成，具有细胞核多形性。通常有淋巴细胞浸润和坏死。在没有导管原位癌（DCIS）的情况下，应考虑淋巴瘤、黑色素瘤或转移癌的可能性。

浸润性癌：乳腺X线片上边界清楚的肿物

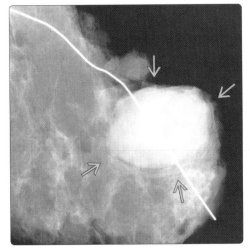

浸润性癌：边界清晰的肿块

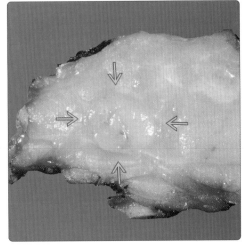

（左图）界限清楚的肿块➡通常是良性病变，如纤维腺瘤或结节性腺病。一些浸润性癌也可形成界清的圆形肿块。此例癌在X线片上有清晰的边界。（右图）少数的浸润性癌有膨胀性的境界清楚的边界➡，非常类似于纤维肿瘤等良性病变。黏液癌以及激素受体和HER2三阴的乳腺癌通常有这种表现。

浸润性小叶癌：乳腺X线片上的结构紊乱区

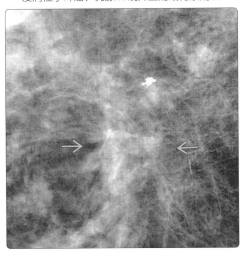

浸润性小叶癌

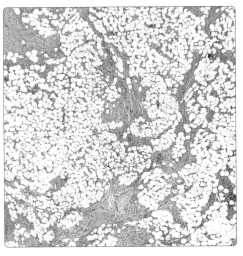

（左图）尽管许多浸润性小叶癌在乳房X线片上形成不规则的肿物，但是一些病例也可表现为轻微结构紊乱的外观，并不形成独立的肿物➡。（右图）这种浸润性小叶癌浸润脂肪组织，很少或没有促纤维结缔组织增生性反应。这些癌很难在乳房X线片上和大体检查中发现，冰冻切片上诊断尤其困难。

浸润性癌：冰冻假象

浸润性癌：石蜡切片

（**左图**）这例浸润性癌的诊断特点是不规则的间质浸润和核多形性。但是此例核内细节模糊不清，核仁不可见。（**右图**）组织学分级是乳腺癌的重要预后因素，也是判断分期的重要依据。可见的核内细节包括核仁至关重要➡️。冰冻假象会掩盖核内细节，应尽可能避免。

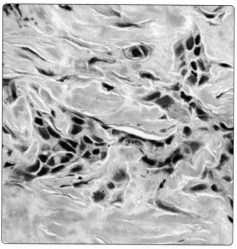
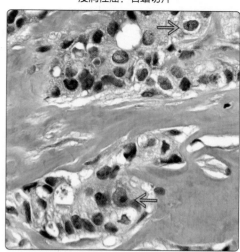

浸润性癌：冰冻切片

正常乳腺组织：冰冻假象

（**左图**）这例浸润性癌的冰冻切片假象导致细胞核变大、不规则，染色质模糊不清。如此明显的假象妨碍了精确的细胞核分级。（**右图**）这是冰冻切片上的正常导管。它的细胞核呈深染，染色质形态均匀致密。

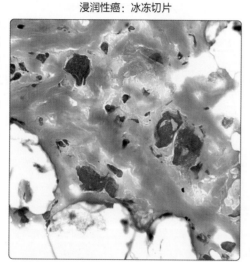
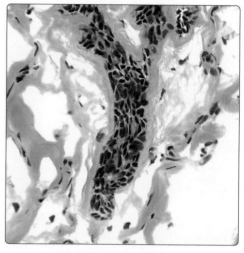

浸润性癌：冰冻切片中的灼烧假象

浸润性癌：冰冻切片

（**左图**）此例冰冻切片显示了明显烧灼假象。虽然它整体形态呈浸润性，但是很难确切地区分这些上皮成分是浸润性癌还是广泛的硬化性腺病。（**右图**）在一个正常导管周围的肿瘤细胞浸润➡️更支持浸润性癌的诊断。与正常细胞相比，癌细胞的细胞核较大，形状不规则，缺乏肌上皮细胞。

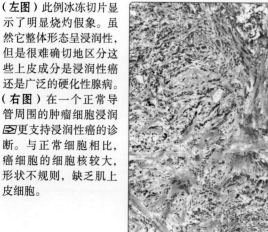
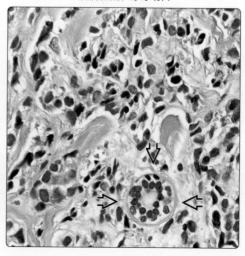

放射状硬化性病变：乳腺 X 线片表现

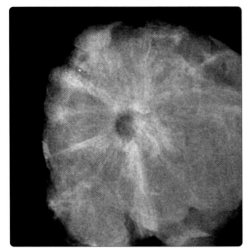

放射状硬化性病变：大体外观

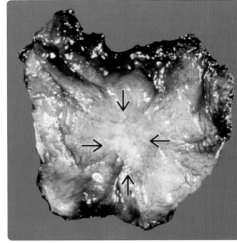

（左图）放射状硬化性病变在乳房 X 线片中可形成不规则的肿块。一般来说，与不规则浸润性癌相比，放射状毛刺的长度比中央病灶更长。这些病变应该在石蜡切片上评估，而不是在冰冻切片上。（右图）放射状硬化性病变形成不规则的肿块➡️，并且与浸润性癌无论是在影像学上，还是在大体外观以及显微镜均非常类似。与癌的不同之处在于放射状硬化性病变只有中心病灶是质韧至硬的。

放射状硬化性病变

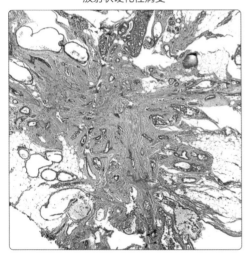

空芯针穿刺活检部位的夹子

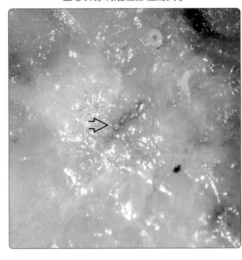

（左图）放射状硬化性病变的中心区域由致密间质中受压的腺体组成，与浸润性癌非常相似。与癌相关的促纤维结缔组织增生性间质相比，这种间质通常更致密，细胞含量更少。可见肌上皮。（右图）放置金属夹➡️用来标记影像学引导下的空芯针穿刺活检的位置。标本的 X 线片中必须记录夹子的存在。夹子很小，容易移动和在标本取材过程中丢失。

切除部位

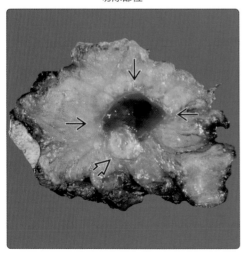

空芯针穿刺活检部位的凝胶质

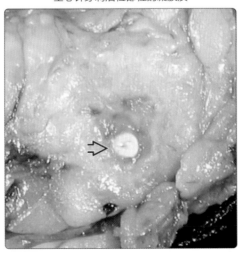

（左图）癌已被活检切除后可能可见一个空洞➡️，可能很难在空洞周围的纤维化和脂肪坏死中识别残瘤的癌灶。在一些病例中，离原肿物最近的切缘中可能会怀疑有癌残留，可进行术中冰冻检查。（右图）将可生物降解的材料➡️放置在空芯针活检所产生的空洞内，以帮助标记该位置，并协助超声检查。这种凝胶质有多种样式，包括白色米粒大小的小球、呈灰色的明胶或粉染的胶原。

结节性硬化性腺病

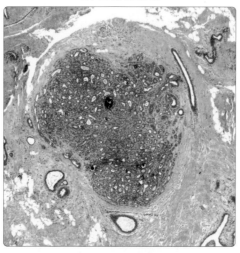

原位癌累及硬化性腺病

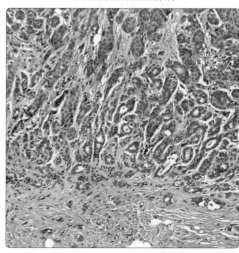

（**左图**）硬化性腺病是最常见的被误诊为浸润性癌的病变。与癌不同，硬化性腺病的小管呈背靠背排列，间质稀疏和（或）非常密集，边界通常很清楚。（**右图**）DCIS（此病例）、小叶原位癌和大汗腺化生累及硬化性腺病时的表现与浸润性癌非常相似。一般来说，这些病变不应该通过冰冻切片来评估。

纤维腺瘤：大体外观

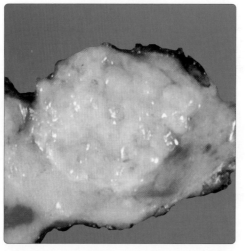

纤维腺瘤

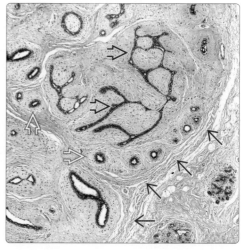

（**左图**）纤维腺瘤形成白色的边界清楚的橡胶状肿块，通常从切面凸出。裂隙状结构是因为间质增生推动和扭曲导管所致。（**右图**）纤维腺瘤是小叶间质细胞的增生。一般具有清楚的推挤性边界。相应的上皮细胞通常被间质细胞挤压和扭曲（管内型，➾），但也可被间质细胞包围（管周型，➡）。

叶状肿瘤：大体外观

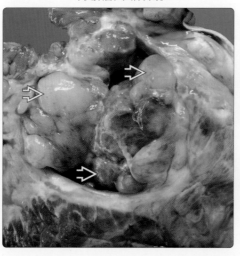

叶状肿瘤

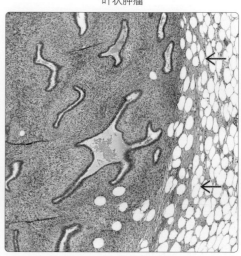

（**左图**）叶状肿瘤体积通常比纤维腺瘤大。间质过度增生可形成叶状结构（叶状柄）：一个囊内肿瘤球的表面覆盖着上皮细胞➡。（**右图**）叶状肿瘤的间质细胞含量丰富，通常存在核分裂像。在高级别肿瘤中，可能很少或缺失相应的良性上皮，并浸润到周围乳腺组织➡。对于恶性程度高的肿瘤，较广泛的切除是明智的选择。

乳腺：实质切缘
Breast: Parenchymal Margins

蔺会云 译 薛卫成 校

一、手术／临床关注点

（一）会诊目的
- 判断癌的阳性切缘或紧邻切缘

（二）患者治疗方案决策
- 术中切缘评估的应用取决于不同研究机构的工作实际
- 保乳外科术
  ○ 标本包含单个方向切除或沿残腔刮出边缘组织切取的不同切缘
  ○ 如果术中评估为切缘阳性或紧邻切缘，需要再扩切以期获得干净切缘
- 乳腺切除术
  ○ 肌肉筋膜是深部／底切缘
  – 只有当癌侵及肌肉时，外科医师才会切除它
  – 一般通过影像、临床查体或术中发现来明确
  – 对于深部切缘阳性的处理是放疗，而不是扩切
  ○ 表浅切缘和皮瓣相连
  – 对于绝大多数患者来说，乳腺导管和小叶不延伸入皮下组织
  – 对于少部分患者来说，皮瓣中可能会出现正常乳腺组织和（或）癌

- 目前还不清楚紧邻切缘的患者能否从扩切或放疗中获益
  ○ 保留乳头的乳腺切除术的乳头切缘
  – 由外科医师单独送检或病理医师取材制作的乳头基底切片
  – 如果出现导管原位癌或浸润癌，就可能会切乳头
  ○ 很少在术中评估深部切缘和表浅切缘

（三）临床背景
- 对于保乳外科术，现在的 10 年局部复发率在 5% ～ 10%
- 切缘阳性局部复发风险增加二倍
- 有关充分的阴性切缘直到最近还未达成共识
  ○ 最新共识指南定义阴性切缘为：在早期乳腺癌保乳术中，墨缘无浸润癌或原位癌
  ○ 对于仅有导管原位癌病例，定义充分切缘＞2mm
- 日常实践中，更远的阴性切缘似乎并不能降低局部复发
- 对于获得局部控制，外科切除所有亚临床病变也许并不必要
  ○ 放疗和系统性治疗对降低局部复发起重要作用
- 癌的生物亚型影响其局部复发
- 大部分浸润癌外科医师都可以触摸到，且很容易完整切除

标本 X 线照片：带有夹子和导丝的肿块

不同颜色的墨汁标记标本的切缘外观

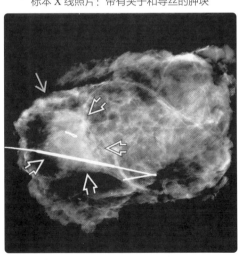
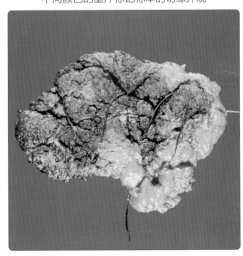

（左图）为了鉴别病变类型（肿块，钙化，夹子或放射性粒子）及与切缘的关系，需要对标本拍摄 X 线照片。在本例中，距浸润癌（夹子固定处）➡最近的切缘▱与大体观察到的一致。（右图）摆放标本，使其六个切面均能识别，并用不同颜色的墨汁标记切缘，或用其他可识别的方法。外科医师也应用回形针标记不能进一步扩切的切缘（如皮肤或肌肉筋膜）。

- 浸润癌边缘的评估一般通过大体观察来完成
- 对于弥漫浸润性癌（如浸润性小叶癌）及新辅助化疗后的癌，肉眼观察切缘不可靠
- 导管原位癌常常导致阳性切缘或紧邻切缘
  - 通常大体观察不明显
  - 切缘受累可能呈灶状
  - 冰冻切片诊断非常困难
  - 可能由于脂肪组织不易冻好，技术上不能制作完整的切片
  - 在冰冻切片上鉴别普通型增生、非典型导管增生及小叶原位癌可能很困难
  - 就乳腺外科时效性而言，利用冰冻切片评估切除标本的全周切缘并不实用
- 术中诊断的阴性切缘最终诊断可能是阳性切缘或紧邻切缘，外科医师应予以理解

二、标本评估

（一）大体

- 切除标本
  - 对于导丝或粒子定位的切除标本，应提供标本的X线照片
  - 识别出现在病变中的：肿块，钙化，夹子，放射性粒子
  - 在X线片上识别病变和四个切缘的关系
    - 第二张X线片可能用来识别其余的两个切缘
  - 标本的放置应能识别六个切缘
  - 墨汁可用于冰冻切片上识别切缘
  - 如果计划制作细胞学片，标本不能涂墨
  - 外科医师应该识别任何不能进一步切除的切缘（如皮肤或肌肉筋膜）
  - 标本连续切片（2～3mm）
  - 大体病变应和影像结果一致
  - 记录浸润癌距切缘的距离
  - 识别可疑切缘受累的区域

（二）冰冻切片

- 切除标本
  - 大多数可疑癌累及的区域可以垂直切缘取小块组织制作切片
  - 应避开不易冰冻好的脂肪组织区域
  - 不建议横向离断表面组织制片，这样做无法评估癌距切缘的距离

（三）细胞学

- 可以从6个切缘制备刮片
- 如果表面烧灼，获取可用于诊断的细胞就非常困难

（四）新兴技术

- 切缘探针系统（Dune Medical Devices, Paoli, PA, USA）
  - FDA批准的用于临床保乳术中切缘分析
  - 利用射频波谱学使用手持探针测量乳腺组织的电特性
  - 对标本或活检残腔都可进行评估
  - 如果能够切除受累切缘，需再检测新切缘
  - 据报道假阳性率和假阴性率都很高，这限制了其使用
- 近红外光成像
  - 将光成像系统和荧光对照试剂配对来评估组织的光学特性
  - 能够检测手术切缘癌细胞，其灵敏度和特异性都相对较高
  - 病理医师能够解释这些图像

三、报告

（一）大体检查

- 报告各切缘距肉眼可见癌组织的距离

（二）冰冻切片

- 必须提前了解癌的组织学类型信息才能做到准确评估切缘
  - 在冰冻切片上检测浸润性小叶癌非常困难
- 切除标本
  - 当墨汁在癌上报告切缘阳性
  - 应注明切缘上的癌是浸润性癌或是导管原位癌
  - 紧邻切缘的应报告浸润癌或导管原位癌距切缘的距离

（三）细胞学

- 报告切缘阳性或阴性

四、陷阱

（一）假阴性诊断

- 未检测受累切缘组织
  - 一般来说，利用冰冻切片不可能检测所有切缘组织
  - 外科医师应该理解在其他切缘组织石蜡切片检测后，切缘状态可能会发生变化
- 导管原位癌误认为普通型增生
  - 在冰冻切片包含人工假象或由于脂肪组织造成切片厚时，诊断导管原位癌可能困难。
  - 当出现高级别的核和（或）坏死时，诊断高级别导管原位癌就容易
  - 如果出现显著的人工假象时，诊断低级别导管原

位癌可能就不易
- 烧灼假象
  - 烧灼会影响诊断乳腺病变的能力
- 将浸润性小叶癌误认为是炎细胞
  - Ⅰ级或Ⅱ级的小叶癌与淋巴细胞及组织细胞非常相似
  - 识别活检反应区内的小叶癌可能很困难

（二）假阳性诊断
- 不典型导管增生误认为导管原位癌
  - 即使在石蜡切片上鉴别这些病变也困难
- 墨汁渗漏到组织裂隙内
  - 小心不要让墨汁污染非切缘区
- 炎细胞被误认为是浸润性小叶癌
  - 淋巴细胞和小组织细胞可以呈线性排列浸润组织

推荐阅读

[1] Gray RJ et al: Intraoperative margin management in breast-conserving surgery: a systematic review of the literature. Ann Surg Oncol. ePub, 2017

[2] Schnitt SJ: Evaluation of margins in invasive carcinoma and ductal carcinoma in situ: the pathologist's perspective. Breast. ePub, 2017

[3] Keating J et al: Identification of breast cancer margins using intraoperative near-infrared imaging. J Surg Oncol. 113(5): 508-14, 2016

[4] Butler-Henderson K et al: Intraoperative assessment of margins in breast conserving therapy: a systematic review. Breast. 23(2):112-9, 2014

[5] Esbona K et al: Intraoperative imprint cytology and frozen section pathology for margin assessment in breast conservation surgery: a systematic review. Ann Surg Oncol. 19(10):3236-45, 2012

（左图）浸润癌邻近黄色墨汁标记的切缘➡，但未在切缘上，并远离其他切缘。然而，导管原位癌可能会出现在切缘上，通常大体检查和影像不能发现。（右图）冰冻切片选择垂直切缘➡取材，能显示最邻近切缘与浸润癌➡的距离。冰冻切片选取的组织应尽可能小，并且含有纤维组织，这样做可以冻得好且避免因冰冻产生的人工假象。

切缘评估：大体所见

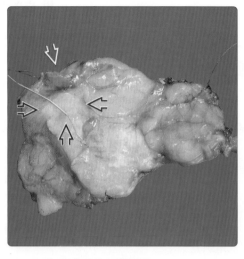

垂直切缘：大体所见

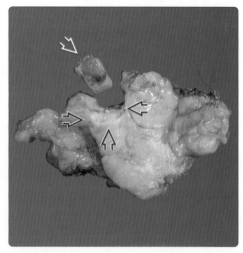

（左图）乳腺组织常常主要包含不易冰冻的脂肪组织。组织碎和折叠易造成染色差及盖片下有气泡。虽然切缘➡可见浸润癌，但是在这张切片上很难诊断。（右图）导管原位癌➡看似邻近黑墨标记的切缘➡，但是，这似乎是墨汁渗漏到组织裂缝内。导管原位癌远离组织外缘，那可能是真正的切缘➡。

乳腺切缘：冰冻人工假象

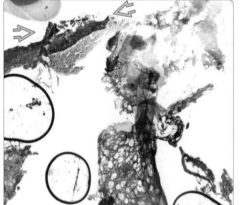

乳腺切缘：墨汁渗漏

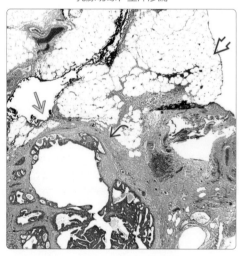

（左图）由于组织破裂，很难判断切缘上的癌是浸润癌或是原位癌➡？是真的切缘受累或是人工假象？这时结合大体所见和影像结果就显得很重要。（右图）低级别的浸润性小叶癌累及切缘断面➡，出现这种情况的原因在于这种癌常常不形成外科医师可以触摸到的明显肿块。在冰冻切片上很难认识到是肿瘤细胞，因为细胞较小，胞质稀少。

乳腺切缘：可见癌

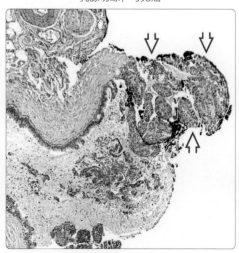

乳腺切缘：可见浸润性小叶癌

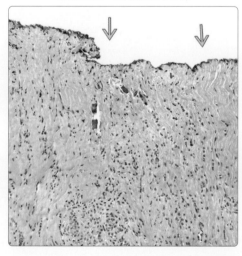

乳腺切缘: 烧灼人工假象

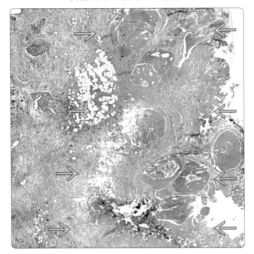

乳腺切缘: 烧灼人工假象

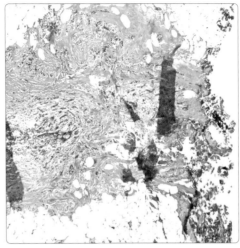

（左图）乳腺标本边缘常常严重灼烧 1～3mm➡。切缘组织评估也将非常困难或不能进行。（右图）黄色墨汁标记的切缘可见浸润癌。由于挤压及灼缘人工假象使识别癌组织很困难。

乳腺切缘: 烧灼人工假象

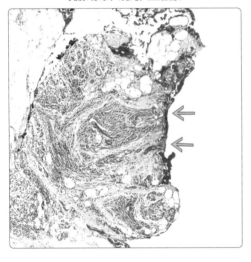

乳腺切缘: 导管原位癌

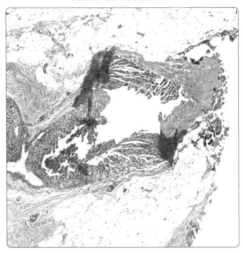

（左图）红色墨汁标记的切缘➡可见导管原位癌。虽然灼烧人工假象表明这是真正的外科手术切缘，而不是墨汁渗漏，但它也使阅片更困难。（右图）导管原位癌区域非常邻近，但不在黄色墨汁标记的切缘上，然而这种情况并不能排除剩余组织中含有导管原位癌，由于受累导管可能穿过切缘外边的组织。

乳腺切缘: 烧灼人工假象

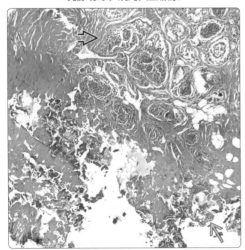

乳腺切缘: 导管原位癌

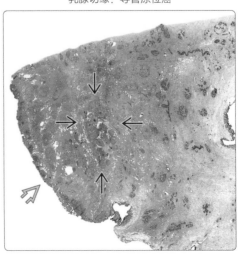

（左图）位于切缘上➡的导管原位癌严重灼烧，识别困难。但是可以识别同一区域的远离切缘导管原位癌➡。此切缘在冰冻切片上诊断很困难，这就要求标本取材小，方便冰冻。（右图）此导管原位癌➡距最近的切缘➡3mm。按照最新的指南（＞2mm），这是一个阴性切缘。

乳腺：乳头切缘评价
Breast: Nipple Margin Evaluation

蔺会云　译　薛卫成　校

一、手术 / 临床关注点

（一）会诊目的

● 甄别保留乳头和皮肤的乳腺切除术中的乳头切缘是否有浸润癌或导管原位癌

（二）患者治疗方案决策

● 如果报告乳腺切缘阳性，外科医师可能会在术中切除乳头或联合切除乳头乳晕
● 注意
　○ 报告癌的位置，位于输乳管窦、乳头真皮及远离乳头的乳腺组织中，这很重要

（三）临床背景

● 保留乳头的乳腺切除术定义为切除乳腺组织，而保留完整的皮肤，包括乳头乳晕等
　○ 于21世纪早期引入，作为标准乳腺切除术的替代方案
　○ 乳腺切除术既用于预防也用于治疗
　○ 有助于被筛选患者的一期乳腺重建
● 保留皮肤及乳头对于美观及性心理健康等均有益处
　○ 患者避免了额外的重建乳房的外科手术
● 切除平面通常位于输乳管窦平滑肌下方
　○ 在某些术式中，也要切除平滑肌层之上的乳头核心组织
● 对于仔细筛选的患者，保留乳头的乳腺切除术是一个安全选择
　○ 建议挑选患者的标准

　　－ 乳头无临床或影像受累的证据
　　－ 肿瘤 < 5cm
　　－ 肿瘤距乳头距离 > 2cm
　　－ 肿瘤 ER 阳性、HER2 阴性
　　－ 导管原位癌不广泛
　　－ 临床发现腋窝阴性
　○ 随着这项外科技术经验不断积累，符合条件的女性患者数量也在扩大
　○ 在严格挑选患者及治疗性乳腺切除术中，乳头切缘受累的比例为 0% ~ 14%
　○ 大部分由切缘阳性而切除的乳头标本中无癌残留
　　－ 在一些院所，乳头区域放疗替代再次手术
　○ 局部复发率很低（< 5%），大部分复发出现在远离乳头的胸壁
　　－ 保留乳头乳晕复合体的复发率 < 1%
　　－ 以导管原位癌累及乳头皮肤（Paget 病）的复发已有报道
　　－ 由于这是一项新的技术，目前随访时间相对较短
● 乳头基底切缘术中冰冻切片分析，可依据所在机构的具体情况选择做与不做
　○ 术中诊断有助于重建计划，避免额外手术
　○ 高特异性和中等灵敏度
　○ 可能不适用于预防性乳腺切除，由于其乳头切缘阳性罕见
● 乳头切缘标本发现了浸润癌或导管原位癌是切除乳头的指征
　○ 发现小叶原位癌可能会导致乳头切除，也可能不会

乳腺切除术类型　　　　　　　　　保留乳头的乳腺切除术

（左图）A. 传统的乳腺切除术切除乳头及其周围的梭形皮肤。B. 保留皮肤的乳腺切除术切除乳头及周围少量的皮肤。C. 保留乳头及皮肤的乳腺切除术仅切除乳腺组织，乳头部位用一缝线标记➡。（右图）乳头➡基底是保留乳头的乳腺切除术的重要切缘，此切缘可能会被浸润性癌或原位癌累及。

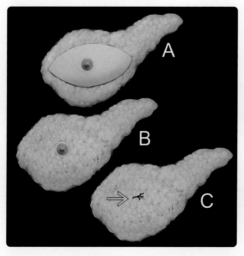
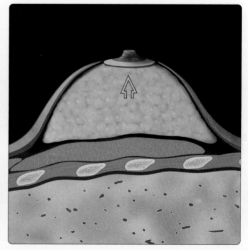

二、标本评估

（一）大体

- 乳头切缘作为外科医师送来的独立标本
  - 一般包括一块或多块小组织
  - 通常并不是乳头基底的完整切面
  - 标本通常太小，不能辨别方向
  - 可能包含乳头内组织（"乳头核心组织活检"），表浅的乳管窦组织或深部的乳腺组织
- 乳头切缘也可由病理医师从乳腺切除标本上切取
  - 乳头位置常常用缝线或墨汁进行显著标记
  - 乳头切缘可以横向截取或垂直取材后进行评估
    - 横向截取能更好地对所有输乳管窦进行取材
      - 由于这个位置大部分管腔收缩，很难截取一个完整的平面
    - 垂直取材能评估癌距乳头切缘的距离
      - 通常至少需要2～3个组织块
  - 癌距乳头切缘的距离要在随后乳腺切除标本中记录

（二）冰冻切片

- 认为是乳头切缘的所有组织都应行冰冻切片评估
- 任何方向放置标本上的肿瘤都应视为阳性切缘

三、报告

（一）大体检查

- 应报告乳腺切除术中切缘是否有大体所见的肿瘤累及
  - 这是非常罕见情况

（二）冰冻切片

- 癌的类型：浸润性癌，导管原位癌，或小叶原位癌
  - 发生在乳头的其他病变包括乳头腺瘤、大导管乳头状瘤及汗管瘤样腺瘤
    - 由于通过仔细的临床及影像学检查筛选的具有正常乳头的妇女是不可能在乳头切缘标本中出现这些病变的

- 癌的位置：累及输乳管窦，乳晕组织或乳腺组织
- 如果可以，指出与墨汁标记切缘的关系

四、陷阱

（一）假阴性诊断

- 取材错误：未检测受累切缘组织
  - 外科医师送来的组织并不能包括完整乳头基底
  - 从标记乳头基底再取样可能发现癌
- 解释错误：导管原位癌或小叶原位癌误认为是普通型增生
  - 在冰冻切片上解释导管内增生性病变可能很困难
- 冰冻及挤压人工假象
  - 使癌的诊断富有挑战性

（二）假阳性诊断

- 把增生及不典型增生误认为原位癌
  - 为了避免不必要的乳头乳晕复合体切除的发生，在模棱两可的冰冻切片上报告阳性发现时要非常谨慎

推荐阅读

[1] Alperovich M et al: Nipple-sparing mastectomy and sub-areolar biopsy: to freeze or not to freeze? evaluating the role of sub-areolar intraoperative frozen section. Breast J. 22(1):18–23, 2016

[2] Headon HL et al: The oncological safety of nipple-sparing mastectomy: a systematic review of the literature with a pooled analysis of 12,358 procedures. Arch Plast Surg. 43(4):328–38, 2016

[3] Tang R et al: Positive nipple nargins in nipple-sparing mastectomies: rates, management, and oncologic safety. J Am Coll Surg. 222(6):1149–55, 2016

[4] Duarte GM et al: Accuracy of frozen section, imprint cytology, and permanent histology of sub-nipple tissue for predicting occult nipple involvement in patients with breast carcinoma. Breast Cancer Res Treat. 153(3):557–63, 2015

[5] Morales Piato JR et al: Improved frozen section examination of the retroareolar margin for prediction of nipple involvement in breast cancer. Eur J Surg Oncol. 41(8):986–90, 2015

保留乳头的乳腺切除术

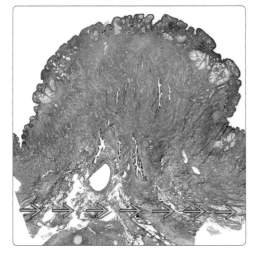

乳头基底：输乳管窦

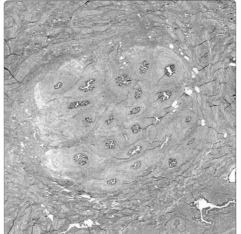

（左图）保留乳头的乳腺切除术中沿着乳头基底➡的切除线。虽然一些外科医师试图去除此线以上乳头组织的核心，但是传统上，平滑肌层上的输乳管窦及邻近的小叶（一些女性）不去除。（右图）理想的乳头切缘包括15～20个交错的输乳管窦的切片，实践中，一般送来评估的切缘包括的输乳管窦数量＜5个。

（**左图**）在乳头基底可见导管原位癌累及输乳管窦➡。如果实施了保留乳头的乳腺切除术➡，乳头内的导管原位癌将不能去除，术后将会以 Paget 病复发而报道。

（**右图**）在乳腺切除术中乳头基底位置通常以缝线标记指示。可横向截取一个平面，或者在乳头基底区涂墨标记，垂直切缘取材。本例中，导管原位癌➡邻近绿色墨汁标记的切缘➡。

导管原位癌累及输乳管窦

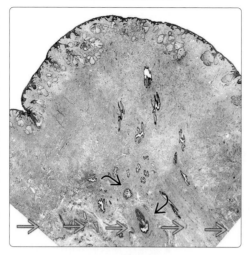

乳头切缘：从乳腺切除标本中垂直切缘取材

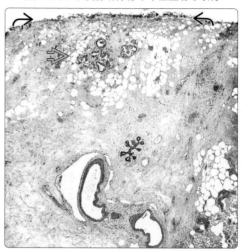

（**左图**）外科医师提供的乳头切缘一般包含一块或几块小组织，通常不可能辨别标本方向。此组织应该包括输乳管窦➡。灼烧及挤压假象常常使阅片困难。（**右图**）由于输乳管窦呈回旋形易于被平切，评估其内的原位癌非常困难。此例中，也存在着挤压人工假象导致细胞失黏附。

乳头切缘：外科医师送检的独立标本

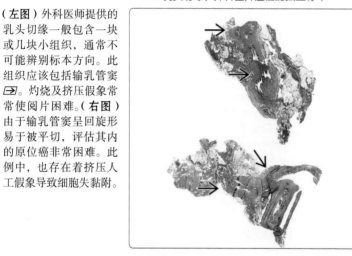

输乳管窦挤压造成的人工假象

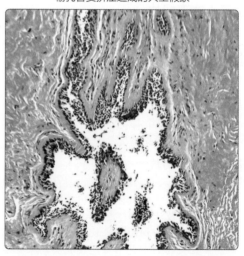

（**左图**）破碎的乳头基底切缘标本上可见小灶浸润性癌➡，输乳管窦的出现➡证实了癌是出现在乳头基底组织内。（**右图**）乳头内可见浸润性小叶癌➡，邻近输乳管窦➡。冰冻切片诊断这类乳头受累非常困难。

乳头切缘：浸润性癌

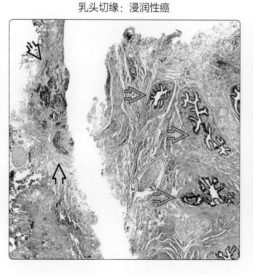

乳头切缘：浸润性小叶癌

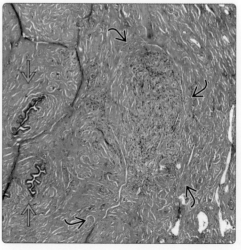

导管原位癌累及输乳管窦

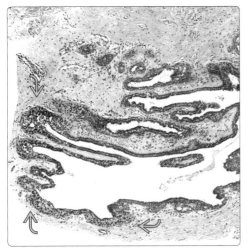

乳头切缘

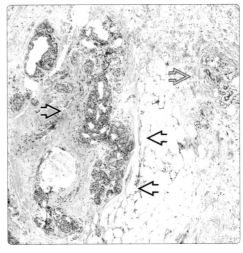

（**左图**）导管原位癌沿输乳管窦以贴壁方式出现➡。如果不参考乳腺其他部位的导管原位癌类型，单独依据切缘标本也许不能区分导管原位癌和不典型增生。（**右图**）在临床医师送来的乳头切缘组织中出现导管原位癌➡，然而，小叶➡和脂肪组织的出现表明该组织在乳头下方，与真正的乳头组织取样相比，这种发现可能不能作为乳头受累的证据。

平坦型上皮不典型增生累及输乳管窦

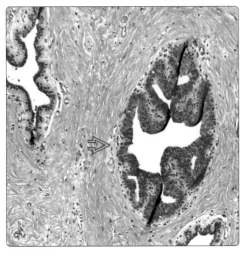

乳头切缘：不典型小叶增生

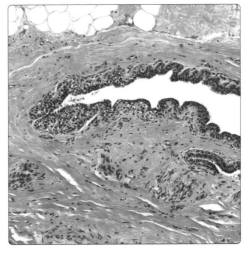

（**左图**）平坦型上皮不典型增生➡累及输乳管窦。将此区域与导管原位癌区域相比较非常重要，这样可以确定该病变是导管原位癌的延伸或是一独立的病变。（**右图**）在冰冻切片上诊断输乳管窦内不典型小叶增生很困难。这种发现可能是预防性乳腺切除时切除乳头的一个指征，但不是患癌妇女切除乳头的指征。

乳头内淋巴管侵犯

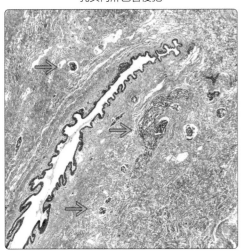

乳头切缘可见上皮移位

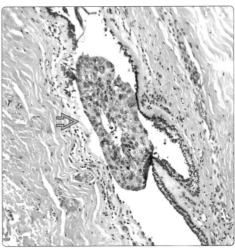

（**左图**）在乳头切缘上观察到淋巴管侵犯不常见➡。如果可能，应该与间质浸润及原位癌鉴别，因为这种情况追加手术的获益不明确。（**右图**）在输乳管窦腔内出现一个癌细胞团➡。应进一步检测确定这片癌细胞是否衬在导管上，如果不是，这种发现应解释为上皮移位而不是阳性切缘。

支气管和气管：诊断
Bronchus and Trachea: Diagnosis

蔺会云 译 薛卫成 校

一、临床 / 手术关注点

（一）会诊目的
- 明确诊断用于制订治疗计划

（二）患者治疗方案决策
- 特异性诊断可以指导后续治疗
  - 如果操作主要用于获取诊断，就不需要再取样
  - 如果是类癌，行局部（袖状）切除
  - 如果是小细胞癌，患者可能接受化疗，而不行手术治疗
  - 其他类型的癌可能被认为需要术前化疗和（或）放疗

二、标本评估

（一）大体
- 通常为无方向性的小块组织

（二）冰冻切片
- 通常要冰冻全部标本

三、最常见的诊断

（一）鳞状细胞癌
- 角化有助于诊断

（二）类癌
- 经典的位于支气管内
- 细胞核形态单一，呈巢状、腺泡状、梁状生长方式

（三）唾液腺肿瘤
- 包括多形性腺瘤，腺样囊性癌，黏液表皮样癌及其他

（四）小细胞癌
- 缺乏胞质的小细胞（淋巴细胞样）；常常出现挤压人工假象
- 应能看到核分裂像、凋亡及坏死

四、报告

冰冻切片
- 冰冻切片如果不能给出特异性的诊断，要给出描述性诊断（可见癌 / 恶性肿瘤）
  - 如果可能，应给出小细胞癌的诊断
- 对于疑难病例，延迟诊断至石蜡切片可能是必要的

五、陷阱

（一）伴有挤压假象的小蓝细胞
- 鉴别诊断包括
  - 小细胞癌：除非见到核分裂及坏死，否则不确诊
  - 类癌：典型的生长方式支持诊断
  - 淋巴瘤：成片的非典型淋巴细胞和（或）坏死
  - 反应性淋巴细胞：见到生发中心形成就比较令人放心
- 如果无法诊断，应建议要求再取材

（二）过诊断为癌
- 反应性黏膜的内皮细胞或淋巴细胞可能非常像浸润性癌
  - 表面上皮通常无不典型增生
- 在小的无法辨别包埋方向的活检标本上区分原位鳞状细胞癌和浸润性癌可能是困难的
  - 原位癌通常不需通过外科手术治疗
- 提防活检组织太表浅；要求送检更多组织以便获得充足的病变样本

推荐阅读

[1] Gupta R et al: What can we learn from the errors in the frozen section diagnosis of pulmonary carcinoid tumors? an evidence-based approach. Hum Pathol. 40(1):1-9, 2009

（左图）鳞状细胞癌可累及支气管或气管。几乎所有的气管鳞状细胞癌都是原发该部位的，但是多数主支气管鳞状细胞癌都是从肺延伸来的。（右图）支气管和气管的鳞状细胞癌和其他部位的鳞状细胞组织形态学相同。证实出现角化➡️或在鳞状上皮异型基础上出现角化对于确诊鳞癌非常有帮助。

鳞状细胞癌

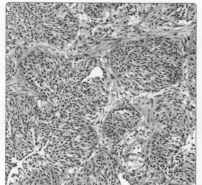

鳞状细胞癌：角化

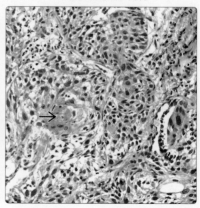

腺癌

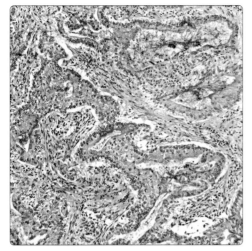

腺样囊性癌

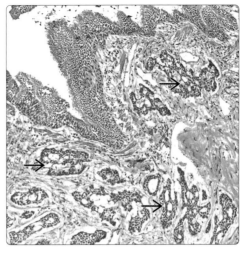

（左图）传统腺癌除非因局部延伸，否则发生在支气管和气管内腺癌罕见，大部分支气管腺癌是唾液腺型的或转移的（如来自结肠）。（右图）支气管黏膜下腺体可以发生癌，与唾液腺发生的类似。腺样囊性癌(此处所示，瑞士奶酪样外观)➡，多形性腺瘤和黏液表皮样癌都是常见类型。

类癌

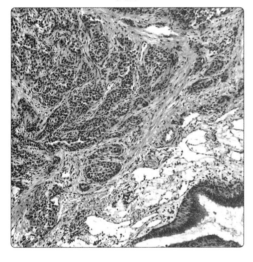

类癌

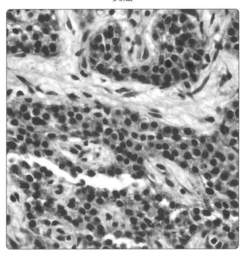

（左图）起源于支气管内呈外生性推挤性生长是肺类癌的常见表现. 这些肿瘤上皮细胞形态单一，呈特征性的巢状、梁状、片状及腺泡状排列。（右图）在经典生长模式基础上，细胞及核小、形态单一有助于类癌诊断。注意在冰冻切片上也许不能出现特征性椒盐样核染色质模式。

小细胞癌

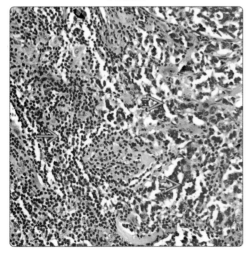

反应性内皮细胞

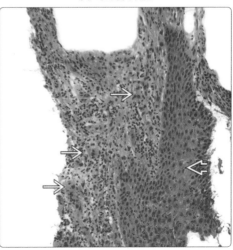

（左图）小细胞癌➡与淋巴细胞➡区别可能很困难。肿瘤细胞应表现出大量的核分裂和坏死。如果有广泛的挤压人工假象，给出明确诊断也许不可能。（右图）在炎症或感染病例，黏膜下毛细血管可能会表现出反应性内皮细胞比较突出➡，非常像小的浸润癌巢，请注意被覆上皮➡是化生而不是异型增生，活检部位有无肿块是非常重要的。

小脑和脑干：诊断
Cerebellum and Brainstem: Diagnosis

任文浩 译 薛卫成 校

一、手术 / 临床注意点

（一）会诊目的

- 明确诊断以确定适当的术中和术后治疗方式
  - 切除（例如，毛细胞型星形细胞瘤，室管膜瘤，转移性肿瘤，髓母细胞瘤）
  - 活检诊断，随后放疗或化疗（如弥漫浸润性脑桥胶质瘤）或类固醇治疗（如脱髓鞘疾病）
- 适当处理用于辅助检查的组织（即，分子检测，电镜，微生物培养）

（二）患者治疗方案决策

- 即时术中规划
- 留取诊断组织以供进一步研究

（三）临床背景

- 3 个主要的临床情形需要组织取样
  - 患者有颅内压升高的症状和体征，如恶心呕吐
    - 紧急手术，以防止即将出现的脑疝
  - 患者有慢性或亚急性症状，如共济失调和癫痫发作
    - 活检以诊断生长缓慢或隐匿的病变
  - 患者有特定的颅神经麻痹或听力丧失，提示
    - 炎性病变累及蛛网膜下腔或转移性病灶浸润
    - 占位病变局部压迫，如前庭神经鞘瘤
    - 活检诊断疾病进程
- 既往病史至关重要
  - 成人：全身恶性肿瘤史，如癌、淋巴瘤或脱髓鞘疾病
  - 小儿：白血病或颅外实体肿瘤病史
    - 颅后窝辐射暴露史
      - 髓母细胞瘤幸存者有继发多发性胶质母细胞瘤（GBM）的风险

（四）神经影像

- 复习影像学所见对于明确最有可能的鉴别诊断病变是至关重要的
- 神经解剖定位
  - 小脑半球
    - 成人：转移瘤和血管母细胞瘤
    - 儿童：毛细胞型星形细胞瘤和髓母细胞瘤的某些亚型
  - 小脑中线：儿童髓母细胞瘤
  - 第四脑室：儿童室管膜瘤，成人室管膜下瘤
  - 桥小脑角：儿童脉络丛肿瘤和室管膜瘤
    - 成人前庭神经鞘瘤和脑膜瘤
    - 成人或儿童皮样囊肿
- 信号特征

弥漫性脑桥内胶质瘤：MR 表现

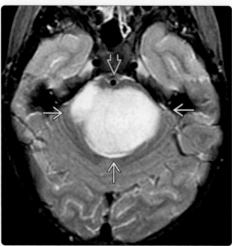

小脑和脑干胶质瘤

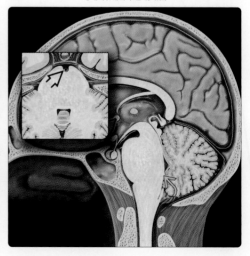

（左图）轴位 T_2WI MR 脑干表现为弥漫性脑桥内胶质瘤（DIPG），脑桥显著扩张，呈高强度➡。注意肿瘤包绕基底动脉➡，这是 DIPGs 典型的生长模式。DIPGs 通常是富于纤维的，治疗后仍效果不佳。（右图）胶质肿瘤是小脑和脑干最常见的原发肿瘤。DIPG 挤压第四脑室➡并围绕着基底动脉➡。

- 毛细胞型星形细胞瘤、血管母细胞瘤：囊肿伴附壁结节
- 毛细胞型星形细胞瘤、髓母细胞瘤（不均一）、转移性肿瘤和脓肿（环状模式）：对比度增强
- 梗死、出血：弥漫减弱
- 低级别胶质瘤：边界不清、非增强半球病变
- 胶质母细胞瘤、淋巴瘤、弓形虫病：造影剂使用后环状增强

二、标本评估

（一）大体

- 通常很少有独特的大体特征
  - 胶质瘤：质软，灰色半透明，凝胶状
  - 毛细胞型星形细胞瘤：质硬，橡胶样，灰白色
  - 脉络丛肿瘤：叶状乳头状，突出的血管
  - 血管母细胞瘤：富于血管，出血性
  - 前庭神经鞘瘤、脑膜瘤：质硬，纤维性，或橡胶样，灰白色；难以涂片
  - 脓肿：化脓性，有时有纤维性内壁
  - 许多病灶是出血性的（非特异性）
- 鉴别病变与正常组织，选取病灶制作冰冻切片和涂片
  - 脑干、小脑组织：质软，粉白色，容易涂抹为均匀薄膜
  - 脑膜组织：膜状，富血管，不易涂片
  - 白质：珍珠白色，黏稠，但易涂片
  - 转移性肿瘤：随转移瘤的类型而不同，呈颗粒状或黏液样，粉红色，灰色，灰黄色，或出血性；涂片团簇状
  - 胶质瘤：通常颜色更灰、质地更黏，易于涂片或涂片呈串状
  - 反应性脑组织：易于涂片；然而，反应性星形胶质细胞经常组织聚集在一起，像天空中的云彩

（二）冰冻切片

- 注意不要在冰冻时把整个送检标本用光（最终可能只有冰冻时接收到的标本）
  - 先做细胞学涂片
  - 从穿刺活检组织的两端各取 1mm 代表病变的近端和远端
- 冰冻方法
  - 将待冰冻组织放在小滴包埋剂上，注意包埋剂不要遮盖组织
  - 如果穿刺活检，纵向平分样品，而不是横向切断，涂片制作结束后取 1/2 组织进行冰冻
  - 通过轻触金属吸热器或冰冻喷雾快速冰冻，以避免组织中的冰晶

- 制片过程中切片要小心仔细
- 在某些情况下，选择只进行细胞学涂片
  - 小标本，疑似传染病，或钙化病变

（三）细胞学

- 涂片（压片）对于质软的大多数标本适用
- 同一张切片中，2 ～ 3 片 < 1mm 的组织相邻摆放，可用于表示不同部位
- 印片用于质硬 / 纤维化 / 钙化病变
- 扫描整个切片，因为病变可能有异质性

（四）分配组织用于特殊检查

- 胶质肿瘤，一些转移性肿瘤（肺、结肠）
  - 保留冰冻组织用于分子检测
  - 一些癌症中心要求相关检测以入选临床试验
  - 淋巴瘤流式细胞学检测
- 感染标本
  - 组织应送至微生物培养室
  - 直接从手术室送出无菌组织为首选

三、最常见的诊断

（一）弥漫性脑桥内（脑干）胶质瘤

- 冰冻切片
  - 数量因目标和定位而异
    - 由于所处位置，组织量较小
    - 由于样本异质性，通常无法诊断或明确诊断
  - 形态学特征谱系可以从弥漫性星形细胞瘤到明显的多形性胶质母细胞瘤
    - 弥漫性的低级别表现不能排除其他地方的高级别病变
    - 组织量少时往往限制进一步的分子检测
- 涂片
  - 染色质深，卵圆形或梭形核
  - 不同程度的异型型和多形性
  - 核分裂像活跃
  - 背景纤维化
  - 无 Rosenthal 纤维或嗜酸性颗粒小体
  - 微血管增生
  - 坏死
- 难点
  - 标本通常非常小
    - 仅在有必要明确诊断时再行冰冻
    - 应保留大多数组织以行分子检测
    - 可能被反应性胶质细胞增生包裹

（二）青少年毛细胞型星形细胞瘤

- 冰冻切片
  - 纤维化背景的密集区域含有 Rosenthal 纤维和嗜酸

性颗粒体，与松散、微囊区交替存在

- Rosenthal 纤维为厚而嗜酸性、扭曲状的纤维（由中间丝组成）
  - 卵圆形核，偶有多形性，罕见或无核分裂像
  - 常见微血管增生，无预后意义
  - 罕见坏死（如有，则提示其他诊断）
- 涂片
  - 细胞透明，双极，可有多核细胞（"盘中硬币"）
  - 背景中有 Rosenthal 粗纤维网和嗜酸性颗粒小体
  - 微血管增生结节不应被误认为多形性胶质母细胞瘤中的微血管增生
  - 核分裂像可以存在；然而，大量的核分裂像不常见，需要引起注意
- 难点
  - 如果样本很小，可能不能看到所有的诊断特征
  - 如果不确定，可以报告为"伴毡样特征的星形细胞瘤"

（三）髓母细胞瘤

- 冰冻切片
  - 小圆形蓝色细胞肿瘤，大片状实性生长
  - 单细胞凋亡与地图样坏死
  - 核分裂像多，虽然可能与染色质量有关
  - 可变的特征
  - Homer Wright 菊形团（经典髓母细胞瘤）
  - 结缔组织分隔成结节状（促纤维组织增生型髓母细胞瘤）
  - 核仁突出的大奇异细胞（间变性 / 大细胞髓母细胞瘤）
  - 结节或促结缔组织增生结构提示为 sonic hedgehog 亚型
  - 不必在术中鉴别各种亚型
- 涂片
  - 细胞核大小一致，椭圆形或胡萝卜形，胞质少，通常有明显的核分裂像
  - 伴有坏死核碎屑，背景脏
- 难点
  - 术中冰冻鉴别非典型畸胎瘤样 / 横纹肌样瘤（AT/RT）
  - 报告为"小蓝细胞肿瘤，确切诊断待石蜡"
  - 如果涂片过于用力，细胞核可能会破坏，染色质呈团块和拉丝
  - 小脑皮质正常的颗粒细胞层富于细胞，可能会引起问题
  - 细胞较小，缺乏核分裂像
  - 散在的浦肯野细胞可以辅助诊断
- 应保留足够数量的肿瘤组织用于分子检测

（四）非典型性畸胎瘤样 / 横纹肌样肿瘤（AT/RT）

- 冰冻切片
  - "小蓝细胞肿瘤"，无菊形团或促结缔组织增生结节
  - 数量不等的横纹肌样细胞，胞质丰富、致密、嗜酸性
  - 可能并不总是存在
  - 偶尔透明细胞和"食人族"细胞（一个细胞吞噬另一个细胞）
- 涂片
  - 大部分细胞核均匀一致，细胞核呈椭圆形或胡萝卜形，胞质很少
  - 涂片比冰冻切片更易于观察横纹肌样细胞
  - 凋亡细胞和（通常）高核分裂比例
- 难点
  - 术中冰冻与其他恶性小蓝细胞肿瘤鉴别
  - 报告为"小蓝细胞肿瘤，确切诊断待石蜡"
  - 在转移性横纹肌肉瘤中也可以看到丰富的横纹肌样细胞

（五）室管膜瘤

- 冰冻切片
  - 细胞较丰富但多少不等，伴血管周围假菊形团、室管膜小管和胞质内小空泡
  - 微血管增生无预后意义（WHO Ⅱ 级）
  - 明显的细胞学异型性，核分裂像和坏死支持间变性室管膜瘤（WHO Ⅲ 级）
- 涂片
  - 胶质肿瘤细胞具有一致的卵圆形核，常具有小核仁和微颗粒状染色质
  - 细胞质突起，在血管周围放射状排列，伴或不伴血管细胞增生
- 难点
  - 必须给出明确诊断，因为切除是最终治疗（不像髓母细胞瘤或 AT/RT）
  - 由于肿瘤的异质性，分级不可靠且不能预测预后
  - 报告为"室管膜瘤，确切分级待石蜡"（除非有明显的间变性）
  - 分子检测优于组织学分级

（六）神经鞘瘤

- 冰冻切片
  - 有 Antoni A 和 Antoni B 区的梭形细胞肿瘤
  - Antoni A 区由线性栅栏状排列的施万细胞核（Verocay 体）组成
  - Antoni B 区有疏松的基质和黏液样基质

○ 细胞核大小不等，形状多样，但主要呈纺锤形
○ 血管透明变性、发现巨噬细胞和其他退行性改变
- 涂片
  ○ 因为组织呈团块状，通常难以涂抹；可能很少会在印片中发现
  ○ 不规则的、成角的梭形细胞成群分布
  ○ 厚壁血管透明变性
- 难点
  ○ 与纤维母细胞性脑膜瘤或孤立性纤维母细胞性肿瘤可能无法鉴别

（七）血管母细胞瘤
- 冰冻切片
  ○ 在富于纤细的毛细血管基质中见多泡状细胞（油红O阳性）
  ○ 常有明显的核异型性，但无核分裂像
  ○ 微囊性改变
  ○ 丰富的小血管可能是突出的特征
- 涂片
  ○ 含有脂质的间质肿瘤细胞和纤细的毛细血管
  ○ 核异型性（高核浆比，染色质深，核轮廓不规则）
- 难点
  ○ 与转移性肾透明细胞癌极为相似
  ○ 在 von Hippel-Lindau 病患者中，两种病变都可以发生在同一个患者

（八）脉络丛肿瘤
- 冰冻切片和涂片
  ○ 乳头状瘤
  - 形成良好的乳头状结构，乳头被覆良性立方或纤毛上皮
  - 通常发生在成人
  ○ 非典型乳头状瘤
  - 结构更复杂，伴实性区和核异型性
  ○ 脉络丛癌
  - 异型性非常大，常实性，多形性，伴坏死
  - 通常发生在小孩，该人群中很少见转移癌
  - 与转移性腺癌无法鉴别

（九）其他肿瘤
- 转移
  ○ 组织学可依原发部位不同而多变
  - 经常去分化
  - 最常见的肺、乳腺和恶性黑色素瘤
  - 可能出现出血，特别是黑色素瘤和肾细胞癌
- 淋巴瘤
  ○ 核仁明显的大淋巴样细胞
  ○ 核碎屑和核分裂像易见

○ 背景中通常有淋巴腺样小体
- 淋巴细胞圆形，淡染，细胞质碎片嗜碱性，直径 2～7μm
○ 很少在颅后窝单独发生
- 促结缔组织增生性婴幼儿星形细胞瘤和神经节胶质瘤
  ○ 显著的胶原纤维/纤维母细胞成分，伴不明显星形胶质细胞和（或）神经节细胞
  ○ 通常生长在脑膜表面并与其上面的硬脑膜相连
  ○ 通常低级别，但不绝对
- 胶质神经元肿瘤
  ○ 胚胎发育不良性神经上皮肿瘤
  - 在小脑少见，可能有大囊成分
  - 小而圆形的神经细胞或少突胶质细胞样核呈单列或结节状生长
  - 散在的神经节细胞"漂浮"在微囊中
  - 低级别/错构性
  ○ 第四脑室菊形团样胶质细胞肿瘤
  - 小的神经细胞形成菊形团结构，中间有岛状的神经毡
  - 无核分裂像活性

（十）脱髓鞘疾病
- 进行性多灶性白质脑病
  ○ 发生在免疫抑制的患者中（艾滋病、移植受体，罕见情况下是由免疫调节药物导致），是机体对 John Cunningham 病毒感染的反应
  ○ 冰冻切片和涂片
  - 一些大的，污浊的胶质细胞核（病毒性细胞病理改变）和大量泡沫样巨噬细胞
  - 不同程度的血管周淋巴细胞浸润，由小淋巴细胞构成
- 多发性硬化
  ○ 仅在罕见的急性肿瘤样单发病灶存在时才进行活检
  ○ 冰冻切片和涂片
  - 泡沫样巨噬细胞，有时可见非典型性、反应性星形胶质细胞
  - 可能有大的星形胶质细胞和怪异的核分裂像（克氏细胞）
  - 不同程度的血管周围淋巴细胞浸润
- 识别这种疾病非常重要，可以避免手术切除。

（十一）脓肿和感染
- 细菌性脓肿
  ○ 好氧/厌氧
  - 中性粒细胞，坏死碎屑，纤维血管壁
  - 微生物通常不可见

- 应送微生物培养（如果手术室未送的话）
- 报告为"脓肿物，倾向细菌"
- 报告中建议送无菌组织进行微生物培养很有必要
- 分枝杆菌
  - 淋巴细胞，上皮样组织细胞，巨细胞，坏死碎屑
  - 应送检组织用于抗酸杆菌涂片和培养（如果没有从手术室送的话）
  - 报告为"坏死性肉芽肿，建议送检无菌组织进行微生物检测"
- 真菌感染
  - 不同程度的急性/慢性炎症细胞浸润，取决于微生物和宿主免疫状态
  - 入侵血管的真菌可伴有出血
  - 通常在冰冻切片或涂片上可见微生物
  - 报告为"真菌感染，建议送检无菌组织进行微生物检测"
- 弓形虫病
  - 常见于 HIV 患者中，在影像上可酷似淋巴瘤或胶质母细胞瘤
  - 坏死碎屑混合中性粒细胞和巨噬细胞
  - 寻找慢殖子囊肿，因为速殖子很容易被误认为是核碎屑
  - 薄壁囊肿，大小为 5～70μm 不等
  - 充满新月形的慢殖子
  - 识别该疾病很重要，以免切除过多组织
- 小脑炎
  - 在影像学上可能很像肿瘤样病变
  - 发生在儿童
  - 广泛的淋巴细胞性炎症和正常结构的破坏
  - 推测是病毒，虽然没有看到包涵体

（十二）出血

- 通常与高血压或淀粉样血管病有关，尤其是老年患者
- 可能是由于血管畸形，如海绵状血管瘤或发育性静脉畸形
- 很少活检，除非影像学特征不典型或为膨胀性（生长）的病变发生
- 可由转移性疾病（成人）或急性白血病（儿童）引起

（十三）梗死

- 可能是栓塞或后循环的局部动脉粥样硬化导致
- 很少活检，除非影像学特征不典型

四、报告

（一）冰冻切片

- 对于粗针活检，主要问题是组织是否足够用于诊断；确切诊断可能需要待石蜡

- 如果出现意想不到的结果（弓形虫病与淋巴瘤），开放式活检可能会明显改变治疗方法
- 术中决策取决于如下疾病的鉴别
  - 室管膜瘤、髓母细胞瘤、毛细血管星形细胞瘤，应最大范围地安全切除
  - 室管膜瘤：由于肿瘤对放疗和其他治疗不敏感，手术是最重要的治疗方式
  - 髓母细胞瘤和 AT/RT 可以用辅助治疗；因此，可能不需要扩大手术
  - 弥漫浸润性脑桥胶质瘤，淋巴瘤
  - 活检后进行放疗和化疗
  - 肿瘤（需要分配组织进行分子检测）和感染（分配组织进行微生物培养）

（二）细胞学

- 对以下疾病的诊断具有重要的辅助作用
  - 伴有微血管增生的星形细胞病变中，毛细胞型星形细胞瘤（双极性细胞形态，Rosenthal 纤维），以免分级过高。
  - 胞质少的小蓝色细胞肿瘤（髓母细胞瘤，AT/RT）与室管膜瘤（有血管周围的细胞突起）的鉴别
  - 淋巴瘤

五、陷阱

（一）巨噬细胞的存在

- 强烈提示非肿瘤诊断（例如脱髓鞘、感染）
  - 然而，在治疗后的高级别肿瘤中也可以看到

（二）脑膜表面活检

- 如果操作失误只取到了脑膜表面的活检，蛛网膜细胞增生可形似脑膜瘤，而这实际是对潜在肿瘤的一种反应性改变

（三）Rosenthal 纤维的存在

- 见于生长缓慢或长期存在的病变，包括非肿瘤性病变（例如，颅咽管瘤或囊肿的周围）
- 它本身并不能提示就是毛细胞型星形细胞瘤：病变周围反应性的脑组织中可以含有大量的 Rosenthal 纤维
- 相反，如果在小活检中没有看到，可能使毛细胞型星形细胞瘤的诊断变得困难（报告为"具有毛细胞样特征的星形细胞瘤"）

（四）微血管增生

- 是弥漫性星形细胞瘤中的间变性标准（Ⅲ 或 Ⅳ 级），但在毛细胞性星形细胞瘤或室管膜瘤中与间变无关
- 如果在术中冰冻时不能明确肿瘤分类，最好待石蜡再分级，除非在微血管增生外还看见了核分裂像和

（或）坏死

（五）放疗后坏死

- 低级别或间变性胶质瘤的分级可能会因放疗引起的坏死而复杂化，类似于胶质母细胞瘤
- 线索是血管壁出现纤维素样或玻璃样变
- 报告为"胶质瘤伴治疗后反应，确切分级待石蜡"

（六）角质碎屑

- 表皮样囊肿和皮样囊肿可充满无定形的角质碎屑而无明显的上皮被覆
- 不应与恶性胶质瘤或脓肿的坏死相混淆

推荐阅读

[1] Somerset HL et al: Approach to the intraoperative consultation for neurosurgical specimens. Adv Anat Pathol. 18(6):446–9, 2011

[2] Takei H et al: Cytomorphologic characteristics, differential diagnosis and utility during intraoperative consultation for medulloblastoma. Acta Cytol. 51(2):183–92, 2007

[3] Uematsu Y et al: The usefulness and problem of intraoperative rapid diagnosis in surgical neuropathology. Brain Tumor Pathol. 24(2):47–52, 2007

[4] Parwani AV et al: Atypical teratoid/rhabdoid tumor of the brain: cytopathologic characteristics and differential diagnosis. Cancer. 105(2):65–70, 2005

[5] Zagzag D et al: Demyelinating disease versus tumor in surgical neuropathology. Clues to a correct pathological diagnosis. Am J Surg Pathol. 17(6):537–45, 1993

弥漫性脑桥内胶质瘤：冰冻切片表现

弥漫性脑桥内胶质瘤：细胞学表现

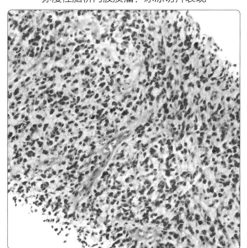

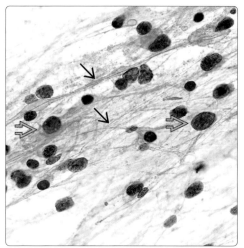

（左图）弥漫性脑桥内胶质瘤的粗针活检具有间变性特征，冰冻切片中细胞密度和核分裂像高。坏死不应该出现，除非先前有放疗。（右图）浸润星形细胞瘤的特点是纤维性的背景中➡见不规则，深色，卵圆形或纺锤形核，染色质深，核仁不明显➡。

幼年型毛细胞型星形细胞瘤：核磁表现　　　　　幼年型毛细胞型星形细胞瘤

（左图）小脑的幼年型毛细胞型星形细胞瘤轴位T₁WI磁共振造影显示为伴有附壁结节的典型囊肿。注意结节的典型强化➡而囊肿壁没有强化➡。第四脑室伴脑积水的肿块效应常见。（右图）幼年型毛细胞型星形细胞瘤表现为细长的细胞核和大量的发样（毛样）突起➡。多形性细胞可以存在➡，但不影响诊断。Rosenthal纤维➡确认该诊断。

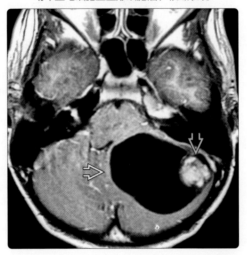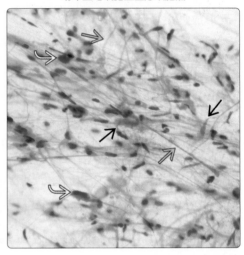

幼年型毛细胞型星形细胞瘤　　　　　幼年型毛细胞型星形细胞瘤

（左图）幼年型毛细胞型星形细胞瘤的冰冻切片常显示为中等细胞密度的肿瘤，由小胶质细胞组成。背景可以富于纤维➡，Rosenthal纤维➡可多可少。（右图）在某些区域，幼年型毛细胞型星形细胞瘤可以纤维化为主而细胞稀疏，并可见嗜酸性颗粒体➡，而无Rosenthal纤维。

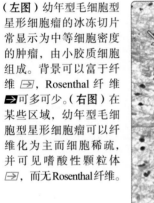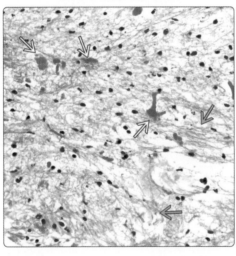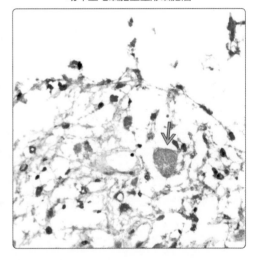

毛细血管瘤　　　　　转移性肾细胞癌

（左图）血管病变很难与脑胶质瘤或脑转移瘤鉴别开来。毛细血管瘤的特征是有大量的小血管腔➡，类似微血管增生。然而，其中缺乏胶质或上皮性肿瘤成分。（右图）转移性肾细胞癌由温和的细胞组成，细胞核小➡，细胞质丰富，透明➡。病变可以有非常丰富的血管或出血，鉴别诊断为血管母细胞瘤。两者都可以发生于von Hippel–Lindau病。

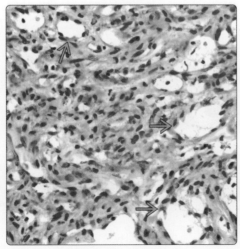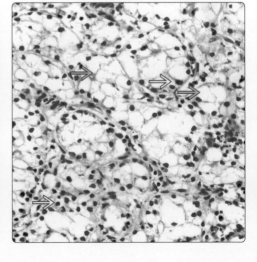

髓母细胞瘤: 定位

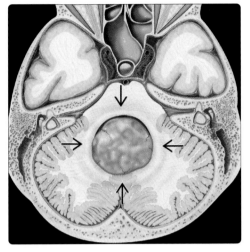

髓母细胞瘤: MR 表现

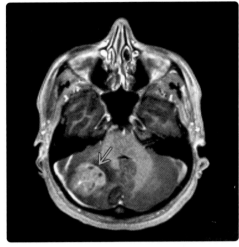

（左图）小脑横断面显示第 4 脑室中央可见一球形肿块➡️，这是髓母细胞瘤的典型部位。这种肿瘤在 5—10 岁儿童和年轻人中最常见，在 35 岁以上的成年人中很少见到。（右图）大多数髓母细胞瘤发生在蚓部（75%），大多数表现为不规则增强（90%）。这张图片显示了轴位 T_1 增强对比后磁共振上的小脑半球病变，没有明确的增强➡️，本例为髓母细胞瘤。

髓母细胞瘤: 细胞学特征

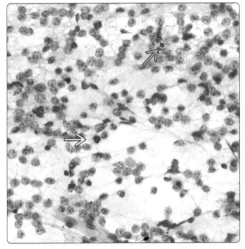

髓母细胞瘤: 细胞学特征

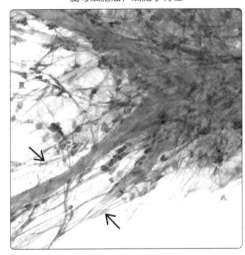

（左图）髓母细胞瘤涂片显示单层的单形性小圆蓝细胞。很容易观察到核分裂像➡️或凋亡小体➡️。（右图）如果涂片时太用力，髓母细胞瘤可能会出现人工假象。核染色质可能不清楚➡️，从而使切片很难诊断。印片有可能避免这种假象。

髓母细胞瘤

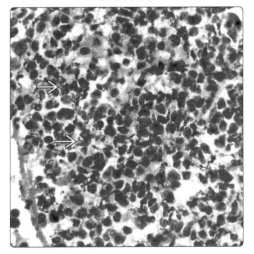

髓母细胞瘤

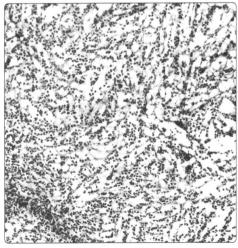

（左图）髓母细胞瘤的冰冻切片显示冰冻假象，导致细胞碎裂➡️。细胞核的细节远不如细胞学涂片，要清楚得多。术中不能与非典型性畸胎瘤样 / 横纹肌样肿瘤(AT/RT) 鉴别，因为这需要做 INI1/SNF5 免疫组化染色。（右图）在髓母细胞瘤的冰冻切片上，由于冰冻假象，很难观察到神经细胞毡和相应的结构特征，如浅染的结节。只能看到成片的小圆蓝细胞。

151

（左图）矢状位 T_1W1 C+FS MR 显示典型室管膜瘤➡️。从第四脑室延伸至枕大池➡️。囊性区与强化的实体肿瘤混合的是典型的表现。（右图）室管膜瘤转移到大脑表面的大体标本显示一个蘑菇状的粉红色病变➡️，表面光滑发亮，局灶坏死➡️。

室管膜瘤：MR 表现

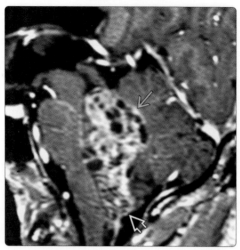

室管膜瘤：大体表现

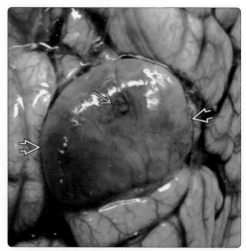

（左图）室管膜瘤涂片的典型特征是均匀的椭圆形核，有纤维性的细胞质和细胞延伸至血管基底膜（血管周假菊形团）➡️。核特征比较温和，在这个 WHO Ⅱ级的肿瘤中没有微血管增生、核分裂像和坏死。（右图）室管膜瘤显示纤维性细胞围绕血管排列➡️，在血管周围形成血管周假菊形团。细胞核形态一致而温和。

室管膜瘤：细胞学特征

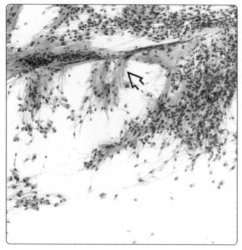

室管膜瘤

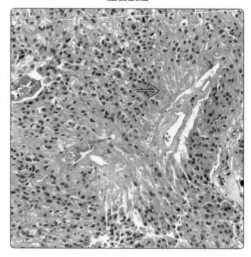

（左图）发生于一个 7 周大的儿童的非典型畸胎瘤样/横纹肌样肿瘤（AT/RT）涂片显示，肿瘤细胞丰富，由大而多形的细胞组成，核大，核仁突出，胞质丰富，粉红。核分裂像多见➡️（右图）在冰冻切片上，AT/RT 的横纹肌样特征不太明显，尽管可以发现胞质粉染的细胞➡️。坏死也很明显➡️。

非典型畸胎瘤样/横纹肌样肿瘤

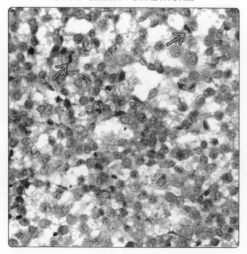

非典型畸胎瘤样/横纹肌样肿瘤

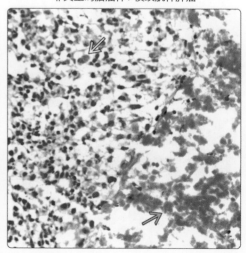

血管母细胞瘤：细胞学特征

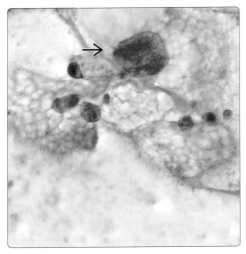

血管母细胞瘤

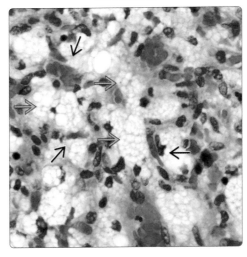

（左图）血管母细胞瘤以充满脂质的多泡状基质细胞为特征。这些细胞偶尔有多形性深染的核➡️，无预后意义。空泡状基质细胞位于毛细血管旁。（右图）组织切片中血管母细胞瘤表现为分叶状的空泡状间质细胞➡️，有的细胞核增大，与纤细的毛细血管纵横交错➡️。肿瘤与肾透明细胞癌非常相似。

神经鞘瘤：细胞学特征

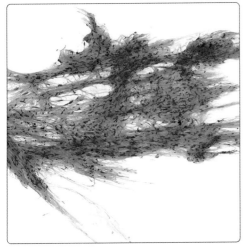

神经鞘瘤

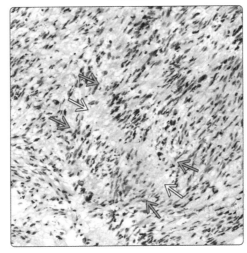

（左图）涂片上神经鞘瘤的典型细胞学表现包括梭形细胞构成的致密的合体细胞群、玻璃样变的厚壁血管。致密的间质会给这类肿瘤的细胞学制片带来困难。（右图）神经鞘瘤由具有雪茄样核的相对单一的梭形细胞组成，通常排列成栅栏状➡️，两侧为细胞突起组成的无核区➡️，形成 Verocay 小体。

小脑脓肿：磁共振表现

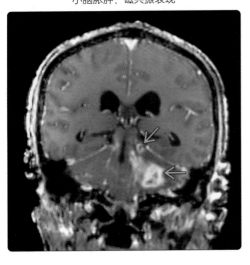

小脑脓肿

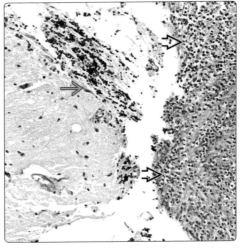

（左图）冠状位 T_1W1 磁共振造影显示小脑半球 2 个孤立的边缘强化肿块➡️，夹杂有异常信号。鉴别诊断包括转移瘤和高级别胶质瘤。（右图）细菌性脓肿显示正常小脑皮质（颗粒细胞、浦肯野细胞➡️和分子层）与细胞碎屑中的中性粒细胞混合➡️。必须从手术室送检无菌组织用于微生物培养及其药敏检测。

髓母细胞瘤：MR 表现

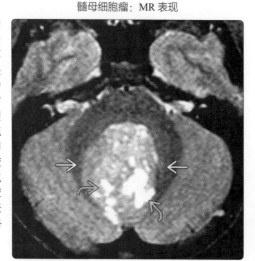

髓母细胞瘤

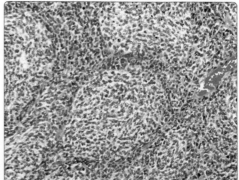

（左图）髓母细胞瘤的轴位 FLAIR 磁共振显示在第四脑室区有一个不均匀的高信号强度肿块➡️，边界清楚。注意肿瘤内有多个囊肿➡️。（右图）促结缔组织增生型髓母细胞瘤的典型表现为成簇分布的圆形或卵圆形的细胞群，胞质较多（细胞核间有神经毡样间隙），被分化程度较低的细胞包围。这些表现提示为 SHH 信号通路髓母细胞瘤。

室管膜瘤：位置

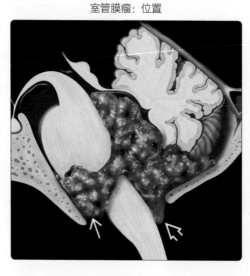

血管母细胞瘤：大体表现

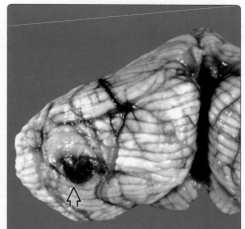

（左图）矢状切面显示室管膜瘤从第四脑室出口孔延伸至枕大池➡️和脑桥小脑三角➡️。这种塑型的生长模式是该部位室管膜瘤的典型表现，增加了手术切除的难度。（右图）大体病理显示小脑半球见一个孤立的血管母细胞瘤。轮廓清晰、富含血管的肿瘤结节➡️紧靠软脑膜（图片由 E.Ross，MD. 惠赠）。

毛细胞型星形细胞瘤：定位

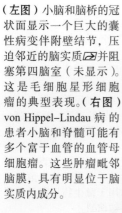
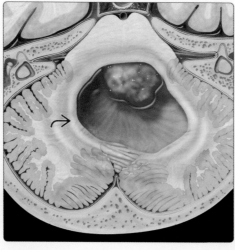

多发血管母细胞瘤：位置

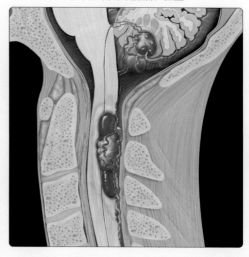

（左图）小脑和脑桥的冠状面显示一个巨大的囊性病变伴附壁结节，压迫邻近的脑实质➡️并阻塞第四脑室（未显示）。这是毛细胞星形细胞瘤的典型表现。（右图）von Hippel-Lindau 病的患者小脑和脊髓可能有多个富于血管的血管母细胞瘤。这些肿瘤毗邻脑膜，具有明显位于脑实质内成分。

大脑半球：诊断
Cerebral Hemispheres: Diagnosis

任文浩 译 薛卫成 校

一、手术 / 临床关注点

（一）会诊目的
- 确定是否存在诊断性的组织
- 协助神经外科医师决定是否应尝试完整切除（胶质瘤，转移）或单独活检是否足以确定新辅助治疗（淋巴瘤）
- 为辅助检查（即分子检测、电镜检查、微生物培养）进行适当的组织处理
  - 确定是否有足够的组织可用于研究（如肿瘤库、原代细胞系、人源性肿瘤组织异种移植）

（二）患者治疗方案决策
- 如果标本中未见诊断性的组织，应要求再送标本
- 边缘很少评估，神经外科医师可以送检样本来评估组织是否正常
- 在非肿瘤性条件下，通常无法在冰冻切片上确定具体诊断
  - 应获得足够的组织进行辅助检查，以在石蜡切片上最终诊断

（三）临床背景
- 患者有新发的和突发的神经系统症状时往往需要组织取样

- 有症状、影像学检查无法明确诊断、局灶性病变的患者需要诊断
  - 新发作的癫痫
  - 局部体征（如偏瘫、语言困难）
  - 颅内压升高的症状和体征
- 有已知的系统性疾病，疑似颅内累及的患者需要诊断
  - 原发性系统性恶性肿瘤，怀疑有转移癌
  - 有感染风险的骨髓移植或其他免疫抑制状态
- 患者疾病需要组织取样进行辅助检查，但不需要术中诊断
  - 痴呆症，包括克 - 雅病
    - 冰冻组织保存用于分子检测，剩余组织用甲酸处理
  - 血管炎：石蜡切片水平更有助于局限性病灶的诊断

二、标本评估

（一）神经影像学发现
- 影像学检查对提示最有可能的诊断和持续时间非常有用
  - 神经解剖定位与信号特征
  - 占位效应、囊性 / 实性、脑积水、上覆骨变薄、脑实质体积减少

多形性胶质母细胞瘤：大体表现

多形性胶质母细胞瘤：细胞学表现

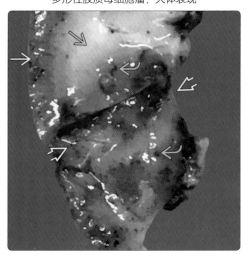 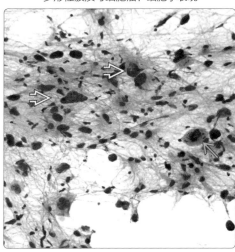

（左图）多形性胶质母细胞瘤➡通常弥漫浸润于大脑的皮质➡和白质➡。肿瘤内可见明显的血管➡。（右图）多形性胶质母细胞瘤以纤维背景下明显多形性肿瘤细胞➡为特征，有致密的嗜酸性细胞质。核分裂像常见➡。

（二）临床表现

- 结合影像学特征和临床表现可以缩小鉴别诊断范围，帮助确定样本是否代表疾病或是否需要额外的样本
- 病理学家使用此信息来确定标本是否足以诊断
  - 诊断性样本：中心坏死脑肿瘤患者中看见富于细胞的肿瘤
  - 非诊断样本：中心坏死脑肿瘤患者中罕见非典型细胞

（三）大体特征

- 通常很少有独特的大体特征
  - 胶质瘤：灰色半透明，柔软，胶状
  - 转移性癌：红色或棕褐色，质硬
  - 脓肿：化脓性，有时有纤维性囊壁
- 鉴别病变组织与正常组织
  - 正常皮质：灰色，质软
  - 正常白质：粉白色，均匀，质软

（四）冰冻切片

- 不要将整个标本用于冰冻，因为可能无法获得更多的组织用于其他检测
- 取一小部分标本进行细胞学制备
  - 如果是粗针穿刺活检，则从针芯两端各取一小部分
  - 如果是大样本，则应取几小片组织用于涂片
- 冰冻切片取材
  - 将待冰冻组织放在小滴包埋剂上，注意包埋剂不要遮盖组织
  - 使用金属吸热器或冰冻喷雾快速冰冻组织，以避免组织中出现冰晶
  - 切片制作过程中要小心
- 在某些情况下，选择做细胞学涂片而不做冰冻切片
  - 非常小的标本、疑似感染或有钙化的标本

（五）细胞学涂片

- 涂片方法
  - 1～3个针头大小的碎屑放置在载玻片下1/3的位置
  - 总的来说，碎屑越小，涂片效果越好
  - 使用第二张玻片轻轻涂抹玻片上的组织
  - 载玻片放在固定容器上方，以避免固定延误
  - 不要为了尽量涂抹组织而将载玻片用力推在一起
  - 立即将载玻片放入固定剂中，以避免干涸假象
- 涂片特征：玻片之间组织的一致性可以很好地说明病变的性质
  - 神经鞘瘤和硬化性/纤维母细胞性脑膜瘤质地硬，难以涂片
  - 玻璃之间的"沙粒"嘎吱作响表明有钙化

- 质软、细胞丰富的肿瘤，如垂体腺瘤，容易涂成单层细胞
- 印片方法
  - 用于质硬/钙化/纤维化病变
  - 组织轻柔快速地在切片表面压一下（用镊子轻轻捏住）
  - 立即将载玻片放入固定剂中，以避免干涸假象
- 染色后，检查玻片以确定组织被涂抹的均匀程度
- 仔细检查整张切片，因为病变可能是异质性的
  - 诊断性的细胞有时可能从涂片末端带出

三、最常见的诊断

（一）弥漫性星形细胞瘤（WHO Ⅱ级）

- 冰冻切片
  - 细胞密度略大于正常大脑，有轻微的细胞异型性
  - 白质浸润细胞的核拉长
  - 皮质神经细胞周围卫星病变
  - 核分裂像非常罕见，没有坏死或血管增生
- 涂片
  - 纤维化背景比冰冻时更明显
  - 个别细胞呈非典型核（深染、形状不规则、比正常胶质细胞大）
- 难点
  - 镜下所见必须结合神经影像
  - 弥漫性星形细胞瘤是无对比增强
  - 增强提示更高的级别
  - 高级别肿瘤的浸润边缘与低级别肿瘤相同
  - 与反应性疾病（如脑炎）的鉴别可能需要特殊检查

（二）少突胶质细胞瘤（WHO Ⅱ级）

- 冰冻切片
  - 一致、圆形的核
  - 皮质神经细胞周围的卫星现象，软脑膜下肿瘤细胞聚集
  - 分支状毛细血管网（鸡爪样血管）
  - 通常有微钙化、微囊
  - 可能有微血管增生和罕见的核分裂像，但没有坏死
- 涂片
  - 纤细的纤维化背景
  - 圆形、一致的"裸"核（与星形细胞瘤相比，无细胞质突起）
- 难点
  - 典型的核周空晕（"煎蛋"）需要福尔马林固定后才可见，因此冰冻中不存在
  - 通常无法与弥漫性星形细胞瘤鉴别

- 报告为"无间变特征的胶质瘤"
○ 对于弥漫性星形细胞瘤，必须结合影像学，以确保样本不是取自高级别肿瘤的浸润边缘。

（三）室管膜瘤（Ⅱ级和Ⅲ级）

- 冰冻切片
  ○ 细胞丰富程度不等，血管周围假菊形团、室管膜小管或导管，以及小的胞质内空泡
  - 室管膜分化的存在是高度不一致的，在冰冻切片上往往难以识别
  ○ 局灶细胞密集提示间变性
  ○ 二级和三级肿瘤可出现坏死
  ○ 更明显的多形性和核分裂像可能提示间变性
  - 分级不必在冰冻切片上报告，其对预后的预测意义总体而言较小
  - 足够的组织用于分子检测很重要
  - 微血管增生无预后意义
  ○ 间变性肿瘤中室管膜分化的证据可能很少，高级别胶质瘤或原发性神经外胚层肿瘤（PNET）在冰冻切片上鉴别具有挑战性
  ○ 某些室管膜瘤可能有室管膜下瘤的区域（即混合性室管膜瘤/室管膜下肿瘤）
- 涂片
  ○ 胶质肿瘤细胞具有均匀一致的椭圆形细胞核，通常具有小核仁
  ○ 胞质有突起，在血管周围放射状排列，伴或不伴血管细胞增殖
  ○ 小管内偶尔出现胞质内腔、纤毛和终板
- 难点
  ○ 区分星形细胞瘤很重要，因为肉眼范围内切除是室管膜瘤的首选治疗方法

（四）间变性星形细胞瘤（WHO Ⅲ级）

- 冰冻切片和涂片
  ○ 比Ⅱ级星形细胞瘤有更丰富的细胞和更明显的核多形性
  ○ 核分裂像活跃
  ○ 无坏死或微血管增生
- 难点
  ○ 与间变性少突胶质细胞瘤或胶质母细胞瘤可能难以鉴别
  ○ 可报告"高级别肿瘤"

（五）间变性少突胶质细胞瘤（WHO Ⅲ级）

- 冰冻切片和涂片
  ○ 比Ⅱ级少突胶质细胞瘤有更丰富的细胞和更明显的核多形性
  ○ 通常有活跃的核分裂像

○ 可能有坏死、微血管增生
- 难点
  ○ 与间变性星形细胞瘤或胶质母细胞瘤可能难以鉴别
  ○ 可报告"高级别胶质瘤"

（六）多形性胶质母细胞瘤（WHO Ⅳ级）

- 冰冻切片
  ○ 细胞致密，多形性，核分裂像超过较低级别的肿瘤
  ○ 肿瘤细胞可为梭形细胞、上皮样细胞、胖细胞、小细胞和（或）巨细胞
  - 多形性胶质母细胞瘤（GBM）变异型：胶质肉瘤、小细胞GBM、巨细胞GBM、颗粒细胞GBM
    □ 不需要在冰冻切片中区分变异型
  ○ 肾小球样微血管增生和内皮细胞增生
  ○ 坏死周围的核呈栅栏状排列
- 涂片
  ○ 细胞学恶性细胞（核染色深，核浆比高，核轮廓不规则，核分裂像多见）
  ○ 粗纤维背景
  ○ 缠绕和盲端的肾小球样血管和坏死
- 难点
  ○ 偶尔，上皮样特征类似癌
  ○ 如果只收到坏死组织，不能鉴别坏死转移或淋巴瘤、梗死或炎症病变

（七）胶质神经元肿瘤

- 神经节胶质瘤
  ○ 通常是儿童的惰性肿瘤，发生在颞叶，可出现癫痫和囊性外观
  ○ 涂片和冰冻
  - 非典型神经节细胞散布在多少不等的多形性星形细胞瘤细胞核、纤维性或黏液样背景中
  - 血管周围淋巴细胞袖套状排列
  - 待石蜡再分级，除非有明显的间变性（核分裂像，微血管增生或坏死）
- 胚胎发育不良性神经上皮肿瘤
  ○ 发生于年轻患者浅皮质的低级别多结节性囊性肿瘤
  - 可以出现癫痫
  ○ 涂片和冰冻
  - 小圆形神经细胞或少突胶质细胞样核呈单列或结节状生长
  - 散在神经节细胞"漂浮"在微囊腔隙或黏液样背景中
  - 可能在大脑交界处有皮质紊乱和异常的神经元形态（皮质发育不良）
- 中枢神经细胞瘤

- 低级别，通常发生在脑室内，但也可在脑室外
- 严格来说是神经细胞瘤，但在某些病例中可见到星形细胞特征
- 涂片和冰冻
  - 小圆形神经元样或少突胶质细胞样细胞
    □ 常伴有核周空晕和纤细的毛细血管网
- 冰冻时可能无法与少突胶质瘤鉴别

（八）幕上原始神经外胚层肿瘤

- 涂片和冰冻切片：有大量凋亡和核分裂像的小圆蓝细胞
- 冰冻切片：良好或形成不良的肿瘤细胞菊形团，有纤维性中心
- 在有限的活检中很难与小细胞 GBM、间变性少突胶质瘤或淋巴瘤鉴别

（九）其他原发性神经上皮肿瘤

- 多形性黄色星形细胞瘤
  - 年轻成人皮质浅层损伤，常伴有囊肿
  - 冰冻切片和涂片
  - 奇异的神经节细胞和星形细胞，部分细胞胞质呈泡沫状
  - 背景中嗜酸性颗粒体
  - 确定诊断可能需要辅助检查（*BRAF* 基因检测、免疫组织化学）
- 结节性硬化的室管膜下巨细胞肿瘤
  - 侧脑室底肿块，结节状肿瘤
  - 通常，患者有结节性硬化症（皮质结节，皮脂腺增生，舌下结节，Lisch 结节，色素减退斑）
  - 冰冻切片和涂片：奇异的细胞形态，具有神经节样和星形细胞特征的大细胞
- 毛细胞黏液样星形细胞瘤
  - 通常为发生于儿童的大的视觉通路肿瘤
  - 涂片和冰冻
  - 在黏液样背景中双极胶质细胞
  - 无 Rosenthal 纤维或嗜酸性颗粒小体
- 第 3 脑室脉络膜胶质瘤
  - 下丘脑 / 第 3 脑室前部强化界限清楚的肿瘤
  - 组织学呈良性，但由于位置的关系，几乎不可能完全切除
  - 涂片和冰冻切片
  - 条索状的胶质上皮样细胞，黏液样背景
  - 密集的淋巴浆细胞浸润
- 脉络丛肿瘤
  - 乳头状瘤
  - 冰冻切片：形成良好的乳头状结构，被覆良性立方或纤毛上皮
  - 涂片：可以很好地观察到乳头状结构

- 脉络丛癌
  - 冰冻和涂片：异型性明显，无法与转移性腺癌鉴别
- 松果体区肿瘤
  - 松果体母细胞瘤：涂片和冰冻切片与 PNET 几乎完全相同
  - 松果体细胞瘤：一致的圆形神经细胞，丰富的神经毡，无核分裂像
  - 松果体实质肿瘤：细胞丰富，结节状结构，由圆形神经细胞组成，常结节状，核分裂像可见

（十）颅咽管瘤

- 儿童或年轻人的鞍上肿块
- 影像学呈不均质分叶状，伴钙化
- 涂片：鳞状或基底样上皮细胞，"湿"角蛋白，钙化，异物巨细胞
- 冰冻切片：基底样上皮细胞巢，角蛋白中有星网状结构
- 难点
  - 相邻的脑组织可能有胶质细胞增生和 Rosenthal 纤维，类似毛细胞型星形细胞瘤
  - 如果仅取到角蛋白成分，可能无法与皮样或表皮样囊肿鉴别

（十一）生殖细胞肿瘤

- 通常位于儿童和年轻人的中线（鞍上、松果体区）部位
- 冰冻切片和涂片：纯生殖细胞瘤，纯畸胎瘤，或与绒毛膜腺癌和内胚窦成分混合（与性腺或其他性腺外肿瘤相同）
- 在术中识别生殖细胞瘤成分很重要
  - 非生殖细胞肿瘤对辅助治疗反应较差
  - 可能要尝试进行更广泛的切除

（十二）转移

- 通常多灶，界限清楚，在灰白质交界处或脑膜中
- 常见的原发灶
  - 肺，乳腺，肾脏，皮肤（黑色素瘤），胃肠道
  - 形态表现类似于原发部位
  - 乳腺癌、非小细胞肺癌、结肠癌通常为腺体或大的上皮样细胞
  - 黑色素瘤含色素
    □ 并非总是色素丰富
  - 肾细胞癌特征性的透明细胞
  - 前列腺，甲状腺癌极为罕见
  - 涂片上有肿瘤坏死（胞核和胞质碎屑）
- 难点
  - 广泛出血，尤其是肾细胞癌、黑色素瘤、绒毛膜癌
  - 可能掩盖肿瘤细胞

○ 结肠癌广泛坏死
  - 可以类似胶质母细胞瘤
○ 具有上皮样或肉瘤区的胶质母细胞瘤类似于癌或肉瘤
○ 小细胞癌可以类似小细胞型胶质母细胞瘤或 PNET

（十三）原发性中枢神经系统淋巴瘤

- 老年或免疫缺陷患者的脑室周围，有时多灶
- 几乎总是弥漫性大 B 细胞型
  ○ 通常不会渗透到脑实质
  ○ 涂片和冰冻切片上显示为无黏附性、核大、核仁明显的细胞
  ○ 血管周围、斑块状分布，伴不同程度的血管壁侵犯
- 难点
  ○ 如果患者接受了激素治疗，肿瘤可能几乎完全坏死
  ○ 重要的是识别淋巴瘤
  - 没有切除指征而切除的话实际上可能是有害的
  - 为辅助检查分类留取组织（流式细胞术，分子检测）

（十四）脱髓鞘疾病

- 多发性硬化
  ○ 很少活检，仅在急性肿瘤性脱髓鞘形成时进行
  ○ 冰冻切片和涂片
  - 巨噬细胞，非典型反应性星形胶质细胞
  - 不同程度的血管周围淋巴细胞浸润
- 进展性多灶白质脑病
  ○ 发生在免疫抑制患者中
  ○ 是机体对 JC 病毒感染的反应
  ○ 冰冻切片和涂片
  - 大而模糊的胶质细胞核（病毒性细胞病变）和巨噬细胞
  - 不同程度的血管周围淋巴细胞浸润

（十五）脓肿和感染

- 细菌感染
  ○ 好氧/厌氧
  - 中性粒细胞，坏死碎屑，纤维血管壁，但细菌通常不可见
  - 应当送检部分标本进行微生物培养（如果没有从手术室送的话）
  - 报告为"脓肿内容物，倾向细菌感染，建议送检无菌取材组织进行微生物学检测"
  ○ 分枝杆菌
  - 淋巴细胞，上皮样组织细胞，巨细胞，坏死碎屑
  - 应送检部分标本进行抗酸杆菌涂片和培养（如果

没有从手术室送的话）
  - 报告为"坏死性肉芽肿，建议送检无菌取材的组织进行微生物学检测"
- 真菌感染
  ○ 不同程度的急性/慢性炎症细胞浸润，取决于机微生物和宿主的免疫状态
  ○ 入侵血管的真菌（如曲霉菌）可伴有出血病原体
  ○ 通常在冰冻切片或涂片上看到的病原体
  ○ 报告为"真菌感染，建议送检无菌取材组织进行微生物学检测"
- 病毒感染
  ○ 单纯疱疹（HSV）1 和 2
  - 累及颞叶内侧，通常不对称
  - 只有在抗病毒治疗反应不佳或非对称性伴占位效应时才进行活检
  - 涂片和冰冻：巨噬细胞、淋巴细胞、小胶质结节（小胶质细胞围绕着单个坏死神经细胞）、伴或不伴病毒性细胞病变效应（罕见巨细胞，这点与皮肤 HSV 不同）
  - 石蜡切片的免疫组化检测和脑脊液滴度具诊断性
  - 保存冰冻组织用于其他病原体的检测，如果 HSV 结果为阴性可能会很有帮助

（十六）出血

- 通常与高血压或淀粉样血管变性有关，特别是在老年患者
- 可能由血管畸形引起，如海绵状血管瘤或发育性静脉畸形
- 很少活检，除非影像学特征不典型或膨胀性（生长）的病变
- 大量收集血块制作石蜡切片以排除出血性转移很重要

（十七）梗死

- 可能是栓塞或后循环局部动脉粥样硬化所致
- 很少活检，除非影像学特征不典型

四、报告

（一）冰冻切片

- 对于粗针活检，主要问题是组织是否足够用于诊断，明确的诊断可能要待石蜡
- 如果出现意想不到的结果（如弓形虫病与淋巴瘤），开放式活检可能会显著改变治疗方法
- 术中决策取决于
  ○ 任何级别的室管膜瘤（需要切除），来自 PNET（放疗和化疗）

- ○ 生殖细胞瘤（放射和化疗）和非生殖细胞瘤肿瘤（除放疗和化疗外，还需更广泛的切除）
- ○ 肿瘤（需要分配组织用于分子检测）和感染（分配组织用于微生物学检测）

（二）细胞学

- 对如下疾病的诊断有重要的辅助诊断
  - ○ 胞质很少的圆形小蓝细胞肿瘤（PNET，转移）与室管膜瘤（有血管周围的细胞突起）
  - ○ 在伴有微血管增生的星形细胞瘤病变中识别毛细胞型星形细胞瘤（双极细胞形态学，Rosenthal 纤维），以免过度分级
  - ○ 淋巴瘤和生殖细胞肿瘤

五、陷阱

（一）存在巨噬细胞

- 强烈提示非肿瘤诊断
  - ○ 脱髓鞘，感染，梗死
  - ○ 但是也要考虑肿瘤的诊断，因为它们可能见于放疗后的胶质瘤中

（二）微血管增生

- 定义为可见基底膜围绕的多层血管细胞核
- 在太厚的涂片中难以识别
- 对星形细胞瘤的分级有价值，但对室管膜瘤和少突胶质细胞瘤没有价值
- 偶尔见于转移性肿瘤

（三）放疗后坏死

- 通常伴随着其他证据，例如血管壁纤维素样变性或透明变性，内皮非典型性
- 在治疗后低级别胶质瘤中，坏死可能并不意味着向间变性进展
- 报告为"胶质瘤伴坏死和放疗后改变，分级待石蜡"，除非存在明显的高级别特征（多形性，血管增生，核分裂像活跃）
- 如果未发现细胞成分，报告为组织不足以诊断

（四）Rosenthal 纤维的存在

- 见于生长缓慢或长期存在的病变，包括非肿瘤性病变
- 本身并不能提示就是毛细胞型星形细胞瘤
  - ○ 相反，如果在小活检中没有看到，可能使毛细胞型星形细胞瘤的诊断变得困难

（五）小圆形蓝色细胞肿瘤

- 鉴别包括淋巴瘤，小细胞 GBM、PNET、髓母细胞瘤、间变性少突胶质细胞瘤或转移性神经内分泌 / 小细胞癌
- 待石蜡来最终诊断更为合理
- 部分标本应送流式细胞术排除淋巴瘤

推荐阅读

[1] Somerset HL et al: Approach to the intraoperative consultation for neurosurgical specimens. Adv Anat Pathol. 18(6):446–9, 2011

[2] Uematsu Y et al: The usefulness and problem of intraoperative rapid diagnosis in surgical neuropathology. Brain Tumor Pathol. 24(2):47–52, 2007

多形性胶质母细胞瘤：定位

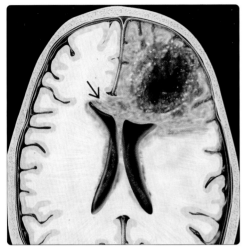

多形性胶质母细胞瘤：细胞学特征

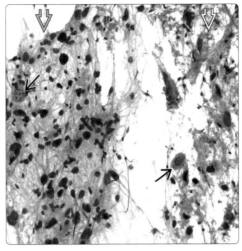

（左图）胶质母细胞瘤是最常见、最具侵袭性的脑肿瘤，如图所示为一个大的肿块，有出血和中心坏死，并延伸到胼胝体➡️，导致中线移位。（右图）与胶质母细胞瘤中常见的坏死细胞和碎屑不同➡️，此例存在有星形细胞表型➡️的肿瘤细胞。注意纤维性的背景和较多的核分裂像➡️。

多形性胶质母细胞瘤：冰冻切片

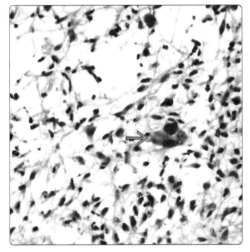

多形性胶质母细胞瘤：坏死

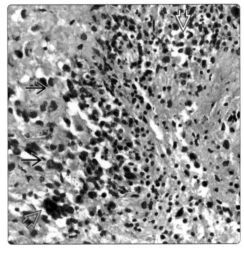

（左图）冰冻切片中多形性胶质母细胞瘤具有明显的异型性和多形性。在纤维状星形细胞背景中，多形性的多核细胞易于识别➡️。（右图）胶质母细胞瘤组织切片显示多形性肿瘤细胞➡️，有一排松散栅栏状排列的肿瘤细胞核➡️，并见坏死➡️。不同肿瘤之间，以及同一肿瘤内不同区域之间，多形性程度变异很大。

胶质母细胞瘤：微血管增殖

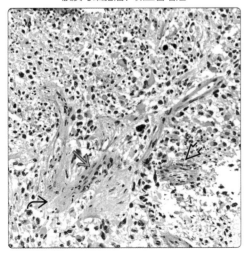

胶质母细胞瘤：微血管增生

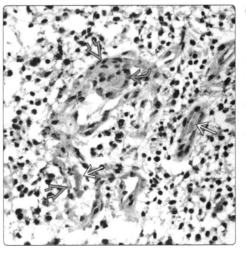

（左图）胶质母细胞瘤的冰冻组织切片显示微血管增生➡️，血管壁增厚，富于细胞，偶尔形成结节➡️。有些血管壁可能出现纤维素样变性➡️。注意肿瘤的多形性和坏死。（右图）微血管增生➡️伴内皮增生➡️是多形性胶质母细胞瘤的标志。微血管血栓➡️与IDH1/2野生型肿瘤密切相关。

（左图）弥漫性星形细胞瘤的 T_2 加权磁共振显示一个界限不清的肿块，右颞叶信号异常➡。肿块对比无增强。（右图）弥漫性星形细胞瘤表现为颞叶的膨胀性肿瘤、广泛浸润正常结构消失。插图显示了一个横断面，显示了肿瘤压迫中脑结构，使基底池消失➡。

弥漫性星形细胞瘤：MR 表现

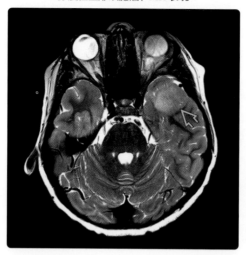

弥漫性星形细胞瘤，WHO Ⅱ级：位置

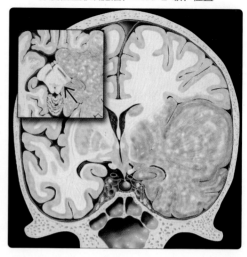

（左图）涂片显示弥漫性星形细胞瘤中有中度异型性的肿瘤性星形细胞。肿瘤与反应性神经胶质增生的鉴别特征为朝向各个方向的纤维状突起和高核质比。（右图）弥漫性星形细胞瘤的涂片显示毛细血管➡周围有略微增大的"裸"椭圆形胶质细胞核➡（图片由 R.Hewlett,MD. 惠赠）。

弥漫性星形细胞瘤：细胞学特征

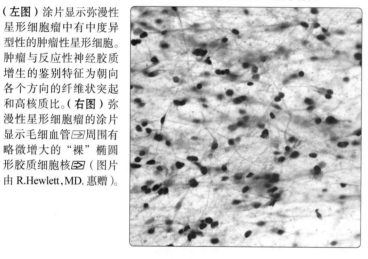

星形细胞瘤，WHO Ⅱ级：细胞学特征

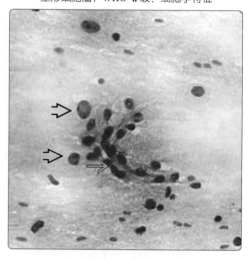

（左图）弥漫性星形细胞瘤的组织切片显示肿瘤细胞核围绕神经元➡和毛细血管➡形成的卫星现象（图片由 R.Hewlett,MD. 惠赠）。（右图）弥漫性星形细胞瘤密度中等，可见核非典型性。肿瘤细胞沿血管浸润➡。但是，不存在微血管增生或坏死。

星形细胞瘤，WHO Ⅱ级：细胞学特征

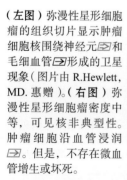
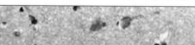
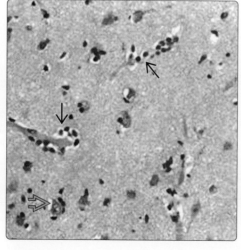

弥漫性星形细胞瘤

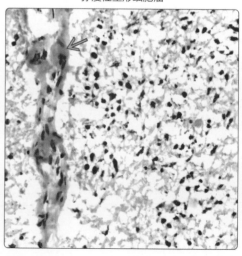

肥胖型星形细胞瘤：细胞学特征

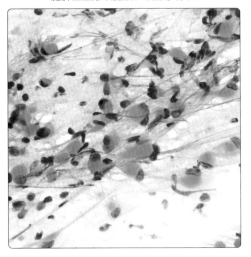

肥胖型星形细胞瘤

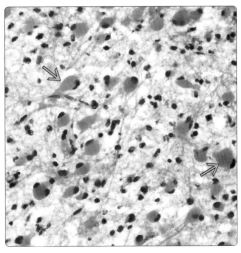

（左图）多形性的纤维性细胞，胞质丰富，致密，呈粉红色，是肥胖型星形细胞瘤的特征。与反应性神经胶质细胞增生相比，细胞核更大且更具非典型性，细胞突起更少。（右图）这例肥胖型星形细胞瘤富于细胞，由浸润于脑内的肥胖型星形细胞➡构成。

少突胶质细胞瘤：大体表现

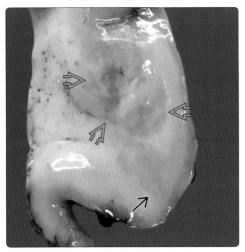

少突胶质细胞：细胞学特征

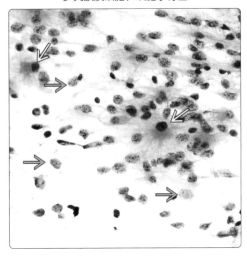

（左图）少突胶质细胞瘤大体界限不清➡。然而，正常白质减少，肿瘤不规则、略呈浅灰色。皮质也被肿瘤累及➡。（右图）少突胶质细胞瘤涂片显示圆形单形性的细胞，染色质细，细胞质少➡。反应性星形胶质细胞存在➡。这些细胞不应该被误认为是星形细胞瘤的组成部分。

少突胶质细胞瘤：冰冻切片

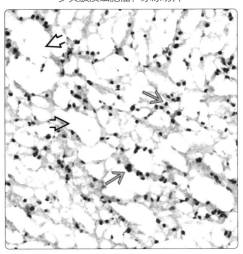

少突胶质细胞瘤：WHO Ⅱ级

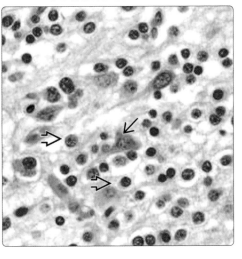

（左图）由于脑水肿导致的冰冻假象，少突胶质瘤的冰冻切片通常比涂片所能提供的信息要少➡。然而，肿瘤明显富于细胞，由核均匀一致的小细胞组成➡。（右图）少突胶质细胞瘤具有均匀一致的圆形核➡，尘状染色质，核周空晕，细胞质不可见。肿瘤细胞围绕皮质神经元➡。空晕是福尔马林固定的假象，在涂片或冰冻切片上不可见（图片由R.Hewlett，MD.惠赠）。

（**左图**）Ⅲ级间变性少突胶质瘤的特征是致密、均匀圆形少突胶质细胞和地图样坏死➡（由 Hewlett 博士提供）。

（**右图**）核分裂像➡、微血管增生➡以及轻到中度多形性是Ⅲ级少突胶质瘤的特征。核周晕可能不如Ⅱ级肿瘤明显（图片由 R. Hewlett, MD . 惠赠）。

间变性少突胶质瘤，WHO Ⅲ级

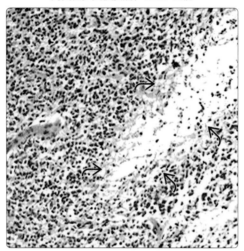

间变性少突胶质瘤，WHO Ⅲ级

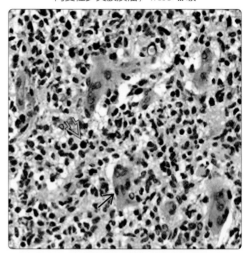

（**左图**）PNET 是一种小圆蓝细胞肿瘤，细胞丰富、核质比高、核分裂像多和缺乏细胞突起➡。可能无法将这些肿瘤与淋巴瘤或转移性神经内分泌肿瘤鉴别开来。

（**右图**）PNET 的冰冻切片显示成片的圆形小蓝细胞，没有可识别的结构类型。弥漫成片可能有助于鉴别 PNET 和淋巴瘤，后者往往是血管周围分布，并显示斑片状脑组织受累。

原始神经外胚层肿瘤：细胞学特征

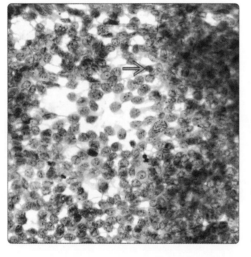

原始神经外胚层肿瘤

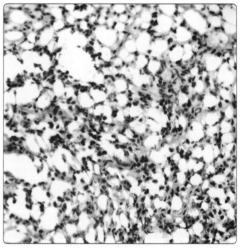

（**左图**）松果体实质肿瘤的范围从松果体母细胞瘤（一种 PNET）到松果体细胞瘤。中分化松果体实质肿瘤（PPTIDs）比松果体细胞瘤细胞更丰富，但比 PNET 细胞数少。钙化➡在松果体肿瘤中常见，并且有些细胞嵌在神经毡中➡。

（**右图**）PPTID 是一种中等细胞密度的肿瘤，由相对较小的神经细胞组成，形成模糊的结节，很少见岛状的神经毡➡。可见钙化➡。

中分化松果体实质肿瘤

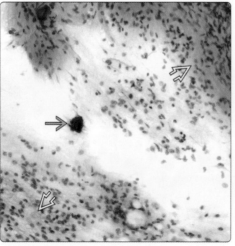

中分化松果体实质肿瘤

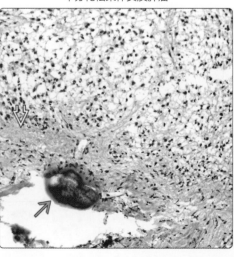

多形性黄色星形细胞瘤：MR 表现

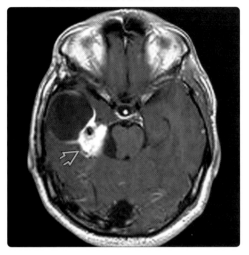

多形性黄色星形细胞瘤

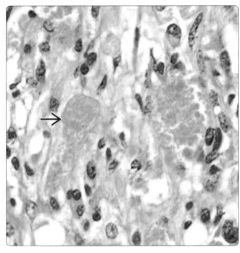

（左图）这张颞叶囊性病变伴有增强附壁结节➡的 T_1 加权磁共振图来自一个癫痫发作的青少年。这个部位也有神经胶质瘤和胚胎发育不良性神经上皮肿瘤，这些肿瘤与多形性黄色星形细胞瘤（PXA）一起，可能具有发育性（发育异常）成分（图片由 R. Hewlett, MD. 惠赠）。（右图）PXA 中的肿瘤细胞大而怪异，有泡沫状的细胞质。常见嗜酸性颗粒小体➡，核分裂像罕见（图片由 R.Hewlett, MD. 惠赠）。

神经节胶质瘤：细胞学特征

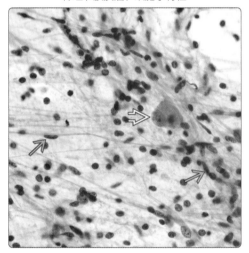

神经节胶质瘤

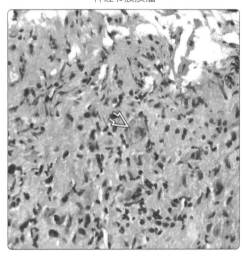

（左图）神经节胶质瘤涂片显示混合性有长突起的胶质细胞➡和双核神经节细胞➡，这是神经节胶质瘤的特征。（右图）神经节胶质瘤中于混合性的细长胶质细胞中可见神经节细胞➡。这些肿瘤常含有 *BRAFV600E* 突变。

脊索瘤

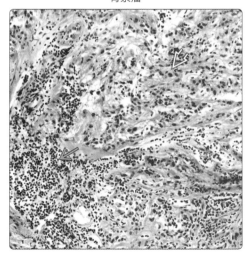

转移性肺癌

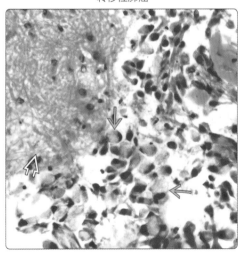

（左图）某些病例的冰冻切片组织中，由于大量炎性浸润➡且肿瘤细胞少，很难做出脊索瘤的诊断。中等大小的肿瘤细胞伴丰富的粉红色胞质具有特征性➡。（右图）这例脑转移性黏液性肺腺癌由多形印戒细胞➡组成。坏死通常在转移性病变中很明显➡。

（**左图**）正常的垂体以纤维间质➡️分隔的小神经内分泌细胞巢➡️为特征。（**右图**）鳞状上皮内衬囊腔，或作为实体巢的一部分，是颅咽管瘤的特征。注意水肿的外观（星网状）➡️及界限清楚的致密角质螺纹➡️。

正常垂体

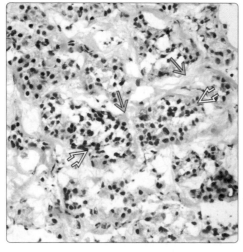

颅咽管瘤

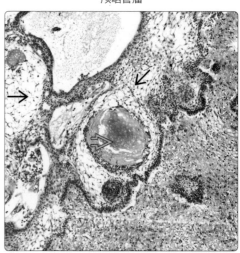

（**左图**）生殖细胞肿瘤涂片显示一簇大细胞，核大，核仁突出➡️，细胞边界清晰。这例淋巴细胞➡️不明显，但通常比较丰富。（**右图**）混合性、核仁突出的大肿瘤细胞➡️是生殖细胞肿瘤的特征。肿瘤细胞可能非常稀少而背景炎症很重➡️，此时冰冻诊断可能是无法进行的。

生殖细胞肿瘤：细胞学特征

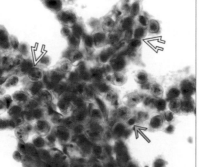

生殖细胞肿瘤：冰冻切片

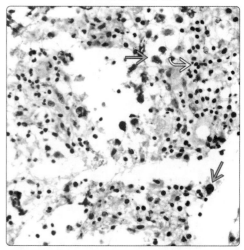

（**左图**）淋巴瘤的典型表现是大的、相对一致的细胞，核质比高，胞质少而缺乏细胞突起，通常为弥漫性大 B 细胞型。核分裂像可见➡️。（**右图**）中枢神经系统弥漫性大 B 细胞淋巴瘤的特征是脑组织斑片状受累。本张切片中一个血管壁被肿瘤细胞侵犯。然而，血管周围间隙充满淋巴瘤细胞➡️。

中枢神经系统淋巴瘤：细胞学特征

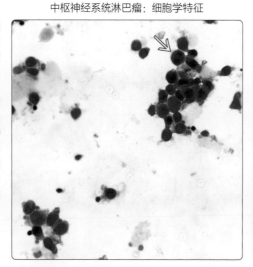

中枢神经系统淋巴瘤：冰冻切片

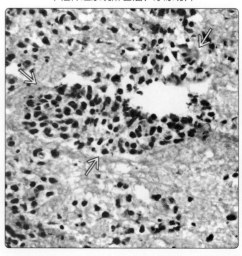

多发性硬化：血管周围淋巴细胞

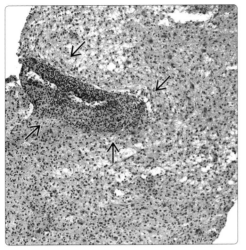

多发性硬化：血管周围淋巴细胞

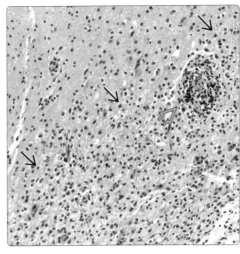

（左图）在多发性硬化患者中，血管周围小淋巴细胞➡的存在是鉴别急性脱髓鞘疾病和胶质瘤的一个有用特征。（右图）血管周围淋巴细胞袖套➡常出现在多发性硬化症的脱髓鞘斑块边缘➡。该边缘区域有助于将此病与胶质瘤浸润的边缘区分开。

急性肿瘤样多发性硬化

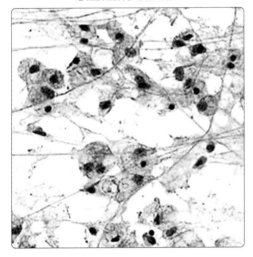

反应性胶质细胞增生

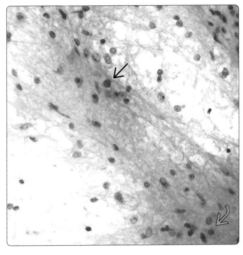

（左图）在一例多发性硬化的病例中，泡沫样巨噬细胞存在于保留的轴突中。巨噬细胞很少出现在未经治疗的脑肿瘤中，当出现时，提示为反应性病变。轴突的保留是脱髓鞘的特征，认识到这种疾病对于避免不适当的切除至关重要（图片由 R.Hewlett, MD. 惠赠）。（右图）反应性星形胶质细胞缺乏异型性、多形性和核分裂像。胶质突起并不明显。这个病例中，可见含铁血黄素➡和吞噬含铁血黄素的巨噬细胞➡。

脑脓肿

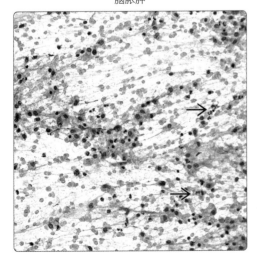

脑脓肿：革兰氏染色

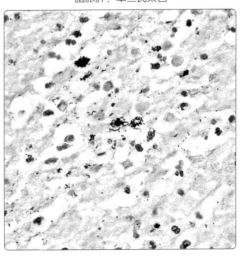

（左图）虽然很少对脓肿进行活检，但当在涂片中看见坏死和大量中性粒细胞➡，尤其是有多分叶核的中性粒细胞时，应当提出这种可能性。病原体在 HE 切片中经常看不到。（右图）要想在脓肿中心的坏死性炎症碎屑中看到细菌，必须做特殊染色，如革兰氏染色，应始终以无菌操作的方式送检组织进行微生物培养，以便正确识别病原体及检测其对抗生素的敏感性。

脑半球：评估癫痫
Cerebral Hemispheres: Evaluation for Epilepsy

张 丽 译 李忠武 校

一、手术 / 临床关注点

（一）会诊目的

- 确定活体组织检查是否足以建立或改变诊断
- 确定大体检查的畸形
- 确定肿瘤是否存在

（二）患者治疗方案决策

- 如果确诊肿瘤，可以去除其他组织，因为对于低度

恶性肿瘤切除可以治愈

（三）临床背景

- 符合条件的患者
  - 药物耐药性癫痫患者，几种药物治疗失败
    - 癫痫未控制或控制不佳的患者癫痫突然意外死亡的风险显著增加（SUDEP）
  - 内侧颞叶硬化患者，去除硬化的海马
  - 血管畸形引起癫痫发作的患者

胚性肿瘤性神经上皮肿瘤：MR 表现

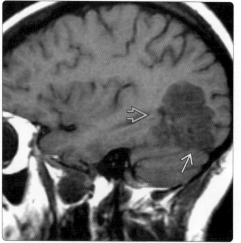

胚性肿瘤性神经上皮肿瘤：大体外观

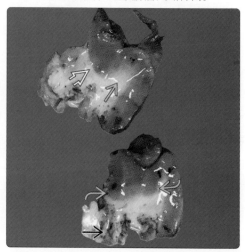

（左图）在患有癫痫发作的年轻成人中，矢状位 T_1 显示出胚胎发育不良的神经上皮肿瘤（DNET）的特征性气泡状外观 ⇗。肿瘤累及灰质和白质 ➡。这些 WHO Ⅰ 级肿瘤在手术切除后具有良好的预后（引自 DI：Brain，3e.）。（右图）癫痫发作去除的皮质显示正常的灰白色边界 ➡，逐渐变得模糊 ➡。由于涉及白质的灰色膨胀 DNET ➡ 出血是围术期 ➡。

海马硬化症：MR 外观

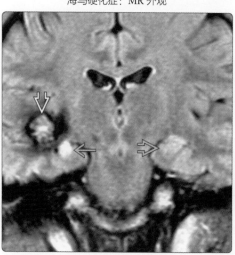

海马硬化症：胶质增生症

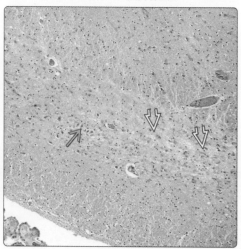

（左图）慢性癫痫患者的冠状 FLAIR MR 和大的右颞叶海绵状畸形 ➡ 显示中耳硬化症 ➡ 以海马状神经松弛萎缩为特征。对侧海马体保留有体积和形状 ➡（引自 DI：脑，3e.）。（右图）密集胶质增生是慢性癫痫患者标本的标志。海马罕见神经元被保留。在大脑此区域，大部分区域都是密集的反应性星形胶质细胞 ➡。

○ 特殊情况如 Rasmussen 脑炎或结节性硬化症复合体
- 进行手术以去除引起癫痫发作的病变
  ○ 5% ～ 10% 的癫痫患者接受手术治疗
  ○ 手术后，约 60% 的患者无癫痫发作，具体取决于病因和切除范围
  ○ 手术后癫痫发作持续存在的患者 SUDEP 风险增加
- 大部分癫痫病灶位于颞叶（64%），其次是额叶（16%）、顶叶（9%）和枕叶（6%）
- 在术中咨询之前，病理学家必须了解影像学检查结果
  ○ 如果看到癫痫治病灶的放射学相关性
  ○ 基于成像外观的鉴别诊断
- 在术中咨询之前，病理学家必须了解临床信息
  ○ 临床诊断
  ○ 在皮质中插入电极以识别癫痫致病灶
    - 可产生反应性变化（沿针道小出血，组织细胞反应）和轻度软脑膜炎症
  ○ 预先栓塞血管病变

（四）按病因分类

- 先天性
  ○ 因异常发育而改变大脑结构
    - 半侧巨脑症
    - 结节性硬化症复合体
    - 局灶性皮质发育不良
  ○ 宫内创伤（缺氧，出血）
- 产后获得
  ○ 创伤
  ○ 肿瘤
    - 低级别神经胶质瘤
    - 异枸橼酸脱氢酶 1 和 2 突变肿瘤
      □ 与癫痫发作活动增加有关
      □ 大多数 Ⅱ 级和 Ⅲ 级少突神经胶质瘤，星形细胞瘤和继发性胶质母细胞瘤
    - 转移
  ○ 感染
  ○ 其他原因造成的癫痫发作

二、标本

（一）大体

- 可以发送小的可疑病灶活检以进行冰冻切片评估。
- 一些病变具有明显的大体特征
  ○ 块茎状：切割表面坚硬，坚挺，白色
  ○ 胚胎发育不良的神经上皮肿瘤（DNET）：黏液状物质凝胶状
  ○ 低级别胶质瘤和神经胶质瘤：坚硬，白垩色或棕色，灰白色物质交界处丢失
  ○ 浸润性胶质瘤：Tan 不明确的肿块，灰白色物质交界处模糊
  ○ 皮质病变：可表现出多聚糖或厚皮病
- 切除可能很大，包括整个颞叶和海马
- 如果可能，应将皮质标本定向，并垂直于皮质表面切割，以评估皮质厚度，灰白质连接处和白质特征
- 如果整块切取海马体，可以沿长轴定向并垂直于长轴切割
- 杏仁核通常是碎片化的，无法正确定位
- 许多癫痫相关病变可以钙化
  ○ 应避免脱钙，因为它会对 DNA 质量产生有害影响

（二）冰冻切片

- 如果外观小而异常，则样本冰冻，与肿瘤评估相似
  ○ 极小的部分用于细胞学制备
    - 取每个穿刺针末端的活检小片组织用于细胞学涂片
  ○ 待冰冻的剩余组织置于小的包埋介质上，但不被包埋剂覆盖
    - 用轻微的金属吸热器或冰冻喷雾快速冰冻组织，以避免形成冰晶
    - 小块经过精心切割以保留组织
- 如果标本较大或叶状切除，则对标本进行仔细切片行大体观察，并将异常外观区域进行冰冻
- 如果大体未发现严重的可疑病变，最好不要冻结正常的组织
  ○ 比如，局灶性皮质发育不良最好在永久性切片上诊断

（三）细胞学

- 如果怀疑肿瘤，应该像其他大脑半球肿瘤一样进行涂片检查
- 涂片方法
  ○ 将 1 ～ 3 个针头大小的碎片的组织放置在载玻片上 1/3 处
  ○ 第二张载玻片用于轻轻涂抹载玻片上的组织
    - 将载玻片放在固定容器上方以避免任何延迟固定
    - 涂抹时不应接触刮片过度用力挤压组织
  ○ 将载玻片立即放入固定剂中，以避免干燥
- 触摸准备方法
  ○ 用于坚硬，钙化或纤维性病变
  ○ 将组织轻轻握于镊子中并快速涂在载玻片表面
  ○ 将载玻片立即放入福尔马林中以避免干燥假象

三、最常见的诊断

（一）肿瘤（约占总数的 80%）

- 最常见的癫痫发作原因是肿瘤

- 最常见的类型：神经胶质瘤，低级别星形细胞瘤，低级别胶质 / 神经胶质瘤，DNET，低级别少突神经胶质瘤，低级别混合胶质瘤
  - 由于细胞密度低，浸润性低级别胶质瘤可能难以诊断
  - 神经胶质瘤很难与皮质发育不良区分，伴有许多发育不良和球囊性神经元
  - 冰冻切片可能无法很好地保存 DNET 的黏液样基质

（二）转移

- 急性癫痫发作在约 30% 的转移性疾病患者中出现症状
- 通常位于灰白质交界处

（三）皮质发育畸形 / 局灶性皮质发育不良（约占总数的 20%）

- 通常不要求冰冻切片进行诊断
- 正确的方向和切片对于最终诊断至关重要
  - 必须垂直于皮质表面进行切片才能正确评估皮质层
- 错构瘤是小的胶质神经元病变
  - 不应该被误认为浸润性少突神经胶质瘤

（四）胶质增生（约占总数的 5%）

- 大多数慢性癫痫样本显示弥漫性反应性胶质增生，通常是皮质下
- 来自旧创伤的胶质瘢痕可以是癫痫发作的焦点部位
- 表面层中存在含铁血黄素可能表明以前的创伤

（五）血管畸形（约占总数的 4%）

- 动静脉畸形（AVM）是血管异常导致癫痫发作的最常见原因
  - 通常是幕上和大脑中动脉区域
  - 手术前可以栓塞 AVM
- 海绵状血管瘤是最常见的血管病变，导致顽固性癫痫发作
  - 切割面上呈蜂窝状但通常很小
  - 出血和钙化很常见
  - 20% ～ 40% 的患者有多处病变
- 恶性血管瘤非常罕见

（六）海马硬化症(中间颞叶硬化症)(1% ～ 2%)

- 通常通过成像很容易识别
- 通常不需要冰冻切片进行确认
  - 然而，大体检查和正确的定位和切片对于最终诊断至关重要
  - 大体检查确定为小而坚固的海马体

（七）结节性硬化症复合体

- 由于 TSC1（编码 hamartin 蛋白）和 TSC2（编码 tuberin 蛋白）胚系突变导致的结节性硬化复合体（TSC）
- 3 种脑肿瘤
  - 皮质块茎
  - 可能导致癫痫发作
  - 在白质中形成白垩色、坚实的纤维状物质
    - 表面光滑
  - 由异常的神经元组成，包括气球样细胞和发育异常的神经元
  - 室管膜下结节
  - 巨细胞星形细胞瘤

（八）Rasmussen 脑炎

- 也称为慢性局灶性脑炎
  - 一个影响脑半球的罕见炎症性神经系统疾病
  - 频繁和严重癫痫发作的结果
- 皮层组织被 T 细胞浸润
  - 典型的血管周围炎症没有血管破坏
  - 可能存在反应性胶质增生
- Rasmussen 脑炎的半球切除术很少在冰冻切片上进行评估

（九）孔洞脑

- 大脑半球有囊肿或蛀洞的罕见病变
- 可能由异常发育，直接损伤，炎症或出血引起
- 可与癫痫发作相关联

（十）半侧巨脑症

- 错构畸形导致一个半球的大小增加
- 可能需要进行半球切除术或功能性大脑半球切除术以控制
- 癫痫发作

四、报告模式

（一）大体检查

- 报告样本的大小和方向
- 皮质厚度和灰白质交界（尖锐与模糊）
- 小而坚固的胶质海马证实了内侧颞叶硬化（海马硬化）
- 应报告包括多发性 / 肥厚性 / 巨脑回在内的脑回异常
- TSC 中的块茎可以严格诊断

（二）冰冻切片

- 尽可能报告肿瘤和其他特定病变
  - 局灶性皮质发育不良通常不可能在冰冻时准确分类，诊断应推迟到永久性石蜡切片

五、诊断陷阱

（一）诊断过度和不足

- 长期癫痫发作与神经胶质增生和反应性星形胶质细胞有关
- 由于这些慢性变化和畸形发育不良，肿瘤可能被过度诊断
  - 胶质增生可能类似于胖细胞型星形细胞瘤
  - 与反应性神经胶质增生有关的 Rosenthal 纤维可能类似于毛细胞星形细胞瘤
  - Hamartia 可能类似于浸润性少突神经胶质瘤
- 在存在慢性变化的情况下识别肿瘤可能很困难
  - 低级别神经胶质瘤可能难以与发育不良区分开来

（二）采样错误

- 肿瘤旁边的组织可能是螺旋状的

- 切除样本很大，可能无法对冰冻切片进行充分采样

（三）多发病灶存在或多灶性疾病

- 约 14% 的患者有多灶性病变，可能是癫痫发作的原因
- 术前检查 2 个病灶中可能只有 1 个病灶能确定出来
- 某些肿瘤可能是多灶性的（例如，DNET）

推荐阅读

[1] Chen H et al: Mutant IDH1 and seizures in patients with glioma. Neurology. 88(19):1805–1813, 2017

[2] Prayson RA: Utilization of frozen sections in the evaluation of chronic epilepsy–related cases. Ann Diagn Pathol. 17(1):145–9, 2013

（左图）结节性硬化症的典型脑部受累包括门静脉，室管膜下结节➡和皮质/皮质下结节➡的室管膜下巨细胞星形细胞瘤➡（引自 DI: Brain, 3e.）。（右图）一项 14 岁男孩患有结节性硬化综合征的 MR 研究显示，有明显分界的室管膜下巨细胞星形细胞瘤➡和多个高度增强的皮质块茎，伴有扩大的回旋和灰白质差分化➡（引自 DI: Brain, 3e.）。

结节性硬化症复合体：脑肿瘤
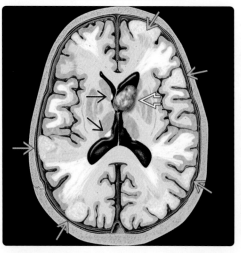

结节性硬化症综合征：MR 外观
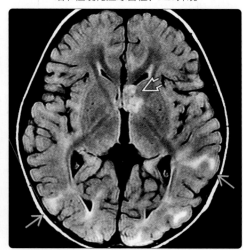

（左图）与块状硬化复合体相关的块茎形成坚硬的白色肿块，并且具有异常表面➡，包括鹅卵石样病变，缺乏旋转模式和光滑表面。（右图）这块皮质块茎被整块取出。块茎的基部在切除部位显示白垩密集的白质➡。

皮质块茎：大体外观
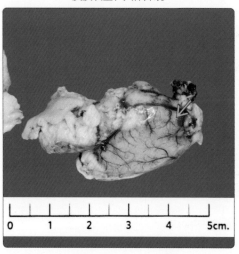

皮质块茎：大体外观
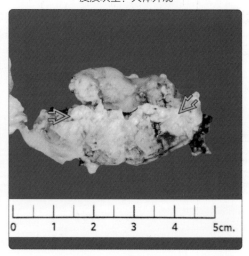

（左图）皮质块茎含有多种异常神经元形式，包括具有丰富粉红色细胞质的球囊细胞➡。此外，还存在发育异常的神经元➡。显示相对正常的神经元➡用于对照比较。（右图）癫痫病变，包括肿瘤性和非肿瘤性，通常伴有微钙化➡。

皮质块茎：气球样细胞
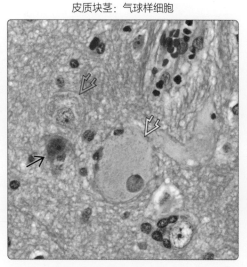

长期癫痫发作：微钙化
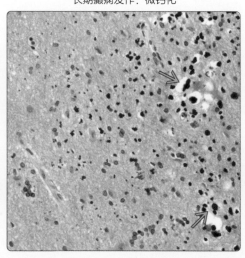

Rasmussen 脑炎：MR 表现

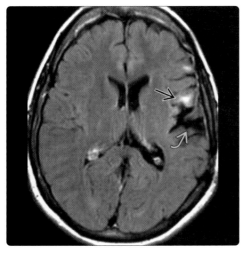

Rasmussen 脑炎：血管周围炎症

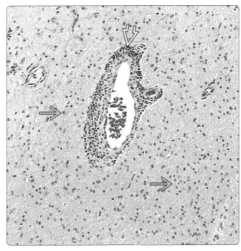

（左图）Rasmussen 脑炎患者的轴向 FLAIR MR 显示由于体积减少，左侧外侧裂裂隙突出➡️。在额鳃盖上有相关的皮质下胶质增生➡️（引自 DI：Brain，3e.）。（右图）细胞外弥漫性发炎的脑组织是 Rasmussen 脑炎➡️的特征。整个半球通常都会受到影响。通常可见血管周围炎症，无血管破坏。反应性胶质增生➡️也可以看到。

Rasmussen 脑炎：皮质神经胶质增生

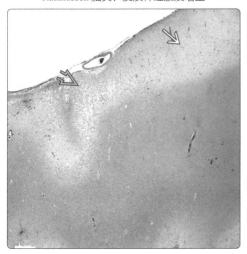

小胶质细胞结节

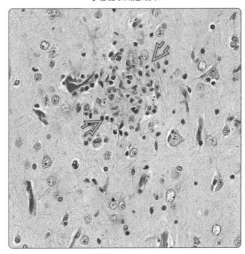

（左图）在极端病例下，弥漫性皮质胶质增生➡️与空泡化➡️，例如 Rasmussen 脑炎的这种情况，是长期癫痫发作的结果。（右图）皮质小胶质细胞结节➡️必须与错构瘤区别开来。差异是很大的，包括 Rasmussen 脑炎和病毒感染。

脑穿通性囊肿：MR 外观

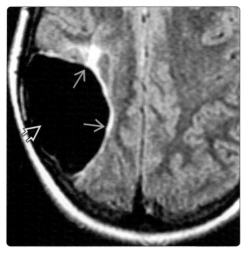

孔洞脑：大体外观

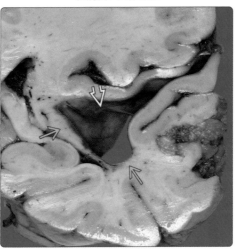

（左图）轴向 FLAIR MR 显示右侧顶叶病变内的液体➡️。这种经典的孔隙囊肿由高信号的胶质白质围绕排列➡️（引自 DI：Brain，3e.）。（右图）癫痫发作可能是产前、产后或产后创伤的结果，可导致瘢痕形成和脑实质丧失。在这种情况下，在颞叶中显示出大腔➡️。周围组织显示反应性神经胶质增生➡️和皮质神经元可能排列紊乱并且出现发育异常。

（**左图**）半月形的冠状 T₂WI 显示右半球扩大，推过中线➡️。同侧额角变形且尖锐➡️。请注意深部白质的胶质增生➡️（引自 DI: Brain, 3e.）。
（**右图**）观察到各种致痫灶，包括局灶性皮质发育不良和发育障碍，如巨脑症，伴有大量随意排列的肿大的神经元细胞➡️。

半侧巨脑症：MRI 外观

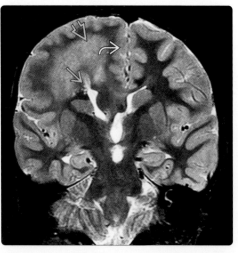

巨大的神经元

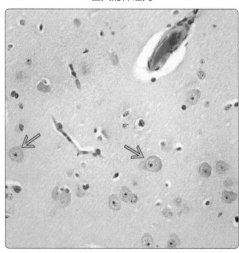

（**左图**）一项 16 岁女孩患有医学上难治性癫痫的 MR 结果显示，在异常深沟的底部，高信号，皮质增厚和灰白质模糊➡️，这是局灶性皮质发育不良的"颅底"形态的典型表现（引自 DI: Pediatrics, 3e.）。（**右图**）皮质表面显示电极放置术前的部位略微扩大的脑回➡️，并检测到与潜在皮质发育不良相关的癫痫发作焦点➡️。邻近的回旋➡️是正常的。

局灶性皮质发育不良：MR 外观

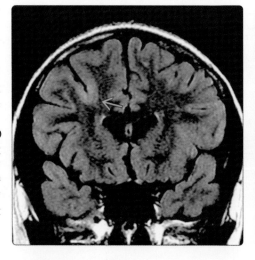

局灶性皮质发育不良：总体外观

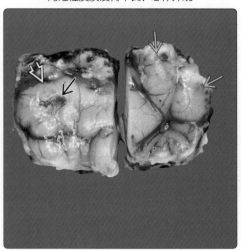

（**左图**）错构瘤（一种小的胶质神经元病变）可以在发育不良的皮质标本中被识别出来。小的神经细胞➡️与周围核周围的神经元➡️不应该被误认为是浸润的少突神经胶质瘤。（**右图**）长期癫痫发作总是会导致神经元大量丧失➡️，这些神经元被反应性星形胶质细胞取代➡️。在冰冻切片上不应将丰富的反应性星形胶质细胞误认为是浸润性星形细胞瘤。

局灶性皮质发育不良：错构瘤

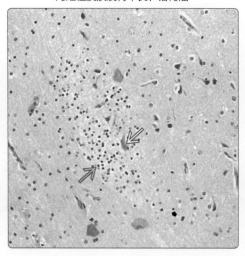

长期癫痫发作效应：反应性星形胶质细胞

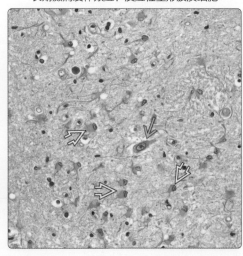

结肠：诊断与切缘
Colon: Diagnosis and Margins

张 丽 译 李忠武 校

一、手术／临床关注点

（一）会诊目的
- 确认切除段中存在病变（通过先前的活体组织检查确定）
- 评估近端／远端边缘
  - 测量低位直肠切除术中远端切缘的距离
- 如果术中发现可疑恶性肿瘤，则评估切除临床良性病变的标本

（二）患者治疗方案决策
- 如果边缘为阳性或非常接近肿瘤，可以切除额外的结肠
- 如果检测到意外的恶性肿瘤，可以进行更广泛的切除

（三）临床背景
- 通常在手术切除前确定癌和大息肉
- 在大多数情况下，可以通过大体检查来充分评估保证切缘
- 如果由于治疗前切缘很近或难以评估，可能会要求进行术中冰冻
- 接受良性炎症性肠病手术的患者可能有术中发现的恶性肿瘤

- 脓肿，狭窄，瘘管和（或）穿孔可以类似于恶性肿瘤

二、样本评估

（一）大体
- 根据存在的结构识别结肠段
  - 右半结肠切除术：回肠末端，盲肠，阑尾，升结肠
  - 横结肠：结肠带有肠系膜
  - 乙状结肠：结肠带肠系膜
  - 乙状结肠／直肠：乙状结肠近端部分伴肠系膜；远端部分缺乏肠系膜
  - 由于靠近括约肌，病变通常接近远端边缘
    - 尽可能减少肛门括约肌，减少患者的发病率
  - 确定病变位于乙状结肠，乙状结肠／直肠交界处或直肠内的位置
  - 腹会阴切除术：乙状结肠、直肠和肛门
- 检查外表面是否具有以下特征
  - 由于癌症标本严重受累
  - 穿孔可能与出血或渗出有关
  - 结肠肿块区域的浆膜皱褶
  - 通常表明癌已侵入脏层腹膜
  - 浆膜转移性病变

结肠腺癌：近端和远端切缘

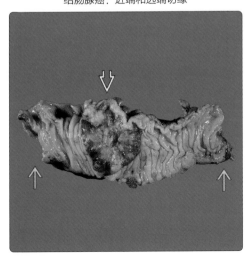

直肠腺瘤：远端切缘

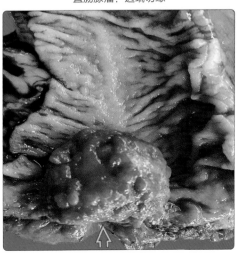

（左图）在远离直肠的部位，癌➡可以切除，具有广泛的近端和远端切缘➡。如果切缘处的黏膜在大体检查中看起来是正常的，则不需要术中冰冻切片。（右图）直肠肿瘤的远端切缘通常很近，因为可以切除的结肠数量和肛门括约肌的数量是有限的。固有肌层收缩➡，边缘可能看起来错误地靠近病灶。垂直切面有助于确定边距间隙。

直肠系膜的完整性

特　征	完　整	接近完整	不完整
体积	大量	中等	小
直肠表面	光滑	不规则	不规则
缺损	无＞5mm	有＞5mm 但不到固有肌层	有并且延伸至固有肌层
手术缝线卷入	无	或许有	存在

Bosch SL et al: The importance of the pathologist's role in assessment of the quality of the mesorectum. Curr Colorectal Cancer Rep. 8（2）：90-98，2012.

　－ 通常是多个；与浆膜粘连有关
　○ 可能存在墨水印迹，标记先前息肉切除术的部位
　○ 用于低位前切除的直肠系膜的完整性
　－ 操作过程中引入的改变应与收到时的标本外观区分开来
　　□ 任何变动都应记录在标本的大体描述中
　－ 可在最终报告中评估直肠系膜情况，不应在术中进行
● 适当地涂上远端、近端、肠系膜和放射状切缘
● 触摸标本以识别病变部位和任何严重累及的淋巴结
● 用钝头剪刀打开结肠，避免横切病变
　○ 尽可能靠近钉线切割线完全打开切缘
● 如有必要，可用生理盐水轻轻冲洗黏膜
● 确定所有病变及其与边缘的关系
　○ 切除后 10～20min 肠段可收缩达 40%
　○ 尽快测量并记录到切缘的距离边距
● 如果没有明显病变，应联系外科医生
　○ 如果病变是先前活检的息肉，息肉部位可能是黏膜溃疡或墨水印迹的模糊区域
● 如果外科医师希望在手术室观察标本，则应将标本转移到干净的手术单或垫上
　○ 样品必须放在适当标记的容器中以便转移

（二）冰冻切片

● 在大体检查时如果癌或肿瘤床靠近切缘，则采取垂直切片
　○ 在某些情况下，非常狭窄的阴性切缘可能就足够了
● 确保冰冻切片的全厚度切片，以避免遗漏固有肌层内的深部小肿瘤灶
● 在未事先诊断为恶性肿瘤的情况下，会对最可疑的恶性肿瘤区域可以行术中冰冻切片检查

三、最常见的诊断

（一）腺癌

● 结肠癌通常易于识别为隆起型肿块或溃疡伴周围

硬结
● 典型的癌形态显示腺体具有高柱状细胞和广泛的碎屑坏死
　○ 不太常见的组织学类型是黏液腺癌，髓样癌和印戒细胞癌
● 如果距离肿瘤切缘＞1.0cm，可以对边缘进行评估和报告
● 对治疗反应良好的癌症可能只表现为不易显示的模糊的大体检查结果
　○ 小溃疡，纤维化/瘢痕形成，黏膜外观异常，有黏液，墨水印迹
　○ 良性细胞的变化可以与恶性肿瘤相似
　－ 表面黏膜细胞的再生变化
　－ 间质细胞核的异型性
　－ 在没有残留的活肿瘤细胞的情况下，可以出现溃疡，坏死或黏液

（二）息肉

● 可能是有蒂或无梗的
● 大腺瘤或锯齿状息肉可能需要手术切除
　○ 通常不需要或不推荐针对息肉进行的冰冻切片检查
● 至切缘的距离仅是这些情况下提供的相关信息

（三）转移到结肠

● 转移来自于肠周脂肪组织的淋巴脉管内生长或从腹膜沉积物浸润至结肠
● 可以作为肠腔内肿块，类似结肠原发癌

（四）子宫内膜异位症

● 临床上由于硬结/狭窄而类似于癌症
● 固有肌层深处的子宫内膜异位腺体可能被误诊为癌症
● 在腺上皮周围存在子宫内膜基质有助于避免误诊

（五）憩室炎

● 癌症可能发生在与憩室疾病有关的结肠中
● 与憩室炎相关的炎症和纤维化可能会类似于癌症

- 如果"炎性肿块"接近切除边缘，可能需要进行冰冻切片诊断

四、报告

（一）大体检查

- 病变的存在可以通过大体检查来确定
  - 例如，"存在 2.4cm 的溃疡型肿物"
- 如果没有事先术前治疗，可以通过大体检查可靠地评估结肠癌的切缘
  - 例如，"肿物距离最近的远端边缘 1cm"
- 应尽可能准确地报告低位乙状结肠 / 直肠癌的远端切缘的距离

（二）冰冻切片

- 切缘

  - 肿瘤受累阳性或阴性
  - 如果治疗后切缘存在肿瘤床，应予报告
  - 如果初始切片中存在无细胞黏液，对于检测可能的更深层的肿瘤细胞是有帮助的

推荐阅读

[1] Mukkai Krishnamurty D et al: Importance of surgical margins in rectal cancer. J Surg Oncol. 113(3):323–32, 2016

[2] Gomes RM et al: Role of intraoperative frozen section for assessing distal resection margin after anterior resection. Int J Colorectal Dis. 30(8):1081–9, 2015

[3] Goldstein NS et al: Disparate surgical margin lengths of colorectal resection specimens between in vivo and in vitro measurements. The effects of surgical resection and formalin fixation on organ shrinkage. Am J Clin Pathol. 111(3):349–51, 1999

乙状结肠：肠系膜切缘

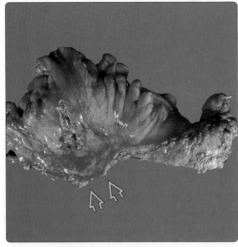

直肠：腹膜覆盖

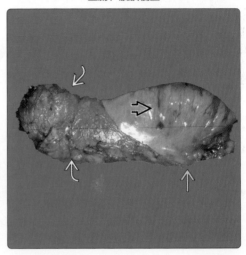

（左图）乙状结肠完全是腹膜内的，肠系膜的根部🔲是真正的径向切除边缘；然而，这种边缘很少涉及癌症。浆膜表面不是手术切缘。（右图）上直肠的前表面覆盖有腹膜➡️。直肠上部 1/2 ➡️的后表面和直肠下部 1/2 ➡️的整个圆周是真正的软组织径向边缘。

结肠癌：浆膜表面

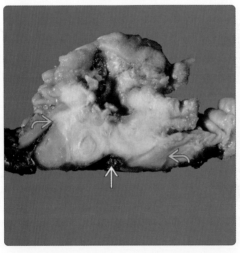

多发结肠癌：大体外观

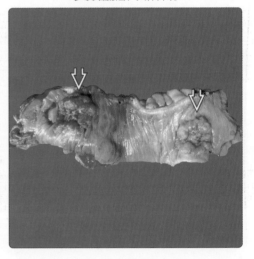

（左图）这种结肠癌侵入固有肌层🔲，穿透脏层腹膜，并导致浆膜收缩➡️。这是一个重要的预后因素，但不是手术切缘。（右图）患者结肠癌病灶 > 1 个➡️，并且癌症与息肉有关，这种情况并不少见。除了切除所需的病变外，重要的是要完全打开并仔细检查病变的边缘。

辅助治疗后直肠癌：大体外观

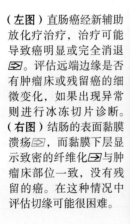
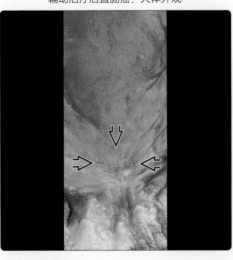

新辅助治疗后结肠瘤床

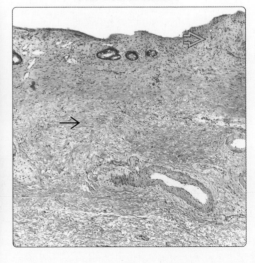

（左图）直肠癌经新辅助放化疗治疗，治疗可能导致癌明显或完全消退🔲。评估远端边缘是否有肿瘤床或残留癌的细微变化，如果出现异常则进行冰冻切片诊断。（右图）结肠的表面黏膜溃疡🔲，而黏膜下层显示致密的纤维化➡️与肿瘤床部位一致，没有残留的癌。在这种情况中评估切缘可能很困难。

标记息肉切除部位：大体外观

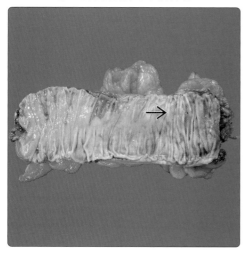

标记的色素标记

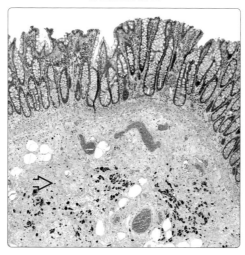

（左图）在息肉切除术时，可以注射色素➡️以标记该部位。大体检查应记录该区域的任何残余息肉或活检部位。色素有时也可以在浆膜表面看到。（右图）标记色素➡️可以注射到息肉活检部位旁边。颜料可以看作是浆膜的深色变色，在显微镜下可以看作是结肠壁中的黑色素。

息肉切除术后的标本：大体外观

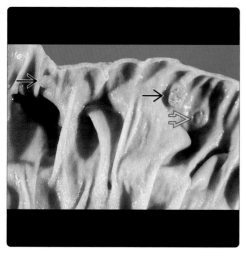

子宫内膜异位症

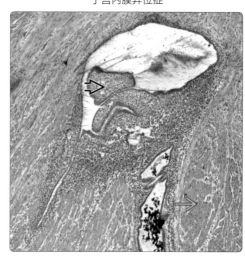

（左图）这种结肠切除是在先前的息肉切除术显示息肉中的一小部分为浸润性癌之后进行的。在先前的活检部位只有一个小的溃疡➡️，这在大体检查时很难找到。还存在另外两个小息肉➡️。（右图）涉及结肠壁的子宫内膜异位症可能导致类似癌症的狭窄。在这个例子中，良性子宫内膜腺体和基质➡️存在于固有肌层深处➡️。

穿孔的盲肠癌：大体外观

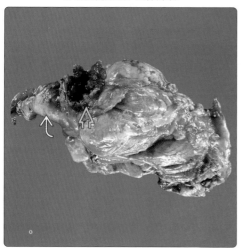

肠穿孔

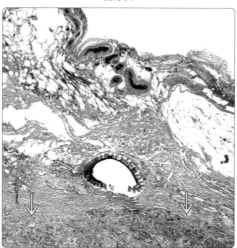

（左图）这例盲肠癌穿孔了➡️。重要的是要注意阑尾➡️在涉及盲肠的肿瘤中是否正常，以排除原发性阑尾肿瘤并延伸到盲肠中（右图）肠穿孔后，可在浆膜中发现肠内容物，伴随的炎症可导致粘连。在这种情况下，有钡➡️和植物性物质➡️。

结肠：对先天性巨结肠症的评估
Colon: Evaluation for Hirschsprung Disease

张 丽 译 李忠武 校

一、手术 / 临床关注点

（一）会诊目的

- 确定先天性巨结肠（HD）牵引或造口术移除手术中适当的吻合部位
  - 应位于正常神经节内肠管和接近过渡区（TZ）内
- 建立 HD 诊断最好在拔管手术前进行活检标本石蜡切片诊断
  - 应强烈避免为此目的进行术中咨询

（二）患者治疗方案决策

- 外科医生从肠道远端部分进行冰冻切片活检，认为其具有正常的神经支配
  - 如果没有观察到神经节细胞，则送检另外的（更近端的）活组织检查，直到发现正常结肠
  - 如果组织诊断是正常肠管，则不需要额外的活组织检查
- 虽然术中错误率低，但错误诊断的后果可能对儿童产生重大临床影响

（三）临床背景

- HD（即无神经节性巨结肠）是由于神经嵴细胞无法定植整个结肠所致
  - 远端肠道中不存在神经节细胞，导致结肠无法收缩和正常放松
- 经常在出生后不久出现
  - 无法通过胎粪，腹胀，慢性便秘
  - 对比灌肠显示巨结肠（近端）有漏斗状 TZ 和薄弱的远端无神经节节段
- 可以涉及不同节段的结肠
  - 超短节段 HD：约 30% 的病例，直肠远端（末端 1～4cm）
  - 短节段 HD：约 45% 的情况下为直肠乙状结肠
  - 长段 HD：近端结肠至脾曲
  - 整个结肠：< 10% 的病例
  - 区带状无神经节结肠病（跳跃节段性 HD）很少见
  - 小肠受累很少见
- 必须切除无神经节节段才能恢复正常的结肠功能

二、样本评估

（一）大体：冰冻切片的术中活检

- 全层结肠活检或血清肌肉活检优选用于术中诊断
  - 建议最小尺寸
    - 1cm 长
    - 3～5mm 厚度

（左图）在正常结肠中，肌间神经丛包含典型的神经节细胞，具有大的偏心核，突出的核仁和丰富的嗜酸性细胞质 ➡。（右图）在先天性巨结肠（HD）中，肠壁中完全没有神经节细胞，导致肌壁无法收缩。如黏膜下活检所见，神经纤维 ➡ 可能是肥大的。

正常结肠：神经丛与神经节细胞

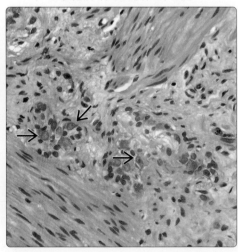

先天性巨结肠疾病：没有神经节细胞的肌间神经丛

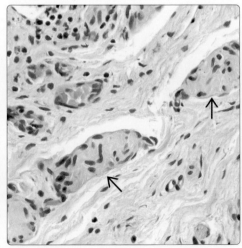

（二）大体：套入标本

- 可提交近端边缘做冰冻切片评估
  - 整个近端边缘作为最终切缘
- 可以使用几种切片方法来处理用于永久切片的剩余样品
  - 纵向切割全长，宽度为 3 ～ 4mm
    - 将条带切成卡片大小的片状，近端涂墨水，放到多个盒子中
    - 或涂墨水于近端末端，将条带卷成线圈，并放入单个盒子中
  - 沿着肠段的长度取全厚度圆周部分而不是纵向部分
    - 将条带卷成线圈，提交到顺序的盒子中
    - 包括近端切缘的条带
    - 更容易观察到神经节和无神经节区域之间经常不规则的界面

（三）大体：诊断抽吸直肠活检

- 在牵引操作之前执行，以在永久性切片上建立 HD 的诊断
  - 不鼓励在术中冰冻咨询时尝试对 HD 进行初步诊断
- 建议在齿状线近端的多个水平（1cm、2cm 和 3cm）进行活组织检查
- 存在骨骼肌，移行上皮或鳞状上皮表明活检太远，无法进行充分评估
  - 远端大多数直肠通常可以是无神经节
- 足够的活检标本：黏膜下层厚度至少为总厚度的 1/3
- 必须评估每个级别的多个较深部分以确保无神经节症的诊断
  - 突出的神经纤维通常伴随 HD
- 可用于永久性切片的染色以评估 HD
  - 钙结合蛋白
    - 固有神经纤维和神经节细胞在固有层，黏膜肌层和正常肠壁黏膜下染色呈阳性
    - HD 阴性（大的外在神经干仍可能染色阳性）
    - 肥大细胞也会与钙结合蛋白染色呈阳性
  - 高亲和力胆碱转运蛋白
    - 与乙酰胆碱酯酶（AChE）染色一样，显示黏膜肌层和固有层内神经密度增加
    - 可在冰冻或福尔马林固定的石蜡包埋组织上进行
  - 琥珀酸脱氢酶
    - 专门用于神经节细胞的标记

（四）冰冻切片：术中活检

- 定位垂直于浆膜表面的切片
  - 应包括整个纵向肌层和大部分环形肌层

- 包括两个层次是必要的，以便于观察位于各层之间的肌间神经丛
  - 外科医生可用缝线或墨水以帮助定位
- 应检查每个块的多个水平
  - 评估通常至少有 4 个，最多 10 个部分
- 较厚的切片（6μm）可能会有所帮助
- Giemsa 或 Diff-Quik 染色可能更容易解释
  - 神经节细胞的细胞质染成对比蓝色
- 全结肠 HD：不建议使用阑尾的冰冻切片
  - 可能的跳跃性病变或低神经节病
  - 比直肠更小的神经节细胞，可能会失真
  - 建议改用终末回肠活检
- 可靠性
  - 假阴性诊断：3%（未检测到真正的神经节细胞）
    - 外科医生将采取更近端的活检
    - 尽管可能会切除更多结肠，但对患者的伤害可能很小
  - 假阳性诊断：3%（非神经节细胞报告为神经节细胞）
    - 在患者中留下无神经节部分的结肠可能具有显著的临床后果

（五）冰冻切片：乙酰胆碱酯酶组织化学染色

- 无神经节结肠的胆碱能神经纤维比正常结肠更突出
  - 纤维含有更多量的 AChE
  - 在表面的结肠层可以看到诊断特征
- 已经开发出 AChE 的快速技术，但仅在某些机构中使用
  - 需要冰冻组织
  - 在黏膜肌层内和固有层内 AChE 阳性纤维
    - 正常模式：黏膜肌层或紧邻的黏膜下层没有纤维或微量存在
    - 黏膜肌层或紧邻的黏膜下层没有纤维或微量存在
- 异常模式：黏膜肌层中的许多神经纤维并延伸到固有层
- 可靠性
  - 据报道，确诊率提高从 83% ～ 95%
  - 报告灵敏度高达 100%，特异性范围为 91% ～ 96%
    - 假阴性诊断：多数为新生儿期或全结肠无神经节病患者
    - 假阳性诊断：也可发生

三、最常见的诊断

（一）正常结肠

- Meissner（黏膜下）神经丛位于黏膜深处
  - 该区域的神经节细胞数量较少
- Auerbach（肠肌层）神经丛位于肌层神经丛中

- ○ 位于固有肌层纵形肌和环形肌之间
- ○ 神经节细胞更丰富，更大
- 神经节细胞
  - ○ 其体积大，多边形，丰富的嗜酸性细胞质，圆形偏心核，大嗜酸性核仁
  - ○ 以神经元为单位
  - − 2 ～ 10 个神经节细胞围绕神经纤维排列成半圆形
  - ○ 应以正常数字出现
- 正常神经干的范围：10 ～ 20μm
  - ○ 不应该看到神经纤维肥大

（二）先天性巨结肠症

- Meissner 和 Auerbach 丛中无神经节细胞
  - ○ 通常与两个丛相关
- 神经纤维肥大
  - ○ 大多数婴儿活检组织，黏膜下神经纤维直径 ≥ 40μm
  - − 年龄较大的儿童和成人通常可能有这种厚度的肠神经纤维
  - ○ 在全结肠无神经节病中可能不存在
  - − 在这种情况下，神经可能是发育不全或缺如
- 通过 AChE 组织化学检测异常胆碱能神经纤维

（三）过渡区

- 介入位于扩张的近端结肠（通常为神经节）和
- 非扩张的远端节段（无神经节）之间的漏斗状区域
  - ○ 较短段 HD 的长度 ≤ 5cm
  - ○ 长段 HD 可能长度 > 5cm
- 在疾病过程早期通过新生儿成像很难发现
- 需要手术切除 TZ 才能成功治疗
  - ○ 正常神经支配的远端区域不是均匀的圆环状
  - − 部分环周无神经节病
    - □ 神经节细胞可在肠周部分延伸 2 ～ 3cm，通常是肠系膜对侧；因此，吻合部位应在距神经节细胞最远端活检近端约 3cm 处
  - − 优选多次活组织检查以确保吻合在正常结肠内
- 神经节细胞可能稀疏，散在分布
  - ○ 肌间神经丛可能是低神经的
  - − 可能存在神经纤维肥大
  - ○ 黏膜下神经丛可能是超神经节的
- 可能存在嗜酸性粒细胞和肥大细胞浸润，可能被误认为是神经节细胞

（四）肠神经元发育不良

- 报道有近 20% ～ 75% 的 HD 结肠肠道黏膜下神经节变性（B 型肠神经发育不良）

（五）假性阻塞

- 没有机械阻塞的运动障碍
- 通常由于肌病过程

四、报告

冰冻切片

- 神经节细胞的存在与否
  - ○ 如果存在，则报告正常或减少的数字
- 神经干的状态：神经纤维肥大的存在与否
- 报告标本的尺寸或厚度是否合适
- 推荐使用近端边缘的环周切缘冰冻切片以避免 TZ 套入

五、陷阱

（一）未能识别未成熟的神经节细胞

- 早产新生儿中存在未成熟的神经节细胞
  - ○ 比成熟的神经节细胞小
  - ○ 细胞质稀少，偏心，梨形，没有点状 Nissl 物质
  - ○ 核仁不太显眼
  - ○ 可以误认为淋巴细胞或组织细胞等其他细胞
- 神经节细胞在黏膜下神经丛后期成熟
  - ○ 肌间神经丛优选用于评估
- 应该存在一些成熟的神经节细胞，但可能是稀疏的

（二）过渡区活组织检查

- 应报告有关 TZ 的稀疏神经节细胞和（或）神经纤维肥大的存在

（三）错误认定为神经节细胞的细胞

- 肥大细胞，平滑肌细胞或反应性纤维细胞可能被误解为神经节细胞
- 内皮细胞可能会出现扩大，通常出现在神经单位附近
- 炎症可引起间质细胞，内皮细胞，浆细胞和淋巴细胞的反应性变化
  - ○ 细胞可以增大，核仁大，类似神经节细胞
  - ○ 如果组织学特征被炎症覆盖，则对冰冻切片的判读可能很困难
- 偏心细胞核和神经元单位可以帮助区分神经节细胞和其他细胞类型

（四）长节段 HD

- 与短节段 HD 相比，涉及长段结肠，整个结肠或总肠道的 HD 可具有不同的特征
- 活组织检查通常缺乏短节段 HD 中可见的特征性神经纤维肥大

（五）浅表活检

- 仅黏膜下层的活检可能不足以进行冰冻切片评估
  - 正常的 Meissner 丛中存在较少的神经节细胞，并且可能难以在冰冻切片上识别
- 与永久性切片判读相比，不一致率很高（＞ 50%）

（六）冰冻切片评价不足

- 可能需要多个切片（最多 10 个）来检测神经节细胞
  - 除非明确识别神经节细胞，否则应对每块组织进行深度切片
- 太厚或太薄的切片可能难以识别神经节细胞

推荐阅读

[1] Kovach AE et al: Ganglion cells are frequently present in pediatric mucosal colorectal biopsies. Pediatr Dev Pathol. 1093526617704594, 2017

[2] Mohanty S et al: Appendicular biopsy in total colonic aganglionosis: a histologically challenging and inadvisable practice. Pediatr Dev Pathol. 20(4):277–287, 2017

[3] Moore SW: Advances in understanding functional variations in the Hirschsprung disease spectrum (variant Hirschsprung disease). Pediatr Surg Int. 33(3):285–298, 2017

[4] Terra SA et al: A critical appraisal of the morphological criteria for diagnosing intestinal neuronal dysplasia type B. Mod Pathol. 30(7):978–985, 2017

[5] Kapur RP: Histology of the transition zone in hirschsprung disease. Am J Surg Pathol. 40(12):1637–1646, 2016

[6] Swaminathan M et al: Intestinal neuronal dysplasia–like submucosal ganglion cell hyperplasia at the proximal margins of hirschsprung disease resections. Pediatr Dev Pathol. 18(6):466–76, 2015

[7] Rabah R: Total colonic aganglionosis: case report, practical diagnostic approach and pitfalls. Arch Pathol Lab Med. 134(10):1467–73, 2010

[8] Kapur RP: Practical pathology and genetics of Hirschsprung's disease. Semin Pediatr Surg. 18(4):212–23, 2009

[9] Staines WA et al: Fast evaluation of intraoperative biopsies for ganglia in Hirschsprung's disease. J Pediatr Surg. 42(12):2067–70, 2007

[10] Shayan K et al: Reliability of intraoperative frozen sections in the management of Hirschsprung's disease. J Pediatr Surg. 39(9):1345–8, 2004

（**左图**）在冰冻切片的肌间神经丛中最容易检测到神经节细胞。这些细胞被认为是大的、丰满的细胞排列成簇➡或以半圆形图案（神经元单位）⇗。如果仅看到稀疏细胞，则活组织检查可能来自过渡区。（**右图**）神经节细胞具有黑色，圆形，偏心核和丰富的嗜酸性细胞质。它们通常以半圆形或马蹄形簇排列➡。在这个冰冻切片上，核仁不明显。

正常结肠：肌间神经丛

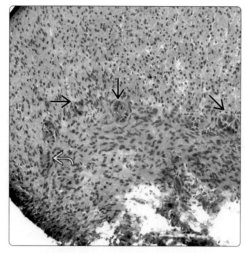

正常结肠：神经单位

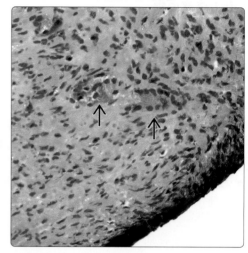

（**左图**）正常婴儿结肠的这种活组织检查显示神经节细胞排列成神经单位➡，具有大的圆形偏心核。在一些神经节细胞➡中可见到核仁，但在幼儿的冰冻切片上往往不那么明显。（**右图**）正常结肠的永久切片显示神经节细胞➡的经典特征，其中包括丰富的含有 Nissl 物质的细胞质，大核和突出的核仁。这些特征在冰冻切片可能不那么明显。

正常结肠：冰冻切片上的神经节细胞

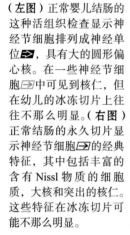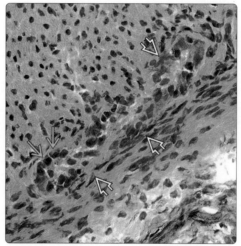

正常结肠：永久切片上的神经节细胞

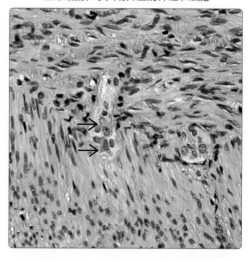

（**左图**）早产儿的神经节细胞可能具有挑战性，因为它们含有小核，核仁不明显，细胞质比成熟细胞少➡。簇状和环周排列⇗可以帮助识别它们。（**右图**）HD 肠的这个冰冻部分显示肠壁的黏膜下层➡，肠管的内层肌➡和外层肌➡。肌间神经丛中存在显著的神经纤维肥大➡。没有看到神经节细胞。

正常结肠：未成熟的神经节细胞

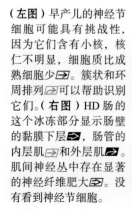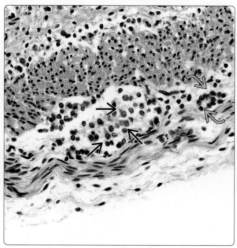

先天性巨结肠疾病：神经纤维肥大

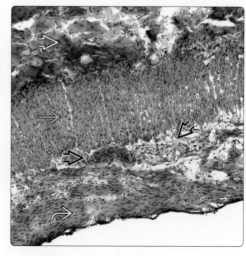

先天性巨结肠疾病：肌间神经丛

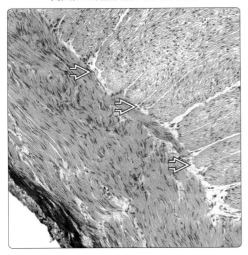

先天性巨结肠疾病：长段

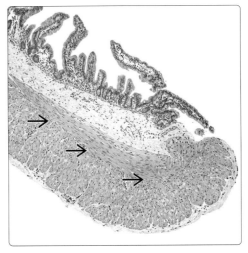

（左图）在 HD 的这个冰冻切片中，肌间神经丛中不存在神经节细胞。尽管经常存在肥大的神经纤维，但在这种情况下看不到➡。（右图）总结肠 HD，在这种情况下，总肠道 HD 是罕见的。要避免的一个陷阱是长段 HD 可能缺乏肌间神经丛➡中特征性的神经纤维肥大，后者通常见于短节段疾病。

正常结肠：Diff-Quik 染色

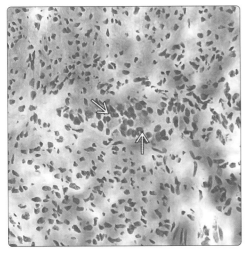

先天性巨结肠症：乙酰胆碱酯酶组织化学染色

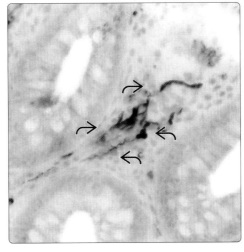

（左图）Diff-Quik 染色通过将细胞质染成冰冻切片上的对比蓝色来突出神经节细胞➡。这种染色可能有助于评估 HD（图片由 C. Mafnas，MD. 惠赠）。（右图）在冰冻切片组织上进行的乙酰胆碱酯酶染色突出了 HD 病例中固有层➡和黏膜肌层内突出的异常神经纤维。这些纤维不存在于正常神经节结肠中的这些位置。

正常结肠：Calretinin 的免疫组织化学研究

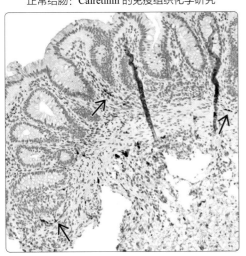

先天性巨结肠症：Calretinin 的免疫组化研究

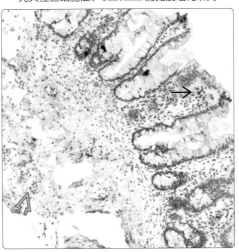

（左图）Calretinin 突出正常结肠➡固有层、黏膜肌层和黏膜下层的固有神经纤维。神经节细胞和肥大细胞对 calretinin 也呈阳性。（右图）对于 Calretinin 的免疫组织化学研究表明，在 HD 的黏膜活检中，固有层和黏膜肌层中没有内在神经纤维。偶尔的肥大细胞是阳性的，可以作为内部对照➡。较大的外周神经纤维可能是弱阳性的➡。

（左图）血清肌肉结肠活检的浆膜表面在这里显示为平面直接接合。样本不应该嵌入这个方向，因为这将使评估肠壁的神经支配变得困难。**（右图）**血管肌活检应嵌在边缘，以便最好地代表冰冻切片上的肌间神经丛。

冰冻切片的肌肉结肠活检

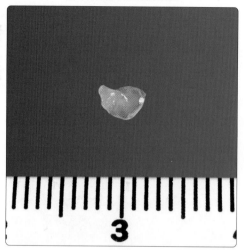

冰冻切片的肌肉结肠活检

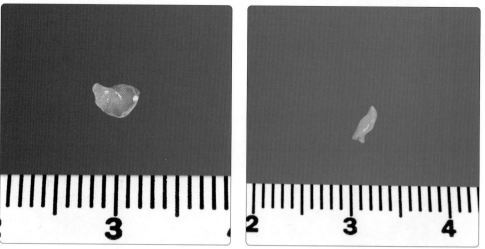

（左图）这里看到血管肌活检嵌入 OCT 凝胶的边缘。活组织检查应代表固有肌层的整个外部纵向层，并且至少应代表内部环形肌的大部分。**（右图）**用于 HD 的结肠牵拉标本显示向近侧扩张的正常神经节部分，远端的无神经节区域和黑线之间的成角过渡区（TZ）。在 TZ 内采取的冰冻切片可以显示低神经节细胞病以及肥大的神经纤维。

冰冻切片的肌肉结肠活检

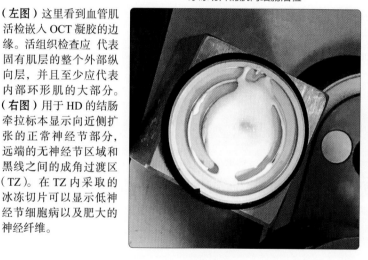

先天性巨结肠症标本

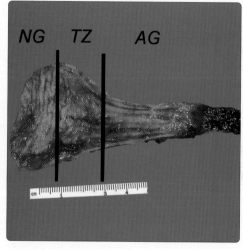

（左图）检查每个活检标本的多个更深切面是必要的，以确信排除冰冻切片上神经节细胞的存在。**（右图）**冰冻切片评价显示成簇排列的神经节细胞。它们也可以单独出现。嗜酸性细胞质内的大而圆的偏心核提示观察者它们的存在。在一些神经节细胞中可以看到模糊的核仁。

Hirschsprung 冰冻切片疾病评估：多个切面

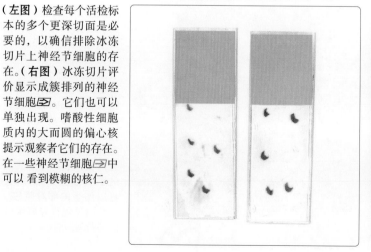

冰冻切片上的正常结肠

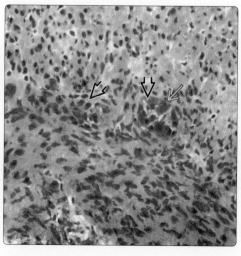

食管：诊断与切缘
Esophagus: Diagnosis and Margins

张 丽 译 李忠武 校

一、手术／临床关注点

（一）会诊目的
- 确定近端和远端边缘是否没有发育异常和癌
- 确定近端边缘是否没有 Barrett 食管

（二）患者治疗方案决策
- 可切除近端或远端边缘的其他组织

（三）临床背景
- 癌症患者通常出现与肿块相关的症状
  - 通常没有食管疾病的既往病史
  - 在大多数患者中进行手术治疗
- 大多数病变通过内镜活检诊断
  - 永久性切片行最佳诊断
- 手术前常采用新辅助治疗，包括化疗和放疗

二、样本评估

（一）大体
- 识别食管、胃和十二指肠（如果存在于全胃切除术中）
- 检查外表面是否有肿瘤受累
- 尽可能靠近切缘打开标本，以便进行精确测量
  - 墨水标记近端和远端边缘
- 打开标本时避免切开肿瘤
  - 肿瘤的位置通常可以通过在打开食管前触摸食管内表面来确定
- 确定癌症部位

- 胃食管连接处的癌症通常是腺癌
  - 通常与 Barrett 食管相关
    - Barrett 食管由散在分布在灰白色鳞状上皮黏膜内的灰粉色柱状上皮黏膜组成
  - 胃癌通常是腺癌
    - 大体外观变化很大：息肉样肿块到溃疡性病变
    - 印戒细胞癌可能存在弥漫性增厚的固有肌层和正常覆盖的黏膜（"linitis plastica"）
  - 食管或胃壁病变通常为平滑肌瘤或胃肠道间质瘤（GIST）
- 新辅助治疗后，可能只有溃疡性硬化区代表肿瘤床
- 测量残留癌或肿瘤床与最近端和远端边缘的距离
  - 肿瘤可以侵入正常覆盖的黏膜下方，延长距离
    - 通过大体检查，切缘可能看起来正常
    - 完整评估需要包括整个食管的全厚度部分

（二）冰冻切片
- 切缘评估必须包括完整的横截面，包括黏膜、黏膜下层和固有肌层
  - 由于固有肌层的收缩，黏膜有时会在标本的离断处卷曲
  - 为了获得全厚度切片，可能需要稍微拉直固有肌层
- 远端（胃）边缘通常远离癌
- 当残留肿瘤／肿瘤床距离边缘 > 1.0cm 时，可以采取横向边缘
  - 检查切缘的较大部分
  - 无法确定肿瘤与边缘的距离

胃食管结合部癌

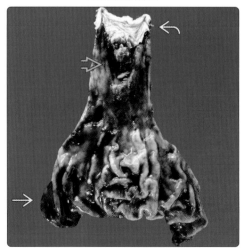

胃食管结合部癌

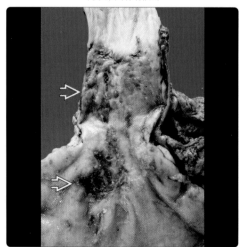

（左图）最常见的食管肿瘤是在胃食管连接处附近发生的腺癌➡。近端切缘➡由鳞状上皮黏膜覆盖，远端切缘在胃中➡。（右图）食管癌在手术前接受新辅助化疗。有反应的肿瘤可能只显示溃疡或瘢痕➡，并且可能非常难以在大体和显微镜微观上识别。

- 当残留肿瘤或肿瘤床距离切缘 < 1.0cm 时，当距边缘的距离可能影响额外的手术时，应采取垂直切缘
  - 外科医生应指定是否需要距切缘的距离
  - 垂直切缘仅为切缘的一小部分采样
    - 外科医师应该意识到尚未检查整个边缘，并且永久切片上的额外取样可以显示癌的区域

三、最常见的诊断

（一）Barrett 食管

- 正常的食管鳞状上皮黏膜被化生的柱状上皮黏膜取代
  - 通常表现为柱状上皮排列在食管远端像舌头一样
  - 鲑鱼粉色颗粒状柱状黏膜代替灰白色闪亮的鳞状黏膜
- 肿瘤性病变在结节或肿块或溃疡性病灶中非常明显
- 外科医师通常会尝试在癌症手术中切除整个 Barrett 食管段，但由于受制于食管段长度，在所有情况下可能不都可行

（二）腺癌，肠型

- 通常出现在 Barrett 食管背景的远端食管中
- 具有不同分化程度的腺体形成的肿瘤

（三）腺癌，印戒细胞癌类型

- 印戒细胞癌在胃部更常见
- 大体及冰冻切片上可能难以检测到
- 有一些有用的特征可以区分印戒癌细胞与组织细胞及淋巴细胞
  - 肿瘤细胞聚集
  - 细胞质黏蛋白空泡
  - 核染色质深染

（四）鳞状细胞癌

- 通常影响中间段食管
- 可能是外生的，溃疡的或存在的狭窄
- 在大多数情况下，手术前先进行术前放射治疗
  - 放射导致的异型性可能难以与异型增生分开
- 应评估食管切缘的异型增生和浸润性癌
  - 有些癌是多灶性的

（五）平滑肌瘤和胃肠道间质瘤

- 偶发性平滑肌瘤和 GIST 在食管胃切除术标本中很常见
  - 在冰冻切片上没有必要区分这 2 个病变
- 边界清晰的棕褐色肿块
  - 梭形或上皮样细胞
- 通常深入肌层
- 大体上可以评估切缘

（六）颗粒细胞瘤

- 位于黏膜下层或固有肌层
  - 边界可以是清晰的或不规则的
- 丰富的粉红色颗粒状细胞质
- 只有罕见肿瘤（ < 5%）表现为恶性肿瘤
  - 可能有坏死，梭形细胞生长方式，核异型性，核分裂像增加，通常体积大（ > 5cm）

- 覆盖的黏膜完好无损
  - 覆盖颗粒细胞瘤的假性上皮瘤样增生可以类似鳞状细胞癌

四、报告

冰冻的部分

- 异型增生，浸润性癌和（或）肠上皮化生的切缘阳性或阴性
- 如果癌接近切缘，则需报告距离切缘的距离

五、陷阱

（一）癌症与治疗相关的变化

- 许多患者接受术前化疗和（或）放射治疗
- 癌症很难识别
  - 纤维化肿瘤床中分散的非典型细胞
  - 具有稀少或缺乏肿瘤细胞的黏液池
- 良性细胞的非典型变化可以类似癌
  - 鳞状上皮黏膜
    - 辐射导致的非典型性表现为具有空泡化细胞质的大细胞
      □ 非典型性也存在于纤维间质细胞中
    - 异型性表现为核浆比增高的核
  - 神经内分泌细胞簇
    - 神经内分泌细胞对治疗有抵抗力，可能形成小团簇
  - 食管导管和腺体
    - 核的非典型性和鳞状上皮化生可能类似浸润的癌
  - 间质
    - 纤维母细胞中核的非典型性
    - 血管壁增厚
  - 外膜骨骼肌
    - 退变的骨骼肌可能会类似癌症
      □ 然而，细胞通常是多核的
    - 位于肌肉周围组织；与更易识别的肌肉区域相关联
- 切缘上的肿瘤床
  - 在对治疗有完全反应的病例中观察到坏死，钙化和纤维化或无细胞黏液池的病灶

（二）假阴性切缘

- 如果不采取全层切片，可能会遗漏黏膜下层或固有肌层的癌

推荐阅读

[1] Spicer J et al: Diagnostic accuracy and utility of intraoperative microscopic margin analysis of gastric and esophageal adenocarcinoma. Ann Surg Oncol. 21(8):2580–6, 2014

[2] Chennat J et al: Advanced pathology under squamous epithelium on initial EMR specimens in patients with Barrett's esophagus and high–grade dysplasia or intramucosal carcinoma: implications for surveillance and endotherapy management. Gastrointest Endosc. 70(3):417–21, 2009

[3] Prasad GA et al: Significance of neoplastic involvement of margins obtained by endoscopic mucosal resection in Barrett's esophagus. Am J Gastroenterol. 102(11):2380–6, 2007

食管腺癌

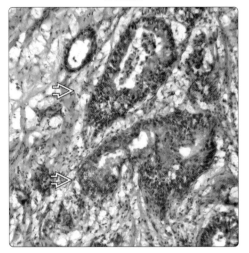

食管腺癌

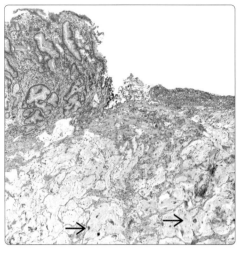

（左图）最常见的食管腺癌类似于结肠腺癌 ➡️，并且是高分化或中分化的。印戒细胞癌和黏液腺癌是不太常见的类型。Barrett 黏膜经常出现。（右图）食管癌通常采用新辅助放化疗法治疗。残留的腺癌可能是散在分布的，由黏液池组成肿瘤床中有活性的肿瘤细胞 ➡️。

鳞状细胞癌

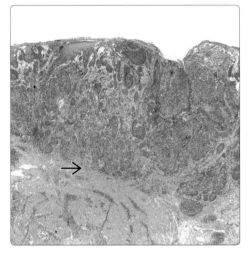

鳞状细胞高级别异型增生

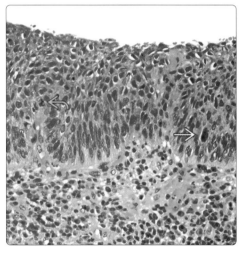

（左图）鳞状细胞癌是第二种最常见的食管癌类型。它们发生在任何部位，但在近端食管中更常见。这种癌侵入固有肌层 ➡️。（右图）鳞状细胞异型性或原位癌通常与鳞状细胞癌相关。缺乏成熟性，高核浆比，多形性核 ➡️，以及容易识别的核分裂像 ➡️。

鳞状细胞癌

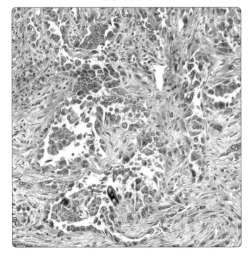

疣状癌

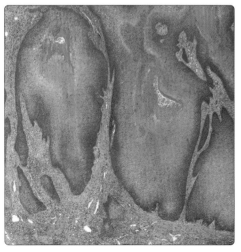

（左图）一些鳞状细胞癌显示中央棘层松解，导致假腺体模式可能被误认为是腺癌。具有深嗜酸性细胞质的角化细胞有助于将细胞识别为鳞状细胞。（右图）疣状鳞状细胞癌是一种罕见的食管肿瘤，在内镜检查中形成疣样的外生肿块。术前很难诊断，因为浅表活检可能不会出现异型性。癌沿着宽阔的前沿推挤性侵入。

（**左图**）由于扁平的细胞核和单个细胞浸润，印戒细胞 ⟱ 在冰冻切片上难以识别。细胞聚集，细胞质黏液和核染色质深染 ⟱ 有助于将它们与组织细胞和淋巴细胞区分开来。（**右图**）肌肉 ⟱ 切割后收缩，导致鳞上皮状黏膜卷曲在近端切缘 ➡。如果只采用正常黏膜进行冰冻切片，可能会遗漏切缘侵入黏膜下层 ⟱ 的浸润性癌。

印戒细胞癌

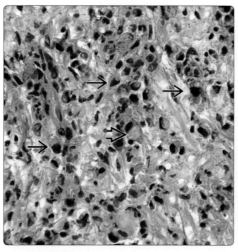

食管切缘

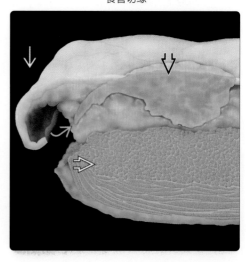

（**左图**）由于肿瘤细胞广泛的淋巴管侵入 ➡，切除的近端边缘可能是阳性的。在这种情况下，可能会进行系统性传播，并且额外的切缘不太可能影响患者的预后。（**右图**）浸润性癌 ⟱ 可能存在于正常覆盖的黏膜下面 ⟱。全厚度切片对于避免假阴性诊断很重要。

印戒细胞癌：淋巴血管侵犯

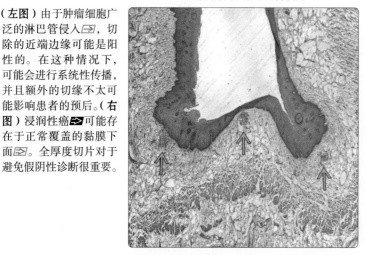

食管：黏膜下层的阳性切缘

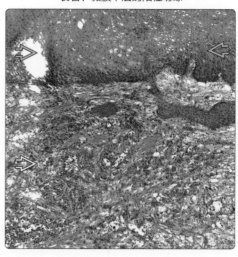

（**左图**）覆盖的鳞状黏膜 ⟱ 在这个边缘看起来非常正常。然而，腺癌 ⟱ 侵入黏膜下方，并且在该切面区域中切缘是阳性的。（**右图**）固有肌层的切缘可能存在癌。切缘必须是全厚度，而不仅仅包括黏膜和黏膜下层。

食管：黏膜下层的阳性切缘

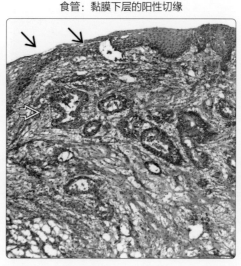

食管：固有肌层切缘阳性

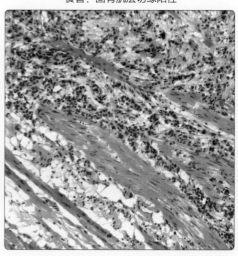

新辅助治疗后的肿瘤床：大体外观

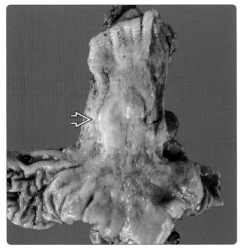

新辅助治疗后的食管癌

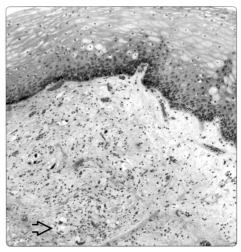

（左图）食管癌通常采用术前化疗或放射治疗。剩余的肿瘤床可能由纤维化或溃疡的微小区域组成➡️。边缘的残留癌可能难以识别。（右图）对化疗有明显反应的癌通常由黏膜下层残留肿瘤细胞的散在的病灶组成➡️。如果肿瘤床位于边缘，则应报告，因为这可能无法预测真正的阴性边缘。

新辅助治疗后：内分泌细胞团簇

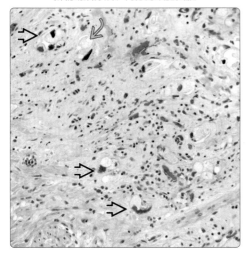

新辅助治疗后：退化的骨骼肌

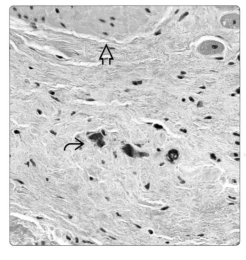

（左图）新辅助治疗后的癌症通常显示出明显的细胞质空泡化➡️，并且细胞可能被误认为与瘤床中其他炎症细胞混合的巨噬细胞。明显的核染色质深染➡️有助于正确识别细胞为残留癌。（右图）残留癌➡️可能存在于近端切缘固有肌层➡️深处的散在细胞，如果未仔细检查全厚度切片，则很容易漏诊。

新辅助治疗后：内分泌细胞团簇

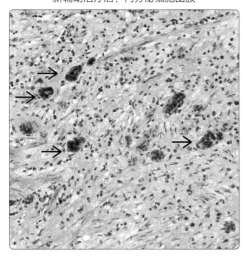

新辅助治疗后：退化的骨骼肌

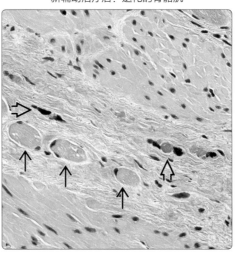

（左图）内分泌细胞对放化疗作用具有抗性，并且在肿瘤部位的黏膜中团簇状持续存在➡️。这些细胞可能被误认为是冰冻切片上的残留肿瘤。（右图）由于新辅助治疗，退化的骨骼肌➡️可被误认为残留肿瘤。细胞核迁移到细胞的中心并且染色质增多。鉴定这些细胞为骨骼肌细胞的线索是存在多个细胞核并且与正常肌肉组织➡️相邻。

食管导管

新辅助治疗：食管导管

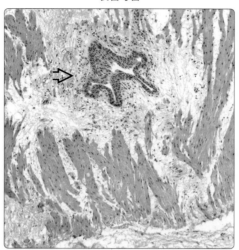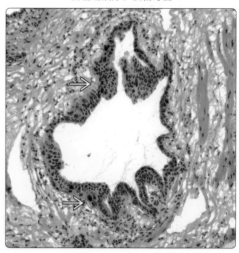

（左图）固有肌层内存在良性的正常食管导管➡。在这个位置存在腺体结构可能被误认为浸润性癌。（右图）治疗可导致食管导管中的核异型性➡和鳞状上皮化生。这些变化可能被误认为是残留的癌，特别是当在食管壁的中看到腺体结构时。

Barrett 食管

颗粒细胞瘤

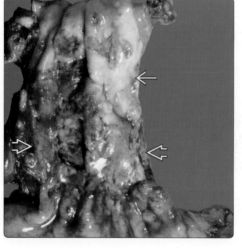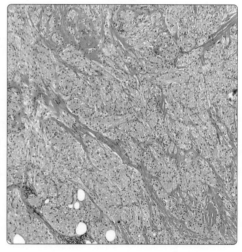

（左图）正常的灰白色食管鳞状黏膜➡被 Barrett 食管中的粉红色颗粒状柱状黏膜取代➡。（右图）颗粒细胞瘤显示丰富的颗粒状嗜酸性细胞质和细胞核，染色质疏松，核仁突出。颗粒细胞瘤上方黏膜中的反应性鳞状细胞变化可以类似侵袭性鳞状细胞癌。

平滑肌瘤

平滑肌瘤

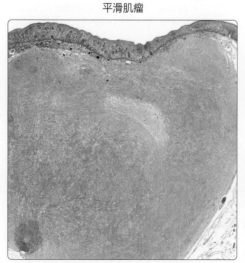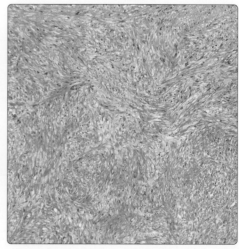

（左图）平滑肌瘤形成边界清楚的黏膜下肿块。胃肠道间质瘤也发生在食管中，但不太常见。最终分类对于术中诊断并不重要。（右图）平滑肌瘤由成束排列的扁平的平滑肌细胞组成。不应该看到核多形性和核分裂像。

输卵管：诊断
Fallopian Tube: Diagnosis

张 丽 译 李忠武 校

一、手术/临床关注点

（一）会诊目的

● 确定输卵管的肿块形成是良性还是恶性
● 通过识别妊娠产物来诊断疑似输卵管妊娠

（二）患者治疗方案决策

● 如果存在癌，可以采取额外的活组织检查进行分期
● 如果存在异位妊娠，则进行输卵管切除术或输卵管切开术
  ○ 不需要额外的手术探查来识别替代部位

（三）临床背景

● 绝大多数浆液性癌均出现在输卵管伞端
  ○ 患有 BRCA1 或 BRCA2 或 TP53（Li-Fraumeni 综合征）胚系突变的女性存在高风险
    — 约 10% 将被诊断为隐匿性癌
  ○ 输卵管癌术前难以诊断
    — 炎症状况比恶性肿瘤更常见
● hCG 水平升高但未记录宫内妊娠的妇女可能有异位妊娠
  ○ 破裂和出血可能危及生命
  ○ 大多数病例通过超声诊断并保守治疗
  ○ 在极少数情况下，临床评估尚无定论，术中检查可能有所帮助

二、样本评估

（一）大体

● 描述输卵管的大小（长度和直径），伞端是否存在，缺如或闭塞
  ○ 输卵管癌通常出现在伞端
    — 仔细检查粘连，变色污浊或肿块是至关重要的
    — 附件包块内输卵管伞端融合或丢失提示浆液性癌
● 用探针测定管腔的通畅度
  ○ 如果先前输卵管结扎，可能会出现塑料环
● 描述浆膜表面
  ○ 正常：光滑闪亮
  ○ 粘连：粗糙表面和附着的组织
  ○ 肿块
  ○ 输卵管周围囊肿
  ○ 化脓性或纤维性渗出物
  ○ 破裂
● 作为预防性输卵管切除术的一部分取出的管壁
  ○ 如果大体正常或仅存在囊肿，建议不进行切片固定
    — 诊断癌的可能性非常小
    — 除非将标本最佳固定并加工成永久性切片，否则可能会损害前驱病变和小的癌的检测
  ○ 如果存在 > 0.5cm 的实心结节且体积小，可以采样代表性部分，则冰冻切片可能是合适的

正常输卵管

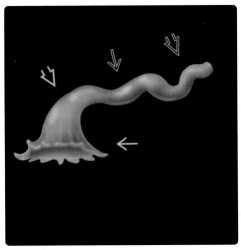

输卵管癌

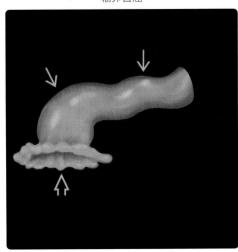

（左图）正常输卵管分为峡部（邻近子宫）▷，漏斗部➡壶腹部▷，输卵管伞端▷。管腔应该是明显的，并且伞端薄而细腻。（右图）输卵管癌的经典大体描述是输卵管大的膨胀性扩张➡和伞端的融合▷，即所谓的香肠管。

- 只有在诊断出癌症的情况下外科医生可以行额外的分期手术时，否则应当实施冰冻切片
- 如果输卵管壶腹或峡部存在肿块
  - 制作输卵管的连续横截面；注意任何输卵管内容
  - 化脓性渗出物
  - 出血
  - 具有膜的胎盘或胎儿组织
  - 肿块
  - 坚硬或变色的区域

（二）冰冻切片

- 一般情况下，对输卵管小的病变（＜ 5mm），冰冻切片诊断是禁忌的
- 如果有较大的实性肿块，可以冰冻一小部分以确定是否存在癌
  - 在没有肿块的情况下，不应进行冰冻切片
  - 病变不应该完全冰冻
  - 没有实性肿块的输卵管应在永久性切片上评估
  - 囊肿和大体正常的组织很难有足够的诊断恶性肿瘤的发现
- 在疑似异位妊娠时，若病变不明显则出血和血凝块区域通常含有妊娠物质，如果它们不明显的话
  - 冰冻切片可以帮助发现胎盘或胎儿组织

三、最常见的诊断

（一）浆液性病变

- 浆液性病变可以是原位或浸润性的
- 浆液性输卵管上皮内癌（STIC）
  - 孤立地，STIC 不太可能在大体上被识别
  - 缺乏对下层间质的侵袭
  - 可在与肿块形成浸润癌相邻的区域中看到 STIC
  - 支持原发性输卵管癌与原发性卵巢，腹膜或子宫内膜中的癌
  - 通过不规则的上皮厚度和肿瘤细胞的剥落以识别
  - 高核浆比和纤毛丢失
  - 细胞核表现出明显的多形性
  - 增大的细胞核具有突出的核仁
  - 核极性丧失
  - 核分裂像常见
  - 核染色质深染
  - 常见凋亡小体
  - 组织学特征应概括在侵袭性浆液性癌中所见的特征
  - 可能需要支持性免疫组化 p53 和 Ki-67 进行诊断
- 浸润性浆液性癌
  - 大体可能表现为输卵管伞端肿块或粘连于卵巢
  - 偶尔可能占据整个管腔，导致香肠般的外观
  - 90% 的输卵管癌是浆液性的
  - 3%～20% 是双侧的

- 最常见于 40—60 岁的女性
  - 与 STIC 相似的组织学特征，但侵入下层的间质
  - 常与淋巴血管侵犯相关，可在冰冻切片上发现

（二）腺瘤样肿瘤

- 最常见的输卵管良性肿瘤和阔韧带
  - 浆膜表面有小的棕褐色结节
  - 冰冻部分是不必要的，应该避免
  - 组织学上可能很复杂
  - 小的假腺体样结构
  - 由扁平至立方的细胞衬里
    □ 偶尔会出现多形性
  - 由平滑肌和透明结缔组织组成的间质

（三）异位妊娠

- 异位妊娠最常见的植入部位是输卵管
  - 不寻常的部位是卵巢、腹部、子宫颈或剖腹产瘢痕
  - 风险增加与子宫内膜异位症，盆腔炎和既往手术有关
- 87%～99% 的输卵管妊娠可通过经阴道超声诊断
  - 非常罕见，超声检查未记录阳性妊娠试验后的异位植入
  - 未知位置（PUL）的怀孕
- 许多女性接受甲氨蝶呤治疗
- 手术治疗可以通过输卵管切开术或输卵管切除术进行
  - 术中评估可能对临床和影像学特征不明确的病例有用
  - 大体可能表现为输卵管肿胀，伴有血管充血，出血或穿孔
  - 胎儿绒毛，妊娠囊，植入部位或胚胎部位的存在具有判断价值
- 出血和血凝块区域可能会有诊断性的组织
  - 胎盘和胎儿组织在大体上可能明显

（四）梗死

- 水肿，大体上出血
- 通常在显微镜下出现广泛的出血性坏死

（五）移行细胞病变

- 移行细胞化生
  - 也被称为 Walthard 巢穴
  - 常见的良性发现，未被证实是前驱病变
  - 在输卵管峡部附近的浆膜表面上，大体外观是多个小的（0.1～0.2cm）结节
  - 冰冻切片是不必要的，应该避免
- 移行细胞癌
  - 10% 的原发性输卵管癌
  - 最常见于 40—50 岁的女性
  - 患有 BRCA1 或 BRCA2 突变的女性患病风险增加
  - 组织学外观类似于泌尿道移行细胞癌
  - 实性和乳头状片状生长

- 高级别核
- 核分裂像易见
  ○ 被认为浆液性癌的一种组织学变异型 [实性，子宫内膜样和移行细胞型（SET）肿瘤]

（六）炎症状况

- 可能与子宫内膜异位症，盆腔炎和慢性子宫内膜炎有关
  ○ 异位妊娠的危险因素
  ○ 通常是双侧的
  ○ 一些癌症与炎症和脓肿形成有关
- 可能由肺结核、放线菌病、球孢子菌病、克罗恩病或结节病引起
- 可导致输卵管肿块和（或）膨胀和输卵管襞增厚，类似癌
- 慢性活动性输卵管炎可导致滤泡性输卵管炎
  ○ 由于纤维蛋白沉积导致的融合褶皱导致卵泡小囊样结构

（七）输卵管峡部结节炎

- 输卵管的憩室病
  ○ 被平滑肌围绕
  ○ 只有轻微的炎症
- 大体在输卵管峡部附近出现黄白色结节
  ○ 冰冻切片是不必要的，应该避免

（八）阔韧带的中肾残余

- 可在管壁上形成光滑的结节
- 由具有低柱状至立方形细胞的构成的小管组成
  ○ 缺乏纤毛
- 被突出的平滑肌环绕
- 可能有囊性成分
- 冰冻切片是不必要的，应该避免

（九）子宫肌瘤

- 可在输卵管壁形成光滑的结节
- 由温和的纺锤形平滑肌细胞构成
- 冰冻切片是不必要的，应该避免

四、报告

（一）大体评估

- 可能会报告大体正常的输卵管或管腔只有小的囊状或实性结节（＜5mm）
  ○ 进一步的处理和诊断可以推迟到永久性切片

（二）冰冻切片

- 确定浆液性癌时报告"浸润性浆液性癌，高级别"
- 通过冰冻切片诊断 STIC 是困难的
  ○ 报告"输卵管存在严重异型性"，需说明存在的特征，并将最终诊断推迟到永久性切片
- 当存在可识别的妊娠产物时，报告"输卵管异位妊娠"

五、诊断陷阱

（一）移行细胞化生

- 由于上皮厚度增加和核密度增加，可能类似输卵管上皮内癌
- 病变由平坦细胞组成，细胞核垂直于上皮基底
- 应该没有细胞多形性和核分裂像

（二）子宫内膜异位症

- 子宫内膜腺体和间质存在于管腔或输卵管壁内
- 子宫内膜异位症可能形成肿块或广泛出血的区域，类似肿瘤或可能的异位妊娠

（三）转移

- 转移性腺癌（通常是结肠、阑尾或卵巢）可能类似原发性恶性肿瘤
  ○ 通常存在黏液产生和上皮细胞定植
- 既往恶性肿瘤的临床病史对最终分类很重要

推荐阅读

[1] Savelli L et al: Misdiagnosed ectopic pregnancy mimicking adnexal malignancy: a report of two cases. Ultrasound Obstet Gynecol. 41(2):223–5, 2013

[2] Vang R et al: Fallopian tube precursors of ovarian low– and high–grade serous neoplasms. Histopathology. 62(1):44–58, 2013

[3] Elsokkari I et al: Primary transitional cell carcinoma of the fallopian tube. J Obstet Gynaecol Res. 37(11):1767–71, 2011

[4] Rabban JT et al: Correlation of macroscopic and microscopic pathology in risk reducing salpingo–oophorectomy: implications for intraoperative specimen evaluation. Gynecol Oncol. 121(3):466–71, 2011

[5] Yener N et al: Xanthogranulomatous salpingitis as a rare pathologic aspect of chronic active pelvic inflammatory disease. Indian J Pathol Microbiol. 54(1):141–3, 2011

[6] Kocak M et al: Primary and bilateral tubal carcinoma is associated with longstanding granulomatous inflammation and primary infertility: a case report. J Obstet Gynaecol Res. 36(4):912–5, 2010

[7] Nama V et al: Tubal ectopic pregnancy: diagnosis and management. Arch Gynecol Obstet. 279(4):443–53, 2009

[8] Rabban JT et al: Multistep level sections to detect occult fallopian tube carcinoma in risk–reducing salpingo–oophorectomies from women with BRCA mutations: implications for defining an optimal specimen dissection protocol. Am J Surg Pathol. 33(12):1878–85, 2009

[9] Rabban JT et al: Transitional cell metaplasia of fallopian tube fimbriae: a potential mimic of early tubal carcinoma in risk reduction salpingooophorectomies from women With BRCA mutations. Am J Surg Pathol. 33(1):111–9, 2009

[10] Callahan MJ et al: Primary fallopian tube malignancies in BRCA–positive women undergoing surgery for ovarian cancer risk reduction. J Clin Oncol. 25(25):3985–90, 2007

[11] Verit FF et al: Primary carcinoma of the fallopian tube mimicking tuboovarian abscess. Eur J Gynaecol Oncol. 26(2):225–6, 2005

早期输卵管癌

输卵管上皮内癌

（**左图**）早期输卵管癌可能表现为伞端的融合 ⊟，或者是由伞端发生的一种明显不同但又很小的肿块。（**右图**）输卵管上皮内癌显示核拥挤，核极性缺失 ➡，细胞凋亡 ➡，细胞脱落 ⊟。可识别的散在分布的核分裂像 ➡。诸如此类的病变可能存在于看似正常的输卵管伞端中。永久性切片可以做最佳诊断。

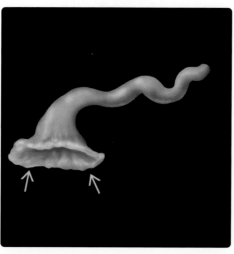
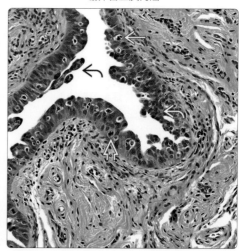

浆液性癌：大体外观

早期浆液性癌

（**左图**）此输卵管 ⊟ 具有异常的增大的伞端和粘连 ➡，表明可能是输卵管原发癌。在所有手术切除中，应仔细检查输卵管的伞端是否存在大体异常。在这种情况下，卵巢扩大 ➡ 并且也可能与被癌累及有关。（**右图**）早期浆液性癌常常不能在大体上被认识。诊断浆液性癌需要局灶性间质浸润 ⊟ 的存在。通常，存在输卵管上皮内病变 ⊟。

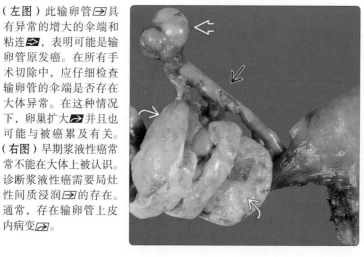
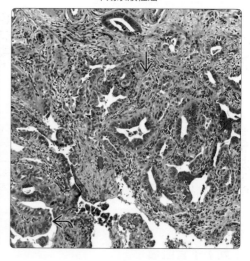

浆液性癌

浆液性癌

（**左图**）浸润性浆液性癌 ➡ 可能难以通过影像识别为卵巢或输卵管发生。在这种情况下，癌与萎缩性输卵管伞端相邻 ⊟。（**右图**）高级别浆液性癌以乳头状或假乳头状结构为特征。腺体空间通常是狭缝状的 ➡，而不是圆形的。由于成簇状，经常出现上皮裂缝 ➡。存在许多核分裂像 ➡ 及核多形性。

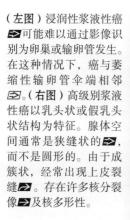
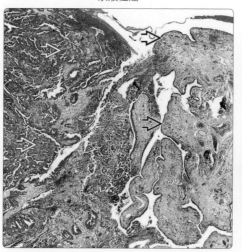
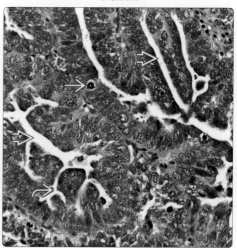

输卵管异位妊娠

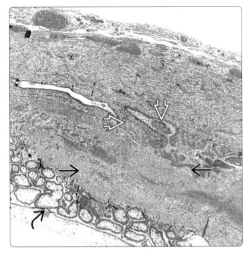

移行上皮化生

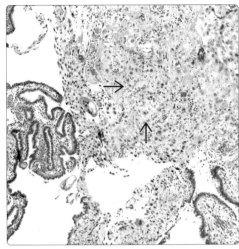

（左图）异位妊娠可以是医疗急症，并且通过输卵管内的未成熟胎盘绒毛➡️和植入部位➡️来识别。输卵管伞端➡️是植入部位的基础。（右图）在没有绒毛和胚胎组织的情况下，输卵管壁中的植入部位的滋养叶细胞➡️足以诊断异位妊娠。

移行上皮化生

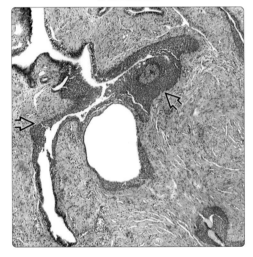

移行上皮化生

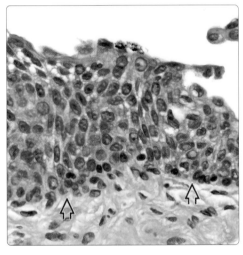

（左图）输卵管上皮的移行细胞化生，一种常见的良性发现，可导致上皮细胞增厚➡️，并可能类似浆液性上皮内癌。缺乏上皮簇和肿瘤细胞剥脱是排除癌症的有用组织学特征。（右图）输卵管的移行细胞化生显示核流水样垂直于上皮基底➡️。注意显著缺核多形性，核极性丧失或核分裂像。

子宫内膜异位症

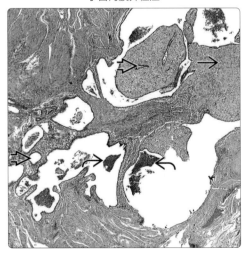

输卵管炎：大体外观

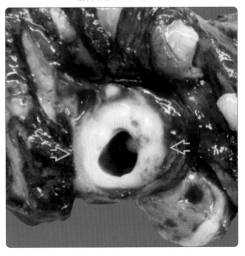

（左图）输卵管管腔或管壁内的子宫内膜腺体➡️和基质➡️是子宫内膜异位症的特征性表现。管腔内存在大量出血➡️。在这种情况下，由于孕激素治疗，子宫内膜基质具有广泛的假性变化。（右图）急性和（或）慢性输卵管炎常导致输卵管增厚➡️，这可能与继发性输卵管积水有明显的水肿，充血和纤维蛋白沉积有关（引自 DP：Gynecological.）。

假性血管性输卵管炎

慢性输卵管炎

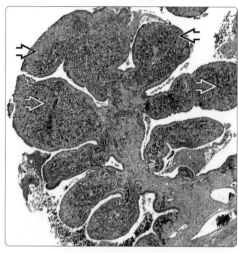
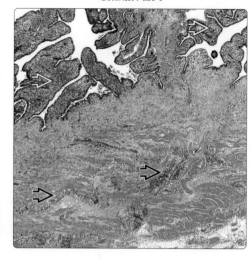

（左图）假性血管性输卵管炎是输卵管壁增厚和水肿的另一个原因。对输卵管进行检查通常会看到大量的淋巴细胞组织细胞浸润➡，填充皱褶和输卵管壁。这些组织细胞通常充满含铁血红素➡，呈棕色。（右图）在慢性输卵管炎中，可以在管壁和皱褶内➡看到淋巴细胞➡和淋巴滤泡聚集，这可能导致输卵管增厚和扩张，并可能与恶性肿瘤有关。

中肾残留，囊肿和小结节

中肾残留件

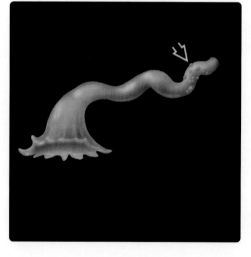
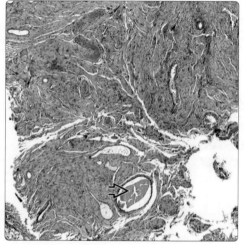

（左图）中肾残留成囊肿扩张，小的管周囊肿和其他上皮小巢，如Walthard巢，可能看起来像小的，清晰的黄色结节➡散落在输卵管的浆膜表面。（右图）可以在管周组织中看到中肾残留。它们由简单的立方形，无纤毛的上皮组成。它们可能变成囊性并含有嗜酸性液体➡。

平滑肌瘤和腺瘤样瘤

腺瘤样瘤

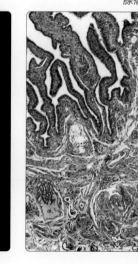

（左图）间质肿块，如腺瘤样瘤（输卵管最常见的良性肿瘤）和平滑肌瘤，通常表现为偏心的浆膜下肿块➡。（右图）这种腺瘤样瘤与输卵管腔相邻。肿瘤有小的囊性间隙➡，可能呈腺样或印戒状。由温和的、扁平至立方形的间皮细胞排列而成。

头颈部黏膜：诊断和切缘
Head and Neck Mucosa: Diagnosis and Margins

赖玉梅 译 刘毅强 校

一、手术／临床关注点

（一）会诊目的

- 明确是否存在恶性或异型增生病变
- 明确浸润性肿瘤和（或）异型增生是否已被完整切除

（二）患者治疗方案决策

- 恶性病变可通过切除或放疗治疗
- 可通过多点活检来明确肿瘤和（或）异型增生的范围，以及决定需要切除多少组织
  - 可能需要切除额外的组织以获得阴性的切缘
- 对于有淋巴结转移而原发肿瘤未明的患者，如果初次活检未发现肿瘤，则需要再次活检

（三）临床背景

- 症状可表现为肿块、溃疡、疼痛、说话或吞咽困难
- 一些患者表现为颈部淋巴结转移而原发灶未明
  - 口咽鳞状细胞癌和鼻咽癌常如此
- 为了保留最佳的功能和外观，有必要切除最少量的组织
- 残余病变是头颈部鳞状细胞癌患者死亡的最主要原因

二、标本评估

（一）大体

- 诊断性活检的标本通常小而破碎
- 切除标本通常较复杂
  - 若完整切除的标本要进行切缘评估，精确定位至关重要
  - 直接与手术医师沟通非常有助于确定最近切缘的位置
  - 使用多种颜色的墨汁标记不同切缘有助于准确定位
- 切缘可能是取自手术床边缘的小块活检组织（称之为缺损取材）
  - 如果可能的话，黏膜活检应当进行定位，以便发现黏膜表面（通常有光泽）并尽量避免组织平切（平行于黏膜）

（二）冰冻切片

- 小活检可能需要全部做冰冻检查
- 切缘的取材应当总是垂直于实际切缘
  - 平行切缘不能用于评估窄（1～2mm）而无肿瘤的切缘
  - 肿瘤与切缘的距离无法确定，而这一点在临床上

原位鳞状细胞癌

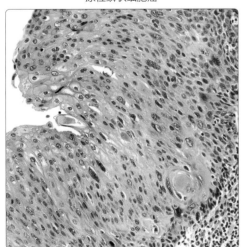

浸润性鳞状细胞癌

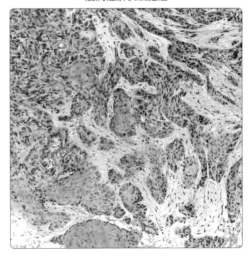

（左图）原位鳞状细胞癌表现为全层的异型性，缺乏正常的细胞成熟现象，细胞间距不规则，细胞核明显大小不一，核染色质深。（右图）浸润性角化性鳞状细胞癌呈不规则的巢状浸润，为异型鳞状上皮伴局灶角化，有疏松的促结缔组织间质反应。

通常是很重要的
- 深方切缘比黏膜切缘更常出现阳性

（三）细胞学

- 细胞学印片可用于肿瘤的评估
- 细胞学不能常规用于切缘的评估

三、最常见的诊断

（一）角化性（普通型）鳞状细胞癌

- 异常角化（如上皮深部），核分裂像易见，坏死，多形性核和染色质深染，和（或）促结缔组织增生性间质反应
- 肿瘤可表现出不同形式的浸润
  - 膨胀性推挤式浸润
    - 这种类型在小活检的时候尤其富有挑战性，可能需要借助周围的正常组织来识别
  - 不规则的肿瘤细胞巢和（或）单个细胞浸润
    - 通常容易辨认

（二）疣状癌

- 分化极好的鳞状细胞癌亚型
- 浸润前沿一致性地呈球状膨胀性浸润
- 细胞异型性极小
- 当严格按照定义诊断时，仅有局部复发的风险
  - 在肿瘤切除标本中才能诊断，因为相似的特点也可见于普通鳞状细胞癌的某些区域

（三）基底样鳞状细胞癌

- 临床侵袭性的亚型
- 基底样的肿瘤细胞胞质少，有高级别的特征，包括坏死、核染色质深、核分裂像多见
- 因发现鳞状分化（角化或细胞间桥）同时存在鳞状上皮异型增生/原位癌而诊断为鳞状细胞癌
- 鉴别诊断包括其他高级别的小圆细胞恶性肿瘤，尤其是小细胞癌和实体型腺样囊性癌
  - 通常需要通过特殊染色来区分
  - 冰冻切片诊断为基底样癌就足够了，确切的分型待石蜡再定

（四）乳头状鳞状细胞癌

- 与高危型 HPV 感染相关
- 小活检时可能无法明确判断其浸润性
- 标本通常取自巨大、临床明显恶性肿瘤的表浅部位，因此，可能不必在冰冻切片中确定其浸润性

（五）肉瘤样（梭形细胞）癌

- 同时存在恶性梭形细胞增生和普通型鳞状细胞癌和（或）鳞状上皮异型增生
- 需与黑色素瘤和肉瘤鉴别，尤其是平滑肌肉瘤

- 可能需要特殊染色，但多达 50% 的病例上皮标记物呈阴性
- 生物学行为与普通型鳞状细胞癌相似

（六）鳞状上皮异型增生/鳞状细胞原位癌

- 鳞状上皮癌前病变的分级和术语尚有争议
  - 目前存在从 2 级（低级别和高级别）到 4 级的分级系统（轻、中、重度异型增生和原位癌）
    - 重复性很差，且分级越多重复性越差
- 对于冰冻切片而言，切缘存在重度异型增生/原位癌时通常需要再次送检
- 更低级别的异型增生可能不需要再次送检，具体依据外科医师的判断和临床情况（局灶、孤立的还是多灶）而定
- 诊断性的特点包括上皮脚出芽，基底生发层膨胀，核分裂像向上层细胞迁移，核染色质深，核大小不一和角化不良

四、报告

冰冻切片

- 癌（如果适用的话，评估切缘是否有癌，或者如果可能的话，测量癌到切缘的距离）
- 神经周围和（或）淋巴管 – 血管侵犯
- 切缘是否存在异型增生（给出分级）

五、陷阱

（一）假阴性诊断

- 冰冻组织块深切后有时会发现癌，而在最初靠表面的区域却未见癌
- 组织剥脱或方向放错可能会遗漏异型增生病变或使之无法进行准确的分级
  - 应当尝试进行深切以解决诊断的不确定性
  - 如果有必要的话，可以将组织块旋转 90° 以调整其方向
- 取材错误
  - 所取组织可能未包含阳性的切缘

（二）假阳性诊断

- 由于组织平切而导致的假浸润性生长
  - 应进行深切以确定其与表面被覆上皮是否相连
- 重度异型增生/原位癌累及导管时可能被误诊为浸润
  - 均匀一致的分布、缺乏单个浸润的细胞、垂直于表面上皮的方向，以及与表面上皮相连均有助于识别
- 放射治疗后的非典型性可能很难与异型增生或浸润性肿瘤细胞相鉴别

- 孤立性的大核和大细胞，细胞核或胞质呈空泡状
  - 核质比不增高
- 坏死性涎腺化生给人一种浸润性癌的错觉
  - 病变与周围组织的缺血性改变共存，常发生于前次活检后
  - 涎腺导管分叶状的鳞状上皮化生缺乏明显的细胞异型性，这点有助于识别
    - 良性的结构在低倍镜下最易于观察
- 假上皮瘤样增生
  - 呈良性细胞核特征的假浸润性鳞状上皮
  - 在颗粒细胞瘤时尤其常见
    - 在间质中寻找细胞质颗粒状的诊断性嗜酸性肿瘤细胞是非常重要的
- 念珠菌病可引起鳞状上皮化生和反应性上皮改变，这些改变可能会被误诊为异型增生，或者罕见情况下会被误认为癌

- 上皮内发现中性粒细胞提示可能存在真菌病原体
- 如果不确定是否存在异型增生，诊断为鳞状上皮不典型增生可能更合适，同时建议患者若抗感染治疗后病变仍持续存在应再取活检

推荐阅读

[1] Amit M et al: Improving the rate of negative margins after surgery for oral cavity squamous cell carcinoma: a prospective randomized controlled study. Head Neck. 38 Suppl 1:E1803–9, 2016

[2] Ettl T et al: Positive frozen section margins predict local recurrence in R0–resected squamous cell carcinoma of the head and neck. Oral Oncol. 55:17–23, 2016

[3] Olson SM et al: Frozen section analysis of margins for head and neck tumor resections: reduction of sampling errors with a third histologic level. Mod Pathol. 24(5):665–70, 2011

鳞状上皮轻度异型增生

鳞状细胞原位癌

（左图）轻度异型增生可能不明显，而且很难与反应性不典型增生鉴别。病变局限于上皮的下 1/3 层，核异型性小。诊断的线索包括基底层增生带的细胞核缺乏栅栏状排列，并且上皮脚可见出芽。（右图）鳞状细胞原位癌具有全层的异型性，伴有内生性生长的区域➡️，使人担心是否有膨胀性的浸润。诊断很困难，需要通过充分而且方向正确的活检来确定。

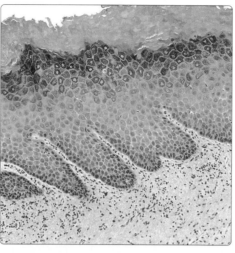

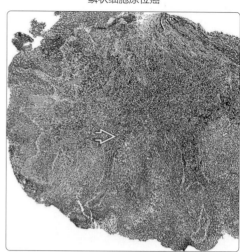

鳞状细胞原位癌

基底样鳞状细胞癌

（左图）除了鳞状细胞原位癌，还可见复杂的、互相吻合的带状上皮细胞，提示浸润，但最终发现都是与表皮相连的。必须小心以避免在组织平切时将其误诊为浸润性癌。（右图）此例高级别基底样鳞状细胞癌表现出腺样囊性癌样的区域➡️。诊断鳞状细胞癌必须发现有普通型鳞状细胞癌的成分和（或）鳞状上皮异型增生。

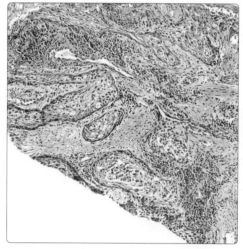

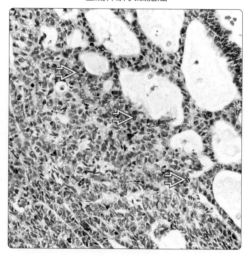

乳头状鳞状细胞癌

肉瘤样（梭形细胞）癌

（左图）乳头状鳞状细胞癌的活检标本通常为表浅、外生性的组织碎片。纤维血管轴心由全层异型而无成熟现象的基底样上皮细胞衬覆。很难确定是否有浸润。（右图）因为同时存在普通型鳞状细胞癌或异型增生➡️，玻璃样变性间质中的异型梭形细胞增生可以被诊断为梭形细胞癌。

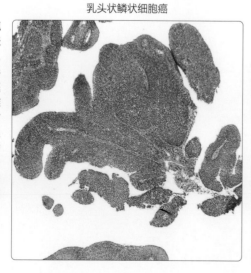

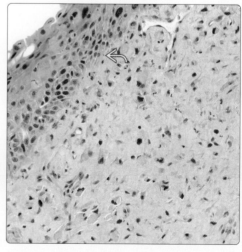

鳞状细胞癌：神经周围侵犯

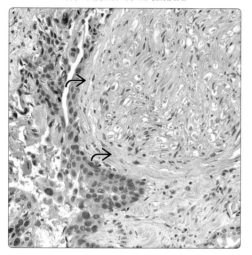

鳞状细胞癌：深部切缘的骨骼肌侵犯

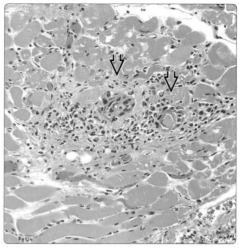

（左图）鳞状细胞癌的恶性肿瘤细胞紧邻一条大的神经➡。肿瘤有神经周围侵犯时可能需要再送一次或更多的切缘以全部切除沿着此神经生长的肿瘤。这是肿瘤残余和切缘阳性的常见原因。（右图）深部软组织的切缘可能会出现与肿瘤主体不相连的灶状鳞状细胞癌。这种肿瘤灶可能非常小➡，需要仔细检查以避免假阴性。

坏死性涎腺化生

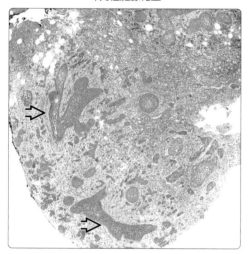

坏死性涎腺化生

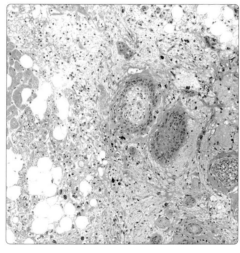

（左图）坏死性涎腺化生表现出一种假性浸润的表现，可见呈岛状分布的良性或反应性鳞状上皮。低倍镜下，这些上皮岛呈相对均匀一致的分布，因为它们是从腮腺导管分支出来并发生鳞状上皮化生➡而形成的。（右图）诊断坏死性涎腺化生的其中一个线索是，受累涎腺实质周围的组织可见缺血性坏死。增大的核和核分裂像可很像恶性。

颗粒细胞瘤

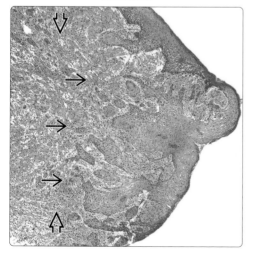

颗粒细胞瘤

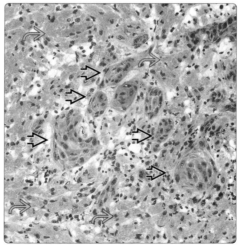

（左图）颗粒细胞瘤➡相关的假上皮瘤样增生➡是赫赫有名的很像浸润性鳞状细胞癌的病变。低倍镜下，岛状高分化的鳞状细胞看起来好像从增生的表面上皮中脱离出来了。（右图）颗粒细胞瘤➡的细胞有丰富的颗粒状嗜酸性胞质，这些细胞被假上皮瘤样增生形成的岛状良性鳞状上皮➡所围绕。

203

成人肾：诊断和切缘
Kidney, Adult: Diagnosis and Margins

赖玉梅　译　刘毅强　校

一、手术／临床关注点

（一）会诊目的

- 确认肾脏实性病变中肾细胞癌的诊断或肾盂病变中尿路上皮癌的诊断
- 诊断囊性肾脏病变
- 部分肾切除术时，评估肾实质的切缘

（二）患者治疗方案决策

- 若证实为肾细胞癌，可能会进行明确的手术（部分或全肾切除）
- 若证实为尿路上皮癌，可能会进行肾输尿管切除术加膀胱袖套状切除
- 部分肾切除术的阳性肾实质切缘可能会导致切除更多的瘤床或进行全肾切除

（三）临床背景

- 肾脏肿瘤在影像上常有特征性的发现
  - 先前的粗针穿刺或细针穿刺可能无法诊断
  - 通常，肾脏肿瘤恰当的治疗是通过根治性肾切除术或部分肾切除术将肿物完整切除
- 临床发现的肾脏肿瘤最常见的是肾细胞癌
  - 如果肿瘤体积大需行全肾切除，则通常不需要送检术中冰冻

- 冰冻切片可能会用于确诊临床有疑问、有特殊临床或影像学表现的病例
- 影像学发现的小而无症状的肿块更可能是良性病变而非癌
- 部分肾切除术保留了肾脏功能，适于肿瘤体积小、肾功能受损或双侧肿瘤的患者
  - 可能送检肾实质切缘进行大体检查和（或）冰冻制片，或送检瘤床做冰冻切片，尤其是在外科医师不确定是否完整切除肿瘤的时候

二、标本评估

（一）大体

- 部分肾切除术
  - 标本包括部分肾，通常伴有很少量的周围非肾脏组织
    - 没有大血管或输尿管
  - 识别肾实质的切缘
    - 仔细检查组织表面以发现任何可能有肿瘤累及的区域
  - 涂墨标记肾实质切缘
  - 垂直切缘连续切开标本
  - 识别肿瘤距切缘最近的地方
    - 若肿瘤界限清楚，并且在肿瘤和切缘之间存在一

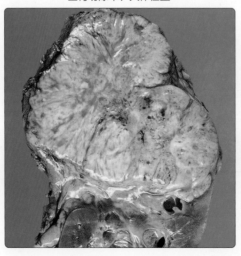

全肾切除术：大体检查

（**左图**）恶性肿瘤通常行全肾切除术（例如这例肾细胞癌），切除肾脏、输尿管、血管，有时还有肾上腺。切缘极少累及（图片由 S. Tickoo, MD. 惠赠）。（**右图**）部分肾切除术切除肿瘤（本例是透明细胞性肾细胞癌）➡️和一圈正常的肾实质➡️。不用做冰冻，大体对肾实质切缘的确认就足以明确诊断（图片由 S. Tickoo, MD. 惠赠）。

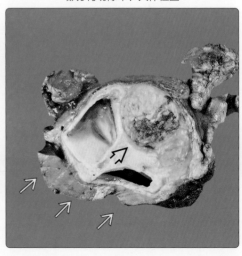

部分肾切除术：大体检查

圈正常的组织，则大体检查能很好地预测显微镜下的阴性切缘
- 若大体检查显示可能有肿瘤累及，则需取材制作冰冻切片
- 瘤床活检
  ○ 在某些中心，部分肾切除术后会送检残余肾的切面
  ○ 瘤床活检标本为小片组织，需要全部做冰冻
- 根治性肾切除
  ○ 标本包括肾、输尿管、肾静脉和肾动脉、肾周脂肪以及周围的肾筋膜（Gerota 筋膜）
    - 肾上腺可能有也可能没有
    - 切取远端输尿管切缘和血管切缘并放置于标记的包埋盒中
  ○ 仔细检查标本的表面以发现任何有肿瘤累及的区域
    - 肾静脉的肿瘤累及通常能在术前的影像检查中发现
    - 肿瘤可能从肾门延伸至静脉
    - 如果切缘发现有肿瘤，应当涂墨和（或）用其他标识以便在最终取材时标记这些区域
  ○ 在标本表面涂墨
  ○ 探针伸入输尿管
  ○ 沿探针将输尿管对剖，并顺着相同的切面将肾脏对剖
    - 可以对整个尿路上皮进行检查
  ○ 发现所有的病变，包括大小、数量、位置以及和切缘的关系
    - 很多肾脏肿瘤可以通过其大体特征进行确定
    - 可能不需要冰冻切片来确定肿瘤

（二）冰冻切片

- 部分肾切除术的肾实质切缘如果大体检查有病变，可以送检冰冻切片
  ○ 如果肾实质切缘大体检查阴性，则可能不必做冰冻切片
- 部分肾切除术的瘤床活检应当全部做冰冻
- 囊性肾脏病变和嗜酸细胞病变可能需要多点取材以明确诊断
  ○ 最好在石蜡切片中诊断
  ○ 只有在特殊的情况下，即癌的诊断会改变手术方式的时候，才不得不通过冰冻切片来诊断

三、最常见的诊断

（一）透明细胞性肾细胞癌

- 最常见的肾脏肿瘤
- 界限清楚或分叶状的肿瘤，金黄色至红色，具有推挤性的边界

- 大体表现通常具有异质性，有出血、坏死和囊性变的区域
  ○ 术前肾动脉栓塞可导致广泛的梗死和坏死
- 灰白或咖啡白色、鱼肉样的区域可能是肉瘤样分化的区域
- 肿瘤细胞胞质透明至嗜酸性，在纤细的纤维血管网中呈巢状或实性排列
  ○ 依据核仁的明显程度，核分级从低到高分为 WHO/ISUP 1～3 级，而多形性核或肉瘤样或横纹肌样分化则为 WHO/ISUP 4 级
  ○ 胞质更嗜酸性的区域通常级别更高
- 伴有明显囊性变的肾细胞癌需要在不规则的内壁表面或乳头状突起处取材方能诊断
  ○ 在冰冻切片中可能很难诊断

（二）具有低度恶性潜能的多房囊性肾肿瘤

- 大体表现为多房囊性的病变，无实性结节
- 组织学检查显示囊壁被覆单层细胞，胞质透明、具有低级别核特征，在纤维间隔中可见小而非膨胀性的肿瘤细胞簇
- 冰冻切片中可能无法与伴有明显囊性结构的透明细胞性肾细胞癌鉴别，因为可能需要广泛取材以除外实性的区域

（三）透明细胞管状乳头状癌

- 界限清楚的肿瘤，大体检查通常呈囊性
- 胞质透明的低级别细胞呈乳头状、分支管状或腺泡状结构
- 大部分区域可见核靠近细胞顶部、呈特征性的线状排列

（四）乳头状肾细胞癌

- 第二常见的肾脏肿瘤
- 肿瘤通常界限清楚，有纤维性的假包膜
- 肿瘤有出血或大量吞噬含铁血黄素的巨噬细胞时呈棕褐色，而有大量泡沫样组织细胞时呈灰黄色
- 常见坏死、出血和囊性变的区域
- 肿瘤可有乳头状、实性或小梁状结构
  ○ 乳头状结构呈质软而破碎的外观，大体上可能会误认为坏死
  ○ 在纤维血管轴心中可能存在泡沫样组织细胞
- 2 种类型
  ○ 1 型肿瘤：细胞胞质少而嗜双色性，核级别低
  ○ 2 型肿瘤：胞质更加嗜酸性，核呈假复层排列，核级别高

（五）集合管肾细胞癌（Collecting Duct RCC）

- 罕见、侵袭性的肿瘤，主要位于肾髓质，但大的肿瘤可延伸至肾皮质

- 不规则的实性、灰白色、多结节状肿块，通常侵犯肾窦
  - 常见出血、囊性变和坏死
- 呈多少不等的管状、乳头状、实性和筛状结构，具有高级别的核特征
- 常见明显的促结缔组织增生和炎症反应
- 有些病例很像高级别尿路上皮癌，在冰冻切片上可能很难鉴别

（六）嫌色细胞性肾细胞癌

- 界限清楚的灰褐色、均质性肿块
  - 可有中央瘢痕、出血或坏死
- 大部分为实性结构，有不完整的纤维血管间隔
  - 可有巢状、腺泡状、囊性和其他结构
- 核的特征
  - 核不规则皱缩（葡萄干样细胞）、双核，有明显的核周空晕
  - 局灶可见核深染、退变
- 细胞质
  - 胞质丰富、颗粒状、淡粉色，有明显的界限清楚的细胞膜
  - 嗜酸性亚型有深染的胞质
    - 通常较少见核周空晕和核皱缩
- 可能很难与嗜酸细胞瘤鉴别
- 冰冻切片诊断（嗜酸细胞性肾脏肿瘤）可能更合适，除非可以明确诊断嫌色细胞癌

（七）嗜酸细胞瘤

- 界限清楚的灰色至深棕色肿块，大体观察似嫌色细胞性肾细胞癌
  - 常见中央瘢痕
  - 无坏死
- 常见的生长方式是巢状的细胞位于稀疏的间质中
  - 也可形成囊性或小管结构
  - 像嫌色细胞性肾细胞癌那样成片的细胞比较少见
  - 小的乳头结构仅局灶可见于囊内或扩张的小管中
- 核
  - 核圆而规则，有空泡状的染色质和中位核仁
  - 缺乏嫌色细胞性肾细胞癌的核周空晕
  - 可有灶状多形、深染、退变的核（比嫌色性肾细胞癌中更常见）
- 细胞质
  - 胞质颗粒状、嗜酸性，没有嫌色细胞性肾细胞癌那样明显的细胞膜
  - 透明细胞缺乏或仅局灶存在于瘢痕区域内
- 肿瘤延伸至肾周脂肪或血管腔并不能排除嗜酸细胞瘤的诊断
- 在冰冻切片上可能无法明确诊断

（八）血管平滑肌脂肪瘤

- 属于血管周上皮样细胞瘤（PEComa）类的肿瘤，绝大部分为良性
- 通常界限清楚，大体改变取决于脂肪组织、平滑肌和血管所占的比例
  - 由于混合有脂肪组织，影像学检查可能足以诊断
- 由不同比例、发育异常的血管、平滑肌和脂肪组织构成
  - 血管壁厚、玻璃样变性，并可见梭形细胞自血管壁呈放射状向外伸出
  - 平滑肌表现为呈束状排列的梭形细胞或上皮样细胞
- 在冰冻切片中诊断可能很困难
  - 冰冻切片中脂肪组织可能会被误认为是人工假象的裂隙
  - 以平滑肌成分为主的肿瘤可类似于平滑肌肿瘤或肉瘤样肾细胞癌
  - 以脂肪为主的血管平滑肌脂肪瘤有时很难与高分化脂肪肉瘤鉴别
- 多灶和（或）双侧性肿瘤可能与结节性硬化症（tuberous sclerosis）有关

（九）尿路上皮癌

- 可表现为累及肾盂的乳头状肿瘤或累及肾实质的浸润性肿瘤
- 组织学类似于膀胱的尿路上皮癌
- 癌侵犯肾实质时可能与集合管癌或其他位于中央的高级别肾细胞癌难于鉴别

（十）软斑病

- 最常见于因器官移植、恶性肿瘤化疗或糖尿病而导致免疫抑制的患者
- 形成小而软的黄色斑块和结节
- 成片嗜酸性的组织细胞（von Hansemann细胞），胞质内有靶环状的嗜碱性包涵体（Michaelis-Guttman小体），伴有混合性的急性和慢性炎症
  - 可偶有相关的纤维化或梭形细胞改变
- Michaelis-Gutmann小体是特征性的，在冰冻切片中可以看见

（十一）黄色肉芽肿性肾盂肾炎

- 与尿路梗阻和鹿角状的结石有关
- 单灶或多灶金黄色的病变，通常伴有肾积水
- 成片的泡沫样组织细胞，伴有混合性的炎细胞浸润
  - 缺乏透明细胞性肾细胞癌纤细的纤维血管网
  - 组织细胞的核是温和的

（十二）囊性病变

- 肾囊肿可以是先天性的、散发性的或获得性的（由于长期血液透析而致）
  - 出血和（或）炎症性改变可能会导致影像学上与实性肿瘤鉴别困难
  - 被覆单层扁平或柱状上皮细胞，细胞无异型性
- 肾细胞癌可有广泛的坏死并呈囊性变，大体改变类似出血性单纯性囊肿
  - 所有的囊肿都应当仔细检查是否有附壁结节或乳头状突起
  - 可能需要多切面切开以找到囊壁内的肾细胞癌灶
- 获得性囊性肾病发生于 30% 以上的终末期肾病患者
  - 5% ～ 10% 的患者发生肾细胞癌
    - 获得性囊性肾病相关的肾细胞癌是最常见的肾细胞癌亚型，但其他类型也可发生
  - 必须广泛取材才能诊断癌，因此通常不送检术中冰冻

（十三）混合性上皮和间质肿瘤家族

- 少见的良性肿瘤，最常见于围绝经期妇女
- 最常发生于肾盂附近，但可延伸至肾皮质
- 在影像学和大体检查上可类似具有低度恶性潜能的多房囊性肾瘤
- 形态学谱系包括以囊性为主的肿瘤（成人囊性肾瘤）到同时具有实性和囊性成分的肿瘤 [混合性上皮和间质肿瘤（MEST）家族]
  - 囊肿被覆单层扁平、柱状或鞋钉样上皮，核无异型性
    - 仅局灶（如果存在的话）可见透明的胞质
  - 纤维间隔和实性区域由纤维或卵巢型的间质或平滑肌组成

（十四）乳头状腺瘤

- 良性，通常为偶然发现，可多发
- 腺瘤无包膜，直径小于 15mm，呈乳头状和（或）管状结构，核级别低
  - 缺乏透明细胞癌或嫌色细胞癌样的细胞
  - 可有泡沫样巨噬细胞或沙砾体
- 当在冰冻切片的肾实质切缘中出现时，可能很难与低级别癌鉴别
  - 通常与主体肿瘤不相连
  - 组织学通常与主体肿瘤不同

（十五）淋巴瘤

- 通常为系统性疾病的继发累及
- 累及肾皮质或髓质的均质、灰白色肿块，可表现为明显的肿块或弥漫累及整个肾脏
- 可有广泛的坏死，从而使得冰冻诊断很困难

- 最常见的是大 B 细胞型

（十六）转移性肿瘤

- 通常有恶性肿瘤的临床病史
- 可能是单发肿瘤，似原发性肾脏肿瘤

四、报告

（一）大体

- 若病变有肾细胞癌的大体特征，则可在报告中体现
- 部分肾切除术中对阴性肾实质切缘的大体诊断可以很好地预测无癌残留

（二）冰冻切片

- 如果存在具体某个肿瘤的特征性改变，则可以给出诊断
  - 通常，病变良恶性的区分就给外科医师提供足够的信息了
  - 在可能的情况下，明确鉴别肾脏肿瘤和尿路上皮癌，这可改变外科的治疗方案
  - 对于诊断困难的病例，例如囊性病变或嗜酸细胞肿瘤，待石蜡切片明确诊断可能是必要而恰当的
- 对于部分肾切除术的肾实质切缘，应当报告切缘是否有肿瘤
  - 有人对冰冻切片评估此切缘的价值提出了质疑
    - 最近的研究表明，手术切缘阳性对于局部复发的风险或患者的总生存率影响不大
    - 研究显示，对于完整切除的肿瘤，外科医师对瘤床的评估才能准确地预测阴性切缘
    - 研究显示，冰冻切片诊断和最终诊断的一致性很差
- 由于缺乏原发病灶及肿瘤与切缘距离的信息，肿瘤床活检的诊断可能更困难
  - 对于部分肾切除标本的评估是较好的选择

五、陷阱

（一）挤压的假象

- 肾实质切缘切片中挤压的良性肾小管可能很难辨认
- 支持良性肾小管的特征
  - 小管内细胞的核缺乏异型性
  - 周围肾实质内存在肾小球

（二）具有泡沫样胞质的病变

- 含有泡沫样或嗜酸性胞质组织细胞的良性病变在冰冻切片中可能与透明细胞性肾细胞癌鉴别困难
  - 黄色肉芽肿性肾盂肾炎
  - 软斑病
  - 脂肪坏死

（三）嗜酸细胞肿瘤

- 某些肾细胞癌，如嫌色细胞性肾细胞癌，可有明显嗜酸性的胞质
  - 在冰冻切片取材局限时可能会被误诊为良性的嗜酸细胞瘤
- "嗜酸细胞肿瘤"的诊断要更合适，除非可以明确诊断恶性

（四）囊性病变

- 囊性和（或）坏死明显的肾细胞癌在冰冻切片中可能很难与出血性囊肿鉴别
  - 可能需要多切面切开以寻找囊壁内的肾细胞癌

（五）鉴别尿路上皮与集合管癌

- 浸润性尿路上皮癌和集合管癌都表现为有促结缔组织增生反应的浸润性病变

（六）位于切缘的乳头状腺瘤

- 通常为与主体肿瘤不相连的小病灶
- 组织学通常与主体肿瘤不同

推荐阅读

[1] Laganosky DD et al: Surgical margins in nephron–sparing surgery for renal cell carcinoma. Curr Urol Rep. 18(1):8, 2017

[2] Alemozaffar M et al: The importance of surgical margins in renal cell and urothelial carcinomas. J Surg Oncol. 113(3):316–22, 2016

[3] Shen SS et al: Use of frozen section in genitourinary pathology. Pathology. 44(5):427–33, 2012

透明细胞性肾细胞癌：大体

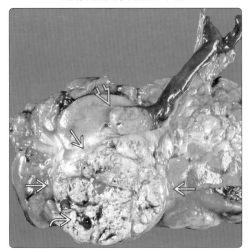

透明细胞性肾细胞癌：1 级

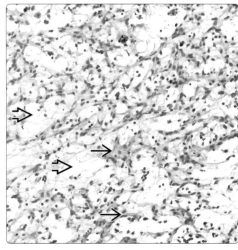

（左图）透明细胞性肾细胞癌➡常形成金黄色、界限清楚的肿块，伴出血➡。该肿瘤侵犯了肾静脉➡，这是重要的预后因素，通常在术前的影像学检查中得以发现（图片由 S. Tickoo, MD. 惠赠）。（右图）1 级透明细胞性肾细胞癌的冰冻切片显示巢状肿瘤细胞，胞质透明➡、核小，细胞巢周围有网状纤维血管间隔➡围绕。

透明细胞性肾细胞癌：1 级

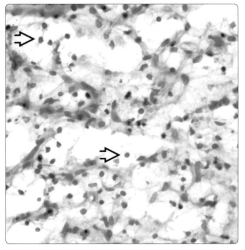

透明细胞性肾细胞癌：3 级

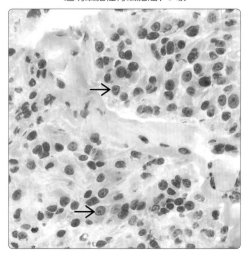

（左图）小而深染的核➡是低级别透明细胞性肾细胞癌的典型特征。WHO/ISUP1 级病变的核像淋巴细胞。（右图）高级别透明细胞性肾细胞癌（WHO/ISUP 3 级）的冰冻切片显示核增大、不规则，核仁明显➡。嗜酸性胞质（而非透明胞质）更常见于透明细胞性肾细胞癌级别更高的区域。

部分肾切除术：肾实质切缘

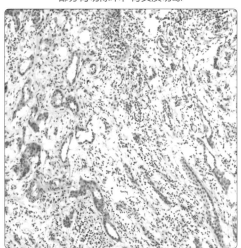

部分肾切除术：肾实质切缘

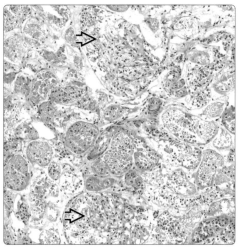

（左图）部分肾切除术的肾实质切缘通常具有肿瘤周围肾实质常见的改变，如间质纤维化和慢性炎症。（右图）肾实质切缘冰冻和挤压的假象可能会使管腔变得不明显，让人担心是否为肿瘤性病变。肾小球➡的存在，以及肾小管上皮核异型性的缺乏有助于识别正常的肾脏组织。

209

伴有坏死和出血的肾细胞癌

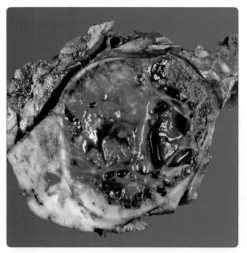

具有低度恶性潜能的多房囊性肾肿瘤

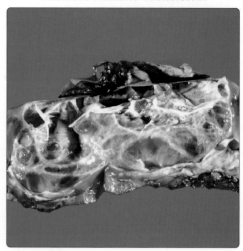

（左图）广泛的坏死和出血可存在于肾细胞癌，并且有时大体观察似出血性单纯性囊肿。可能需要多张囊壁的组织学切片以找到肾细胞癌的成分，因而最好在石蜡切片中诊断（图片由S. Tickoo, MD.惠赠）。（右图）具有低度恶性潜能的多房囊性肾肿瘤由界限清楚的多囊性病变组成，有薄的纤维间隔。肿瘤内未见实性的肿块（图片由S. Tickoo, MD.惠赠）。

透明细胞性肾细胞癌

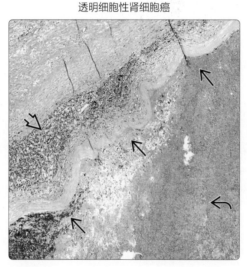

具有低度恶性潜能的多房囊性肾肿瘤

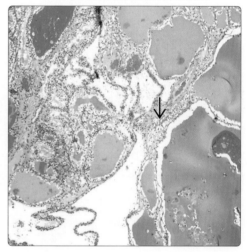

（左图）这例透明细胞性肾细胞癌有广泛的中央出血和坏死➡并由纤维囊壁➡包裹。在纤维囊壁内可见残余的肾细胞癌区➡。（右图）在具有低度恶性潜能的多房囊性肾肿瘤中，不同大小的多囊结构由胞质透明的细胞被覆。可见小簇胞质透明的肿瘤细胞➡，但不形成实性肿块（图片由S. Tickoo, MD.惠赠）。

透明细胞性肾细胞癌：囊性的

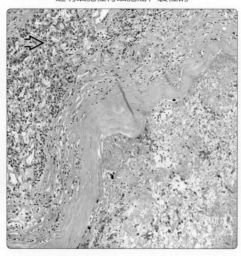

具有低度恶性潜能的多房囊性肾肿瘤

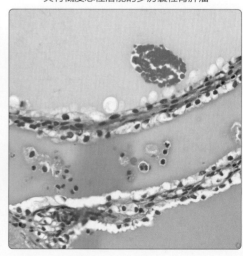

（左图）这例囊性坏死的肾细胞癌纤维壁内存在一灶透明细胞性肾细胞癌➡。可能需要观察多张囊壁的切片才能发现一灶残留的肾细胞癌。（右图）囊壁被覆单层细胞，胞质透明、核低级别（WHO/ISUP分级为1或2级）。在冰冻切片中，囊壁被覆细胞脱落可能使诊断变得困难，因而可能需要多切片观察（图片由S. Tickoo, MD.惠赠）。

乳头状肾细胞癌：大体表现

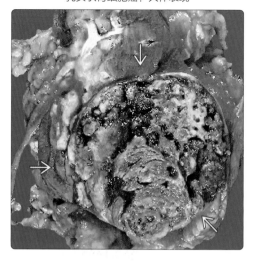

乳头状肾细胞癌：纤维包膜

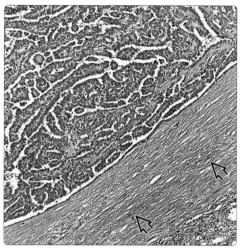

（左图）乳头状肾细胞癌界限清楚，可有纤维性的假包膜➡。棕色代表有含铁血黄素的区域，而有大量泡沫样组织细胞的区域则表现为黄色。可有出血、坏死和囊性变（图片由 S. Tickoo，MD. 惠赠）。（右图）乳头状肾细胞癌的显微镜下检查可有纤维性的包膜➡，对应于大体检查所见的包膜（图片由 S. Tickoo，MD. 惠赠）。

乳头状肾细胞癌

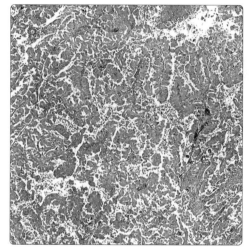

乳头状肾细胞癌：纤维血管轴心

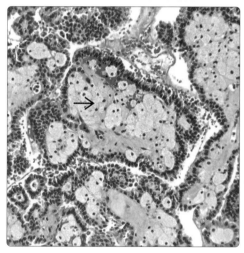

（左图）一例乳头状肾细胞癌的纤维血管轴心被覆胞质丰富、明显嗜酸性的细胞。（右图）在一些乳头状肾细胞癌中，纤维血管轴心内可见大量泡沫样巨噬细胞➡。这些乳头被覆低级别的核（图片由 S. Tickoo，MD. 惠赠）。

乳头状肾细胞癌：核的表现

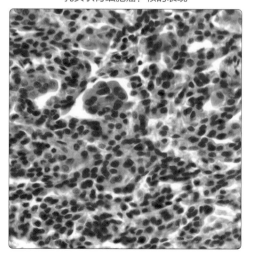

乳头状肾细胞癌：高级别的核

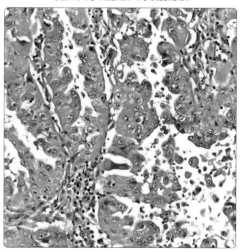

（左图）乳头状肾细胞癌的冰冻切片显示细胞胞质少 - 中等，核一致、圆形。乳头状肾细胞癌以及透明细胞性肾细胞癌都在石蜡切片中进行 WHO/ISUP 核分级。（右图）这例乳头状肾细胞癌有丰富的嗜酸性胞质，核复层化，并有高级别的核特征（WHO/ISUP 为 3 级）。

（**左图**）嫌色细胞性肾细胞癌形成界限清楚的肿块，呈灰棕色外观➡。虽然有些肿瘤有中央瘢痕，但这个特点更常见于嗜酸细胞瘤（图片由 S. Tickoo，MD. 惠赠）。（**右图**）一例嗜酸细胞瘤表现为界限清楚的灰棕色肿块➡。中央瘢痕➡是典型的特点，但并不是这个肿瘤绝对特异的。有些肿瘤体积可达12cm 以上。这些肿瘤可能很难与嫌色细胞性肾细胞癌鉴别（图片由 S. Tickoo，MD. 惠赠）。

嫌色细胞性肾细胞癌：大体表现

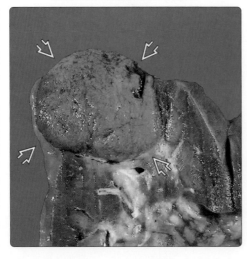

嗜酸细胞瘤：大体表现

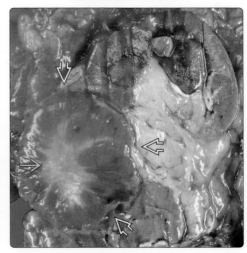

（**左图**）嫌色细胞性肾细胞癌通常表现为成片的细胞。这些细胞常有明显的细胞膜，核膜不规则，使之呈葡萄干样外观➡。明显的核周空晕➡是特征性的，在嗜酸细胞瘤中无此特点。（**右图**）典型的嗜酸细胞瘤表现为在稀疏的间质➡中有实性巢状的肿瘤细胞，这些细胞胞质明显嗜酸性➡。实性或片状的生长方式比较少见。

嫌色细胞性肾细胞癌：核的特征

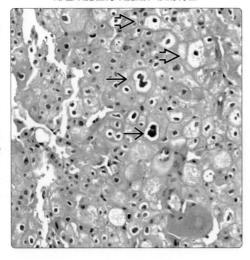

嗜酸细胞瘤

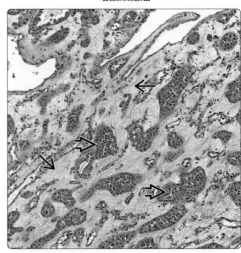

（**左图**）嫌色细胞性肾细胞癌的嗜酸性亚型有丰富的嗜酸性胞质、葡萄干样的核以及大量核周空晕（图片由 S. Tickoo，MD. 惠赠）。（**右图**）一例嗜酸细胞瘤的冰冻切片显示胞质丰富、颗粒状、核圆而规则➡的细胞呈巢状排列。未见核周空晕或明显的细胞膜。然而，在冰冻切片中可能很难与嫌色细胞性肾细胞癌鉴别，因而此时"嗜酸细胞肿瘤"可能是更合适的诊断。

嫌色细胞性肾细胞癌

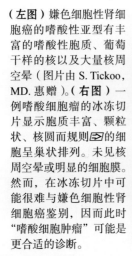

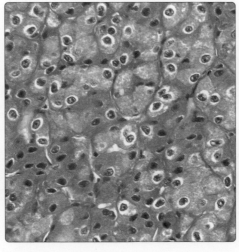

嗜酸细胞瘤

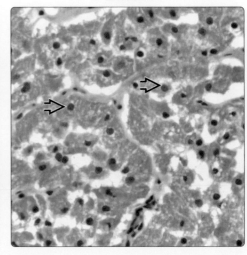

尿路上皮癌：大体表现

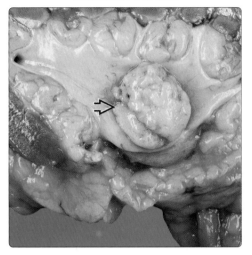

尿路上皮癌：大体表现

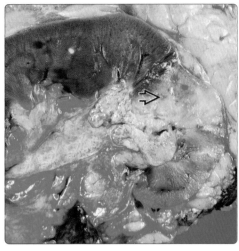

（左图）这例乳头状尿路上皮癌位于肾盂，大体观察呈息肉样➡。连接肿瘤与肾盂的蒂部通常比突出来的瘤块要小很多。（右图）这例尿路上皮癌已经侵犯了肾实质➡。这些病变在大体检查和显微镜下都可能被误诊为肾细胞癌，尤其是在缺乏外生性的肿块或缺乏肾盂壁增厚的区域时（图片由 S. Tickoo，MD. 惠赠）。

乳头状尿路上皮癌：高级别

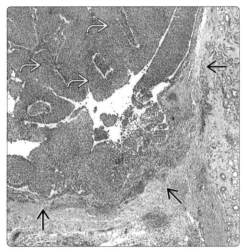

乳头状尿路上皮癌：高级别

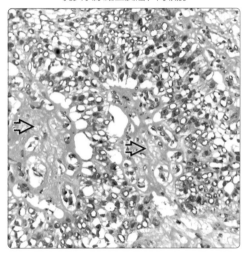

（左图）这例高级别乳头状尿路上皮癌表现为起源于肾盂➡被覆尿路上皮的乳头状突起➡。在肿瘤的基底部可能侵犯肾实质。（右图）冰冻切片上，这例高级别乳头状尿路上皮癌中纤维血管轴心➡被覆的细胞核深染、多形性、排列紊乱。这些肿瘤的部位和大体表现有助于与乳头状肾细胞癌鉴别。

乳头状尿路上皮癌：高级别

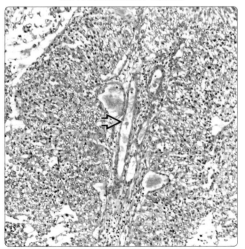

尿路上皮癌：侵犯肾

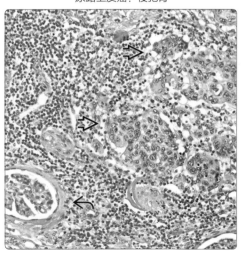

（左图）这例高级别乳头状尿路上皮癌中，中央的纤维血管轴心➡被覆细胞呈多形性、排列紊乱、拥挤且核分裂像易见。（右图）可见小巢状的浸润性尿路上皮癌➡浸润于有正常肾小球➡残余的肾实质中。周围组织中可见大量慢性炎细胞浸润。尿路上皮癌与高级别肾细胞癌的鉴别可能很困难（图片由 S. Tickoo，MD. 惠赠）。

《左图》这例集合管癌在肾髓质██中形成质硬、灰白色、多结节状的大肿块，并延伸至肾皮质██（图片由 S. Tickoo, MD. 惠赠）。**《右图》**血管平滑肌脂肪瘤（AMLs）形成界限清楚的肿块，其大体表现取决于肿瘤中脂肪、平滑肌和血管结构所占的比例。这个肿瘤中可见黄色的脂肪组织██和血管██（图片由 S. Tickoo, MD. 惠赠）。

集合管癌：大体表现

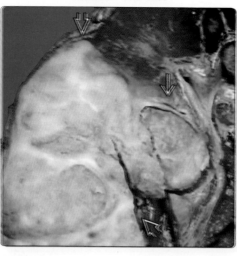

血管平滑肌脂肪瘤：大体表现

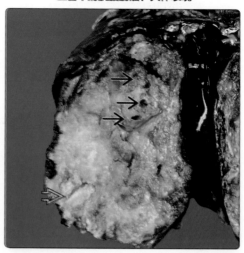

《左图》集合管癌的肿瘤细胞有高级别的细胞学特征，呈管状和实性巢状浸润于肾实质中。可有乳头状和筛状结构。间质██为促纤维结缔组织增生性间质，伴炎细胞浸润（图片由 S. Tickoo, MD. 惠赠）。**《右图》**冰冻切片中 AMLs 的脂肪组织██可能会被误认为人工假象的裂隙。脂肪组织定位于增生的梭形细胞间有助于做出正确的诊断。

集合管癌

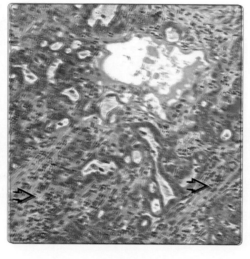

血管平滑肌脂肪瘤

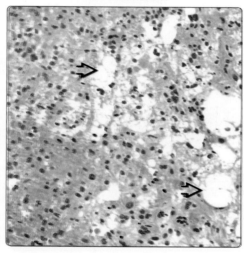

《左图》血管平滑肌脂肪瘤中的束状梭形细胞可能会被误诊为肉瘤样癌。AMLs 特征性的表现应当有助于诊断，例如脂肪和畸形血管，后者可见增生的梭形细胞自管壁呈放射状排列。**《右图》**一例 AML 的冰冻切片中可见厚壁血管██。梭形细胞通常呈放射状自管壁外伸，这是非常有用的诊断线索。还可见巢状的脂肪细胞██。

血管平滑肌脂肪瘤

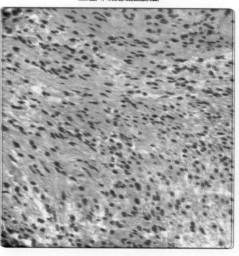

血管平滑肌脂肪瘤

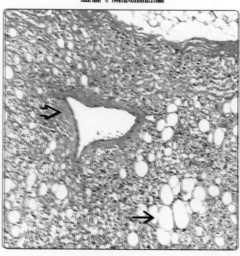

黄色肉芽肿性肾盂肾炎：大体表现

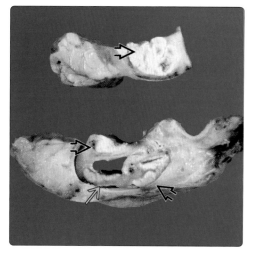

黄色肉芽肿性肾盂肾炎

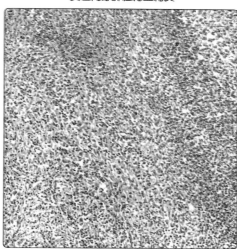

（左图）这例黄色肉芽肿性肾盂肾炎的肾实质内可见多灶不规则的黄色肿块➡。有明显的肾积水，仅见一条薄带状纤维化改变的肾实质➡。（右图）这张黄色肉芽肿性肾盂肾炎的冰冻切片中可见大量组织细胞、胞质透明至淡嗜酸性、泡沫样。注意，其中缺乏透明细胞性肾细胞癌中特征性的纤细纤维血管间隔。

黄色肉芽肿性肾盂肾炎

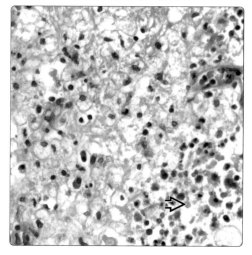

脂肪坏死

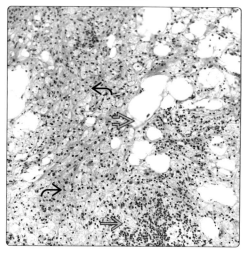

（左图）黄色肉芽肿性肾盂肾炎中除了胞质淡嗜酸性的组织细胞，还可见混合性的炎症细胞浸润，伴微脓肿➡形成。（右图）脂肪坏死中有胞质丰富、泡沫样的组织细胞➡，在冰冻切片中可能会被误诊为透明细胞性肾细胞癌，尤其是在评估有肾细胞癌病史患者的肾周肿块或转移性病变时。可以看见脂肪➡和慢性炎症细胞➡浸润。

软斑病

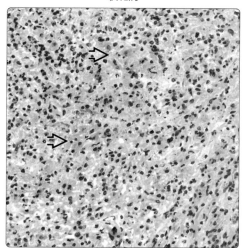

软斑病：Michaelis-Gutmann 小体

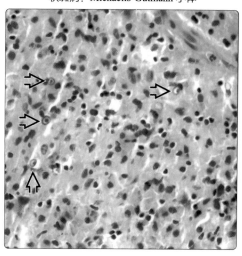

（左图）软斑病通常发生于免疫抑制的患者，可表现为质软的黄色斑块或结节。这张冰冻切片中可见成片胞质嗜酸性的组织细胞➡，称为 von Hansemann 组织细胞。背景中可见混合性炎症细胞浸润。（右图）这张软斑病的石蜡切片中可见大量嗜碱性、靶环状（"鹰眼"）的 Michaelis-Gutmann 小体➡。有人认为这些是矿化的吞噬体。

成人囊性肾瘤：大体表现

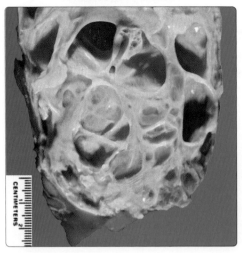

混合性上皮和间质肿瘤：大体表现

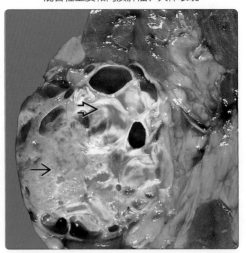

（**左图**）成人囊性肾瘤是以囊性为主的混合性上皮和间质肿瘤，可能与具有低度恶性潜能的多房囊性肾肿瘤相似。二者都是由具有薄纤维间隔的多囊结构组成（图片由 S. Tickoo，MD. 惠赠）。（**右图**）这是一例混合性上皮和间质肿瘤，由薄壁的囊⬌以及更为实性的区域➡构成（图片由 Tickoo，MD. 惠赠）。

混合性上皮和间质肿瘤

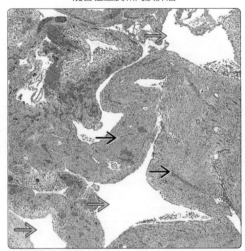

混合性上皮和间质肿瘤

（**左图**）以囊性为主的混合性上皮和间质肿瘤（MEST）（成人囊性肾瘤）中可见薄纤维间隔的多囊结构。囊壁常被覆扁平、鞋钉样或立方形细胞（图片由 S. Tickoo，MD. 惠赠）。（**右图**）这例 MEST 除囊性结构➡外，还可见纤维组织构成的实性成分➡。间质成分可由致密的纤维组织，卵圆形（梭形细胞）间质和（或）平滑肌构成。

混合性上皮和间质肿瘤

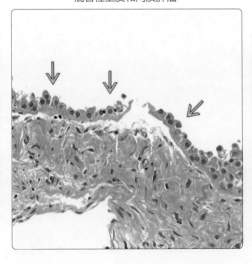

淋巴瘤：大体表现

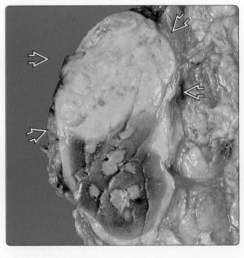

（**左图**）这例 MEST 的一个囊腔可见立方上皮被覆➡。这些肿瘤中也可存在扁平、鞋钉样和柱状的上皮细胞。比较少见的情况下，囊壁可由尿路上皮样细胞和透明细胞被覆。（**右图**）累及肾脏的淋巴瘤可以形成孤立的灰白色、均质鱼肉状肿块➡。大多数为大 B 细胞型。广泛的坏死可能给冰冻切片的诊断带来困难（图片由 S. Tickoo，MD. 惠赠）。

肾：移植前同种异体移植肾的评估
Kidney: Evaluation of Allograft Prior to Transplantation

赖玉梅 译 刘毅强 校

一、手术／临床关注点

（一）会诊目的
- 明确潜在的供体肾是否适于移植
- 肾是否适于移植取决于以下几个因素
  - 预测是否有足够肾功能的病理特征
  - 在扩大标准下约 40% 考虑用于移植的肾是不合格的
  - 供体有无肾脏疾病
  - 患者死前可能没有进行肾脏疾病的检查
  - 某些供体肾的疾病在移植后可能会消失
    - 最常见的是 IgA 肾病；IgA 沉积症存在于 10% 的供体活检标本中
  - 供体有无肿瘤性疾病
  - 任何可疑的局部病变都要进行活检

（二）患者治疗方案决策
- 若肾脏被确定为不合格，则不能用于移植

（三）临床背景
- 使用临床标准来选择最可能成为有功能移植物的肾
  - 标准供体（SCDs）
  - 不属于扩展标准供体（ECDs）的供体
  - 扩展标准供体（ECDs）

- 所有年龄 > 60 岁的供体
- 供体年龄 50—60 岁并至少含有以下 2 条
  - 死于脑血管意外，高血压或血肌酐 > 1.5mg/dl 者
- 心源性死亡的供体
- 器官获取和移植网络（OPTN）要求对某些潜在的供体进行移植前的活检
  - 肾脏供体概况指数（KDPI）> 85% 的供体
  - 通过供体的 10 个因素来计算：年龄，身高，体重，种族，糖尿病或高血压病史，死亡原因，血肌酐水平，丙肝病毒，以及心源性死亡的供体
  - 应外科医师的请求

（四）肾脏可接受的标准
- 供体和潜在受体的临床特征、供体肾的病理改变都要考虑进去
  - 所有病理标准都尚未建立绝对的阈值
  - 如果担心肾脏功能，可以进行双重移植

二、标本评估

（一）大体
- 通常为小的楔形活检，但也可能为穿刺活检
- 小心吸干组织以去除过多的液体

供体活检：冰冻切片

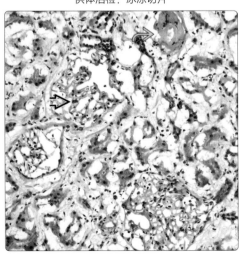

供体活检：石蜡切片

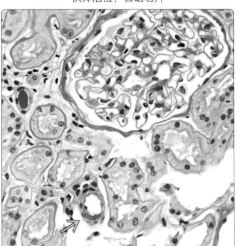

（左图）这个供体肾活检表现为水肿，且肾小球数量明显增多 ➡️。这些是冰冻切片中常见的假象。全小球硬化的肾小球 ➡️ 所占的比例要常规报告。（右图）在福尔马林固定的石蜡切片 PAS 染色中未见冰冻切片的假象。这个肾小球的细胞数量是正常的。其中一个小动脉的内膜有轻度玻璃样变性 ➡️。

（二）冰冻切片

- 所有标本均用于冰冻制片
- 如果可以看见被膜，则标本应当进行定位以便垂直于被膜取材

（三）可靠性

- 肾脏病理学家与当班的全科病理学家（on-call general pathologist）
  - 一项研究发现，肾脏病理学家对供体活检的评估与 1 年移植物功能和以死亡为截尾的移植物存活率有关
  - 然而，由当班的病理学家所做的评估则与移植物的结局无关
  - 如果没有肾脏病理学家的话，建议对当班的病理学家进行培训
  - 在某些中心，若没有肾脏病理学家在场，进行全切片扫描、由肾脏病理学家远程会诊可能是一个选择
- 可重复性
  - 不同病理学家之间对于某些特征的观察具有较好甚至非常好的可重复性
  - 存活的和全小球硬化的肾小球数量，全小球性肾小球硬化所占的比例，间质纤维化和动脉硬化
  - 小动脉玻璃样变性在冰冻切片中的可重复性差
  - 与石蜡切片中的可重复性有明显的差异
  - 急性肾小管损伤在冰冻和石蜡切片中的可重复性均差

三、供体活检的评估

（一）标本是否充足

- 大小
  - 楔形活检 10mm 长 × 5mm 宽 × 5mm 深
- 存在的结构
  - 应当至少存在 25 个肾小球，包括皮质深部的肾小球
  - 应当至少存在 2 个小动脉

（二）组织学特征

- 慢性病变
  - 存在于多数活检中
  - 通常随着供体年龄的增大而增加
- 肾小球硬化症
  - 肾小球被实性嗜酸性的纤维化所替代
  - 全小球硬化的肾小球所占的比例很重要（全小球性肾小球硬化）
  - 比例 > 20% 与需要暂时性透析的移植物功能延迟发生率增高和 3 ~ 24 个月内肌酐水平的增高有关
  - 对移植物的存活有不同程度的影响
  - 对于全小球性肾小球硬化所占的比例目前尚未确定绝对的阈值
  - 硬化的肾小球主要位于有动脉硬化的被膜下皮质区，在楔形活检标本中通常被高估
  - 与年龄有很强的相关性
- 动脉硬化
  - 中度动脉硬化（> 25% 的管腔狭窄）预示移植物的结局更差（移植物功能丧失，移植物功能延迟，肌酐水平更高）
- 间质纤维化和肾小管萎缩
  - 并非总是能够预测移植物的功能
- 肾小球和小动脉的血栓
  - 供体颈部的创伤可能会加剧血栓性微血管病的发生
  - 即使有肾小球血栓，也可能有好的结局
  - 报告有血栓的肾小球所占的比例可能不能代表移植物中血栓的程度
  - 受血栓影响的肾小球区域所占的比例（节段性与弥漫性）可能能够更好地表现血栓形成的程度，但这方面尚未充分研究
  - 胆固醇栓子可能是移植的禁忌
- 其他特征
  - 肾梗死：可能与血管的改变有关
  - 肿瘤
  - 患者可能有未发现的肿瘤
  - 血管平滑肌脂肪瘤是最常见的良性肾脏肿瘤（占人群的 0.1% ~ 0.2%）
    - 受累的肾脏已经成功用于移植
    - 在某些情况下可能是移植的禁忌
  - 可以切除小而界限清楚的肾细胞癌，然后将肾用于移植
  - 肾小球系膜结节
  - 常与糖尿病有关
  - 肾小管内含有色素的管型
  - 肌红蛋白管型与横纹肌溶解有关
    - 可能不是移植的禁忌
  - 间质性炎症
  - 淋巴细胞浸润是常见的表现
    - 极少数情况下是因淋巴瘤或白血病导致的
  - 肉芽肿性炎可能是移植的禁忌

（三）马里兰合计病理指数（MAPI）

- 部分（约 12%）按临床标准评估为不适合供体的肾具有正常的组织学特征
- MAPI 可依据病理特征来预测移植物 5 年存活的概率

供体活检报告和评分表

特　征	注　释
标本的类型	楔形活检，穿刺活检
肾小球的数量	计数可用于评估的所有肾小球的数量
全小球硬化的肾小球数量	肾小球周围硬化和局灶性肾小球硬化属于其他病变
全小球性肾小球硬化所占的比例	全小球硬化的肾小球数比总的肾小球数
动脉（不是小动脉）的数量	动脉的定义为有内弹力膜，或直径 > 1/3 典型肾小球直径的血管或有 3 层或以上平滑肌的血管

对以下表现进行评分

评　分	无	轻　度	中　度	重　度
间质纤维化	无（< 5% 皮质）	轻度（6% ～ 25%）	中度（26% ～ 50%）	重度（> 50% 的皮质受累）
肾小管萎缩	无（0% 皮质）	轻度（< 25%）	中度（26% ～ 50%）	重度（> 50% 的皮质肾小管受累）
间质性炎症	无（< 10% 皮质）	轻度（10% ～ 25%）	中度（26% ～ 50%）	重度（> 50% 的皮质受累）
动脉内膜纤维化（动脉硬化）	无（0% 管腔狭窄）	轻度（< 25%）	中度（26% ～ 50%）	重度（> 50% 管腔狭窄）
小动脉玻璃样变性（玻璃样变性局限于内皮下层）	无	轻度（至少 1 个小动脉）	中度（> 1 个小动脉）	重度（环形的，多个小动脉）
肾小球血栓	无	轻度（在最严重受累的肾小球中有 < 10% 的毛细血管阻塞）	中度（10% ～ 25% 的毛细血管阻塞）	重度（> 25% 的毛细血管阻塞）
急性肾小管损伤或坏死	无	轻度（上皮扁平，肾小管扩张，核退变，缺乏刷状缘）	中度（局灶凝固性坏死）	重度（梗死）
其他可见的病变				
病变	局灶性节段性肾小球硬化	结节性肾小球硬化	肿瘤	其他

引自 Liapis H et al: Banff histopathological consensus criteria for preimplantation kidney biopsies.Am J Transplant.17(1):140-150, 2017

- 总的评分可以预测移植物的存活率
  - 0 ～ 7 分：90%
  - 8 ～ 11 分：63%
  - 12 ～ 15 分：53%
- 评估 5 项组织学特征，各项评分相加为最终得分
  - 全小球性肾小球硬化
  - 若 ≥ 15%：2 分
  - 小叶间动脉管壁与管腔之比（两边管壁的宽度 / 管腔直径）
  - 若 ≥ 50%：2 分
  - 肾小球周围纤维化（Bowman 囊的增厚、褶皱和重叠）
  - 若存在：4 分
  - 小动脉玻璃样变性（小动脉壁内无定型、均质、嗜酸性的物质沉积）

  - 若存在：4 分
  - 瘢痕（主要为硬化和肾实质纤维化，以及至少 10 个以上肾小管萎缩）
  - 若存在：3 分

四、报告

供体活检

- 标本的部位和类型（楔形或穿刺活检）
- 肾小球的数量，全小球硬化的肾小球数量，全球性肾小球硬化所占的比例
- 动脉（不是小动脉）的数量
- 组织学特征（分为无，轻度，中度和重度）
  - 间质纤维化，肾小管萎缩，间质性炎症，动脉内膜纤维化，肾小球血栓

- 任何其他可见的特征（例如，结节性肾小球硬化，局灶性节段性肾小球硬化，肿瘤）

五、陷阱

（一）楔形活检

- 在楔形活检标本中高估硬化性肾小球
  - 表浅的活检可能会高估全小球硬化的肾小球，因为后者更多见于动脉硬化患者的肾被膜下
- 可能缺乏动脉

（二）表浅活检

- 表浅活检可能只取到被膜组织

（三）冰冻切片假象

- 肾小球
  - 肾小球似乎显得细胞明显增多
- 间质
  - 上皮成分的收缩可很像间质水肿
  - 水肿可能看起来像纤维化
- 肾小管

- 肾小管看起来有收缩
  - 可能会被误诊为萎缩或损伤
- 很难发现急性肾小管损伤
- 红细胞管型在冰冻中会溶解

（四）标本处理

- 冷缺血时间必须降至最低
- 活检标本应当置于合适的储存液中保持湿润
  - 长期放置于盐水中可能会产生假象
  - 组织干涸可能会改变组织形态

推荐阅读

[1] Liapis H et al: Banff histopathological consensus criteria for preimplantation kidney biopsies. Am J Transplant. 17(1):140–150, 2017

[2] Azancot MA et al: The reproducibility and predictive value on outcome of renal biopsies from expanded criteria donors. Kidney Int. 85(5):1161–8, 2014

[3] Haas M: Donor kidney biopsies: pathology matters, and so does the pathologist. Kidney Int. 85(5):1016–9, 2014

供体活检：冰冻切片

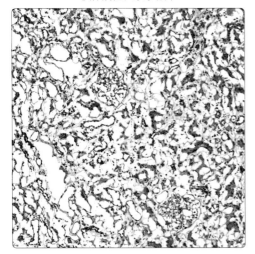

供体活检：楔形活检

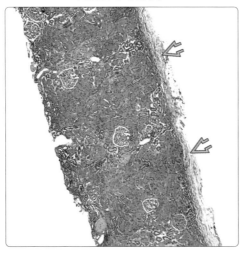

（左图）这张供体活检的冰冻切片显示有明显的间质水肿，可能是这个肾脏在脱水之前的"正常"状态。肾小管的形态无法辨认。在标本处于这种程度的假象下时，评估预测移植物功能的特征是富有挑战性的。（右图）多数供体活检是楔形活检而非穿刺活检，并且取的是被膜下组织（被膜，➡️）。这就是为什么通常取不到中等大小动脉的一个原因。

供体活检：肾小球血栓

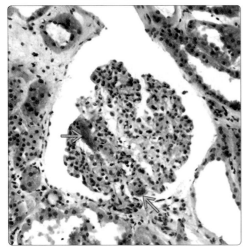

供体活检：肾小球血栓

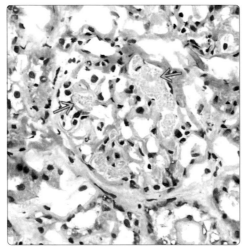

（左图）这张供体活检的冰冻切片显示2个毛细血管襻中可见纤维素性血栓➡️。这很容易被忽略，尤其是当它们局灶存在时。血栓常见于因卒中或头部损伤而死亡的供体中。散在的血栓不是移植的禁忌。（右图）供体活检的肾小球血栓➡️在某些HE染色切片中可能表现为灰白色而非强嗜酸性。这可能会使得血栓不容易被发现。

供体活检：动脉硬化

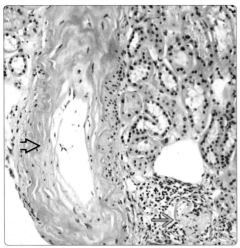

供体活检：弥漫的全小球性肾小球硬化

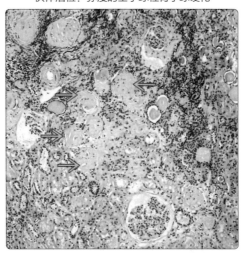

（左图）一例潜在供体肾的活检标本显示严重的动脉硬化➡️。这种大小的动脉在楔形活检标本中并非总是存在。切片中还可见一个全小球硬化的肾小球➡️。（右图）这例供体肾活检显示80%以上为全小球硬化的肾小球➡️。这个活检标本并非取自被膜下的瘢痕。右侧和左侧的肾都显示同样的病变。此病变是拒绝其用于移植的一个原因。

供体活检：糖尿病供体

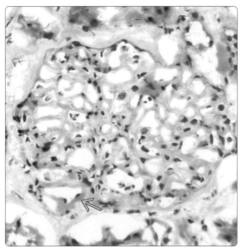

供体活检：弥漫性糖尿病肾小球硬化症

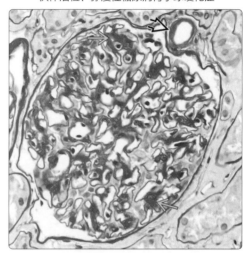

（左图）这个供体活检显示轻度小动脉玻璃样变性➡，这在冰冻切片中很难辨认。对应的石蜡切片显示弥漫性糖尿病肾小球硬化症。（右图）一例供体活检的石蜡切片显示轻 – 中度系膜基质增生➡，这在 PAS 染色切片中很容易识别。其中还可见小动脉玻璃样变性➡。

移植肾活检：冰冻切片中结节性肾小球硬化症不明显

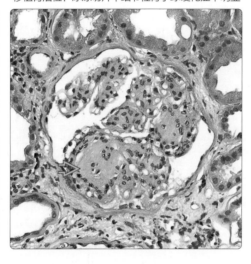

供体活检：肌红蛋白管型

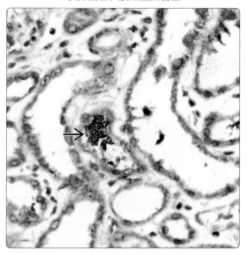

（左图）这个肾移植 17 天后所取的活检显示有明显的结节性糖尿病肾小球病➡。供体和受体都是糖尿病患者。这些结节在供体的冰冻切片中并不明显，即便是在回顾分析的时候也是如此。这个移植物最终失活了。移植给非糖尿病受体可能会更容易存活。（右图）这个肾显示有严重的肾小管损伤，伴肌红蛋白染色阳性的颗粒状嗜酸性管型➡。这个供体的死因是外伤。

供体肾：偶然发现的 IgA 沉积

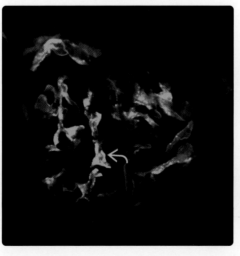

移植肾活检：移植后 IgA 沉积消失

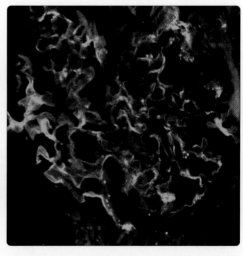

（左图）一例活体供肾的免疫荧光显示系膜处有 IgA 沉积➡。这个供体没有肾小球疾病的证据。这可能是供体活检的一个偶然发现。IgA 沉积在移植后的受体体内随着时间消失了。（右图）免疫荧光显示，一例系膜处先前有明显 IgA 沉积的活体供肾移植 3 个月后所取的活检中，系膜处 IgA 的沉积消失了。这个受体没有肾小球疾病的临床证据。

供体活检：小动脉玻璃样变性

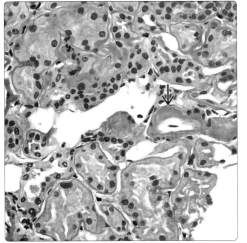

供体活检：结节性小动脉玻璃样变性

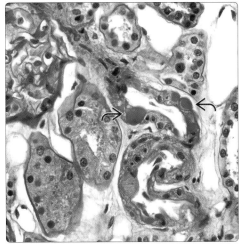

（左图）内膜小动脉玻璃样变性➡是冰冻切片中很难发现的一个特征。这一特征在石蜡切片的PAS染色中更为明显。（右图）一例供体活检的结节性周围小动脉玻璃样变性➡看起来非常像慢性钙调磷酸酶抑制药（CNI）中毒时常见的玻璃样变性，这种改变一度被认为是CNI所特异的。然而，这一特征在少数情况下也可见于未使用CNI的患者。

供体活检：石蜡切片

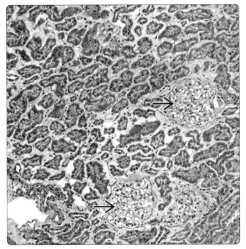

供体楔形活检：有褶皱的冰冻切片

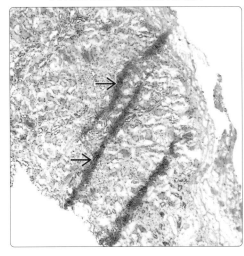

（左图）肾实质在冰冻切片和对应石蜡切片中的表现可能会不同。这例活检在冰冻切片中看起来有明显的水肿并且肾小球显得细胞增生明显。在石蜡切片中，只有局灶、轻微的间质水肿，肾小球的表现是正常的➡。（右图）冰冻切片比石蜡切片更容易出现褶皱➡和折叠，这使得诊断更为困难。此时应当再制备一张没有假象的切片。

供体活检：儿童患者

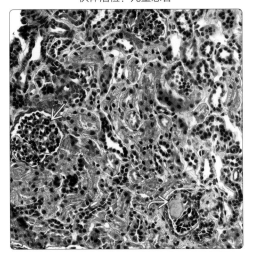

供体活检：血管平滑肌脂肪瘤

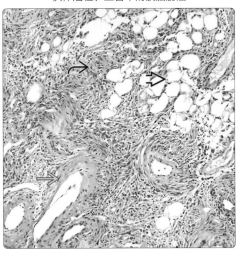

（左图）来自一位儿童的供体肾活检表现为不成熟的肾小球➡，有拥挤的足细胞和一个呈局灶性节段性肾小球硬化的肾小球➡，可能是发育性的。（右图）供体肾中可能会发现一些先前不知道的肿瘤。这例活检可见一个血管平滑肌脂肪瘤。其中可见这个肿瘤特征性的血管➡、平滑肌➡和脂肪组织➡成分。

肾穿刺活检充分性评估
Kidney Needle Biopsy: Evaluation for Adequacy

赖玉梅 译 刘毅强 校

一、手术 / 临床关注点

（一）会诊目的

- 明确肾穿刺组织是否足以做出最终的诊断
- 分配组织来做特殊检查
  - 光镜（LM）
  - 免疫荧光（IF）
  - 电镜（EM）
  - 视临床情况而定的其他检查
  - 病原微生物培养
  - 分子检测（例如将组织保存在酰基苯胺固定液中用于 RNA 分离）

（二）患者治疗方案决策

- 若标本被判定为不充分，则将再进行穿刺活检

（三）临床背景

- 医疗性肾活检（medical renal biopsy）
  - 通常因肾功能异常或尿液异常而行活检
  - 应当包括具有肾小球的肾皮质
  - 为做出最终诊断，通常需要进行免疫荧光和电镜检查
  - 也用于评估异体移植肾
  - 异体移植物活检也要借助于免疫荧光，有时需要电镜检查
  - 有些中心在移植后的预定时间点进行异体移植物的监测（计划性）活检
  - 监测活检用于评估亚临床排斥，病毒感染，疾病复发等
- 穿刺活检通常在超声或 CT 引导下进行
  - 经皮（穿刺）活检
  - 超声引导，通常是 16～18G 针的自动枪
  - 在自体和移植物活检中，84% 的病例可以通过 3 针穿刺获得足够的标本（依据 Banff 充分性判定标准）
  - 与 18G 针穿刺相比，16G 针穿刺通过较少的针数就能够获得较多的肾小球，并且获得充足活检标本的比例要更高
  - 经颈静脉肾穿刺可用于有出血高危因素的患者(凝血功能障碍或血小板减少)
  - 通常比经皮活检获得的标本要更少，但 90% 以上的病例足以进行诊断
- 一般认为是安全的门诊手术
  - 血尿可能发生
  - 穿刺后的镜下血尿是常见的
  - 约 3.5% 为大体血尿
  - 1%～3% 出现其他并发症（具体因技术而不同）

新鲜肾活检标本：大体

固定后的肾活检标本：大体

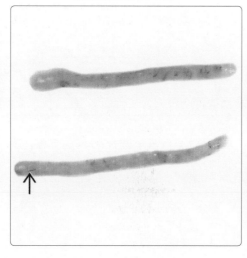
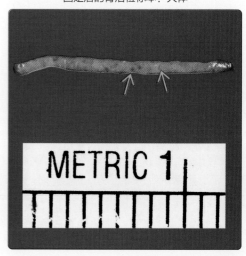

（左图）16G 针的肾穿刺标本通常为 1mm 直径 ×10～20mm 长（约 13mm）。肾小球为灰白色或充血性的隆起；红细胞管型为棕色的条纹 ➡ 或小点（图片由 C.Swetts，MD. 惠赠）。（右图）一例经福尔马林短暂固定的肾移植活检标本可见圆形的肾小球 ➡，其颜色比周围组织呈更深的灰色。

METRIC 1

- 14G 针活检出血的风险更高
  - ▫ 16G 和 18G 针活检出血的风险较低
- 约 2.5% 出现肾周血肿
- 约 0.9% 的出血需要输血治疗
- 约 0.01% 的出血需要进行肾切除治疗
- 约 0.02% 死亡（Meta 分析显示 2/8971 的患者）
- ○ 约 7% 的异体移植物活检出现肾内动静脉瘘
- 通常可以解决
- 对肾功能无明显的影响
- ○ Page 肾（由 Dr.Irwin Page 首先描述）
- 最常见的原因是外伤，但有极少数病例是由于肾活检后的出血所致
- 血液积聚于肾周围或被膜下间隙从而导致肾脏受压
- 通常表现为肾缺血所致的肾素依赖性反应性高血压
  - ▫ 偶尔患者伴有肾功能不全

（四）质量改进

- 肾活检报告中的现场标本充分性评估和描述可能有助于促进肾活检获得充足的标本
- 在一个研究中
  - ○ 22% 未进行现场评估的活检标本被认为是不充分的
  - ○ 只有约 6% 进行了现场评估的活检标本被认为是不充分的

二、标本评估

（一）大体

- 活检标本只能用未接触固定液的镊子来钳夹
  - ○ 极少量的福尔马林也能改变用于免疫荧光组织的抗原性
  - ○ 戊二醛污染可能使光镜和免疫荧光的判读更加困难
- 穿刺标本最好在体视显微镜（解剖镜）下进行检查
  - ○ 如果没有解剖镜，肾活检标本可以用放大镜来检查
- 对于异体移植物的评估，必须有 ≥ 10 个肾小球和 2 条动脉（Banff 标准）
  - ○ 在新鲜组织的检查中，肾小球为灰白色背景中的粉红色至红色结节（似"山莓"）
  - 福尔马林或戊二醛的固定改变了其外观；肾小球表现为灰色背景中略微更深的灰色
  - 保存于免疫荧光存储液（Zeus）的组织中肾小球很难辨认
    - ▫ 组织表现为白色、不透明

（二）组织的分配

- 在大多数病例中，保留的组织用于光镜、免疫荧光和电镜检查
  - ○ 组织的恰当分配取决于多个因素
  - 临床的鉴别诊断
  - 具体的疾病类型
  - 所能获取的组织量
- 光镜
  - ○ 组织固定于福尔马林中
  - ○ 标准的组织化学染色包括 HE，PAS，琼斯 – 甲基苯丙胺银和三色染色
  - ○ 其他染色视临床情况和光镜下表现而定
- 免疫荧光
  - ○ 肾皮质和髓质置于 Zeus 存储液（Michel 溶液）中
  - ○ 标准的免疫组化检测包括 IgA，IgG，IgM，kappa，lambda，C3，C1q，albumin 和 fibrin
  - C4d 用于异体移植物活检，以评估抗体介导的排斥反应
  - ○ 若 Zeus 液中的组织内无肾小球，免疫荧光染色仍然可能有助于诊断
  - 检测单克隆性免疫球蛋白沉积病、轻链管型肾病，轻链（AL）或重链（AH）淀粉样变性等
  - 移植活检标本的肾小管周围毛细血管 C4d 染色（C4d 也可通过免疫过氧化物酶染色检测）
  - ○ 若在冰冻的免疫荧光组织中无肾小球，免疫荧光可以在链蛋白酶消化的石蜡切片中检测
  - 链蛋白酶消化的石蜡免疫荧光不如常规的冰冻组织免疫荧光敏感
- 电镜
  - ○ 将有少量肾小球的组织保存于戊二醛或多聚甲醛固定液中
  - ○ 如果组织数量有限，可将用于光镜检查的组织经脱蜡后再用于电镜检查
  - 该技术会有一些无法做出诊断的假象
  - 脱蜡标本中人工假象导致的肾小球基底膜变薄不能诊断为薄肾小球基底膜肾病
  - 无法观察细胞的细节
  - 足细胞足突和内皮细胞可能无法评估
  - 组织学的技术员可少切些组织以便省下标本用于可能的脱蜡组织电镜检查

（三）冰冻切片

- 一般情况下，组织应当用于特殊检查，不应冰冻进行组织学检查

三、报告

大体

- 报告应当包括
  - 收到的标本所使用的固定液或存储液
  - 标本的测量
  - 标本的充分性
  - 组织的分配

四、陷阱

肾小球数量的评估

- 在有限的标本中，动脉可能看起来像肾小球
  - 寻找至少 2 个彼此相邻的肾小球有助于判断
- 非常小的缺血性肾小球在大体上可能不明显，即使在解剖镜下也是如此

推荐阅读

[1] Chunduri S et al: Adequacy and complication rates with 14- vs. 16-gauge automated needles in percutaneous renal biopsy of native kidneys. Semin Dial. 28(2):E11-4, 2015

[2] Geldenhuys L et al: Percutaneous native renal biopsy adequacy: a successful interdepartmental quality improvement activity. Can J Kidney Health Dis. 2:8, 2015

[3] Gilani SM et al: Role of on-site microscopic evaluation of kidney biopsy for adequacy and allocation of glomeruli: comparison of renal biopsies with and without on-site microscopic evaluation. Pathologica. 105(6):342-5, 2013

[4] Goldstein MA et al: Nonfocal renal biopsies: adequacy and factors affecting a successful outcome. J Comput Assist Tomogr. 37(2):176-82, 2013

[5] Mai J et al: Is bigger better? A retrospective analysis of native renal biopsies with 16 Gauge versus 18 Gauge automatic needles. Nephrology (Carlton). 18(7):525-30, 2013

[6] Corapi KM et al: Bleeding complications of native kidney biopsy: a systematic review and meta-analysis. Am J Kidney Dis. 60(1):62-73, 2012

[7] Kurban G et al: Needle core biopsies provide ample material for genomic and proteomic studies of kidney cancer: observations on DNA, RNA, protein extractions and VHL mutation detection. Pathol Res Pract. 208(1):22-31, 2012

[8] Sis B et al: Banff '09 meeting report: antibody mediated graft deterioration and implementation of Banff working groups. Am J Transplant. 10(3):464-71, 2010

[9] Kamar N et al: Acute Page kidney after a kidney allograft biopsy: successful outcome from observation and medical treatment. Transplantation. 87(3):453-4, 2009

[10] Misra S et al: Safety and diagnostic yield of transjugular renal biopsy. J Vasc Interv Radiol. 19(4):546-51, 2008

肾活检流程

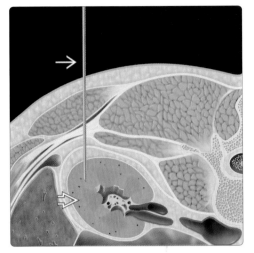

超声引导下肾活检

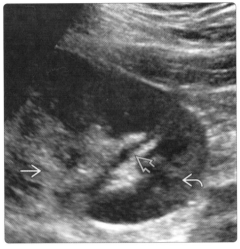

（左图）肾➡️通常在超声或 CT 引导下由后路经皮➡️穿刺活检。（右图）超声引导下活检过程中的左肾矢状面图像。图像显示有一枚活检空芯针已经通过实时引导进入肾下极➡️的皮质内。经引导，针道➡️远离肾门➡️以减小对肾门血管和尿液收集系统的损伤风险。

肾活检：急性 Page 肾并发症

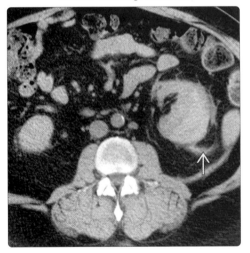

肾活检：动静脉瘘并发症

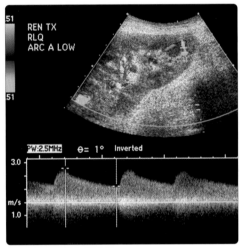

（左图）一位 39 岁的男性因慢性肾衰竭而行经皮肾穿刺活检。他随后出现了高血压（180/100mmHg）和肾衰竭。CT 扫描显示肾被膜下血肿➡️，由此导致肾的灌注减少（急性 Page 肾）。（右图）超声图像显示在一个移植肾的下极近期活检部位有动静脉瘘。该处的多普勒波形显示为典型的高速、低阻血流（图片由 T. Atwell，MD. 惠赠）。

肾活检：有局灶性病变的疾病

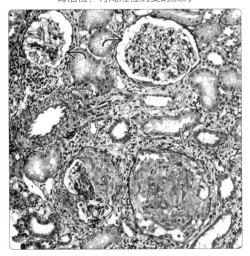

肾活检：肾周血肿并发症

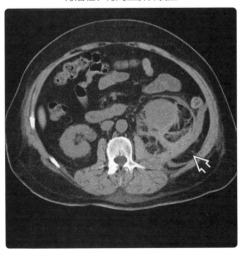

（左图）充足的标本对于发现局灶性的病变是非常重要的。这是一例局灶性坏死和新月体性肾小球肾炎，免疫复合物沉积少。只有 2 个肾小球显示为细胞型新月体➡️，而其他肾小球看起来是正常的➡️。（右图）腹部 CT 扫描显示，经皮肾活检穿刺后在左侧腹膜后出现了中等大小的肾周血肿➡️。急性出血沿着左侧结肠旁沟和腰大肌往下流。

肾活检：弥漫性病变

肾活检：局灶性病变

（**左图**）IgA 肾病的 IgA 免疫荧光染色是弥漫性的，因此，在同时具备光镜和电镜下相应特征的情况下，即使在免疫荧光组织中只有一个肾小球也足以做出 IgA 肾病的诊断。这张图显示 IgA 为颗粒状的系膜着色➡。（**右图**）冷球蛋白血症性肾小球肾炎的免疫荧光染色在不同的肾小球中着色可能有差异，C3 只有少许节段性的着色➡。此时，一个更多组织的免疫荧光标本可能有助于支持这个诊断。

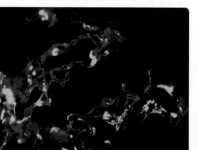

肾活检：有限的组织标本

肾活检：组织进行电镜检查的意义

（**左图**）即便标本中没有肾小球，免疫荧光染色也可能有助于某些疾病的诊断。这例急性肾衰竭的患者有管型肾病，其管型➡着色 λ 轻链阳性而 κ 轻链阴性。（**右图**）一位女性患者因长期镜下血尿病史而进行了肾穿刺。在光镜和免疫荧光检查中肾小球是正常的。电镜显示薄肾小球基底膜（GBMs）➡（平均 240nm）。这种薄肾小球基底膜肾病不能在脱蜡组织的电镜中做出诊断，因为脱蜡组织有变薄的假象。

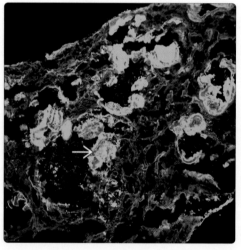

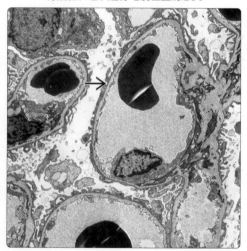

肾活检：用于评估排斥反应的异基因移植物标本

肾活检：组织进行电镜检查的意义

（**左图**）用于评估体液排斥反应的 C4d 染色可以在只有肾髓质而无肾小球的标本中做出诊断。这个病例中，C4d 染色显示小管周围的毛细血管呈弥漫强着色➡。（**右图**）这个活检取自一个 13 岁的男孩，有血尿、轻度蛋白尿和听力丧失的病史。电镜显示，基底膜明显变薄➡，呈薄层状或"编篮状"➡。Alport 综合征最好在戊二醛固定的组织中诊断而不要在脱蜡组织中诊断。

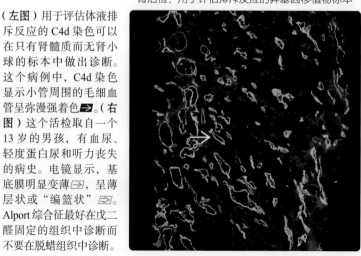

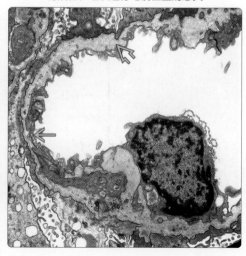

儿科肾手术：适应证与应用范围
Kidney, Pediatric: Indications and Utility

王　芳　译　刘毅强　校

一、手术 / 临床关注点

（一）会诊目的

- 提供肾切除标本中肿瘤的初步冰冻切片（FS）鉴别诊断
  - 鉴别良性或恶性肿瘤
  - 鉴别是否为 Wilms 瘤或其他肿瘤类型
  - 避免使用冰冻切片作出最终的决定性诊断
- 用于特殊检查
- 评估切缘
  - 冰冻切片不用于儿童肾脏肿瘤的输尿管及血管切缘的评估
  - 肾脏部分切除术中需评估肾脏切缘
- 确定空芯针活检标本的标本量

（二）患者治疗方案决策

- 冰冻切片可发现侵袭性更强的肿瘤类型
  - 如果需要辅助化疗，将放置中心血管通路
  - 大龄儿童肾细胞癌（RCC）的诊断可能导致更广泛的淋巴结清扫
- 冰冻切片结果可能会影响特殊检查的组织分配
  - 需确保可行的、充足的组织用于治疗处理

（三）临床背景

- 儿童肾脏肿瘤非常罕见
- 美国每年仅有 600 例病例
  - 80% 是 Wilms 瘤
  - 其他肿瘤类型包括先天性中胚层肾瘤（CMN）、肾细胞癌（RCC）、血管平滑肌脂肪瘤
- 影像结果
  - MR 对于肾源性残余和肾母细胞瘤病与 Wilms 瘤的鉴别具有重要作用
- 活检在儿童肾脏肿瘤诊断中的作用
  - 在大多数情况下，化疗前的活检是不必要并且不鼓励进行
  - 儿童肾肿瘤活检与可能冰冻的适应证
  - 不寻常的临床特征
    - 年龄＞8 岁且排除非 Wilms 瘤
    - 非典型影像学表现
  - 以下情况尽可能避免活检
    - 活检可能导致肿瘤逸出使恶性肿瘤发展到 Ⅲ 期
    - 增加复发风险
- 双侧 Wilms 瘤（BWT）
  - 5%～10% 儿童肾肿瘤是双侧的，其他特例：
  - 先天性中胚层肾瘤为单侧
  - 双侧肾透明细胞肉瘤和横纹肌样肿瘤罕见

Wilms 瘤：CT 表现

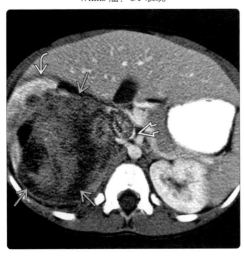

Wilms 瘤：三种成分

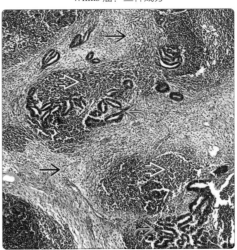

（左图）Wilms 瘤是最常见的儿童肾脏肿瘤，CT 显示肾脏 ➡ 内部分强化的肿块 ➡。下腔静脉的瘤栓被新月形对照物 ➡ 包围。（右图）Wilms 瘤由三种成分构成：上皮组织 ➡，间充质组织 ➡ 和胚基组织 ➡。在增生性肾源性残余中也可看到相同的组织学表现。

○ 易感综合征（如 Wilms 瘤、无虹膜、泌尿生殖系统异常、发育迟滞 /Beckwith-Wiedemann 综合征）（WAGR/BWS）中 BWT 的患病率较高
– 高达 22% 的 BWT 患者有易感综合征
○ BWT 的治疗前活检现在仍有争议
– 很难从组织学上区分 Wilms 瘤和肾源性残余
– 活检可能漏检间变区成分
– 活检造成的肿瘤逸出会使肿瘤升期
○ BWT 活检与冰冻的适应证
– 患者 > 10 岁且排除非 Wilms 瘤
□ 但活检不能排除间变性肿瘤
– 不典型影像表现
– 如果需要活检，双肾活检具有重要意义
□ 在 20% 的病例中，双侧的病理情况不同
○ 影像学对于评估 NRS 和肾母细胞瘤病很重要
– MR 在双侧肿瘤评估中的应用更为广泛

二、标本评估

（一）大体

● 肾切除标本
● 输尿管与肾血管的检查
○ 检查肾静脉有无瘤栓
– 静脉收缩可能导致瘤栓从管腔突出
– 如果瘤栓未被横切且边缘血管壁未被侵犯，则不视为边缘阳性
● 判断肾上腺是否存在
○ 可能存在或不存在
● 检查肾脏外表面是否有肿瘤侵犯
○ 重要的是确定和记录包膜是否完整
● 拍摄完整的样本
● 肾脏称重
○ 称重可作为临床试验的必要因素
● 切取输尿管和血管的远端边缘并放置在已标记的包埋盒中
● 肾脏切开前包膜涂墨
○ 最好第一次从冠状面沿肾脏中线切开
● 识别并描述所有病变
○ 位置：肾门，肾实质
– 肾窦、肾静脉、输尿管是否受累
○ 大小，数量，颜色，边界
○ 囊性变，坏死，出血
● 肿瘤用于特殊检查
○ 儿童肿瘤组制定组织分配方案
– 所有儿童肾肿瘤一样
○ 冰冻组织
– ≥1g 速冻于液氮或 2 个以上冷异戊烷液瓶中

– 冰冻肿瘤和非肿瘤组织
– 肾源性残余也可被冰冻
○ 其他辅助检查
– 细胞遗传学，细胞涂片，流式细胞学，电子显微镜检查
● 在制备切片前，标本需在福尔马林中过夜冷藏
○ 这使得样本不易碎，更容易切片
– 保持新鲜状态下的颜色

（二）冰冻切片

● 肾切除术：具有代表性的肿瘤部分冰冻
● 针吸活检：冰冻 1 条组织

三、最常见的诊断

（一）Wilms 瘤

● 肾母细胞瘤同义词
● 最常见的儿童肾脏肿瘤（约 80%）
● 发病高峰：2—4 岁
○ 少见于 < 6 月龄
● MR 表现：压迫周围肾实质的孤立性球形肿块
○ 7% 的病例呈多中心性
● 大体外观：轮廓清晰的分叶状肿块，多彩状
○ 广泛坏死及出血较常见
○ 可能伴有囊性变
● 镜下形态：可由三种成分、两种成分或一种成分构成
○ 每种构成成分数量不同可类似于许多其他肿瘤
● 三种成分构成的（三相型）Wilms 瘤的鉴别诊断
○ 肾源性残余和肾母细胞瘤病
– 1/3 的 Wilms 瘤伴有肾源性残余
● 胚基组织占优势的 Wilms 瘤的鉴别诊断
○ 肾源性残余，肾母细胞瘤病
○ 肾神经母细胞瘤
○ 肾原始神经外胚层肿瘤
○ 肾淋巴瘤
○ 细胞性中胚层细胞肾瘤
● 间充质组织占优势的 Wilms 瘤的鉴别诊断
○ 经典型中胚层细胞肾瘤
○ 血管平滑肌脂肪瘤
● 上皮组织占优势的 Wilms 瘤的鉴别诊断
○ 后肾腺瘤
○ 乳头状肾细胞癌
● 畸胎瘤性 Wilms 瘤的鉴别诊断
○ 肾畸胎瘤，未成熟型

（二）肾源性残余和肾母细胞瘤病

● 增加发生异时双侧肿瘤的风险

- ○ 双侧同时发生 Wilms 瘤概率高达 90%
- ○ 双侧异时发生 Wilms 瘤概率高达 94%
- 如果未对整个肾源性残余标本进行取样，组织学上可能无法与 Wilms 瘤区分
- 肾源性残余的 MR 表现：卵圆形、长圆形或透镜状团块
  - ○ 叶周型肾源性残余位于被膜下的，通常呈实性
  - ○ 叶内型肾源性残余形状不规则
  - ○ 经常多灶分布
- 肾源性残余的大体外观：皮质周围的灰白肿块
- 弥漫性肾母细胞瘤病的 MR 表现：肿块挤压皮质，形成皮质外层，但仍保持皮质形状
- 肾源性残余的发育阶段
  - ○ 休眠 / 初期
  - ○ 硬化 / 退缩
  - ○ 陈旧期
  - ○ 增生期

（三）先天性中胚层肾瘤（CMN）

- 先天性或出生后 1 年内出现
- 肾脏中部的单侧肿瘤
- 经典亚型
  - ○ 由交叉的梭形细胞束组成，类似纤维瘤病
  - ○ 未发现染色体易位
- 细胞性亚型
  - ○ 由肥大的梭形细胞组成

（四）肾透明细胞肉瘤

- 诊断时平均年龄：3 岁
- 组织形态学多样
  - ○ 经典型：透明细胞排列在纤细的纤维血管网内

（五）横纹肌样瘤

- 诊断时平均年龄：约 17 月龄
  - ○ ＞90% 病例在 3 岁前被诊断
- 片状排列的大细胞
  - ○ 核仁明显的大圆细胞核
  - ○ 细胞质丰富，嗜酸性
  - ○ 嗜酸性胞质内的核周包涵体

（六）原始神经外胚层肿瘤

- 最常见于青少年
- 成片分布的小圆蓝染细胞巢
- 可以看到多少不等的菊形团

（七）淋巴瘤

- 罕见
- 成片分布的小圆蓝染细胞
- 流式细胞学，细胞遗传学和免疫过氧化物酶检查有

助于最终诊断

（八）血管平滑肌脂肪瘤

- 与结节性硬化症有关
- 不同比例的平滑肌、血管和脂肪组织混合

（九）儿童肾细胞癌

- 占小儿新发肾肿瘤 ＜5%
  - ○ 比肾透明细胞肉瘤和肾横纹肌样肿瘤更常见
- 发病时平均年龄：9—10 岁
- 成人型肾透明细胞癌
  - ○ 在无基础性遗传疾病的情况下非常罕见
    - — 结节性硬化综合征，von Hippel-Lindau 病
- Xp11.2 易位相关性肾细胞癌
  - ○ 数量超过普通型儿童肾细胞癌
  - ○ 大多数在组织学上具有管状乳头状结构
- 乳头状肾细胞癌
  - ○ 儿童中第 2 常见类型
  - ○ 鉴别诊断
    - — 上皮性 Wilms 瘤
    - — 后肾腺瘤
- 肾髓质癌
  - ○ 罕见、侵袭性强，平均存活 4 个月
  - ○ 与镰状细胞性贫血有关

四、报告

（一）冰冻切片

- 三种成分构成的蓝染小圆细胞肿瘤
  - ○ 报告 "三种肿瘤成分构成的 Wilms 瘤或者肾源性残余"
- 两种成分或一种成分构成的蓝染小圆细胞肿瘤
  - ○ 报告 "蓝染小圆细胞肿瘤，鉴别诊断包括儿童肾肿瘤与肾源性残余"
- 间充质成分为主的肿瘤
  - ○ 报告 "肾肿瘤伴平滑肌 / 骨骼肌 / 间质细胞 / 软骨等分化"
    - — 鉴别诊断取决于组织学表现

（二）可靠性

- 冰冻切片与最终诊断的相关性
- 文献报道儿童实体瘤的诊断准确率在 78%～98%
  - — 89% 相关性报道鉴别 Wilms 瘤和非 Wilms 瘤
  - — 94% 相关性报道鉴别良性和恶性肿瘤

五、陷阱

（一）肾源性残余和 Wilms 瘤

- 活检标本在组织学上不可区分

- 放射影像检查有助于鉴别
- 与手术医师充分沟通对于避免不必要的肾切除很重要
- Wilms 瘤
  - 呈球形
  - 组织学上可见瘤周被膜
- 肾源性残余
  - 椭圆形或不规则形
  - 多灶分布
  - 组织学上无包膜
  - 叶周型常形成皮质样形态
  - 叶内型常无规则地分布于肾组织中而无清楚的轮廓
  - 常见砂粒体形成
- 弥漫性增生性肾母细胞瘤
  - 表现为保持皮质形状的皮质增厚

（二）治疗效果

- 化疗后的手术标本中常可见到残留的变性 Wilms 瘤细胞
  - 成熟的小管结构被认为是退缩性改变

（三）取材误差

- 冰冻切片和针吸穿刺可能会漏掉可诊断区域

（四）冰冻切片的不恰当使用

- 冰冻切片不可用于
  - 肿瘤组织类型的最终诊断
  - Wilms 瘤与肾源性残余 / 肾母细胞瘤病的鉴别
  - 退行性发育的诊断
- 最好由常规切片做出最终诊断

推荐阅读

[1] Carrasco A Jr et al: Reliability of intraoperative frozen section for the diagnosis of renal tumors suspicious for malignancy in children and adolescents. Pediatr Blood Cancer. 64(8), 2017

[2] Millar AJ et al: Management of bilateral Wilms tumours. Pediatr Surg Int. 33(4):461–469, 2017

[3] Irtan S et al: Wilms tumor: "State–of–the–art" update, 2016. Semin Pediatr Surg. 25(5):250–256, 2016

[4] Perlman EJ: Pediatric renal tumors: practical updates for the pathologist. Pediatr Dev Pathol. 8(3):320–38, 2005

Wilms 瘤和肾源性残余：MR 表现

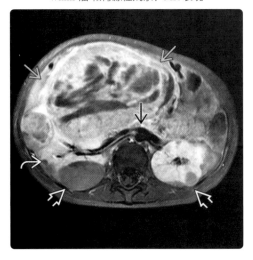

Wilms 瘤和肾源性残余：大体形态

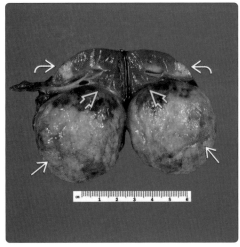

（左图）MR T₁WI 信号显示一巨大的 Wilms 瘤➡从右肾➡向前生长。肾源性残余形成椭圆形无增强信号的肿块➡沿着双侧肾的包膜。肾静脉和下腔静脉受压但未闭塞➡。（右图）肾切面显示一个球形灰粉色 Wilms 瘤➡压迫邻近残余肾实质➡。棕褐色叶周型肾源性残余➡位于皮质下。

肾母细胞瘤病：CT 表现

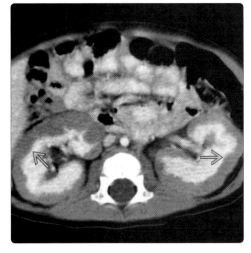

肾母细胞瘤病：大体形态

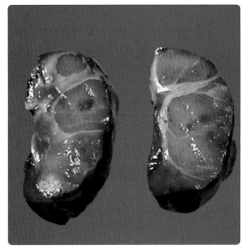

（左图）腹部 CT 显示一增厚的均质低密度组织➡围绕着双侧肾脏。肾母细胞瘤病的特征就是外观均质，与周围肾实质相比没有明显增强。（右图）一例双侧弥漫性增生性小叶周围肾母细胞瘤患者的部分肾切除术标本，其切面显示含有扩张的肾皮质，皮质扩张但仍保持皮质的形状。

Wilms 瘤

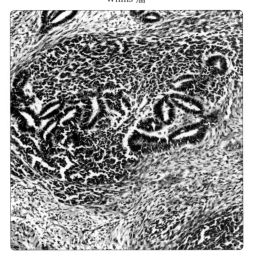

肾母细胞瘤病：三种组成成分

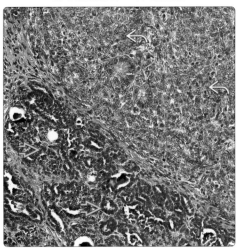

（左图）Wilms 瘤在组织学上无法与肾母细胞瘤病和增生性肾源性残余区分。通过影像和大体检查有助于区分。（右图）肾母细胞瘤病可用保留肾单位的手术治疗或化疗。小管和胚基组织➡似乎处于静止状态，右侧增生区的细胞➡与 Wilms 瘤相似。

Wilms 瘤：冰冻切片

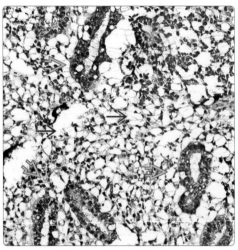

肾粗针穿刺活检

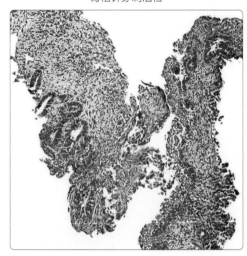

（左图）在儿童肾肿瘤肾切除标本的冰冻切片中可见管状结构➡️，要高度重视 Wilms 瘤的初步鉴别诊断。在冰冻切片上很难辨别间质组织➡️的性质。（右图）儿童双侧肾肿瘤活检显示一个由三种组成成分构成的原发性肿瘤。尽管这些特征与 Wilms 瘤一致，但在组织学上很难排除肾源性残余。影像学在这个诊断中非常有用。

Wilms 瘤：大体形态

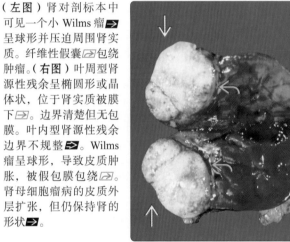

肾源性残余 vs. Wilms vs. 肾母细胞瘤病

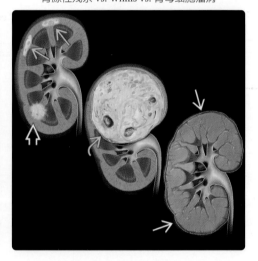

（左图）肾对剖标本中可见一个小 Wilms 瘤➡️呈球形并压迫周围肾实质。纤维性假囊➡️包绕肿瘤。（右图）叶周型肾源性残余呈椭圆形或晶体状，位于肾实质被膜下➡️。边界清楚但无包膜。叶内型肾源性残余边界不规整➡️。Wilms 瘤呈球形，导致皮质肿胀，被假包膜包绕➡️。肾母细胞瘤病的皮质外层扩张，但仍保持肾的形状➡️。

肾源性残余：硬化性

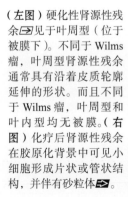

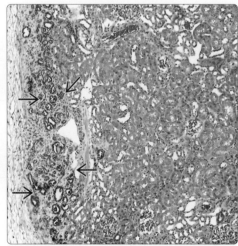

Wilms 瘤：肾源性残余和治疗反应

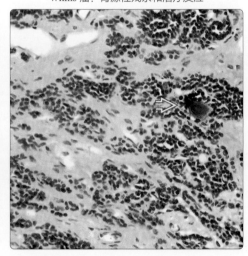

（左图）硬化性肾源性残余➡️见于叶周型（位于被膜下）。不同于 Wilms 瘤，叶周型肾源性残余通常具有沿着皮质轮廓延伸的形状。而且不同于 Wilms 瘤，叶周型和叶内型均无被膜。（右图）化疗后肾源性残余在胶原化背景中可见小细胞形成片状或管状结构，并伴有砂粒体➡️。

Wilms 瘤：胚芽组织

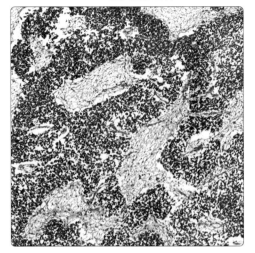

Wilms 瘤：间变性成分

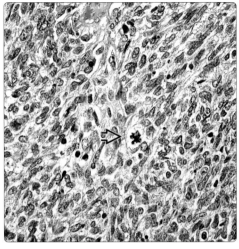

（左图）冰冻切片有时用于儿童肾肿瘤以辅助获取组织进行鉴别诊断。Wilms 瘤冰冻后的常规切片显示胚基组织呈蛇形排列，这具有高度的特征性。（右图）Wilms 瘤的间变性成分应在常规切片上进行评估而不是冰冻切片。间变包括：大而深染的细胞核、可见病理性核分裂像➡。

Wilms 瘤：软骨分化

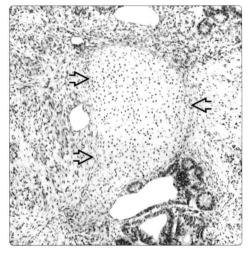

Wilms 瘤：骨骼肌分化

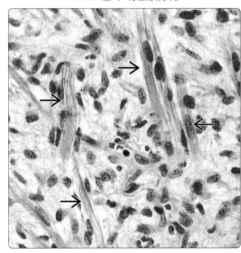

（左图）Wilms 瘤的间质成分包括横纹肌、软骨、骨、脂肪组织和纤维组织。此肿瘤显示软骨分化➡。（右图）Wilms 肿瘤的间质成分变化很大，并表现出异源分化，如骨骼肌➡或平滑肌。可能存在横纹肌样分化，并且在某些情况下是恶性的（称为"横纹肌肉瘤样 Wilms 瘤"）。

原始神经外胚层肿瘤

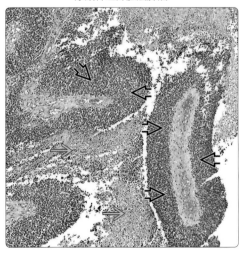

原始神经外胚层肿瘤

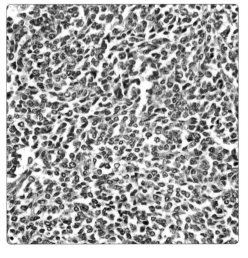

（左图）本例为发生于青少年肾脏的 PNET，图中显示一片蓝色的小圆形细胞，伴局部坏死➡围绕血管周➡。这是 PNET 常见的特征。（右图）肾脏的 PNET 由一片蓝染的圆形小细胞组成，在冰冻切片上很难与单一成分的 Wilms 瘤区分。最终诊断需进行其他检测包括显示膜阳性的 CD99 染色和细胞遗传学或 FISH 检测以识别 *EWS-FLI1* 基因。

先天性中胚层肾瘤，经典型：大体外观

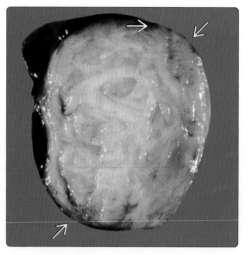

先天性中胚层肾瘤，经典型

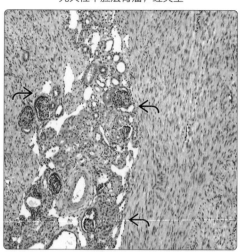

（**左图**）先天性中胚层肾瘤是婴儿最常见的肾肿瘤。它往往发生于肾门部。经典型具有典型的外观，呈浅褐色、增厚的小梁状和螺纹状纤维切面。肿瘤与肾脏边界不清➡。坏死与囊性变常见于细胞型。（**右图**）经典型先天性中胚层肾瘤由梭形细胞组成，呈长交叉束状排列，类似纤维瘤病。可见肾实质内包裹于内➡。

先天性中胚层肾瘤，细胞型：大体外观

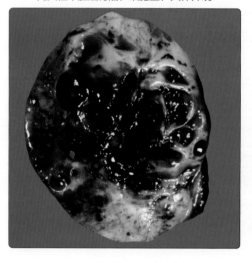

先天性中胚层肾瘤，细胞型

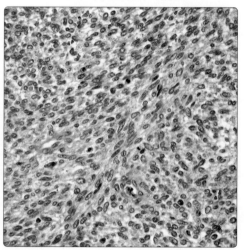

（**左图**）细胞型先天性中胚层肾瘤质地软、棕褐色伴出血，与 Wilms 瘤的大体形态相似。此型体积明显比经典型更大，出血和坏死更常见，多数来自肾门。（**右图**）细胞型先天性中胚层肾瘤由肉瘤样的肥大梭形细胞组成。该肿瘤与 *ETV6-NTRK3* 融合基因有关，但经典型无此基因融合。

肾透明细胞肉瘤

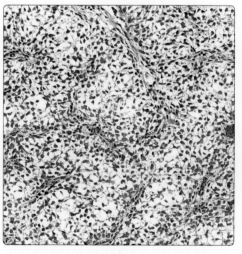

肾细胞癌：透明细胞型

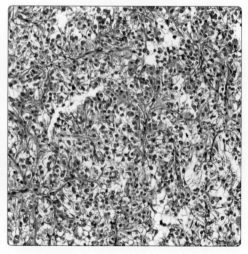

（**左图**）透明细胞肉瘤通常形成一个局限的均匀褐色 / 黄色胶状肿块。经典型可见在纤维血管网内见有成片含有透明胞质的细胞。细胞核形态温和，核仁不明显。（**右图**）成人型透明细胞肾癌（RCC）在缺乏基础遗传性疾病的儿童中罕见，例如 von Hippel-Lindau 病。此例 RCC 发生于一位 12 岁女孩。乳头状 RCC 在这个年龄组更常见。

肾细胞癌：髓质型

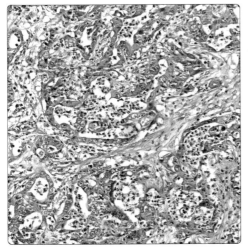

肾畸胎瘤

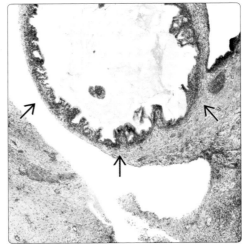

（左图）髓质型肾细胞癌非常少见，是常发生于镰状细胞性血红蛋白病患者的一种侵袭性肿瘤。具有高度不典型核的不规则腺体和伴有坏死的急性炎症是其特征。（右图）大多数被诊断为未成熟畸胎瘤的儿童肾肿瘤实际上可能是畸胎瘤样 Wilms 瘤。存在成熟的器官分化，如胃型结构，由胃上皮覆盖，并被肌层 ➡️ 围绕，符合畸胎瘤的诊断。

血管平滑肌脂肪瘤

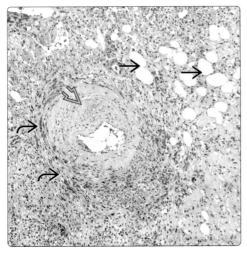

血管平滑肌脂肪瘤：肾活检

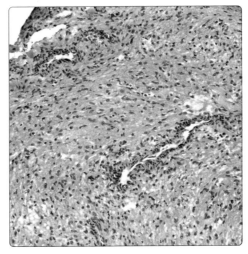

（左图）血管平滑肌脂肪瘤的影像学诊断常由多种组织类型混合。这些肿瘤成分包括平滑肌 ➡️、血管 ➡️ 和脂肪组织 ➡️。（右图）儿童双侧肾肿瘤冰冻切片显示平滑肌分化和肌性血管。这些特征结合影像学表现和结节性硬化病史，使血管平滑肌脂肪瘤成为首选诊断。

横纹肌样瘤

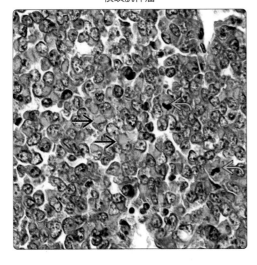

横纹肌样瘤：冰冻切片

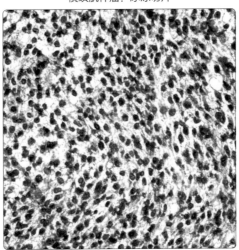

（左图）肾恶性横纹肌样瘤由成片大细胞组成，细胞核偏心呈大而圆形，核仁突出，胞质嗜酸性 ➡️，较多核分裂像 ➡️。（右图）肾恶性横纹肌样瘤中细胞核和细胞质的典型特征在冰冻切片中不明显。最好由常规切片做出最终诊断。

喉：诊断与切缘
Larynx: Diagnosis and Margins

董 坤 译 陆爱萍 校

一、手术 / 临床关注点

（一）会诊目的

- 确定是否存在恶性肿瘤或异型增生
- 确定切缘是否干净

（二）患者治疗方案决策

- 如果切缘阳性，需要继续扩切肿瘤或进行放射治疗
- 多点活检可以用来划定肿瘤的范围和决定切除多少组织
- 切除受累切缘周围更多组织，以保证切缘干净

（三）临床背景

- 吸烟和饮酒是普通型鳞状细胞癌的主要危险因素
  - 在喉部，高危 HPV 感染与形态学改变无相关性
- 对于进展期癌、气道受累或复发性癌的患者应采取全喉切除术
- 对于病变局限或原位癌的患者可采取部分喉切除术

二、标本评估

（一）大体

- 活检标本通常小而破碎
- 全喉切除

- 表面的黏膜切缘是最有可能残留癌的阳性切缘
  - 如果是进展期，前 / 侧软组织切缘可能会受累
  - 标本可能包含咽部或甲状腺组织
- 部分喉切除
  - 可能需要外科医师协助定位
- 切缘可能是外科医师独立送检的小标本

（二）冰冻切片

- 小活检标本和单独送检的切缘应该全部冰冻
- 如果可以辨认黏膜，标本应垂直包埋以便评价浸润情况
- 切缘应该始终保持垂直切片
  - 除非切缘没有肿瘤，否则不采用水平切缘，因为水平切缘不能评价浸润深度（1 ~ 2mm）

三、最常见的诊断

（一）普通型鳞状细胞癌

- 最常见；典型的角化；根据分化程度进行分级
- 可能表现出不同方式的浸润
  - 宽大的推进式浸润
    - 小活检中评估这种形式的浸润具有很大挑战，需要有周围正常组织对照来识别这种形式的浸润
  - 不规则的浸润巢和（或）独立的浸润细胞

浸润性角化型鳞状细胞癌

疣状癌

（左图）浸润性角化鳞状细胞癌是最常见的喉部恶性肿瘤，伴有局部角化➡的非典型鳞状细胞形成不规则浸润巢是其特征；通常会出现促纤维增生的反应性间质。
（右图）疣状癌呈宽大的均匀的推进式浸润。这种形式的浸润在小活检标本中很难辨认。

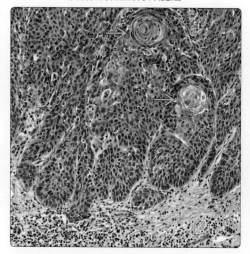

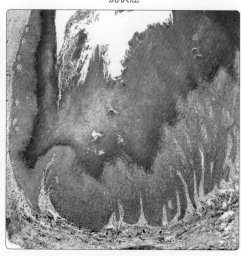

– 这种浸润方式在小活检标本中通常很容易识别
- 可见异常角化、易见核分裂像、坏死、核异型和染色加深以及促纤维增生的间质反应

（二）疣状癌

- 属于分化良好的类型，细胞异型性小
- 球根突起状的推挤式浸润
- 当定义严格时，仅有局部复发的风险
- 应该在肿瘤切除的标本中做此诊断，因为普通型鳞状细胞癌也可以看到类似的病灶

（三）基底细胞样鳞状细胞癌

- 喉部更具临床侵袭性的类型
- 最常见于声门上和梨状窝
- 基底样肿瘤细胞胞质少，可见到坏死和多见核分裂等高级别特征
- 可以见到小灶的角化型鳞状细胞癌
- 必须与口咽部 HPV 相关的鳞状细胞癌相鉴别，因为后者预后良好
  - 口咽癌可以延伸至喉部
- 其他高级别圆细胞恶性肿瘤，特别是小细胞癌，也需鉴别
  - 鉴别诊断通常需要特殊染色
  - 冰冻切片可以参照石蜡切片诊断基底样肿瘤 / 恶性肿瘤

（四）乳头状鳞状细胞癌

- 外生性，纤维血管轴心被覆恶性鳞状上皮（角化或非角化）。

（五）肉瘤样（梭形细胞）癌

- 恶性的梭形细胞增殖，同时存在普通型鳞状细胞癌和（或）异型增生
- 在没有异型增生或原位癌的情况下，初步诊断非典型梭形细胞肿瘤也是充分的
- 最终诊断需要进行免疫组化染色（角蛋白，p63），用以除外反应性间质增生（如：接触性溃疡）和肉瘤

（六）鳞状上皮异型增生和原位癌

- 高级别异型增生或原位癌通常会行病变切除或部分喉切除
  - 分级存在争议
  - 传统的分级方法：轻度（累及上皮的下 1/3），中度（累及至上皮的 2/3），重度（累及 > 上皮的 2/3）
  - 2017 年 WHO 最新建议两级分级系统，分级包括低级别和高级别（包含中度和重度异型增生和原位癌）
- 原位癌具有普通型鳞状细胞癌的形态特征，但没有浸润

（七）神经内分泌肿瘤

- 分为高分化、中分化和低分化肿瘤
  - 高分化和中分化肿瘤的鉴别依赖于肿瘤切除标本
- 高分化神经内分泌癌（典型类癌）
  - 巢状、小梁状、条索状或片状的器官样结构；可以形成玫瑰花结样结构
  - 淡染、嗜酸或透明的细胞，胡椒盐样的细胞核，极小的异型性
  - 核分裂指数 < 2/10HPF
- 中分化神经内分泌癌（非典型类癌）
  - 形态与高分化肿瘤相似，但是显示出更明显的核异型性。
  - 核分裂指数 2 ～ 10/10HPF
- 低分化神经内分泌癌
  - 分为大细胞癌和小细胞癌
  - 核分裂指数 > 10/10HPF
- 免疫组化染色（神经内分泌标记和角蛋白阳性）和临床相关指标（如血清降钙素）可以鉴别副神经节瘤和甲状腺髓样癌

（八）放疗后的非典型性

- 可以在放疗后的很长一段时间里看到
- 孤立的巨核细胞和巨细胞，胞核和胞质均可出现空泡
  - 恶性肿瘤通常表现为病变部位弥漫的异型性
- 保持正常的核浆比

（九）鳞状上皮乳头状瘤和呼吸系统乳头状瘤病

- 主要与低危型 HPV（6 或 11）相关
- 恶变的发生率低（1% ～ 4%），先前有照射病史的病例恶变率会升高
- 被覆扁平鳞状上皮的乳头状病变
  - 核分裂通常局限于基底层
- 可以见到挖空细胞
- 与乳头状鳞状细胞癌的区别在于缺乏全层的异型性和多形性

四、报告

冰冻切片

- 浸润性或原位癌（包括切缘处，如果条件允许，尽可能提供到切缘的距离）

五、陷阱

（一）假上皮瘤样增生

- 无明显异型性的细胞核，伴有假浸润的生长模式
- 尤其是和颗粒细胞瘤常有叠加

- 非常重要的是在间质中寻找具有诊断意义的嗜酸性颗粒样胞质的上皮样肿瘤细胞

（二）念珠菌病

- 可以引起鳞状上皮增生和反应性上皮改变，这些可能会被误认为是异型增生或是癌
- 上皮内中性粒细胞的浸润提示可能存在真菌感染
- 如果不确定是异型增生，在治疗感染后病变仍持续存在，则适合诊断为鳞状上皮非典型增生，并建议再次活检

（三）反应性移行 / 化生上皮

- 通常见于声带处的鳞状上皮和呼吸性上皮过渡区
- 可以表现出无明显成熟的反应性非典型性，特别是在炎症或治疗前
  - 可能给鉴别高级别异型增生或原位癌带来困难
- 可能偶尔出现核分裂像，但是没有核大小变异及不规则性

（四）喉息肉（声带息肉或结节）

- 继发于反复的创伤（如插管、滥用声带）

- 鳞状上皮可以表现为反应性的非典型和假浸润样，类似于异型增生或癌
- 深切之后可能会显示出鳞状细胞巢和表层鳞状上皮之间的连续性
- 典型的间质变化（透明变，黏液样，水肿，血管）可能有助于区分

推荐阅读

[1] Du E et al: Refining the utility and role of frozen section in head and neck squamous cell carcinoma resection. Laryngoscope. 126(8):1768-75, 2016

[2] Kao HL et al: Head and neck large cell neuroendocrine carcinoma should be separated from atypical carcinoid on the basis of different clinical features, overall survival, and pathogenesis. Am J Surg Pathol. 36(2):185-92, 2012

[3] Lewis JS Jr et al: Transcriptionally-active high-risk human papillomavirus is rare in oral cavity and laryngeal/hypopharyngeal squamous cell carcinomas--a tissue microarray study utilizing E6/E7 mRNA in situ hybridization. Histopathology. 60(6):982-91, 2012

念珠菌病的鳞状上皮增生

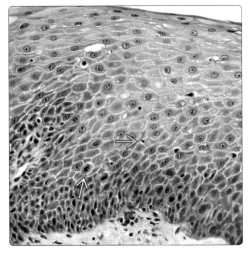

念珠菌病

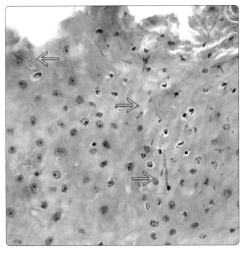

（左图）在念珠菌的背景下，鳞状上皮可以显示出反应性改变，包括：增生，角化不全，近基底层核分裂活跃➡尽管异型增生的特征令人担忧，但是上皮内出现中性粒细胞➡是潜在真菌菌丝的一个线索（右图）真菌可以在角化不良层中找到，在 HE ➡或 PAS 染色中可以见到。注意念珠菌属特征性的假菌丝。

声带息肉

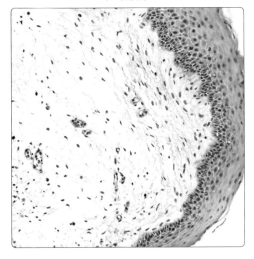

声带息肉

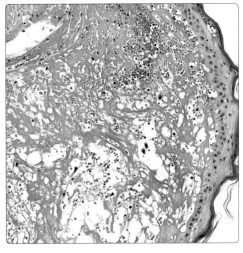

（左图）声带息肉是常见的病变，可以通过特征性的间质改变来辨别。这一例有明显间质黏液样变。被覆的上皮显示正常的成熟趋势，无非典型性。（右图）这一例声带息肉有广泛的透明血管间质改变。缺少细胞成分的透明物质可能提示淀粉样物沉积，但是特殊染色常阴性。在某些情况下，被覆上皮可能出现反应性的改变。

声带息肉

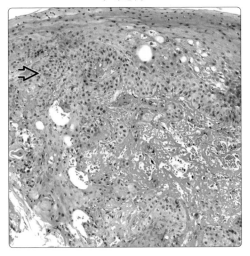

放疗后溃疡

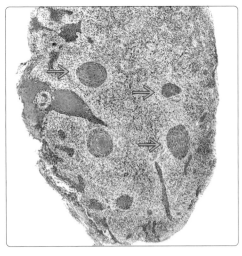

（左图）平切的切片可能造成声带息肉侵犯的假象。较深的水平有助于显示出在更多病变出现时，温和的假浸润与表面上皮相延续➡。（右图）因鳞状细胞癌而接受放疗的患者可能会出现喉部溃疡。这种溃疡的间质中可以见到鳞状上皮岛➡，形成侵袭的感觉。然而值得注意的是这些上皮岛分布均匀，缺乏异型性。

神经内分泌癌

原位鳞状细胞癌

（左图）神经内分泌癌细胞呈条索和巢状浸润，细胞核圆形，染色质分散 ⇨。中分化神经内分泌癌的诊断需要依赖石蜡切片，需要核分裂像计数以进行分类。要进行辅助检测除外相似疾病。（右图）原位鳞状细胞癌在小而正切的活检中很难评估侵袭性，需要更深的切面。注意缺乏成熟趋势。

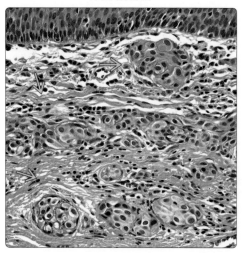
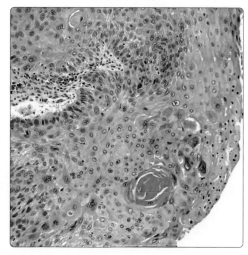

鳞状上皮乳头状瘤

插管后溃疡（接触性溃疡）

（左图）鳞状上皮乳头状瘤呈外生性生长，纤维血管轴心被覆温和的鳞状上皮。许多与低风险HPV感染相关。（右图）插管后接触性溃疡显示大量肉芽组织，血管垂直于表面均匀分布 ⇨。这样的声带息肉样病变可能会让人联想到恶性。注意表面大量的纤维蛋白沉积，炎症和血管增生。由声音滥用引起的接触性溃疡有相同的表现。

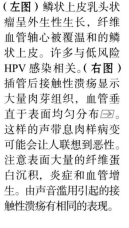
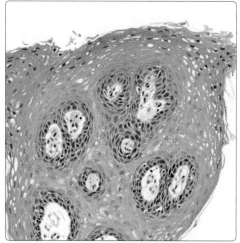
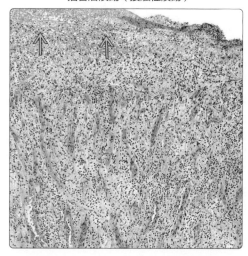

颗粒细胞瘤

颗粒细胞瘤

（左图）覆盖在颗粒细胞瘤 ⇨ 上的假上皮瘤样增生 ⇨ 非常类似浸润性鳞癌。分化良好的鳞状上皮岛似乎正从增生的表面上皮脱落 ⇨。（右图）颗粒细胞瘤的细胞 ⇨ 应该见于假上皮瘤样增生区的底部。这些细胞存在于良性鳞状上皮岛的周围 ⇨。

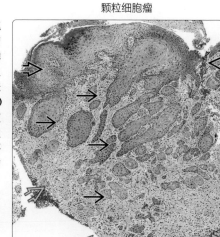
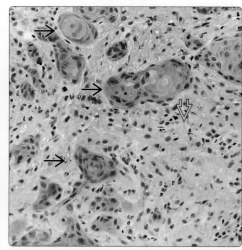

包膜完整的肝肿块：诊断
Liver, Capsular Mass: Diagnosis

董 坤 译 陆爱萍 校

一、外科／临床关注点

（一）会诊目的
- 诊断手术过程中偶然发现的小的、白色、被膜下肝脏肿块

（二）患者治疗方案决策
- 如果是恶性，手术可以终止或仅行姑息性手术

（三）临床背景
- 肝脏表面病变可以通过影像学在术前发现，也可以在手术中发现，或在分期腹腔镜手术中发现

二、标本评估

（一）大体
- 标本通常是小的不能定向的活检组织。

（二）冰冻切片
- 通常冰冻全部标本

三、最常见的诊断

（一）胆管错构瘤（von Meyenburg 综合征）
- 通常多发，一般很小（＜ 0.5cm）
- 分化良好、扩张的导管局限性增生
  - 通常伴有腔内胆汁
  - 疏松或硬化的间质
  - 内衬立方上皮，无细胞异型性、核分裂或结构异型性

（二）胆管腺瘤（周围胆管腺体错构瘤）
- 通常实性，较小（＜ 1cm），但也可大到 4cm
- 管腔受压的小管在纤维间质中局限地增生
  - 内衬立方细胞，无异型性或核分裂
  - 小管可以显示出紧密的背靠背结构
  - 可以有黏液化生或神经内分泌表现

（三）转移癌
- 中分化和低分化腺癌很容易根据细胞的异型性进行诊断
- 转移性高分化腺癌的诊断具有相当大的困难
  - 与良性胆管病变相比，高分化胆管癌细胞核增大更多，核仁更明显
  - 管腔内坏死更倾向是转移癌

（四）炎症性改变
- 玻璃样变结节可能是由先前或当前的感染形成的肉芽肿引起

（五）血管瘤
- 在术中检查时，梗死或硬化的血管瘤也可能与转移癌相似

（六）囊性病变
- 腹腔探查时，良性胆道源性囊肿或间皮囊肿也可能与转移癌相似

四、报告

冰冻切片
- 如果是良性，则报告良性腺体增生，未见恶性肿瘤的诊断特征
- 如果是恶性，则诊断转移癌

五、陷阱

假阳性的诊断
- 胆管腺瘤是最常被误认为腺癌或胆管癌的肝脏病变

推荐阅读

[1] Aishima S et al: Bile duct adenoma and von Meyenburg complex-like duct arising in hepatitis and cirrhosis: pathogenesis and histological characteristics. Pathol Int. 64(11):551-9, 2014

肝被膜的胆管错构瘤：肉眼所见

肝脏的转移癌：肉眼所见

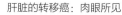

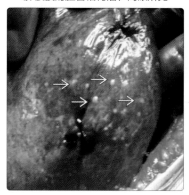

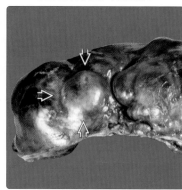

（左图）胆管错构瘤通常是小而多灶性的➡。胆管腺瘤通常更大且呈实性。这些病变通常在术中活检，用来评估可能的转移癌。（右图）转移到肝脏的肿瘤通常很大，并且散布于整个肝实质。转移肿瘤可以导致被膜皱缩，但通常不在被膜的中心➡。

胆管错构瘤 转移癌

（**左图**）胆管错构瘤在肝脏表面 ➡ 形成小的、白色、境界清楚的结节 ➡。扩张的小管内衬矮立方细胞，伴有致密的纤维间质。小管结构清晰，没有在一些癌症病例中出现的复杂吻合式结构。（**右图**）肝脏小的转移癌偶尔也可能在肝脏表面形成小结节，这可能与胆管腺瘤和错构瘤相混淆。

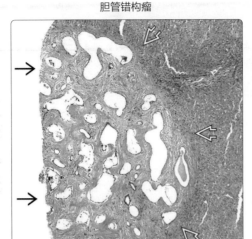
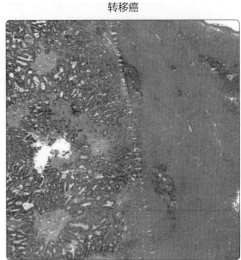

胆管腺瘤 转移腺癌

（**左图**）胆管腺瘤生长为小的，成角的，管腔狭小的管状结构。这些肿瘤可以显示有细胞内黏液的黏液化生。➡ 这一特征可以区别某些疑难的转移癌。（**右图**）转移癌通常是互相吻合的小腺管组成的复杂结构，而不是独立分开的小管。细胞核的变化（增大和染色质增粗）有助于确定恶性肿瘤。

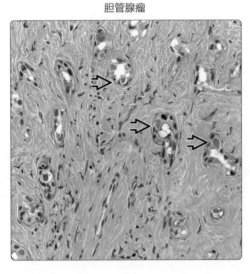
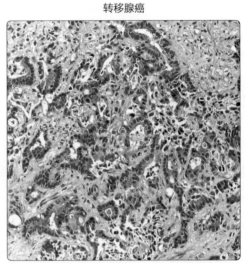

胆管腺瘤 转移腺癌

（**左图**）因冰冻人工造成的假象，切片厚度和切片的方向，会导致胆管腺瘤内小管的细胞核出现增大和堆积。为了避免恶性肿瘤的过度诊断，需要更多的切片。（**右图**）转移腺癌通常有复杂的腺管结构，而不是形成独立的管腔。这例结肠癌具有典型的高柱状细胞。

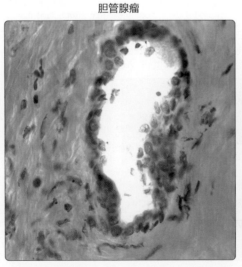
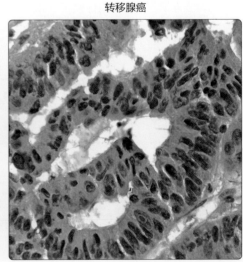

肝：移植前对同种异体移植物的评价
Liver: Evaluation of Allograft Prior to Transplantation

董 坤 译 陆爱萍 校

一、外科／临床关注点

（一）会诊目的
- 移植前评估供体肝脏

（二）患者治疗方案决策
- 病理结果用于决定供体肝脏是否适合移植
  - 具有移植失败高危因素的肝脏不能用于移植

（三）临床背景
- 接受标准已经扩展到包含具有功能降低或移植失败等更大风险的器官
  - 由于肝脏短缺，可导致患者在等待可用器官时死亡
- 以下特征不再适用于自动排除考虑移植的肝脏
  - 年龄（＞60岁）、病毒性肝炎、脂肪变性、酒精滥用、急性感染、低血压、低氧血症、心血管疾病、心脏死亡后的供体和慢性肾功能不全
- 外科医师可评估肝被膜的外观
  - 锐利的边缘提示无脂肪变性，而圆钝的边缘提示可能出现脂肪变性
  - 但是，外科评估外观时常会低估脂肪变性的数量
- 肝脏组织学评估有助于预测供体器官的最大风险
  - 大泡性脂肪变性的分级是移植器官是否被接受的最有用的标准

二、标本评估

（一）大体
- 从肝脏的前下缘行楔形活检（≥1.5cm²）或粗针穿刺活检（≥2cm长）
  - 如果存在肉眼可见的占位性病变，应采用非侵入肝脏的独立活检进行评估
  - 穿刺活检是评价纤维化的首选方法
    - 楔形活检的被膜下肝组织通常有粗梁状纤维，可能被误诊为进展期纤维化
- 活检应尽快进行
  - 暴露在空气中几分钟，脂肪就会减少
  - 生理盐水会导致细胞变形（染色质凝集和细胞间隙水肿）
- 理想情况下，活检后标本应立即接收并进行评估

（二）冰冻切片
- 轻轻地吸干组织，以减少人为造成的冰晶
  - 但是，过度地吸干液体也会去除样本中的脂肪
- 将整个样本进行冰冻

正常肝脏

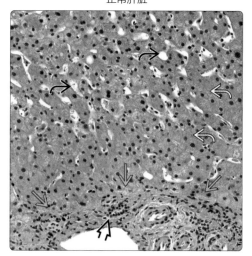

正常肝脏

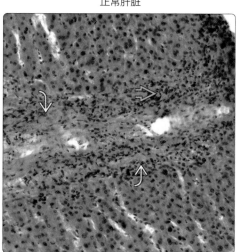

（左图）对肝实质内的各成分进行系统性评估：有胆管的汇管区➡，动脉和静脉，汇管区–小叶间的界面➡，肝细胞➡和肝窦➡。（右图）冰冻切片通常比石蜡切片厚，可能会高估汇管区的炎症分级➡，同时冰冻切片中汇管区–小叶间的界面可能变得模糊➡。

三、需评估的特征

（一）大泡性脂肪变性

- 单个、明显的脂质空泡将细胞核挤向细胞的边缘
- 通常在小叶中心
- 严重程度分级
  - 轻度：< 30% 的肝细胞
  - 中度：30% ～ 60% 的肝细胞
    - 并发症的风险增加
    - 在某些情况下，肝脏可以接受用于移植
  - 重度：> 60% 的肝细胞
    - 这是供体功能不全的高危因素，因此是移植的绝对禁忌

（二）小泡性脂肪变性

- 细胞内许多小脂滴，不会将细胞核挤向细胞的边缘
  - 细胞核位于细胞中央
- 分级标准与大泡性脂肪变性相同
- 对供体功能影响较小
  - 很常见
- 常出现于大泡性脂肪变性的病例中

（三）纤维化

- 在冰冻切片中，可能很难评估汇管区及汇管区周边的纤维化
  - 应将肝脏的纤维被膜及被膜下纤维化区域与实际意义上的纤维化相区别
  - 楔形活检不适于评估纤维化
- 桥接纤维化很容易被识别
- 肝脏呈结节状和桥接纤维化是肝硬化的标志，这是移植的禁忌

（四）坏死

- 凋亡的肝细胞（嗜酸小体）
- 小叶中心坏死
- 报告如下
  - 局灶（< 10%）或广泛（≥ 10%）
  - 轻度或重度

（五）占位性病变

- 良性病变不是肝移植的禁忌
  - 肝被膜的一个或多个结节
  - 胆管腺瘤（胆管周围腺管样错构瘤）
  - 胆管错构瘤（von Meyenburg 综合征）
  - 局灶性结节性增生
  - 肝细胞性腺瘤
  - 在冰冻切片中，很难甚至不可能与高分化肝细胞癌鉴别

- 需同时评估远离肿块的肝组织
- 恶性肿瘤
  - 肝细胞癌、转移癌，或其他恶性肿瘤的诊断是肝脏移植的绝对禁忌

（六）汇管区炎症

- 住院患者中，常会见到汇管区的轻度慢性炎症
  - 不是肝移植的禁忌
- 汇管区大量淋巴浆细胞浸润，伴界面性肝炎（碎屑样坏死）更倾向是病毒性肝炎
- 报告为轻度，中度 / 重度

（七）铁沉积

- 肝细胞铁沉着症
  - 汇管区周围肝细胞内见到粗大的深棕色颗粒状色素；半定量的分级：+ ～ ++++
  - 分级大于 ++ 可能是肝移植的禁忌证
    - 遗传性血色素沉着症或继发性铁过剩患者的器官，如果纤维化不进展，可以作为供体器官使用
- Kupffer 细胞铁沉着症
  - 常见；通常轻微，冰冻切片中不容易被发现

（八）其他色素

- 脂褐素（见于中央区肝细胞内，非常细小的棕色颗粒）
  - 随着年龄的增长而增多，可以是广泛的
  - 不是肝移植的禁忌
- 胆汁（绿色至金色 / 棕色颗粒）见于静脉周围肝细胞内或胆小管内
  - 不是肝移植的禁忌

（九）肉芽肿

- 以前的感染可能会造成非坏死性纤维化肉芽肿的残留（如：组织胞质菌病）
  - 不是肝移植禁忌
- 坏死性肉芽肿提示当前可能发生感染，并且会导致对移植器官的排异

（十）淤血

- 仅出现肝窦扩张，通常是非特异性表现
- 终末端缺血性损伤通常会造成静脉周围肝细胞萎缩和肝窦扩张

（十一）胆管损伤

- 见于原发性胆道疾病，如原发性胆汁性肝硬化和原发性硬化性胆管炎
- 胆管增生也是胆管损伤的间接证据

（十二）血栓

- 很少见于中央静脉或门静脉

基于冰冻切片特征的肝移植标准

发　现	可以接受用于肝移植	不能接受用于肝移植
脂肪变性：大泡性	＜10% 肝细胞受累	≥30% 肝细胞受累
脂肪变性：小泡性	任何情况	不适用
病毒性肝炎	受体病毒阳性：Batts & Ludwig 分级＜2；组织学活动指数（mHAI）＜5（Ishak/Knodell）	所有受体：Batts & Ludwig 分级≥2；组织学活动指数≥5（Ishak/Knodell）
纤维化	Batts & Ludwig 分期或 mHAI（Ishak/Knodell）分期：＜2	Batts & Ludwig 分期或 mHAI（Ishak/Knodell）分期：≥2
肉芽肿	"燃尽"或纤维化/钙化的肉芽肿	活动性肉芽肿，干酪样或非干酪样肉芽肿
非特异性汇管区炎症	轻度	＞轻度（特别是当供体的病毒性肝炎状态未知时）
坏死	＜10%	≥10%
恶性肿瘤	无	有

Batts & Ludwig 炎症分级：0（无活动），1（极轻），2（轻度），3（中度），4（重度），纤维化分期：0（无），1（汇管区纤维化），2（汇管区周围纤维化），3（纤维间隔形成），4（肝硬化）

引自 Batts KP et al: Chronic hepatitis. An update on terminology and reporting. Am J Surg Pathol. 19(12):1409-17,1995.

改良的组织学活动指数分级（Ishak/Knodell）

类　别	评　分	类　别	评　分
汇管区周围或间隔周围界面性肝炎（碎屑样坏死）		融合坏死	
无	0	无	0
轻度（灶状，或占汇管区局部）	1	灶状坏死	1
轻/中（灶状，或占汇管区大部）	2	一些区域腺泡 3 区坏死	2
中（连续包绕多个汇管区或间隔周围＜50%）	3	大多数区域腺泡 3 区坏死	3
重（连续包绕多个汇管区或间隔周围＞50%）	4	腺泡 3 区坏死＋偶见汇管区 - 中央静脉桥接坏死	4
		腺泡 3 区坏死＋多发汇管区 - 中央静脉桥接坏死	5
		全腺泡或多腺泡坏死	6
灶状（点状）溶解性坏死，凋亡及局灶性炎症		汇管区炎症	
无	0	无	0
每 10 倍镜下≤1 个病灶	1	轻度，部分或全部汇管区	1
每 10 倍镜下 2～4 个病灶	2	中度，部分或全部汇管区	2
每 10 倍镜下 5～10 个病灶	3	中度/重度，所有汇管区	3
每 10 倍镜下＞10 个病灶	4	重度，所有汇管区	4

* 每个类别的分数相加得出总分为 0～18 分

引自 Ishak K et al: Histological grading and staging of chronic hepatitis. J Hepatol. 22(6): 696-9, 1995.

四、报告

冰冻切片

- 报告要点
  - 脂肪变性：有/无，以及脂肪变肝细胞所占比例
    - 极少量或轻度（＜30%）可以用于肝移植
    - 重度（＞60%）与移植物功能丧失相关
  - 炎症和（或）肝细胞坏死程度
    - 在获取器官过程中可能会出现轻度的灶状坏死
    - 严重或广泛的坏死与移植物衰竭有关
  - 纤维化：有/无
  - 酒精引起的损伤：与移植后数周至数年的移植物受损有关

  – 纤维化
  – 中至重度的脂肪变
  – 明显的肝细胞坏死伴或不伴有胆汁淤积
  – Mallory 小体 / 气球样变
- 完全或主要由肝被膜组成的活检标本，不能进行评估
  ○ 需要再次进行活检
- 应保留有代表性的切片，以帮助评估移植后的移植物

五、陷阱

（一）表面活检

- 非常表浅的活检可能只取到肝被膜
  ○ Glisson 纤维囊可以深入肝实质达 0.5cm 或更多
- 如果是外伤引起的细胞的死亡，周围可能有出血和炎症
- 应该进行更深的活检和（或）针穿活检

（二）脂褐素

- 常见于老年人的小叶中央区
- 可被误认为是胆汁淤积
- 可能会被误认为是铁沉积（应该在汇管区周围）

（三）风干的样本

- 会减少脂肪的含量

（四）生理盐水中的样本

- 可能对坏死的评估造成困难
  ○ 可使细胞质和细胞外液聚集
- 人为的冰晶可以造成清楚的空隙，与脂滴类似，会导致评估脂肪变性程度偏高
  ○ 降低肝细胞染色的质量
  ○ 人工假象遍布整个组织

（五）纱布或毛巾

- 会造成脂肪从组织中扩散，从而低估脂肪变性程度
- 可能会在组织中形成人为的假空泡

推荐阅读

[1] Flechtenmacher C et al: Donor liver histology--a valuable tool in graft selection. Langenbecks Arch Surg. 400(5):551-7, 2015

[2] Hołówko W et al: Reliability of frozen section in the assessment of allograft steatosis in liver transplantation. Transplant Proc. 46(8):2755-7, 2014

[3] Melin C et al: Approach to intraoperative consultation for donor liver biopsies. Arch Pathol Lab Med. 137(2):270-4, 2013

[4] Transplant Pathology Internet Services: Liver. http://tpis.upmc.com/changebody.cfm?url=/tpis/liver/LDonorFS.jsp. Reviewed December 3, 2013. Accessed December 3, 2013.

大泡性脂肪变性：轻度（＜30%）

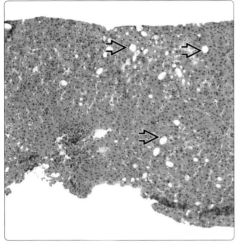

大泡性和小泡性脂肪变性

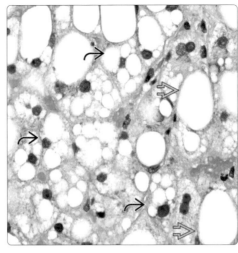

（左图）大泡性脂肪变性的程度是移植失败的最强预测因素。这一例活检显示轻度的大泡性脂肪变性➡，受累肝细胞数目小于整个活检的30%。（右图）在大泡性脂肪变性中，单个脂肪空泡将细胞核挤向细胞周围➡。在小泡性脂肪变性中，有多个小空泡，细胞核位于中央➡。

大泡性脂肪变性：中度（30%～50%）

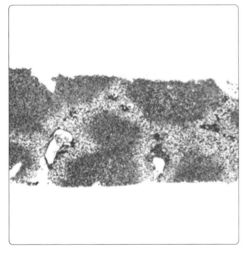

小泡性脂肪变性

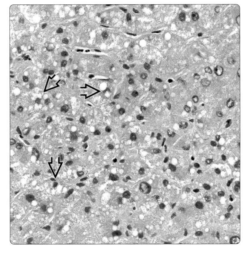

（左图）这一例大泡性脂肪变性分布于汇管区周围，接近于30%的分界值。脂肪变性的数量比分布更重要。（右图）常见小泡性脂肪变性，分级方式与大泡性脂肪变性相同。但是小泡性脂肪变性在预测移植物功能方面不像大泡性脂肪变性那么重要。可见到多个小空泡，细胞核位于中央➡。

大泡性脂肪变性：重度（＞60%）

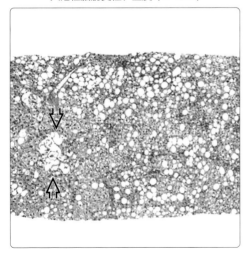

Mallory 小体

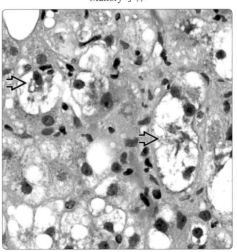

（左图）这一例活检中，重度的大泡性脂肪变性广泛累及大部肝实质。即使在低倍镜下，气球样变的病灶也很明显➡。（右图）Mallory 小体➡见于细胞内绳索状的包涵体，通常位于细胞核周围。Mallory 小体的出现并不具有病因特异性，但是最常见于毒性/代谢性的脂肪性肝炎。

淤血：小叶中央

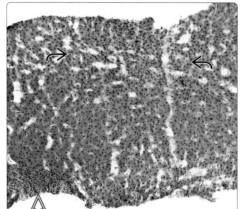

淤血：小叶中央 / 中间带

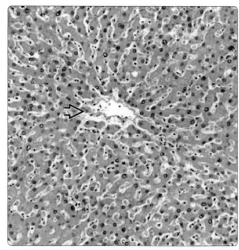

（左图）这一例显示小叶中央区肝窦轻度扩张 。这是一个非特异性的表现，并且无临床意义。图片中显示出一个汇管区 。（右图）这一例活检肝窦轻度扩张，弥漫累及中央静脉周围的小叶中央区和中间带 。只有当小叶中央淤血与终末缺血性损伤引起的中央静脉周围肝细胞萎缩同时存在，才具有临床意义。

淤血：小叶中央

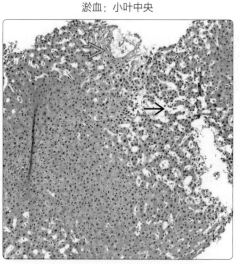

中央静脉周围出血和坏死

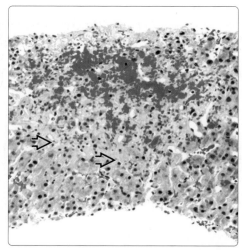

（左图）小叶中央淤血伴肝板变薄，并萎缩 。图片顶部的中央静脉 有助于确定肝损伤的主要区域。（右图）这一例肝活检中存在肝细胞损伤、脱落和静脉周围出血 。在移植物获取的过程中可以见到轻微的局灶坏死。

胆汁淤积

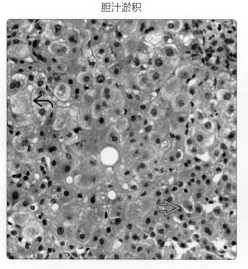

脂褐素：静脉周围

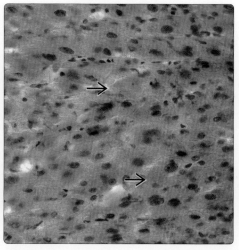

（左图）淤胆时，细胞内或毛细胆管内可以见到绿色至金色胆汁颗粒 。肝细胞羽毛变性 是淤胆性肝细胞损伤的特征性表现。（右图）脂褐素是由黄色 / 棕色细小颗粒组成。通常分布于静脉周围，不应被误认为是肝细胞内铁沉积增多或胆汁淤积。

肝窦内炎症：轻度

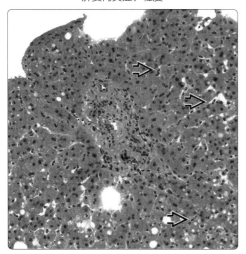

汇管区炎症：轻度

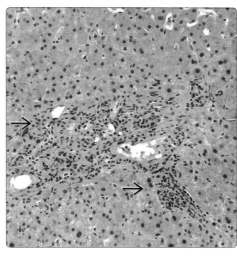

（左图）肝实质内的炎症可以出现在汇管区、肝窦或小叶。汇管区炎症是病毒性肝炎的典型表现。这一例活检中，汇管区炎症轻微，但是在肝实质内显示了轻度肝窦内单核细胞浸润➡。（右图）轻度汇管区炎症➡的病因是非特异性的，对肝移植的接受性没有任何影响。这一例还同时出现轻度的汇管区和汇管区周围纤维化。

汇管区/汇管区周围炎症

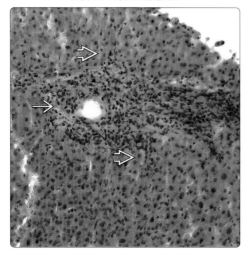

汇管区炎症：中度

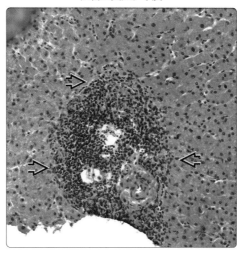

（左图）箭头处显示汇管区中度单个核细胞浸润➡。炎细胞从汇管区溢出至邻近肝实质的地方也有一些碎屑状坏死➡。（右图）碎屑状坏死（也称界面性肝炎）几乎累及整个汇管区周围➡。这种程度的炎症浸润和肝细胞损伤，应该高度怀疑病毒性肝炎的可能性。

汇管区炎症：重度

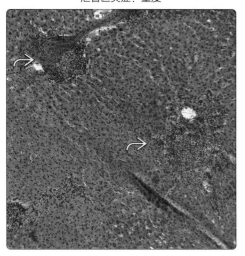

巨细胞病毒肝炎

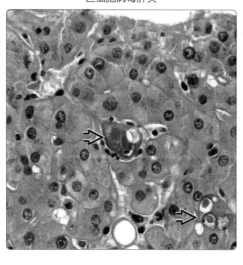

（左图）如果大多数或全部汇管区显示中至重度的单个核细胞的炎症➡，那么病毒性肝炎的可能性会增加，就如这一例HCV病毒性肝炎的肝脏所见。有HCV的肝脏可以移植到HCV阳性的患者体内。（右图）巨细胞病毒性肝炎的炎症可能轻微或不明显。诊断依据是肝细胞内典型的"猫头鹰眼"样包涵体➡。带巨细胞病毒的肝脏可以移植到巨细胞病毒阳性的受体内。

肝和肝内肿块：诊断和切缘
Liver, Intrahepatic Mass: Diagnosis and Margins

董 坤 译 陆爱萍 校

一、外科 / 临床关注点

（一）会诊目的
- 评估切缘
- 如果可能，要确定肝脏肿块的良恶性

（二）患者治疗方案决策
- 如果病变是良性，则不需要大范围切除
- 如果切缘存在恶性病变，在手术可行的情况下，需要切除更多的组织
- 如果确认有肝转移，那么就不需要进行像 Whipple 手术这样的原发灶切除术

（三）临床背景
- 通过术前粗针或细针穿刺，肝脏病变通常得以诊断
- 下列疾病患者可能通过手术获益
  ○ 肝细胞腺瘤
  ○ 局灶性结节性增生，体积有增大
  ○ 肝细胞癌
  ○ 肝内胆管癌
  ○ 肝脏转移肿瘤
  - 寡转移癌（结肠癌是最常见的原发灶）
  - 神经内分泌肿瘤
- 如果可能，手术切缘应距恶性病变大于 1cm

- 因其他原因进行的手术过程中可能发现表浅的或被膜处的肝脏肿块
  ○ 外科医师可能要求术中评估，以指导手术和分期

二、标本评估

（一）大体
- 测量标本的三维尺寸
- 确定肝实质的切缘（无包膜侧）
  ○ 评估肝表面是否有肉眼怀疑肿瘤侵犯的区域
- 切缘涂墨
  ○ 肝被膜不是切缘，无须涂墨
- 垂直于切缘将样本切成薄片
  ○ 辨认所有肿块性病变
  ○ 切除术中发现的转移灶数量与临床及预后相关
  - 必须结合影像学上看到的病变数量，以确保外科医师切除所有肿瘤病灶
  - 切开组织的厚度必须是 4～5mm，这样才能检测到小的转移灶
- 测量肿块距离切缘的最近距离
- 治疗后的手术标本中可能仅见到纤维化的瘤床

（二）冰冻切片
- 如果存在肉眼可疑累及切缘的区域，则垂直切缘取

肝脏转移癌：大体检查

肝脏转移性结肠癌

（左图）外科医师通常需要术中评估肝脏切缘以确保转移性肿瘤被完整切除。结肠癌和肠道类癌是具有肝脏转移倾向的常见肿瘤。（右图）转移性结肠癌显示高柱状细胞排列成腺管状，腔内可见污秽的坏死。化疗之后的手术切除标本可能仅呈现坏死和（或）钙化。外科医师会尽可能保证切缘阴性。

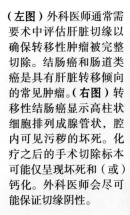
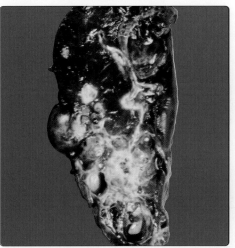
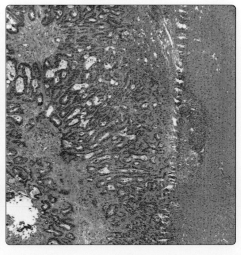

材制成冰冻切片，进行评估

三、最常见的诊断

（一）转移癌

- 最常见的诊断（占全部肿瘤的 25%，占恶性肿瘤的 75%）
- 多灶质硬的白色肿块
  - 常有中央坏死

（二）肝细胞癌

- 第二常见的诊断（占恶性诊断的 25%）
- 可能以孤立的肿块形式存在，或是明显的肿块伴卫星结节，或很少呈现弥漫浸润的外观
  - 斑驳的黄 - 白色外观，在较大病变内可伴有出血坏死
- 周围肝脏通常表现为肝硬化的背景
  - 结节内结节可能是以结节为主的癌或发生于异型增生结节内的癌
- 肿瘤分化良好时与正常肝细胞非常相似
  - 大的多边形细胞，细胞核大，核仁突出，胞质丰富
  - 可能见到毛细胆管，这也支持肝脏起源
  - 小梁厚度大于 2 个细胞
  - 汇管区缺失
- 低分化癌更容易被诊断为恶性，但是鉴别低分化肝细胞癌和低分化胆管癌可能存在困难
- 纤维板层癌
  - 发生于年轻人，无肝硬化的背景
  - 肿瘤细胞巢周围有层状胶原带
  - 肿瘤细胞可见胞质内包涵体和明显的樱桃红色核仁

（三）胆管癌

- 大多数胆管癌诊断时已经是晚期
- 大的，灰白色，坚硬的不规则肿块
- 在冰冻切片上不能鉴别胆管癌与转移性腺癌

（四）胆管腺瘤 / 错构瘤

- 肝被膜表面境界清楚的白色结节，大小从 < 1cm 大到 4cm
- 通常在腹部手术中进行活检以除外转移
- 边界清楚
- 形态良好的小管，数量不等的胶原
  - 错构瘤中可能会出现胆汁
- 细胞核异型性小，可见胞质内小球

（五）肝细胞腺瘤

- 主要发生于年轻女性

- 因有破裂和出血的风险而被切除
- 孤立的包裹性肿块，均匀的外观，与周围肝组织类似
  - 可以大到 30cm
- 由正常肝细胞组成 1 ~ 2 个肝细胞厚度的小梁状
  - 大泡性脂肪变性很常见
  - 缺乏汇管区（除了炎症型）
  - 单一的细胞群，无核分裂活性
- 冰冻切片中可能与高分化肝细胞癌难以鉴别
  - 提示为癌的有用特征：小梁的厚度，假腺管形成和高级别核异型性
- 周围肝脏外观正常
  - 癌通常伴有肝硬化
- 大体检查足以评估切缘

（六）局灶性结节性增生

- 常为孤立的灰白色、无包膜的肿块，通常位于肝被膜下
  - 大而有症状时需切除
- 大多数小于 5cm
- 有特征性的中央纤维化区，宽大的纤维束呈星芒状向外辐射
  - 在小的病变中可能缺乏该特征
  - 纤维间隔内可能见到异常的动脉，伴有内膜增生和肌层肥厚
  - 纤维间隔的边缘可以见到小胆管增生
- 病灶内实质呈结节状
  - 看起来像肝硬化的结构
    - 重点要注意的是整个肝脏不是肝硬化背景

（七）血管瘤

- 通常通过影像学诊断
  - 术前可以进行栓塞以减少出血
- 大体切除病灶就足够了

（八）黏液性囊性肿瘤（胆管囊腺瘤）

- 女性，20—70 岁
- 单房或多房
- 囊内衬附胰胆管上皮或黏液性上皮，伴有卵巢样间质

（九）儿童肿瘤

- 少见
  - 组织应该考虑用于其他辅助检测的需要（电镜，细胞遗传学检测，冰冻的分子检测）
- 一些发生于成人的肿瘤也可以发生于儿童
  - 肝细胞癌，局灶性结节性增生，肝细胞腺瘤
- 肝母细胞瘤
  - 大的局限性的肿块，伴有杂色的外观，包括囊性

变，坏死和出血
- 间叶性错构瘤
  - 大的局限性肿块，伴有充满液体的多个囊性区
    - 实性区可能为纤维化的，黏液样，伴有灶状正常肝细胞陷入
- 胚胎性（未分化）肉瘤
  - 局限性、质软的肿瘤，大体呈实性和囊性的外观

四、报告

冰冻切片

- 切缘要报告阳性或阴性
  - 应报告肝细胞癌距切缘的距离
- 冰冻切片无法确诊时
  - 例如，肝细胞来源肿瘤或转移性癌的初步诊断，足以满足术中治疗的决策

五、陷阱

胆管腺瘤 / 错构瘤 vs. 转移性肿瘤

- 体积小、边界清楚、温和的细胞学特征更倾向良性病变
- 高柱状细胞，污秽的坏死，实性细胞巢和促纤维增生的间质更倾向转移癌

推荐阅读

[1] Bhutiani N et al: Impact of surgical margin clearance for resection of secondary hepatic malignancies. J Surg Oncol. 113(3):289–95, 2016

[2] Lafaro K et al: The importance of surgical margins in primary malignancies of the liver. J Surg Oncol. 113(3):296–303, 2016

[3] Rakha E et al: Accuracy of frozen section in the diagnosis of liver mass lesions. J Clin Pathol. 59(4):352–4, 2006

肝细胞癌：大体表现

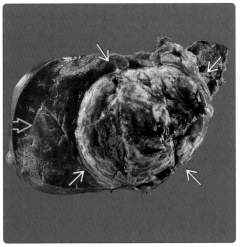

肝细胞癌

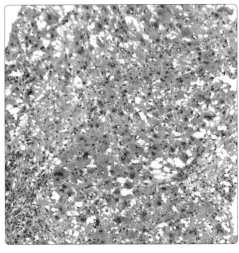

（左图）恶性肝细胞病变表现出多样化的外观，伴有出血和坏死➡。这一例肝细胞癌（HCC）的不寻常之处在于它出现在非肝硬化背景中➡。（右图）在冰冻切片中难以区分高分化的HCC和腺瘤。在这一例，没有看到肝板结构明确增厚，最终分类最好等待石蜡切片。

肝细胞癌：阳性切缘

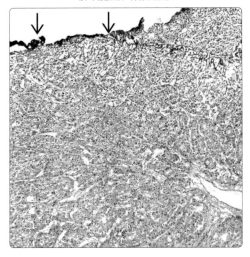

肝切除术：阴性切缘

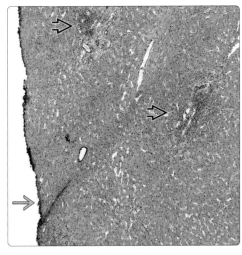

（左图）肝脏切除的边缘通常显示烧灼的伪影➡，这可使评估非常困难。将病变和切缘的大体所见与冰冻切片的镜下所见相结合，对判断切缘是否阳性始终是很重要的。该例HCC在大体上可以看到出现在涂墨的切缘，并且在显微镜下得到确认。（右图）这一例HCC肝切除的切缘➡为正常肝组织➡，由具有1～2个细胞厚的肝板和几个汇管区组成。

肝细胞癌

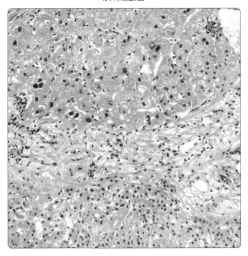

纤维板层癌

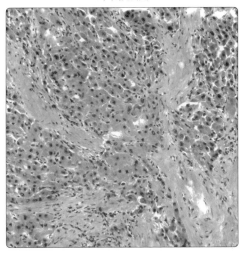

（左图）汇管区的存在，可以使我们更好地在冰冻切片中辨别非肿瘤性肝脏病变。除炎性肝细胞腺瘤外，HCC和肝细胞腺瘤中不存在汇管区结构。增厚的肝板结构有助于诊断肝细胞肝癌。（右图）纤维板层肝细胞肝癌发生在没有肝硬化的年轻患者中。肿瘤细胞具有突出的核仁和丰富的胞质，肿瘤细胞巢生长在平行的板层样的致密胶原束中。

局灶性结节性增生：大体表现

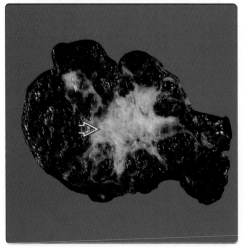

局灶性结节性增生

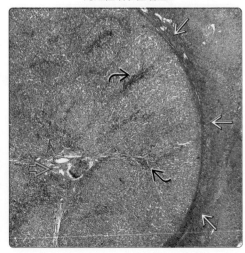

（左图）局灶性结节性增生表现为界限清楚的肿块，具有特征性中央瘢痕➡️，以星芒状外形辐射出去。病变切面的其余部分类似于正常的肝实质或呈现结节状。（右图）局灶性结节性增生境界清楚➡️。纤细的纤维间隔从中央瘢痕辐射➡️出来，显示明显的胆管增生和异常血管➡️。

肝细胞腺瘤：大体表现

肝细胞腺瘤

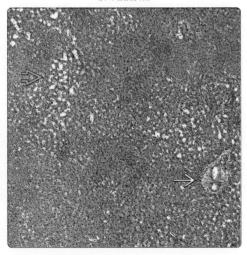

（左图）肝细胞腺瘤是界限清楚的肿瘤➡️，具有均质光滑的切面，类似于邻近的非肿瘤性肝实质➡️。（右图）肝细胞腺瘤通常没有汇管区。然而，炎性肝细胞腺瘤（以前称为毛细血管扩张性腺瘤）可具有伴淋巴浸润的汇管区样结构➡️。在部分病例中，可能显示肝窦明显扩张➡️。

黏液性囊性肿瘤：大体表现

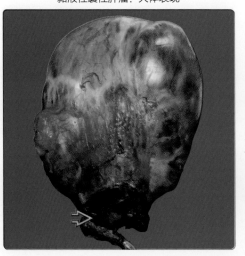

硬化性血管瘤

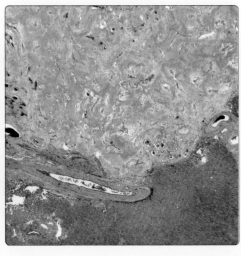

（左图）肝脏的黏液性囊性肿瘤（也称为胆管囊腺瘤）是单房或多房囊性病变，衬有胰胆管或黏液性上皮，周围围绕卵巢样间质。这个切缘被视为手术断面➡️。（右图）血管瘤是最常见的原发性肝脏肿瘤，可能发生梗死和玻璃样变性。这一例硬化性血管瘤由厚壁血管组成，这些血管被大量胶原广泛分割开。

肺：磨玻璃阴影和小肿块在影像引导下的切除术

Lung, Ground-Glass Opacities and Small Masses: Image-Guided Resection

董　坤　译　陆爱萍　校

一、外科／临床关注点

（一）诊断目的

- 识别和诊断楔形切除术中难以成像的肺部病变，病变需要放置 T 形棒定位，以确保外科医师切除病灶

（二）患者治疗方案决策

- 如果确定是恶性肿瘤，外科医师可以选择肺叶切除和（或）淋巴结清扫
- 对于原位腺癌（AIS）或微浸润性腺癌（MIA），可以考虑更局限的手术方式
  ○ 然而，对 AIS 或 MIA 的明确诊断需要评估石蜡切片上的整个病变
  － 如果决定改变手术方式，则需要一系列临床特征的判断
- 标本中如果无法识别病变，则必须考虑病变未被切除的可能性

（三）临床背景

- 当患者接受肺癌筛查时，可以发现无症状的肺部病变
  ○ 美国预防服务工作组（USPSTF）已发布筛查建议
  － 建议 55—80 岁有 30 年吸烟史且目前正在吸烟或在过去 15 年内有过戒烟史的人，每年进行一次低剂量计算机断层扫描（CT）
- 当患者因其他原因进行 CT 检查时，也可以发现偶然的肺部病变
- 通过 CT 进行肺部成像可以发现小病灶（＜ 2cm）和低密度病灶（磨玻璃影）
  ○ 需要切除的病变包括：
  － 病变逐渐增大
  － 实性或部分实性的肿块
  ○ 约 75% 是癌，25% 是良性病变
  ○ 通过针吸活检诊断小病灶和磨玻璃影可能很困难
  － 磨玻璃影是由密度增加的模糊区域和存留的支气管和血管标记组成

肺部影像学

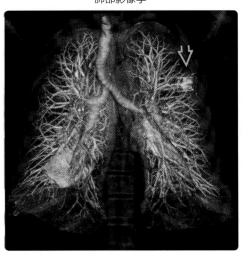

CT 扫描：磨玻璃影

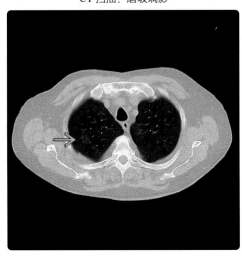

（左图）CT 扫描可以检测到小于 2cm 的肺部病变以及低密度灶（磨玻璃影）➡。超过 1/2 的病变是恶性的。保肺手术可能具有挑战性，因为外科医师通常难以在术中识别这些病变（图片由 R. Gill, MD. 惠赠）。（右图）CT 扫描显示肺部的磨玻璃影随着时间的推移而增大➡。肿瘤逐渐增大高度怀疑是恶性。这是手术切除的指征（图片由 R. Gill, MD. 惠赠）。

- □ 可能是由于肺泡间隔增厚或肺泡腔内部分填充细胞、液体或碎屑造成
- □ 很难为诊断提供足够的样本
- 小的病变很难精确定位
- 临床决定是否进行局限的肺切除手术
  - 影像显示诊断浸润性癌的可能性很低
  - 诊断可能为 AIS 或 MIA
  - 仅做切除手术后的生存率为 100%
    - □ 淋巴结没有受累
  - 外科医师必须知道，只有对标本的石蜡切片进行全面评估后，才能诊断为 AIS 和 MIA
  - 患者肺功能受限或伴有其他并发症
  - 计划进行对侧肺手术
  - 患者优先选择
- 在手术过程中，很难或不可能识别患者的小肿块和磨玻璃影
  - 在开放式切除术中，外科医师可能没有把握通过触诊来发现病变
  - 在影像引导下的胸腔镜手术中（iVATS），无法对肺部进行触诊
- 已经开发出多种方法来协助外科医师识别病变
  - 术中超声检查
  - 经皮注射染料
  - 在影像引导下放置金属线、挂钩或 T 形棒
- 术前，立即在 CT 引导下放置 T 形棒
  - 放置 1 个 T 形棒可以标记单个病变的位置
  - 可以放置 2 个 T 形棒标记 2 个单独的病变或者圈出密度增加的区域
  - T 形棒的形状有助于在组织中锚定导线
- 将患者转送到手术室，同时外科医师进行楔形切除术以移除 T 形棒和周围的肺组织
- 对样本进行放射线检查

二、标本评估

（一）标本的放射照相

- 标本的 CT 成像
  - 影像可以记录 T 形棒的位置
  - 由于周围肺组织塌陷，可能看不到病灶

（二）大体

- 识别出带有 T 形棒的突出导线
- 轻轻地触诊全部标本（以免将 T 形棒移位），以确定病灶
  - 如果病灶可以触及，则在标本内记录相关的 T 形棒的位置
  - 检查邻近肿块的胸膜，以确定病变是否累及胸膜，或胸膜能否在病变上方自由活动

- 如果发现可触及肿块，则从肿块处切开标本
  - 整个肿块应连续切片
  - 癌可以伴有纤维瘢痕
  - 瘢痕附近出现质地坚硬的肿块，则提示是癌
    - □ 所有高度怀疑是癌的区域都应进行冰冻切片检查
  - 注意肿块的大小及肿块与切缘和胸膜的关系
  - 选取肿块最有代表性的部位和距肿块最近的切缘制成冰冻切片
- 如果未发现可触及的肿块，则将标本连续切成薄片，仔细检查每一片是否有可见病灶，并轻轻触诊
  - 病变可能是较周围肺实质稍硬的细微区域，颜色较周围肺实质浅
- 评估切缘的方法有两种
  - 标准的方法是切除缝钉线，并且尽可能少地切除带有缝钉的肺组织
  - 用墨水标出暴露的肺实质切缘
  - 以切缘（包括距离病灶区域最近的涂墨组织边缘）为垂直切面
  - 如果病变靠近缝钉线，又以保肺手术为目的，可同时取病变组织和带缝钉组织进行冰冻切片
  - 这种方法只能用于不会产生连锁缝钉的装订设备
  - 在钉线边缘暴露的肺实质上涂墨
  - 对标本进行连续切片，并确定离病灶最近的切缘
  - 剖面与切缘垂直
    - □ 用剪刀来剪断缝钉
  - 将缝钉侧邻近刀片的组织固定
  - 与组织块接触时，缝钉在低温切片机的刀片上的摩擦会使组织产生撕裂，从而使缝钉变得明显
  - 从低温切片机上拆卸卡盘上的组织块
  - 用镊子从组织中取出缝钉
  - 卡盘上的组织块重新放回低温切片机中
    - □ 组织表面覆盖包埋剂，使组织重新冰冻
  - 更换刀片
  - 制作病灶及切缘更深的切片
  - 这种方法可以评估被缝钉钉住的组织的真正的切缘

（三）冰冻切片

- 将具有代表性的病变区域制成冰冻切片
- 如果发现癌，除非计划行肺叶切除，否则应用冰冻切片检查最近的切缘

三、最常见的诊断

（一）原位腺癌

- AIS 类病变预后良好
  - 100% 的疾病特异性生存率
  - 没有淋巴结受累
- 只有在石蜡切片检查整个病变后，才能对 AIS 做出

最终诊断
- 与周围肺实质相比，肉眼可见密度稍增加的区域，颜色较浅
- 诊断 AIS 需要以下几点：
  ○ 孤立性病变
  ○ 大小 ≤ 3cm
  ○ 纯附壁样结构
    - 淋巴细胞浸润可以使肺泡壁变薄或扩张
  ○ 不是黏液型，或很少黏液细胞
  ○ 无血管或胸膜受累
  ○ 无坏死
  ○ 无气道播散
    - 定义为肉眼检查或低倍镜下确定的肿瘤主体边缘以外，肺泡腔内的肿瘤细胞
    - 肿瘤细胞必须与肺泡腔内巨噬细胞区分开
    - 很难区分人为因素造成的肿瘤细胞移位
- AIS 与反应性非典型增生的区别在于其核特征
  ○ 大小不一（约 60% 的病例）
  ○ 非典型增大的和不规则的细胞核（约 80% 的病例）
  ○ 突出的大核仁（＜ 10% 的病例）
  ○ 非典型核分裂（约 25% 病例）
- 炎症性改变，如肉芽肿性炎、急性炎症、和（或）机化性肺炎更可能与反应性非典型增生相关
- 切除后肺不张可能导致类似 AIS 的附壁样形态，这与腺癌的促纤维化反应相似

（二）微浸润性腺癌（MIA）
- 一些符合 AIS 标准的病变，侵犯病灶较小（＜ 0.5cm）
- 只有在石蜡切片中对病变完全评估后，才能对 MIA 做出明确诊断

（三）浸润性癌
- 不符合 AIS 或 MIA 标准的恶性病变可分为腺癌或其他类型的癌
  ○ 经常出现多种生长模式
- 这些病变通常会进行全部肺叶切除和区域淋巴结送检

（四）非典型腺瘤样增生
- 定义为 ≤ 0.5cm 的病变
  ○ 一般视为偶然发现，常与癌相邻
  ○ 非典型性腺瘤性增生不太可能通过影像学检测到
- 肺泡细胞呈立方形，细胞核深染，显示不同程度的非典型性
  ○ 增生细胞群与周围未受累肺泡的衬覆细胞不同

（五）转移癌
- 有恶性肿瘤病史的患者出现肺部孤立性肿块，可能是转移或新的原发性肺癌

- 与患者以前的肿瘤进行比较是有价值的

（六）软骨样错构瘤
- 可能在影像学上表现为磨玻璃结节
- 大体检查，错构瘤形成边界清楚的肿块，外观呈白色到蓝灰色玻璃样
- 肿瘤由形态温和的软骨构成
  ○ 错构瘤相邻的脂肪组织、纤维组织和（或）肌肉组织可能与磨玻璃外观有关

（七）炎症性改变
- 许多类型的炎症性肺部疾病可导致磨玻璃影
- 必须将反应性肺泡细胞与肿瘤细胞区分开来
  ○ 细胞形状从立方形到鞋钉样
  ○ 细胞核的非典型性可能很明显
  ○ 病变常呈弥漫性，无明显的病灶界限
    - 附壁型癌与周围良性肺实质之间的分界通常很容易辨别
      □ 切片中包含病灶和周围肺组织有助于鉴别
  ○ 周围组织应包括与反应性增生相关的变化
    - 炎症、纤维化、急性肺损伤、肉芽肿

（八）感染
- 许多类型的感染可以导致磨玻璃影
  ○ 巨细胞病毒肺炎、单纯疱疹病毒肺炎、肺囊虫肺炎、曲霉感染
- 如果怀疑感染，应取组织进行适当的培养

四、报告

（一）大体
- 记录 T 形棒部位是否存在病变

（二）冰冻切片
- 报告冰冻切片的结果
  ○ 一般来说，恶性或非恶性的诊断是满足临床需要的
  ○ 如果患者有恶性肿瘤病史，报告中提供病变是否为转移的观点可能是有用的
- 这有助于发现与 AIS 或 MIA 一致的病变，或者除外这些诊断
  ○ 但是，外科医师应该意识到，最终的分类需要在石蜡切片上对整个病变进行镜下评估

五、陷阱

（一）对浸润性癌的过度诊断
- 冰冻切片中良性病变可能与恶性病变相似
  ○ 鳞状上皮化生、支气管上皮化生、反应性肺细胞增生

○ 广泛的炎症和纤维化背景使反应性改变与癌的鉴别变得困难
- 癌应具有核异型性和细胞大小变异的特征
  ○ 与正常肺实质交界处的细胞学形态应有明显变化
- 标本中肺泡的塌陷会造成类似侵袭的生长方式
- 只有在肯定的情况下才能诊断为癌

（二）对浸润性癌漏诊
- AIS 或 MIA 的最终诊断需要对病变进行完整的镜下评估
  ○ 冰冻切片仅评估标本的一部分

推荐阅读

[1] He P et al: Diagnosis of lung adenocarcinoma in situ and minimally invasive adenocarcinoma from intraoperative frozen sections: an analysis of 136 cases. J Clin Pathol. 69(12):1076–1080, 2016

[2] Liu S et al: Precise diagnosis of intraoperative frozen section is an effective method to guide resection strategy for peripheral small–sized lung adenocarcinoma. J Clin Oncol. 34(4):307–13, 2016

[3] Gill RR et al: Image–guided video assisted thoracoscopic surgery (iVATS) –phase Ⅰ–Ⅱ clinical trial. J Surg Oncol. 112(1):18–25, 2015

[4] Hsu HH et al: Localization of nonpalpable pulmonary nodules using CTguided needle puncture. World J Surg Oncol. 13:248, 2015

[5] Trejo Bittar HE et al: Accuracy of the IASLC/ATS/ERS histological subtyping of stage Ⅰ lung adenocarcinoma on intraoperative frozen sections. Mod Pathol. 28(8):1058–63, 2015

CT 引导下放置 T 形棒

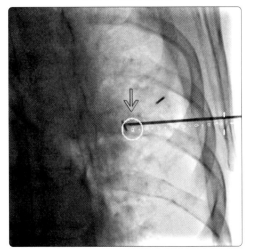

CT 扫描：标本图像

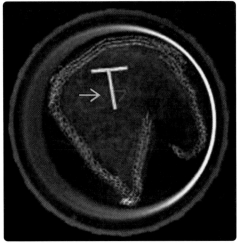

（左图）如果术中难以识别小肿块或磨玻璃影，可以标记病变以辅助外科医师。放射科医师在术前经皮，在肺部病灶的位置放置一个 T 形棒➡（图片由 R. Gill, MD. 惠赠）。（右图）标本 CT 显示了 T 形棒➡。肺切除后实质塌陷，这会妨碍病变的识别。此时，无法看清目标磨玻璃影（图片由 R. Gill, MD. 惠赠）。

肺 iVATS 切除：大体评估

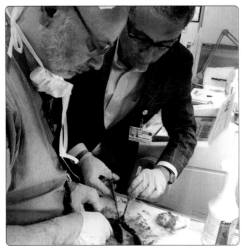

肺 iVATS 切除：完整标本

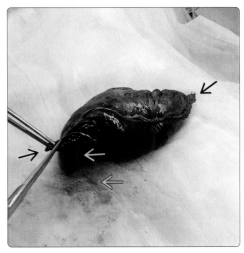

（左图）很难评估需要使用 T 形棒定位小或微小病灶的肺切除标本。对于外科医师和病理学家来说，合作识别病变非常重要。（右图）T 形棒上的金属丝从标本中伸出➡。确定了缝钉线➡。可以应用 X 线片帮助确定标本内 T 形棒尖端的可能位置。

肺 iVATS 切除：触诊完整标本

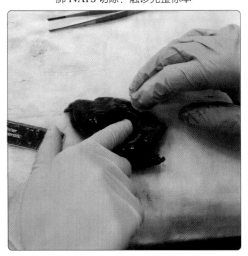

肺 iVATS 切除：连续切开

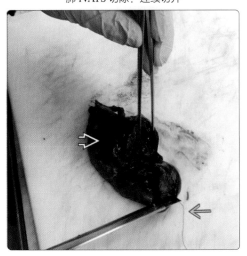

（左图）仔细触诊全部标本，以确定是否有可辨认的肿块。但是，大多数病变太小或太分散，在切片前无法触及。（右图）切除缝钉线后暴露的肺实质已用墨汁涂黑标记切缘➡。标本从 T 形棒的金属丝附近➡开始被切成薄片。检查每一薄片，来确定病变的肉眼证据。

（**左图**）将楔切肺切成薄
片。保留 T 形棒上的金
属丝➡️，帮助确定可能
的病灶位置。本例肉眼
检查未见明显病灶。（**右
图**）这一例 1.1cm 的高
分化黏液腺癌以附壁样
结构为主，影像学表现
为磨玻璃影➡️。肿瘤较
周围肺实质颜色稍浅，
触诊时仅稍硬，不易被
肉眼发现。

肺 iVATS 切除：连续切片

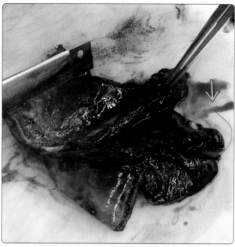

高分化腺癌：大体表现

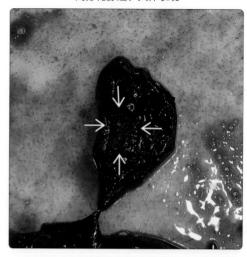

（**左图**）这一例 1.3cm 的
中分化腺癌，呈附壁样
结构，临床表现为磨玻
璃影逐渐增大➡️。用 T
形棒定位病灶➡️。由于
病变仅比周围肺实质稍
硬，因此很难肉眼辨别。
（**右图**）这一例已知黑色
素瘤病史，0.7cm 的转移
灶在 T 形棒附近形成一
个非常明显的肿块➡️，
由于病变体积小，采用
了 T 形棒标记➡️。

中分化腺癌：大体表现

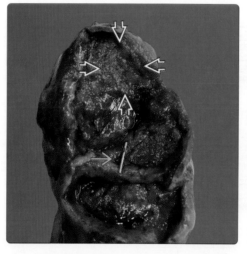

转移性恶性黑色素瘤：大体表现

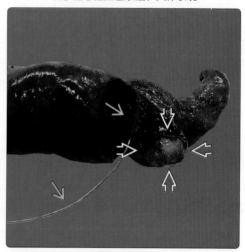

（**左图**）大体上确定病变
区域进行冰冻切片，重
要的是记录目标病变已
被彻底切除➡️，并确定
病变是良性还是恶性。
（**右图**）容易识别的实性
肿块➡️更可能是侵袭性
腺癌，不太可能是原位
腺癌，微浸润性腺癌或
良性炎症改变。镜下所见
始终会与大体表现有关。

肺部病变：冰冻切片

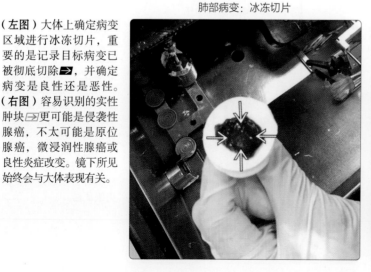

肺部病变：冰冻切片

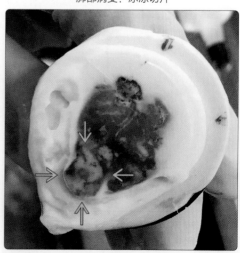

高分化腺癌：冰冻切片

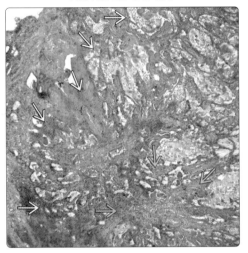

高分化腺癌：冰冻切片

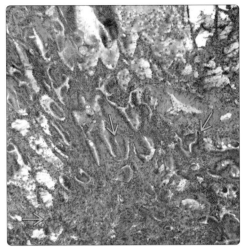

（左图）浸润性腺癌常形成可触及的肿块，如这例癌的中心，形成明显的与恶性浸润性腺体相关的促纤维化反应➡。肉眼很难观察到癌周的附壁样结构➡。（右图）浸润性腺癌通常在冰冻切片上很容易识别➡，因为它们是由恶性腺体形成的并伴有促纤维化反应的实体肿块。

黏液腺癌：附壁结构

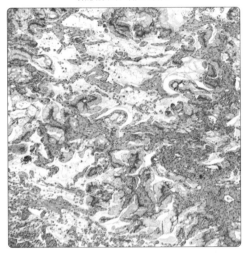

黏液腺癌

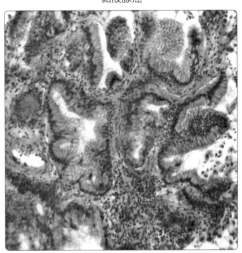

（左图）黏液腺癌可以呈附壁样生长模式。这些癌在触诊时通常只比正常肺实质稍硬。大体上黏液可能非常明显。（右图）黏液腺癌通常容易在冰冻切片上识别，因为细胞不像正常的肺泡细胞。肿瘤由高柱状细胞组成，细胞质中含有丰富的黏液。

腺癌：附壁样结构

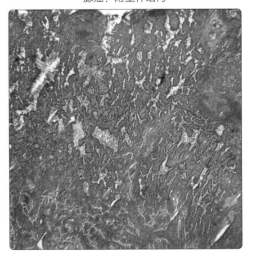

腺癌：附壁样结构

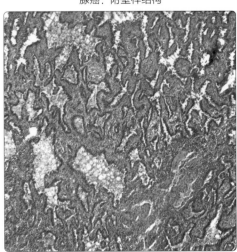

（左图）附壁型腺癌不伴有与浸润性癌相关的纤维增生。这些癌灶区，触诊时密度仅略有增加，并混入周围的肺实质。（右图）腺癌的附壁样结构与正常肺实质相似。肺泡间隔可能薄，或略增厚，和（或）伴淋巴细胞浸润。

（**左图**）附壁样腺癌的肿瘤细胞形态温和，通常缺乏核仁和核分裂。与黏液癌相比，它们更难与正常或反应性肺泡细胞区分。（**右图**）腺癌细胞可以有非典型增大、不规则的细胞核、核仁明显。核分裂像可能存在。癌与周围的良性肺实质分界明显，而反应性改变则是弥漫性的。

腺癌：附壁样结构

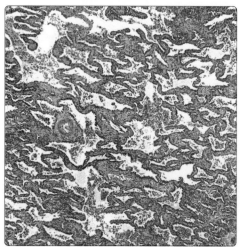

腺癌：附壁样结构细胞学特征

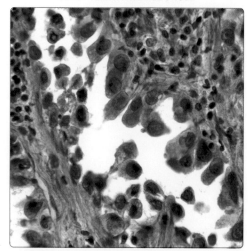

（**左图**）微浸润性腺癌很难或不可能在冰冻切片上与原位腺癌区分，因为根据定义，浸润区域非常小➡。（**右图**）在冰冻切片上，微浸润性腺癌只是一个临时诊断，只有在全部标本检查完毕后才能确定浸润程度。决定局限性手术必须基于临床考虑。

微浸润性腺癌：小灶浸润

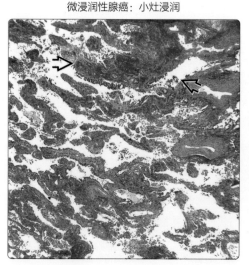

微浸润性腺癌

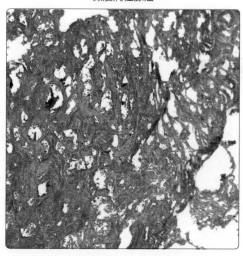

（**左图**）肺泡腔内巨噬细胞常有丰富的泡沫样胞质和富含色素➡。应将其与肺泡中的肿瘤细胞区分开来，在原位腺癌中肺泡腔内不可见到肿瘤细胞。（**右图**）微浸润性腺癌的肿瘤细胞大小不一，核仁突出。核内假包涵体➡可能存在于癌中，但也可能存在于反应性非典型增生中。

微浸润性腺癌：肺泡腔内的巨噬细胞

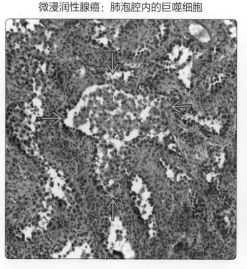

微浸润性腺癌细胞学特征

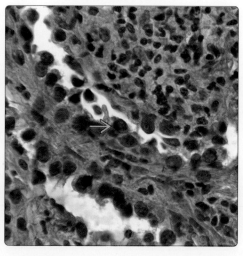

非典型腺瘤样增生

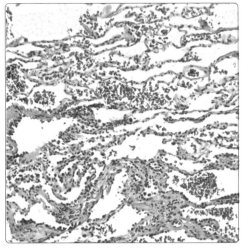

非典型腺瘤样增生：细胞学特征

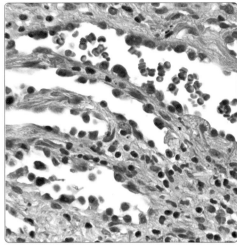

（左图）非典型腺瘤样增生通常是偶然发现，直径 ≤ 0.5cm。当同一标本中存在具有附壁样结构的高分化浸润性腺癌时，可能会导致解释上的问题。（右图）非典型腺瘤样增生的细胞呈立方形，细胞核深染。通常在与相邻的正常肺实质交界处有明显的形态改变。

非典型腺瘤样增生：切缘

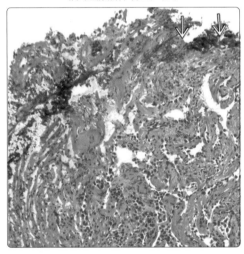

肺泡腔内的肿瘤细胞

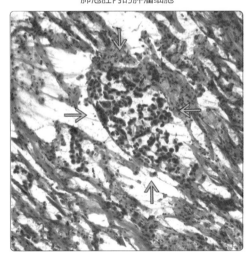

（左图）涂墨的切缘可以见到非典型腺瘤样增生。在这一例冰冻切片中，不能否定这是患者高分化癌的一部分。为了确保切缘没有癌残留，我们取了更多的组织。（右图）肺泡腔内肿瘤细胞应与组织细胞区分 ➡。这种情况可能与癌有关，但不应出现在原位腺癌中。然而要注意的是，肿瘤细胞的人为移位也可以与此类似。

机化性肺炎

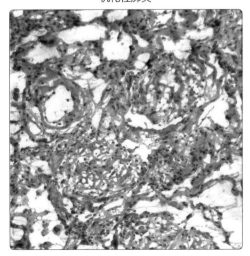

软骨性错构瘤

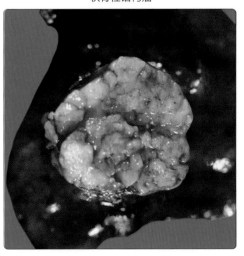

（左图）肺炎病灶区可形成磨玻璃影。在冰冻切片上，不应把机化区域误认为是结缔组织增生。肺细胞的反应性改变通常存在于整个标本中。与周围肺实质没有明显的界限。（右图）良性肿瘤可形成磨玻璃结节。虽然软骨样错构瘤形成实体肿块，但相邻的错构瘤样改变可包括气道。

肺：切缘
Lung: Margins

杨 欣 译 林冬梅 校

一、手术／临床关注点

（一）会诊目的

- 确定切缘是否存在恶性肿瘤
  - 切缘类型取决于标本类型
    - 支气管切缘：肺叶切除术或全肺切除术
    - 实质边缘：楔形切除和部分肺叶切除术
    - 胸壁边缘：与邻近肋骨和胸壁连续的肺切除
      - 适用于在肺内癌组织侵入胸壁的病例
      - 基于肿瘤范围许多患者将接受术前治疗

（二）患者治疗方案决策

- 需要切除额外组织以达到切缘无肿瘤
- 结果可能用于患者进一步的术中分期
- 切缘残留癌可能是预后较差因素
  - 患者要接受辅助治疗

（三）临床背景

- 患者术前或术中诊断为肺肿瘤
  - 完全切除阴性切缘可能对部分患者有疗效
  - 支气管切缘残留肿瘤可能影响吻合
  - 如果难以达到切缘阴性，减瘤术会使部分患者获益

二、标本评估

（一）大体

- 支气管切缘
  - 确认标本中显露的支气管
  - 确定并记录从肿瘤到切缘的距离
    - 腺癌可从主病变向边缘延伸 2cm
    - 鳞状细胞癌可从主病变向切缘延伸 1.5cm
    - 肿瘤距离切缘 > 3cm 时很少出现切缘阳性
- 实质切缘
  - 扩大切除和（或）肿瘤不邻近缝合钉
    - 尽可能贴近缝合钉将其修剪掉
    - 将缝合钉下暴露的肺实质涂墨
    - 切开标本并确定肿瘤距离切缘最近处
    - 距肿瘤最近的切缘垂直取材是冰冻切片要点
  - 局限切除和（或）肿瘤非常邻近缝合钉
    - 对于肺活量有限的患者，外科医师可能会尽量减少肺组织切除
    - 距离缝合钉 2～3mm 内仍有肺组织
      - 实际切缘在缝合钉边缘
      - 标本修剪掉缝合钉造成组织过度撕裂时，不适用于显微镜下评价切缘
    - 筛选病例，通过冰冻切片对缝合钉内的组织进行

支气管切缘

支气管切缘

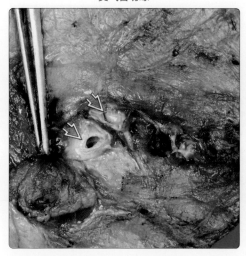
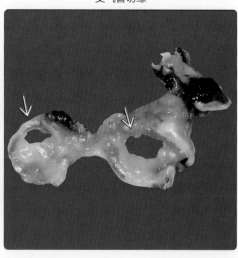

（左图）支气管切缘可确认为 1 或 2 个管壁固定的小管➡。有时外科医师可能会用缝线在边缘做标记。由于附近的血管被横断，该部位经常有血。（右图）从支气管切缘取单个、薄的片状切面（刮）制作冰冻片。如果有 2 个支气管，必须同时或独立地对两个切缘➡取材。

评估检查

- 缝合钉外缘涂墨
- 对肺组织连续取材至缝合钉
- 确定肿瘤与缝合钉最近处
- 剪除缝合钉以制备冰冻切片
- 冰冻制片或组织包埋时，剪掉缝合钉可免于组织撕裂

- 胸壁切缘
  - 识别并涂墨真正软组织切缘
  - 如果肋骨被切除且癌细胞侵入肋骨，肋骨断端也是切缘
  - 骨切缘一般术中不评估，但可在术后常规切片中评估
  - 如果临床或大体检查怀疑骨受累，可以使用肋骨切缘骨髓部分制备细胞学样本

（二）冰冻切片

- 支气管切缘
  - 取全（周）支气管环面（刮）切面
  - 如果存在＞1个支气管，对所有支气管进行取材
  - 如支气管环较大，可将支气管环一分为二和（或）制备＞1个冰冻块
  - 尽量避免包含邻近的肺实质和支气管周围淋巴结
  - 实际切缘面朝上以保证首张冰冻切片为实际切缘

- 实质切缘
  - 缝合钉下的切缘取材
  - 冰冻切片要在距离肿瘤最近的部位垂直取材
  - 带缝合钉的切缘取材
  - 将组织块安置于机器夹口上，首先从带有缝合钉的切缘切片
  - 直到刀锋碰到或看到组织中的缝合钉为止
    - 缝合钉触碰刀锋
    - 缝合钉造成切面撕扯
  - 从冰冻机中取出组织托
  - 用镊子把缝合钉从组织块上拔出
    - 当组织托在冰冻机内时，不能做这种尝试
    - 靠近冰冻机内刀锋工作具有危险性
  - 缝合钉只有在没有交叉闭合才能被拆下
    - 如果外科医师有此要求，他们就必须使用正确的缝合钉
  - 包埋剂包埋组织块表面，并放置于冰冻机中重新冰冻表面
  - 组织托在冰冻机中以相同的方向替换
  - 使用刀片的不同区域或换置新刀片
  - 然后进行组织切片
    - 缝合钉处的组织出现缺损或挤压现象
    - 组织内椭圆形孔认为是缝合钉的位置
    - 通常评估边缘以及边缘外2～3mm的组织

- 胸壁切缘
  - 垂直取材，选取距离切缘最近处肿瘤组织进行冰冻制片
  - 肋骨不能冰冻切片进行评估，必须脱钙后在常规切片上评估

（三）细胞学

- 肺切缘通常不用触摸检查
- 提供一般良性和恶性细胞的细胞学特征
- 由于无法确定肿瘤的位置，不推荐用于支气管切缘

三、最常见的诊断

（一）恶性肿瘤切缘阴性

- 是目前支气管和肺切缘最常见的诊断
  - ＞95%的支气管切缘没有癌
- 如果肺肿瘤可触及，几乎所有肺实质边缘均阴性

（二）切缘见浸润性癌

- 支气管切缘
  - 涎腺来源的癌（如腺样囊性癌、黏液表皮样癌）少见，但切缘阳性率较高
  - 鳞状细胞癌或小细胞癌很少出现支气管切缘阳性
  - 腺癌由于其常发生于外周，支气管切缘阳性不常见
- 实质切缘
  - 如果手术医师难以触摸到肿瘤，则可能邻近切缘或切缘阳性
  - 附壁型病变通常质地稍硬，边缘难以识别
  - 一些附壁型腺癌为多灶性
  - 气腔内播散的意义尚不清楚
  - 难以区分人工假象与肿瘤播散
- 胸壁切缘
  - 手术前大部分患者均接受过化疗 ± 放疗
  - 治疗后癌组织很难辨识
  - 通常由分散在纤维化瘤床上小的肿瘤灶组成
  - 可能不形成明显肿块
  - 正常细胞不典型性可误认为恶性肿瘤

（三）支气管鳞状细胞原位癌

- 原位癌不是手术指征
  - 但必须排除间质浸润，否则需要切除更多的支气管

（四）淋巴结转移癌

- 淋巴结内出现肿瘤转移，无须进行额外手术
  - 记录无间质侵犯具有重要临床意义

（五）类癌

- 常位于支气管内
  - 肿瘤可侵及支气管黏膜下
- 由于肿瘤富于血管，切片时可能会出血

（六）淋巴瘤

- 淋巴瘤可能存在于支气管切缘
  - 除非有广泛侵犯或吻合口受影响时，否则不建议

进行额外手术

四、报告

（一）冰冻切片

- 支气管切缘
  - 如有肿瘤，报告其具体位置
    - 支气管软骨环内外浸润性癌
    - 支气管黏膜原位癌
    - 淋巴管腔内癌
    - 支气管周围淋巴结转移癌
    - 支气管周围肺组织的癌（不在切缘内）
  - 支气管环内的浸润癌是唯一需要追加切缘切除的适应证
- 实质切缘
  - 报告肿瘤是否在边缘
    - 肿瘤细胞在气道内播散通常不诊断切缘阳性
  - "沿气道播散"（STAS）已被报道是楔形切除复发的危险因素
    - 在癌组织边缘以外的气道中见实性巢、微乳头簇和单个细胞
    - 该现象发生在切缘或邻近切缘，其意义尚不清楚
    - 这个现象与人工假象难以区分
- 胸壁边缘
  - 报告切缘是否存在肿瘤
  - 如果经过术前治疗，可能会难以区分癌残余与治疗反应

（二）可靠性

- 假阳性诊断出现在约2%的病例
  - 通常由于将小的不明显的非典型病灶误诊为癌
    - 深切冰冻切片观察可能有助于诊断
- 假阴性诊断出现在约2%的病例
  - 未显示整个支气管切缘
    - 必须评估全周边缘
  - 可能会因为切片中组织皱褶或冰晶人工假象而漏诊孤立性肿瘤细胞巢或瘤细胞

五、陷阱

（一）鉴别原位癌与鳞状上皮化生或储备细胞增生

- 原位癌中的细胞异型性和极向消失通常更为突出

（二）未能报告支气管切缘内癌的位置

- 仅报告"可见癌"是不够的
- 癌的位置会有助于决定是否应该补充切除更多的组织

（三）类癌

- 可侵犯正常支气管黏膜下，切缘中不易识别

（四）鉴别小细胞癌与支气管周围淋巴结

- 小细胞癌细胞核较大，常有核型特点和肿瘤坏死
- 无正常淋巴结结构（如皮质）

（五）鉴别浸润性癌与放射性血管改变

- 辐射可导致血管内皮细胞和间质细胞出现明显的"污迹样"核非典型性
- 通常缺乏癌的特征性巢状/黏附性结构

（六）鉴别浸润性癌与黏膜下腺体的放射性非典型性

- 黏膜下腺体伴放射性改变会保留小叶状排列结构，并出现"污迹样"核非典型性

（七）鉴别沿气道播散与肺泡巨噬细胞

- 气道内肿瘤细胞应与癌相似，细胞核不典型及可见核仁
  - 瘤细胞经常形成实性巢状或微乳头状结构
  - STAS 最常伴行的癌具有以下特征：高级别核形态，微乳头状和实性结构以及淋巴管侵犯
- 肺泡巨噬细胞通常具有丰富的泡沫样细胞质，并常有色素颗粒
  - 细胞核小、均匀且常有皱褶

（八）鉴别沿气道播散与人工假象

- 在标本处理过程中，肿瘤细胞会脱落
  - 肿瘤细胞簇常随机分布在组织切片上和切片边缘
    - STAS 在大部分病例（约75%）限定在肿瘤边缘 1～3mm 范围以外
  - 肿瘤细胞可从肺泡壁脱落呈条线样组织结构

推荐阅读

[1] Borczuk AC: Challenges of frozen section in thoracic pathology: lepidic lesions, limited resections, and margins. Arch Pathol Lab Med. 141(7):932–939, 2016

[2] Collaud S et al: Survival according to the site of bronchial microscopic residual disease after lung resection for non–small cell lung cancer. J Thorac Cardiovasc Surg. 137(3):622–6, 2009

[3] Butnor KJ: Avoiding underdiagnosis, overdiagnosis, and misdiagnosis of lung carcinoma. Arch Pathol Lab Med. 132(7):1118–32, 2008

[4] Wind J et al: Residual disease at the bronchial stump after curative resection for lung cancer. Eur J Cardiothorac Surg. 32(1):29–34, 2007

[5] Thunnissen FB et al: Implications of frozen section analyses from bronchial resection margins in NSCLC. Histopathology. 47(6):638–40, 2005

[6] Maygarden SJ et al: Bronchial margins in lung cancer resection specimens: utility of frozen section and gross evaluation. Mod Pathol. 17(9):1080–6, 2004

[7] Passlick B et al: Significance of lymphangiosis carcinomatosa at the bronchial resection margin in patients with non–small cell lung cancer. Ann Thorac Surg. 72(4):1160–4, 2001

支气管切缘：显微解剖学

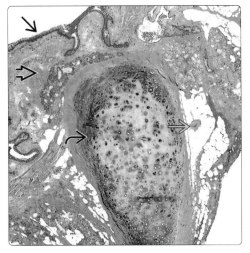

正常支气管上皮

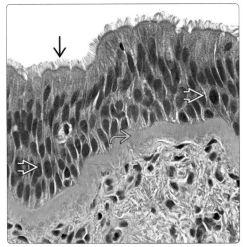

（**左图**）低倍镜下，支气管镜下结构包括呼吸道上皮表面➡️，黏膜下层包含浆黏液性腺体➡️、透明软骨环➡️和支气管旁脂肪➡️。支气管壁内可见淋巴管。（**右图**）正常支气管黏膜包含纤毛状➡️假复层结构（呼吸）上皮，由基底膜固定于底层黏膜下层➡️。储备细胞➡️存在于基底膜上方。

储备细胞增生

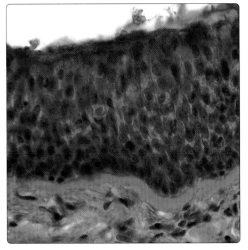

鳞状上皮异型增生

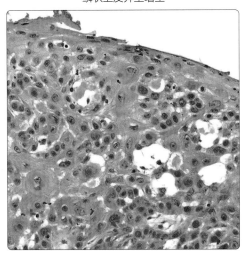

（**左图**）冰冻切片上储备细胞增生区被误认为重度异型增生。切片厚度对核染色过深和判断异型性有影响。然而储备细胞增生的细胞体积小，形态单一，排列紧密。（**右图**）鳞状细胞异型增生时，细胞一般较大，核异型性和多形性比储备细胞增生时更为明显。异型增生和鳞状上皮化生的区别在于成熟极性的丧失。

支气管切缘：假阴性评估

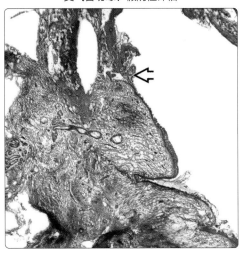

支气管切缘：可见癌

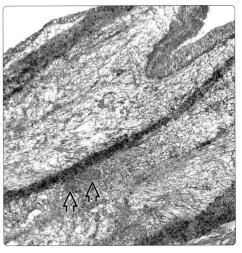

（**左图**）在这张冰冻切片中漏诊了支气管切缘中的癌。支气管黏膜和支气管壁突然中断➡️，表明切片未显示完整的断面。如果进一步切更多切片，就会在支气管缺失区域发现癌。（**右图**）在这张支气管切缘的冰冻切片上，有散在浸润性肿瘤细胞➡️在黏膜下组织。由于冰晶假象和组织的皱褶，使切缘评估变得更加困难。

（**左图**）肉眼观察，类癌距支气管切缘仅 2mm。冰冻切片中，肿瘤➡️显然累及了该手术切缘包括软骨环在内的黏膜下间质。（**右图**）在该支气管切缘中出现多个淋巴管癌栓➡️。报告癌的位置非常重要的。虽然这是一个较差的预后因素，但因为血管内的肿瘤不可能完全切除，所以或许并不意味着需要补充手术。

支气管切缘：可见类癌

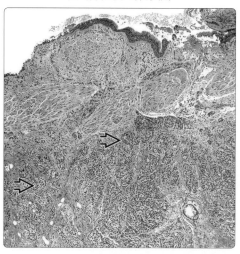

支气管切缘：淋巴管累及

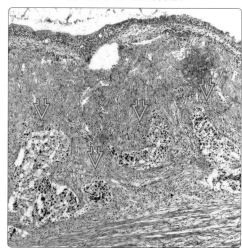

（**左图**）小细胞癌➡️会很容易被误认为良性淋巴细胞➡️或是支气管切缘处肺门淋巴结的一部分。准确识别的线索应该包括肿瘤坏死➡️和（或）具有核型的大细胞。（**右图**）如果需要评估具有吻合钉的实质切缘，缝钉➡️首先小心剔除标本上的钉子。暴露出肺实质切缘涂墨➡️。肺实质切缘会出现在楔形切除或肺叶切除术。

小细胞癌

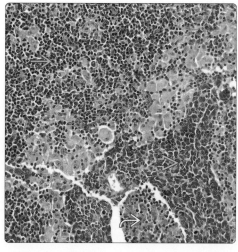

实质切缘：缝合钉

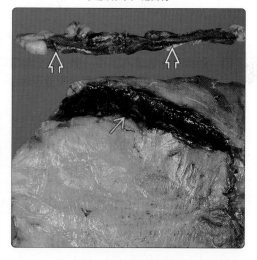

（**左图**）肉眼观察如果肿瘤➡️紧邻肺实质切缘➡️，最好显示肿瘤与最近切缘的垂直切面。如果肿瘤距离切缘较远，任何有代表性切缘的切面即可。（**右图**）鳞状细胞癌➡️邻近但未累及已标有蓝色墨水的肺实质切缘➡️。确保肿瘤与切缘处组织切片完整无缺损尤为重要。

肺实质切缘：取材

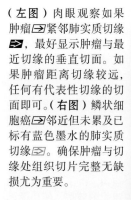
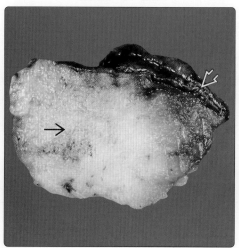

肺实质切缘：鳞状细胞癌

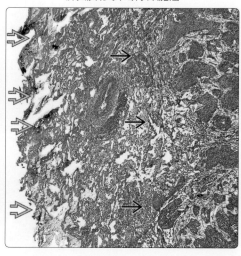

肺楔形切除：切缘

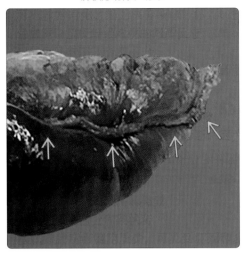

带缝合钉的冰冻组织

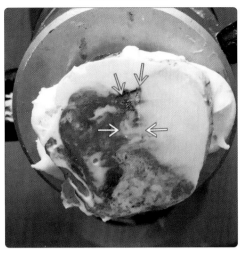

（**左图**）肺楔形切除标本的真正切缘是包含缝合钉的组织➡。由于组织会变得太碎而无法评估，因此无法从大体标本中取出缝合钉。一旦切缘组织被冰冻固定后，有可能在组织中取出 1 或 2 个缝合钉。（**右图**）在冰冻机中对含缝合钉的切缘垂直切片，直到在组织块表面发现缝合钉➡。注意，这些缝合钉会导致下面的组织撕裂➡。

冰冻组织块：去除缝钉

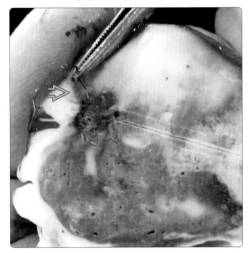

鳞状细胞癌：真正的切缘阴性

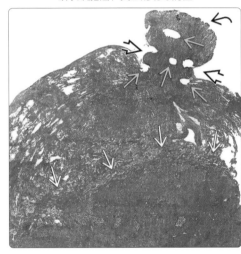

（**左图**）冰冻组织块切片，直到看到缝合钉，从冰冻机中取出组织托。用手术钳去除缝合钉➡。在冰冻和固定的组织中进行操作可以使组织撕裂程度降到最小。（**右图**）由于缝合处组织少，形成一个狭窄的颈部➡。之前缝合钉所在位置是标记指示的卵圆形空洞➡。真正的切缘是缝合钉外的涂墨组织➡。该鳞状细胞癌➡并未出现在真正的切缘或缝合钉下的"切缘"。

腺癌：真正切缘阳性

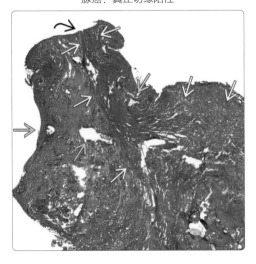

腺癌：真正切缘阴性

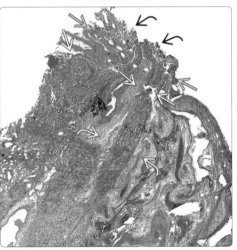

（**左图**）腺癌➡出现在缝合钉外涂墨的真正切缘➡，即组织上标记为卵圆形空洞区域➡。（**右图**）如果去除缝合钉线（显示为一排空洞，➡），腺癌➡，则出现在"切缘"上➡，然而缝合钉外涂墨的真正切缘却是阴性➡。

肺非肿瘤性弥漫性病变：诊断
Lung, Nonneoplastic Diffuse Disease: Diagnosis
杨 欣 译 林冬梅 校

一、手术／临床关注点

（一）会诊目的
- 为弥漫性肺疾病患者提供初步诊断，并协助特殊研究留取组织

（二）患者治疗的改变
- 初步诊断可协助指导临床及时处理（鉴别炎症、感染与肿瘤）

（三）临床背景
- 大多数患者是严重疾病；临床鉴别诊断包括多种肿瘤、感染性或炎性病变

二、标本评估

（一）大体
- 标本进行充分检查连续取材，排除任何局灶或瘤样病变
- 对于需要进行培养或其他特殊研究的标本，保证无菌（最小检测组织量是 1cm³）
  - 如果考虑到有感染的可能，应建议细菌、病毒和真菌培养

（二）冰冻切片
- 取代表性组织制备冰冻切片

三、最常见的诊断

（一）支气管肺炎／脓肿
- 如果临床尚未进行取样培养，则需取组织进行培养

（二）肉芽肿性炎
- 坏死性肉芽肿常见于感染，应尽可能提供诊断结果（如真菌芽孢或菌丝）
- 淋巴结分布区出现大量融合的、界限清楚的、非坏死性肉芽肿，则提示结节病
- 少见界限不清的间质肉芽肿或组织细胞聚集则可能提示过敏性肺炎
- 融合的（地图样）坏死带，散在多核巨细胞，伴界限不清的肉芽肿，提示肉芽肿合并多发血管炎（韦格纳肉芽肿）

（三）病毒感染
- 必须显示病毒包涵体
  - 常发生在坏死性肺炎或弥漫性肺泡损伤背景中
  - 反应性肺泡细胞核仁突出可误认为包涵体，但缺少周围晕征有助于诊断

楔形肺活检   肺楔形活检：切面

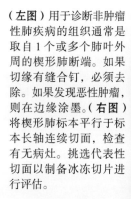
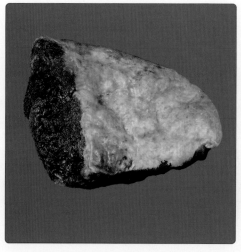
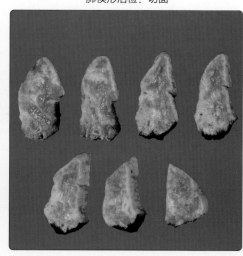

（左图）用于诊断非肿瘤性肺疾病的组织通常是取自1个或多个肺叶外周的楔形肺断端。如果切缘有缝合钉，必须去除。如果发现恶性肿瘤，则在边缘涂墨。（右图）将楔形肺标本平行于标本长轴连续切面，检查有无病灶。挑选代表性切面以制备冰冻切片进行评估。

（四）肺间质性疾病

● 如果冰冻切片考虑间质性肺病，可以待常规石蜡切片充分取材后再给出最终诊断

四、报告

冰冻切片

● 描述组织学发现即可（例如，非坏死性肉芽肿性炎症，片状间质纤维化）
● 应注明无肿瘤
● 大多数非肿瘤性病变需要在常规切片中评估，因此最终诊断往往被推迟

五、陷阱

（一）未识别出恶性

● 密集的炎症浸润可能掩盖恶性细胞

（二）弥漫性肺泡损伤中的反应性肺泡细胞

● 可误诊为癌细胞浸润间质

（三）细支气管鳞状上皮化生

● 可误诊为鳞状细胞癌
● 常与机械性通气障碍疾病有关

推荐阅读

[1] Sienko A et al: Frozen section of lung specimens. Arch Pathol Lab Med. 129(12):1602–9, 2005

[2] Renshaw AA: The relative sensitivity of special stains and culture in open lung biopsies. Am J Clin Pathol. 102(6):736–40, 1994

急性支气管肺炎

急性支气管肺炎

（**左图**）急性支气管肺炎以显著的肺泡腔和（或）支气管腔内的急性炎症细胞（中性粒细胞）为特征。可以表现为弥漫性、斑片状或局限性。在吸入性肺炎病例中，这种浸润也可能与食物碎屑相关。（**右图**）中性粒细胞浸润可能合并细菌菌落、真菌成分或食物成分，这取决于病因。通常建议送检组织培养。

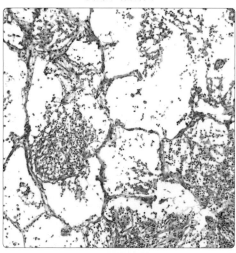

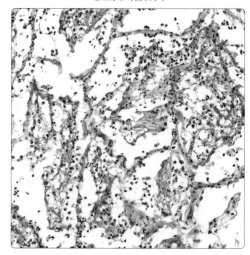

病毒感染

巨细胞病毒性肺炎

（**左图**）某些病毒感染的诊断线索是出现细胞核和（或）细胞质包涵体。这些包涵体 ➡ 大小不同但大多数深染，低倍镜下即可观察到。背景肺组织可见坏死、肺炎或弥漫性肺泡损伤。（**右图**）这个图像显示猫头鹰眼样核包涵体 2 个 ➡ 伴周围空晕和 1 个嗜酸性颗粒状细胞质包涵体 ➡ 即巨细胞病毒感染的特征。

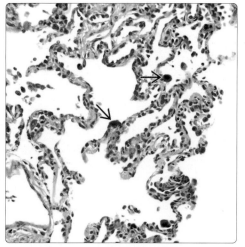

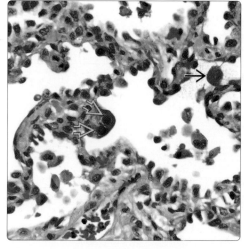

肉芽肿性炎

坏死性肉芽肿

（**左图**）结节性肉芽肿性炎症 ➡ 肺内鉴别诊断通常包括感染（最常见）、假肉瘤样病变、吸入性和外源性物质反应。这些病变无论临床还是大体上都类似肿瘤。（**右图**）伴中央坏死的境界清楚的肉芽肿（干酪样变）➡ 强烈支持感染（特别是真菌或分枝杆菌），但对于无坏死、融合性肉芽肿提示为假肉瘤样病变。查见外源性物质支持为吸入性肺炎改变。

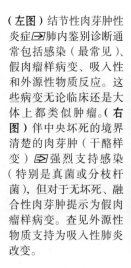

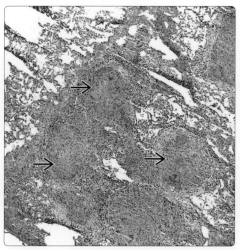

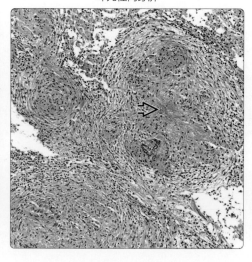

疏松肉芽肿

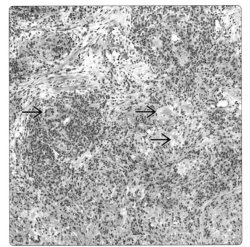

隐球菌感染

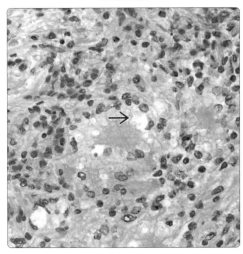

（左图）有时肺肉芽肿形成不良并且境界不清，甚至可能类似于炎症性或纤维化性肺间质疾病。这类病例很有挑战性，但仔细观察大多数病变中通常会找到特征性多核巨细胞➡。（右图）这种特殊病例显示多核巨细胞中有几个包涵体➡，因此诊断为隐球菌感染。

泡沫样组织细胞浸润

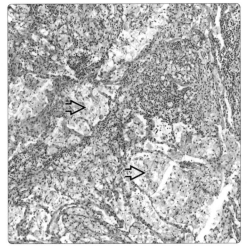

真菌感染

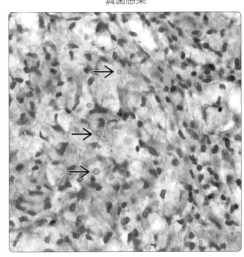

（左图）一些真菌或分枝杆菌感染会呈现弥漫性肺泡内和肺泡外、大的、泡沫样巨噬细胞浸润➡。在这种情况下，真菌孢子作为诊断特征，通常比肉芽肿改变更为显著。（右图）高倍镜下在泡沫样组织细胞中可见无数透明的圆形孢子➡，形态学提示隐球菌，且可经细菌培养来证实。

机化性肺炎

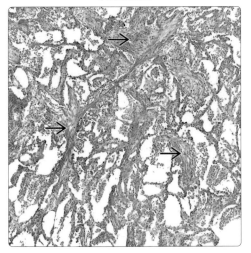

机化性肺炎

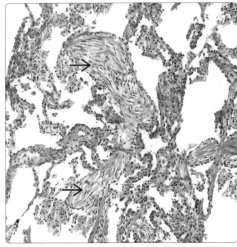

（左图）机化性肺炎➡常见于肿瘤性或非肿瘤性肺标本中。一般来说，这种改变属于非特异病变，可能提示为几种病因中的一种，其中包括感染，药物不良反应，多种间质性肺病和隐球菌性机化性肺炎等。（右图）机化性肺炎➡肺泡和（或）细支气管内疏松的黏液样不规则的成纤维组织"栓子"。

（左图）出现弥漫性➡或斑片状➡间质纤维化提示间质性肺疾病，如常见的间质性肺炎，也可考虑局部瘢痕。这类标本最好待石蜡切片进行诊断。（右图）如果在冰冻切片中出现典型的疏松的间质组织细胞聚集➡和慢性间质炎性浸润➡，则提示为过敏性肺炎。

弥漫性间质纤维化

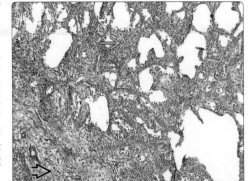

过敏性肺炎

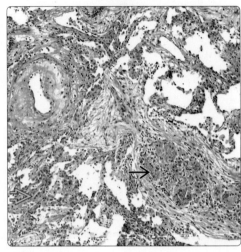

（左图）显示透明膜➡可诊断弥漫性肺泡损伤。其他经典表现包括间质增宽伴有明显的水肿➡和突出的反应性肺泡细胞，也可能存在病毒包涵体或诊断其他感染。（右图）弥漫性肺泡损伤中的反应性肺泡细胞➡可以表现为细胞非常大且胞质嗜酸，类似浸润癌。然而通过结合临床和形态学整体表现，可以与恶性肿瘤鉴别。

弥漫性肺泡损伤

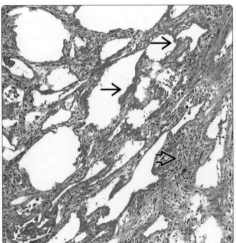

弥漫性肺泡损伤：反应性肺泡细胞

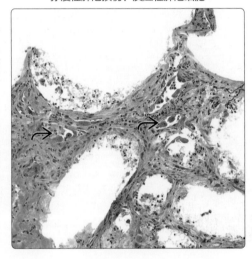

（左图）外源性脂质性肺炎是由吸入外源性油脂（通常是矿物油）所致。形成异物巨细胞、组织细胞和纤维化等组织反应形成的结节状干酪样外观。（右图）这种油脂在体内经组织处理，特征性改变为泡沫样组织细胞和多核巨细胞➡包围的空腔结构。坏死的出现不是其典型表现。

脂质性肺炎

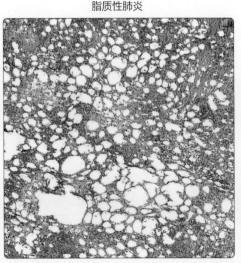

脂质性肺炎

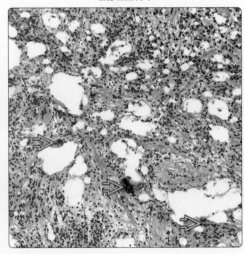

肺肿块：诊断
Lung Mass: Diagnosis

杨 欣 译 林冬梅 校

一、手术 / 临床关注点

（一）会诊目的

- 提供或证实肺肿物诊断
- 如为恶性，需评估标本切缘

（二）患者治疗方案决策

- 如果诊断为恶性肿瘤，需行扩大范围手术以达到切缘无瘤和（或）肿瘤分期的目的
- 冰冻切片不需要报告腺癌亚型（如腺泡、乳头状）

（三）临床背景

- 常因临床症状、筛查或偶然发现而检出肺肿物
  - 引起症状的肺肿物通常较大（＞2cm）
    - 一般在手术前通过经支气管或 CT 引导下活检诊断，但并不需要进行确认
  - 美国预防服务工作组推荐 55—80 岁之间，有 30 年吸烟史，目前吸烟或在过去 15 年内戒烟的人使用低剂量计算机断层扫描（CT）进行筛查
    - 常见小肿块（＜2cm）或磨玻璃影（低密度病变）
    - 通常需要切除后获取诊断结果
      □ 约 70% 为原发性肺恶性肿瘤，约 10% 为转移性肿瘤，约 20% 为非恶性病变
    - 这种情况下的恶性肿瘤更可能是原位腺癌（AIS）、微小浸润性腺癌（MIA）或有附壁型成分的腺癌
  - 肺肿物还可能是由于其他原因行 CT 扫描而被偶然发现

二、标本评估

（一）大体

- 肿物切除方式有楔形切除术、肺叶切除术或全肺切除术
- 胸膜表面应仔细检查
  - 粘连：可能与炎症改变或肿瘤侵透胸膜有关
  - 褶皱：通常是由于癌侵犯但是未穿透胸膜造成的牵拉所导致
    - 胸膜侵犯用于分期，并且是很重要的预后因素
  - 淋巴管播散：白色的胸膜淋巴管提示广泛的淋巴 – 血管侵犯
- 触摸标本以找出所有肿物的位置和其与任何胸膜改变的关系
  - 癌侵犯的胸膜不易活动
- 标本充分检查连续取材，以显示所有触及的肿物和较小和（或）不能肯定的肿物
  - 保留任何可能的胸膜受累区域，供石蜡常规切片评估
- 记录所有肿物的大小和位置

浸润性腺癌

浸润性腺癌

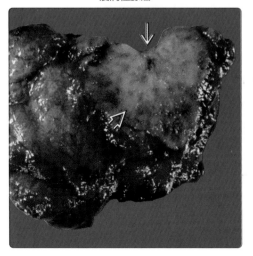

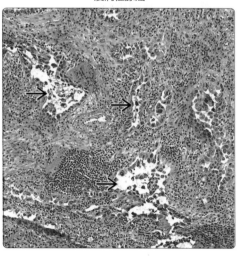

（左图）肺腺癌 ➡ 最常见于外周位置，如果累及脏层胸膜，可能显示胸膜表面"褶皱"➡ 或凹陷（图片由 G. Gray, MD. 惠赠）。（右图）大多数高 – 中分化的浸润性腺癌具有明显特征的异型腺体形成 ➡，从而与鳞状细胞癌区分开来。

- 记录肿瘤与肺实质切缘和支气管切缘的距离

（二）冰冻切片

- 取代表性切面冰冻
- 如果病变有"干酪"或坏死，为避免致病菌（例如结核分枝杆菌）污染冰冻机的潜在可能，可以用印片代替冰冻切片
- 如果病变距离手术切缘很近，选择1个组织块即能够同时显示肿块和边缘的关系

（三）细胞学

- 如果可能存在传染性肉芽肿性病变或需保留肿瘤组织用于常规切片，此时对病变的切面行印片检查非常有帮助
  - 如果怀疑有淋巴瘤可能，则需留取新鲜组织用于其他辅助检查（如流式细胞术）
  - 小的坏死性肿块上获取的印片中发现肉芽肿，提示传染性疾病，但在随后的冰冻切片中未必会获得此提示

三、最常见的诊断

（一）腺癌：常规/非贴壁样结构

- 最常见的诊断
- 通常表现为实性孤立的肿块
- 形态学（鉴别腺泡与实性）在很大程度上取决于分化程度
- 常见促纤维增生性间质或广泛的慢性炎症反应

（二）腺癌：贴壁样结构

- 大体上表现为肺实质内界限不清的实性区
  - 可呈多灶性病变
  - 淋巴瘤和局灶性肺炎可能有类似的表现
- 组织学表现类似正常肺实质伴非典型细胞沿肺泡壁排列

（三）原位腺癌（AIS）和微小浸润性腺癌（MIA）

- AIS和MIA影像学改变通常不形成肿块，更可能呈磨玻璃不透影
  - 预后非常好
  - 可以局限（亚肺叶）切除治疗，且不需要清扫淋巴结
  - 外科医师决定行更局限范围的手术应考虑影像和患者特征
  - AIS和MIA只能在石蜡常规切片上对病变进行充分评估之后才能确定
  - 病理学家可借助于冰冻切片排除AIS和MIA
- 诊断AIS的要求
  - 孤立病灶 < 3cm

- 纯粹的贴壁样生长方式
- 无浸润
- 缺乏肿瘤性坏死和血管或胸膜侵犯
- 缺乏肺泡内肿瘤扩散
- 然而很难将这一表现与人工假象造成的肿瘤细胞移位区分开来
- MIA是除微小（ < 0.5cm）浸润性区域外表现为AIS的病变
  - 在多灶微小浸润的情况下，计算所有浸润灶占比总和乘以肿瘤总直径
  - 举例：2cm肿瘤有10%浸润成分 $=2 \times 0.1=0.2cm$ 评估为浸润灶大小

（四）鳞状细胞癌

- 相对于腺癌，更多为中心型
- 由于肿瘤产生角蛋白，切面可能呈颗粒状

（五）小细胞癌

- 因为多数在诊断时已发生转移，故很少行手术切除

（六）非小细胞癌，未进一步分类

- 大细胞癌诊断需要充分的取材和（或）分类免疫组化指标检测后，确定为分化差的大细胞癌

（七）转移性癌/肉瘤

- 恶性肿瘤病史记录（例如结肠腺癌、骨肉瘤）是非常宝贵的临床信息
- 肺转移性疾病更常表现为多发性结节，而不是单个结节
- 冰冻切片中未必能将原发和转移性恶性病变全部区分开来

（八）类癌

- 大多数病例发生于中央，尤其是在支气管内
  - 常分为支气管内成分和支气管壁内成分
- 患者通常比典型肺癌患者年轻

（九）软骨样的错构瘤

- 通常小且边界清楚
- 通常由于软骨成分呈现蓝灰色及切面呈透明状

（十）肉芽肿

- 通常小（ < 1cm）且圆，可以是多灶状
- 切面从软/坏死到实性/韧到骨样/岩石硬度
- 坏死/"干酪"切面的肉芽肿，与其他病因相比，更可能含有真菌（如组织胞质菌）或分枝杆菌
- 组织应保持无菌操作下送培养
  - 应避免做冰冻切片，以尽量减少人员接触传染性病原体和污染冰冻机

鉴别贴壁样结构的腺癌与反应性非典型增生

特　征	贴壁样结构的腺癌	2 型肺泡上皮反应性非典型增生
细胞相关的纤维化	局限于非典型细胞范围内	通常大于非典型细胞的范围
细胞类型	1 种细胞形态	大于 1 种细胞的混合类型
核内包涵体	常见，通常较大	罕见，通常较小
纤毛	缺乏	可以出现
与正常肺界面	通常截然	通常为单排细胞
生长方式	贴壁但是可有成簇或出芽；可见空隙	通常为单排细胞
非典型核分裂	约 25% 会出现	缺乏

具有实性结构的肿瘤之间鉴别诊断

特　征	类　癌	鳞状细胞癌	转移性乳腺癌	淋巴瘤
位于中央	80%～90%	90%	10%	10%
玻璃样间质＞25%	90%	0%	55%	10%
器官样结构	70%	0%	5%	20%（填充肺泡）
胡椒盐样染色质	60%	0%	0%	40%
核多形性	40%	90%	95%	60%
核膜不规则	30%	95%	95%	75%
核分裂＞5/10HPF	10%	90%	100%	20%
梭形细胞	可能有（位于周边）	常有	罕见	缺乏

（十一）其他非肿瘤性炎症改变

- 表现为结节性的病变包括脓肿，机化性肺炎（圆形肺炎），肉芽肿病伴多血管炎（既往称为韦格纳肉芽肿）和过敏性肺炎

（十二）非典型腺瘤样增生

- 偶然发现，不形成肉眼可见的肿块
- 大小：＜5mm
- 如果在切缘，可能难以与贴壁样结构腺癌区分开来

（十三）淋巴瘤

- 最常见为结外边缘区淋巴瘤（黏膜相关淋巴组织淋巴瘤）和弥漫性大 B 细胞淋巴瘤
- 组织应该进行特殊检查（例如，特殊固定剂、冰冻组织、组织流式细胞）

（十四）实质内淋巴结

- 经常紧邻胸膜，大体上由于炭末沉积呈黑色

四、报告

冰冻切片

- 诊断恶性或良性病变通常可以满足术中决策
  - 术中诊断癌的分型并非决定性因素
  - 如患者在其他部位曾患其他原发性癌，外科医师可能更想知道病变是肺转移性的还是肺原发的
    - 冰冻切片可能无法区分
- 有些外科医师可能想让病理医师对浸润性、AIS 和 MIA 进行区分
  - 外科医师应该了解 AIS 和 MIA 只能在常规石蜡切片中才能得到确诊

五、陷阱

（一）鉴别贴壁型结构腺癌与非肿瘤性炎症性改变

- 切除后肺实质不张加上反应性非典型增生可误认为

浸润性腺癌
- 腺癌的主要鉴别点是核不典型性更明显
  - 癌与相邻正常肺实质之间通常有明确的边界，然而反应性非典型增生更弥漫
  - 腺癌更容易出现核内包涵体
- 癌通常有较厚的细胞膜

（二）鉴别转移性癌与原发性肺癌
- 了解既往恶性肿瘤的病史及其组织学类型非常重要
- 可能在冻结切片中无法区分

（三）鉴别淋巴瘤与肺实质内淋巴结
- 淋巴瘤一般较大，边界不规则，缺乏淋巴结棕褐色、肉质感切面
- 如果组织被冰冻，应寻找淋巴结组织学结构特征（包膜、被膜下窦等）
- 单纯细胞学评估（即仅印片）对于淋巴瘤分级也许作用有限

（四）鉴别坏死性恶性肿瘤与坏死性肉芽肿
- 如果病变全部为坏死则鉴别诊断将非常有挑战性

- 恶性肿瘤（不论原发性还是转移性）通常比感染性病变体积大
- 印片或冰冻切片中观察到肉芽肿形成提示病变由感染引起，但也有偶尔例外情况发生
- 如果怀疑感染，应留取组织进行培养

推荐阅读

[1] Borczuk AC: Challenges of frozen section in thoracic pathology: lepidic lesions, limited resections, and margins. Arch Pathol Lab Med. 141(7):932–939, 2016

[2] He P et al: Diagnosis of lung adenocarcinoma in situ and minimally invasive adenocarcinoma from intraoperative frozen sections: an analysis of 136 cases. J Clin Pathol. 69(12):1076–1080, 2016

[3] Trejo Bittar HE et al: Accuracy of the IASLC/ATS/ERS histological subtyping of stage I lung adenocarcinoma on intraoperative frozen sections. Mod Pathol. 28(8):1058–63, 2015

腺癌，贴壁样结构：大体外观

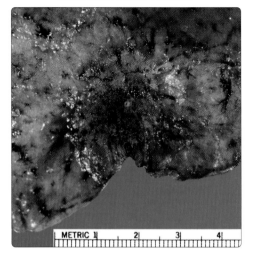

腺癌，贴壁样结构

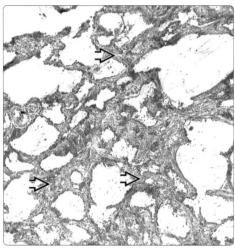

（左图）纯贴壁型结构腺癌（既往称为细支气管肺泡型）与明显浸润性腺癌相比往往非常疏松，容易被忽视或与局部肺炎（硬币状病变）相混淆（图片由 G. Gray，MD. 惠赠）。（右图）腺癌贴壁样结构，有增厚的肺泡间隔➡️；但在反应性和炎症性情况下也可以看到壁增厚。癌的诊断主要基于对肿瘤细胞形态学的评估。

腺癌，贴壁样结构：细胞特点

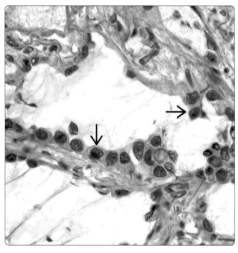

腺癌，贴壁样结构：核内包涵体

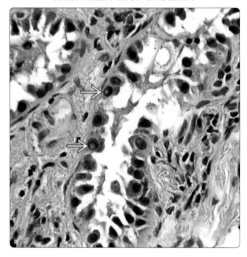

（左图）与非肿瘤反应性情况相比，呈贴壁样结构的腺癌核仁➡️更大，通常核更浓染且大小不一。（右图）核内包涵体➡️在贴壁样结构的腺癌常见，这在反应性非典型增生不太常见且不明显。包涵体由胞质内陷形成，圆形、颜色与胞质相同。包涵体必须与由于冰冻假象造成的核染色质空泡进行区分。

黏液腺癌，贴壁样结构

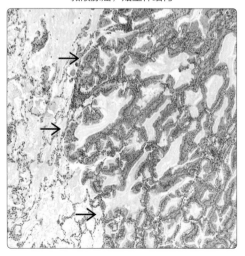

黏液腺癌，贴壁样结构

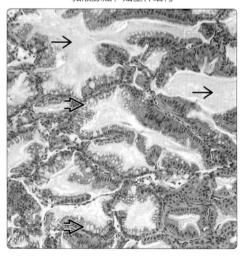

（左图）伴贴壁样结构的黏液腺癌比非黏液性（浆液）亚型更容易识别，因为前者肿瘤和正常肺之间界限明显➡️。反应性非典型增生通常不产生黏蛋白。（右图）贴壁样结构黏液腺癌的细胞通常高/柱状且含有丰富的顶端黏蛋白➡️。细胞外黏液➡️通常在肺泡空腔内或充满肺泡腔。

鳞状细胞癌：大体外观

鳞状细胞癌：大体表现

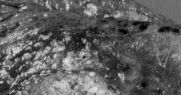

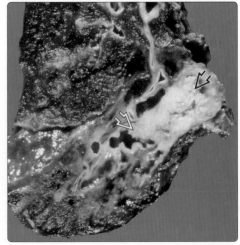

（左图）肺鳞状细胞癌 ➡ 常起源于中央位置，表现为体积较大的肿瘤，大体以及显微镜下所见常邻近或累及支气管（例如起源于支气管）➡（图片由 G. Gray, MD. 惠赠）。（右图）鳞状细胞癌切面实性或颗粒状 ➡，这取决于角蛋白生产的量。注意肿瘤直接侵犯邻近支气管 ➡（图片由 G. Gray, MD. 惠赠）。

鳞状细胞癌：癌巢和促纤维增生性间质

鳞状细胞癌：细胞特点

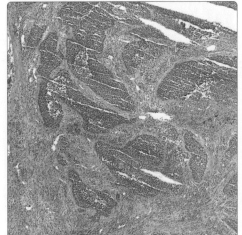

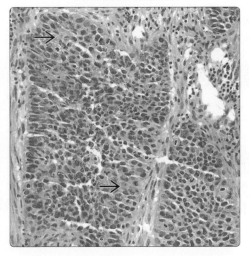

（左图）鳞状细胞癌特征性表现为促纤维增生性间质内不规则的嗜酸性细胞巢，没有腺腔形成，坏死通常很突出。（右图）大部分鳞状细胞癌是由嗜酸性肿瘤细胞 ➡ 构成。然而鳞状细胞癌的基底样亚型细胞较小，可能与小细胞癌相似。根据分化程度不同，角蛋白的产生可多可少。

小细胞癌：大体外观

小细胞癌：形态学

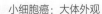

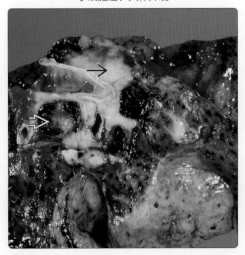

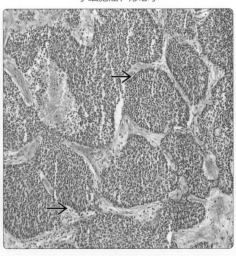

（左图）小细胞癌 ➡ 通常位于中央，切面呈白色肉质状。注意肺门淋巴结侵犯 ➡。这些肿瘤由于在诊断时多有转移，通常不予以手术切除（图片由 G. Gray, MD. 惠赠）。（右图）小细胞癌由巢状和片状小细胞构成，坏死常见。有时还可能显示周围核栅栏样排列 ➡，这会导致与基底样鳞状细胞癌混淆。

小细胞癌：大量核分裂像

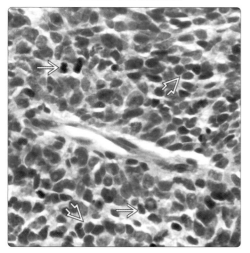

小细胞癌：人为挤压

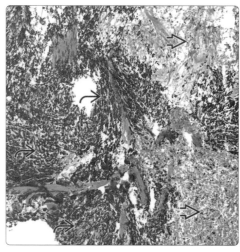

（左图）小细胞癌诊断线索包括大量浓染、重叠、小 – 中等大小的核，丰富的核分裂像➡，缺乏胞质及核碎➡。（右图）小细胞癌的细胞非常脆弱，容易被破坏。因此经常显示明显的挤压假象➡且可能难以与良性淋巴组织区分。其他受影响较小的区域诊断相对容易。注意显著的坏死➡。

类癌：大体外观

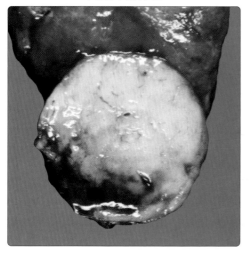

支气管内类癌：大体表现

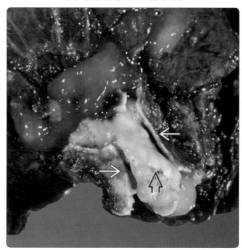

（左图）类癌常表现为边界清楚切面常呈黄色或白黄色、有光泽的肿物，位于中心或周围（图片由 G. Gray，MD. 惠赠）。（右图）有些类癌在支气管壁之间➡，起源于支气管壁内且呈息肉样凸向支气管腔内➡。阻塞会产生相应的症状。有些肿瘤可能被误认为是凝结的黏蛋白（图片由 G. Gray，MD. 惠赠）。

类癌：形态学

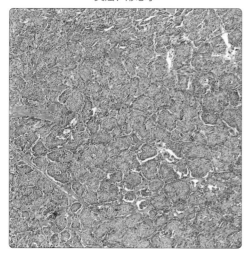

类癌：细胞学特征

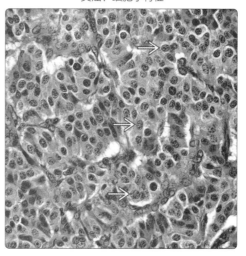

（左图）大多数类癌表现出明显的镶嵌样生长方式，有点像低分化癌，但通常缺乏坏死和核分裂像。癌巢间存在典型的毛细血管网，也可能出现小梁 / 索状或腺泡状生长方式，这些有助于鉴别诊断。（右图）类癌肿瘤细胞核染色质通常显示一致的点状或胡椒盐样➡会有助于诊断。

283

（左图）肺转移性肿瘤更多表现为不同大小的多个孤立的结节➡️而不是1个主要肿块，也可累及多个肺叶，从而提示为转移。（右图）虽然区分原发性肺癌和转移癌非常具有挑战性，但通常可以找到一些线索。注意该转移性结肠癌的高柱状细胞和污秽的坏死➡️，以及腺体融合改变。

肺转移性癌：大体外观

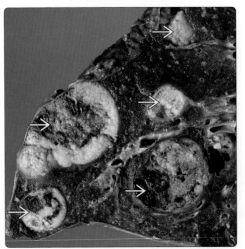

转移性结肠癌

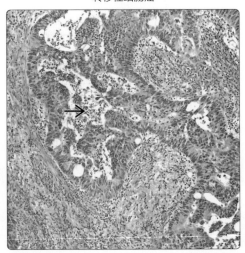

（左图）转移性黑色素瘤病例中存在显著的色素颗粒➡️，存在这些现象对诊断非常有帮助（图片由G. Gray，MD. 惠赠）。（右图）原发性和转移性黑色素瘤在冰冻切片上均难以与癌鉴别。既往黑色素瘤病史记录是诊断转移性肿瘤的重要依据，而褐色色素颗粒的存在➡️同样有助于提示诊断。

转移性黑色素瘤：大体外观

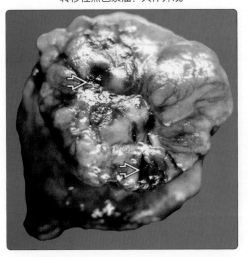

转移性黑色素瘤：色素颗粒

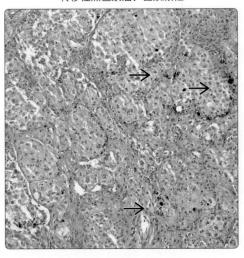

（左图）有些情况细胞学技术可能优于冰冻切片（例如乳腺癌广泛转移病史的患者出现有多个肺肿块）。这张印片显示乳腺癌➡️转移至肺。（右图）肺错构瘤通常表现为一个小的、边界清楚的病变。它主要由良性软骨构成，切面呈白灰色，玻璃状和（或）局部黏液样（图片由G. Gray，MD. 惠赠）。

转移性乳腺癌：印片

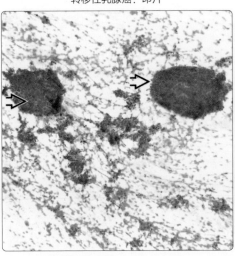

软骨瘤型错构瘤：大体外观

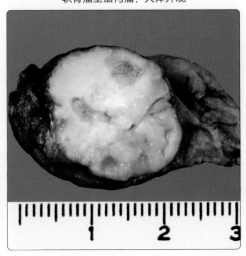

软骨瘤样错构瘤：透明软骨

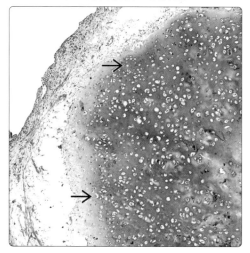

软骨瘤样错构瘤：脂肪，纤维组织和呼吸上皮

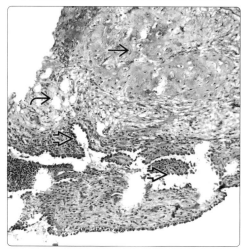

（左图）肺错构瘤形态为温和的软骨➡呈分叶状、界限清楚。转移性软骨肉瘤一直是鉴别诊断之一。然而后者的软骨通常细胞学恶性，而且患者几乎总是有既往病史。（右图）肺错构瘤中相邻的灶状脂肪➡、纤维组织和（或）肌肉，被覆非肿瘤性呼吸上皮➡及软骨➡是典型的形态改变。

肉芽肿：大体外观

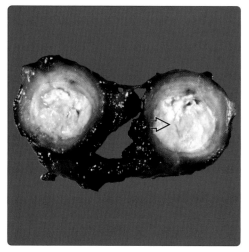

感染性肉芽肿

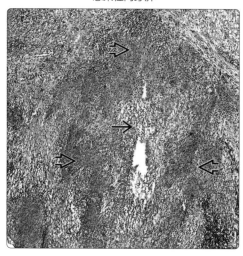

（左图）对其他部位有大肿块的患者，有时会取有限的外周楔形标本以评估一个小结节。肉芽肿通常较小，界限清楚，可能有纤维样、骨样或"干酪样"坏死➡切面。建议在术中使用印片对坏死性病变进行初步评估（图片由 G. Gray, MD. 惠赠）。（右图）显示一个典型的感染性肉芽肿伴周围上皮样组织细胞➡及巨细胞和中央坏死➡。

淋巴瘤：大体外观

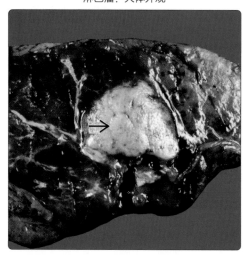

淋巴瘤：印片

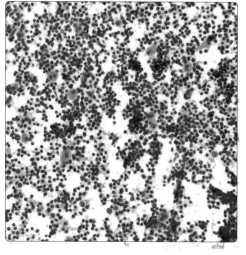

（左图）肺淋巴瘤可能显示各种各样的外观，从结节状➡到与支气管血管结构明显融合状。当怀疑淋巴瘤时，重要的是收集新鲜组织进行其他辅助检查（图片由 G. Gray, MD. 惠赠）。（右图）淋巴瘤的印片通常会显示黏附性差的片状非典型淋巴细胞，提示后续注意进一步诊断检查（如流式细胞术、细胞遗传学等）。

腋下淋巴结：诊断
Lymph Nodes, Axillary: Diagnosis

杨 欣 译 林冬梅 校

一、手术 / 临床关注点

（一）会诊目的

- 乳腺癌患者
  - 判断前哨淋巴结是否存在宏转移（≥ 2mm）癌
  - 小于 2mm 的转移癌可能检测到，也可能检测不到，但是一经发现即需报告
- 腋窝淋巴结肿大患者
  - 确定淋巴结肿大的原因

（二）患者治疗方案决策

- 如果前哨淋巴结有转移，需切除其他淋巴结
  - 如果没有补充手术的计划，则不必行术中淋巴结评估
- 如果发现淋巴瘤或传染性疾病，要留取组织做辅助检测

（三）临床处置

- 乳腺癌患者
  - 既往乳腺癌治疗决策很大程度上依赖于淋巴结状态
  - 目前这类决策更常考虑的是乳腺癌的生物学类型
  - 淋巴结状态是生存指标而非对治疗的反应
  - 近期临床试验（ACOSOG Z0011 和 IBCSG 23-01）显示腋窝清扫术对有 1 ～ 2 个阳性前哨淋巴的

早期乳腺癌患者无明显生存获益
  - 因此冰冻评估诊断前哨淋巴结已显著减少
  - 术中前哨淋巴结评估仍然可用于对不符合 Z0011 纳入标准的患者，包括接受新辅助化疗的患者
- 腋窝淋巴结肿大患者
  - 腋窝淋巴结肿大的原因可能有反应性改变、感染或恶性肿瘤
  - 腋窝切除可能有赖术中诊断
  - 大多情况下行细针穿刺或核芯针活检的目的

二、标本评估

（一）大体

- 从标本上仔细检出所有淋巴结并计数
  - 淋巴结总数和转移淋巴结数用于确定是否需要补充手术
  - 如果每个淋巴结使用不同的颜色标记，则多个淋巴结可放置于同一个组织块中冰冻制片观察
  - 重要的是能够计数转移淋巴结个数
  - 剔除淋巴结上的所有脂肪组织
- 如果存在蓝色染色梯度，转移癌则颜色最深
- 将每个淋巴结间隔 2mm 切成薄片
- 如果淋巴结高度疑为淋巴瘤或肉芽肿性疾病，需留出非冰冻组织以便辅助检测

淋巴结：解剖学　　　　　　　　　　　　淋巴结转移：大体外观

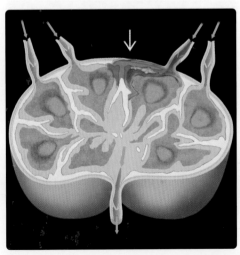 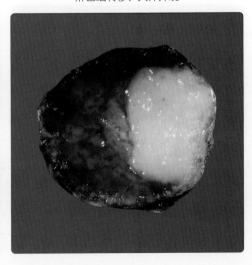

（左图）输入淋巴管和转移灶进入中心平面区域。对半平分淋巴结最有可能显示转移灶。转移部分很可能位于前哨淋巴结检测的染料附近➡️。
（右图）转移癌通常形成坚硬的白色肿块，取代正常的棕红色淋巴结组织。较小的转移或弥漫性转移肉眼则可能会不明显。

○ 可疑淋巴瘤需流式细胞术、冻存组织（分子检测）及选择血液病理学固定剂
○ 肉芽肿性疾病需进行培养
- 常规放射性淋巴结示踪技术不会使病理工作人员暴露于危险辐射环境
  ○ 不需要特殊防护装备
  ○ 组织或相关设备无须特殊保存或处理
  ○ 如果采用新的或非标准技术，应该评估辐射水平及其带来的风险
  ○ 处理流程应得到辐射安全机构部门的批准

（二）冰冻切片
- 如果大体判断有明显的转移，只需切取一个代表性区域用于冰冻
  ○ 明显阳性的淋巴结，也可通过刮片或印片来证实
- 如果是为了检查乳腺癌转移，所有淋巴结需全部取材冰冻
  ○ 至少需要一张包括所有切面的 HE 染色切片
- 如果是为了明确解释淋巴结肿大原因，则只需要一个代表性组织用于冰冻
  ○ 选择行使用细胞学印片，以便节约组织行辅助检查

（三）细胞学
- 用弯曲的手术刀刀片或玻片刮取每个切面，并涂抹在另一个玻片上
- 每个淋巴结应单独评估
- 当怀疑感染或淋巴瘤时会有所帮助
  ○ 印片而非刮片对诊断淋巴瘤会更好

（四）分子方法
- 目前可用的检测是基于细胞角蛋白 19mRNA 扩增的一步核酸扩增（OSNA）法
- 建议作为冰冻切片的替代品
- 尽管能检测到淋巴结微小肿瘤，但临床应用有争议
  ○ 不能可靠的判断转移灶大小或淋巴结外侵犯
  ○ 不能检测细胞角蛋白 19（－）的癌或其他非癌疾病

三、最常见的诊断

（一）转移性乳腺癌
- 女性腋窝淋巴结中最常见的转移癌
  ○ 其次来自邻近的皮肤癌
- 导管和小叶癌是最常见类型
  ○ 转移性肿瘤几乎总是类似于原发性肿瘤
    – 术前复阅切片或报告对准确诊断非常有帮助
    – 如果转移性肿瘤和原发肿瘤不同，需考虑其他诊断（例如良性包涵体或来源于其他部位的转移性肿瘤）
  ○ 诊断淋巴结转移性Ⅰ级和Ⅱ级小叶癌可能非常困难
- 可能为局灶转移

○ 通常出现在邻近周围被膜下窦
○ 转移灶出现在淋巴结中心较为罕见
- 新辅助治疗后可对前哨淋巴结行切除活检
  ○ 2/3 对治疗有反应的转移癌病例会留下纤维化瘤床
    – 当出现时需报告与瘤床相关的纤维化改变
  ○ 然而在 1/3 转移癌的淋巴结中观察不到异常改变
  ○ 治疗反应因淋巴结而异
  ○ 残留转移癌可能表现为肿瘤床上的散在病灶，冰冻切片难以发现
    – 可出现细胞核显著增大呈多形性和丰富的细胞质，提示细胞可能无活性
      □ 仅凭形态学不能确定活性
      □ 任何残留肿瘤细胞均应报告

（二）淋巴瘤
- 可表现为腋窝淋巴结肿大
  ○ 对于患有乳腺癌的女性腋窝淋巴结而言属于少见或意外事件
  ○ 已知患低级别淋巴瘤/慢性淋巴细胞白血病的女性可能有淋巴结累及
- 细胞学印片有助于显示细胞形态学和黏附性差的特性
- 如果有足够的可用组织，应节约组织进行辅助检查
  ○ 冻存组织（DNA 分析）
  ○ 流式细胞术
  ○ 血液病理学固定剂
    – 如果可疑霍奇金淋巴瘤或淋巴瘤以外的诊断，也应该用福尔马林固定组织

（三）黑色素瘤
- 肿瘤细胞通常表现为黏附性差伴显著核多形性
- 肿瘤有色素沉着大体或显微镜下容易识别
  ○ 然而许多转移性黑色素瘤并无明显的黑色素生成
- 患者通常既往有黑色素瘤病史
  ○ 罕见情况乳腺转移性黑色素瘤可误诊为原发性乳腺癌

（四）结节病
- 很少累及腋窝淋巴结
- 淋巴结融合性非干酪性肉芽肿
- 送检组织培养以排除感染

（五）良性上皮性包涵体
- 异位乳腺组织或罕见内陷上皮可能表现为淋巴结内形态良好的小管
  ○ 乳腺上皮可呈汗腺分泌或鳞状细胞化生
  ○ 乳腺间质可有或无
  ○ 内陷可含纤毛细胞
- 良性包涵体很少与转移性乳腺分化好的癌进行比较

（六）硅胶

- 可以渗出假体（"流血"）或当假体破裂时释出
- 可引流至区域淋巴结
- 硅胶肉芽肿切面可能非常坚硬且有沙砾感
  - 外观和质感类似转移癌
- 吞噬硅胶的组织细胞可类似于脂肪细胞或脂肪母细胞
- 硅胶和转移癌可存在于同一淋巴结中

（七）痣细胞巢

- 巢状痣细胞发生于5%淋巴结中，表现为黑色素细胞聚集簇
- 由细胞核温和、染色质细腻的短梭形细胞构成，有时有黑色素
  - 通常形态学与乳腺癌截然不同
- 通常出现在被膜内
  - 很少累及结内实质区

四、陷阱

（一）假阴性诊断

- 未能检查完整淋巴结
  - 如果不是所有切块均冰冻，约30%病例会漏诊宏转移
  - 不可丢弃任何阴性淋巴结组织，否则会影响所有宏转移的检出
    - 包括用于替代技术的组织，例如OSNA
- 转移性小叶癌
  - 在冰冻切片或细胞学印片中很难检出
    - 单细胞浸润模式
    - 在淋巴结内散在分布而不是主要位于周围淋巴窦
  - 肿瘤细胞可与淋巴结中的正常细胞相似
    - Ⅰ级癌类似淋巴细胞
    - Ⅱ级癌类似组织细胞
    - Ⅲ级癌具有核多形性，一般容易辨认
  - 出现黏液小泡的印戒细胞有助于识别肿瘤细胞
    - 但有时缺乏印戒细胞
  - 有些病例需要石蜡包埋后行角蛋白免疫组化检测以确定最终诊断
- 小或异常位置转移
  - 冰冻切片或细胞学印片中可能显示不出＜2mm的转移灶
    - 微转移癌通常不需要补充淋巴结清扫
  - 容易漏掉位于淋巴结中心的转移灶
- 术前新辅助治疗
  - 通常有类似组织细胞的成分散在分布
  - 纤维间质扩展至肿瘤细胞区域外是术前治疗的线索
- 手术和组织处理的人工假象
  - 冰晶、组织折叠和染色差均可影响转移癌检出
    - 注意去除脂肪和迅速冰冻组织以尽量减少假象

- 必要时制备新切片
- 因外科手术引起的烧灼会导致细胞核拉长和模糊
  - 某些病例不能明确诊断的原因

（二）假阳性诊断

- 细胞学高估疾病的范围
  - 细胞学印片敏感，但不能评估转移灶的大小
  - 可准确检测肉眼观察阴性的孤立肿瘤细胞
  - 必要时参考大体检查并跟外科医师讨论报告大体所见
- 良性乳腺上皮内陷
  - 转移癌可能与原发癌类似
    - 如果发现与原发性癌相比转移癌显示分化更好，则应考虑良性上皮内陷
- 高内皮小静脉
  - 靠近被膜时可类似小管状
  - 管腔内的红细胞有助于识别血管结构
- 生发中心
  - 靠近被膜的生发中心可能会误诊为转移癌
  - 大的淋巴结细胞与肿瘤细胞类似
    - 出现的核分裂像可能会担心是否是癌
  - 生发中心包括各种类型的细胞，包括巨噬细胞吞噬小体
    - 比较淋巴结中的其他生发中心改变，可有助于诊断
- 巨细胞和组织细胞
  - 之前的手术或移植，可能会导致淋巴结内出现巨细胞和吞噬含铁血黄素的巨噬细胞
  - 可能会遮盖小的转移癌灶
- 良性转移
  - 良性或恶性疾病术后或核心针活检后淋巴结内可见上皮细胞小簇
    - 大多数情况下伴乳头状病变
    - 在某些情况下免疫组化检测证实肌上皮细胞的存在
  - 巨细胞和含铁血黄素巨噬细胞的出现可视为良性所致而非真正转移的证据
  - 不应出现于浸润性癌诊断中
- 巨核细胞
  - 很少出现在淋巴结中
  - 细胞有丰富的胞质，大而分叶状核和纤细的染色质
    - 细胞数量少

推荐阅读

[1] Maguire A et al: Sentinel lymph nodes for breast carcinoma: a paradigm shift. Arch Pathol Lab Med. 140(8):791-8, 2016

[2] Fellegara G et al: Benign epithelial inclusions in axillary lymph nodes: report of 18 cases and review of the literature. Am J Surg Pathol. 35(8):1123-33, 2011

[3] Weaver DL: Pathology evaluation of sentinel lymph nodes in breast cancer: protocol recommendations and rationale. Mod Pathol. 23 Suppl 2:S26-32, 2010

淋巴结取材

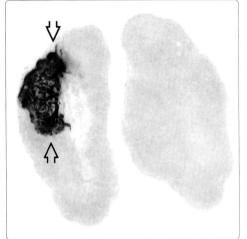

转移性癌：位于中央

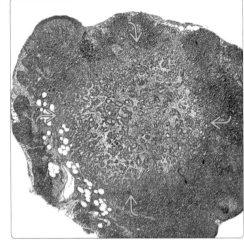

（左图）宏转移▷在约30%的病例中只出现在一分为二的淋巴结的其中一半。因此，大体阴性的淋巴结所有切面必须通过冰冻切片检查，或所有切面必须用于细胞学检查。（右图）转移癌通过传入淋巴管进入，最常位于被膜附近的边缘窦内。然而，偶尔转移位于中央➘。必须检查淋巴结的整个切面。

转移性癌：局灶累及

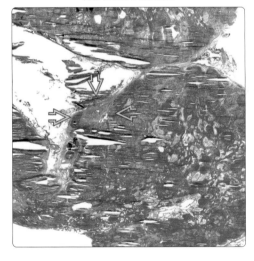

转移性癌：印片

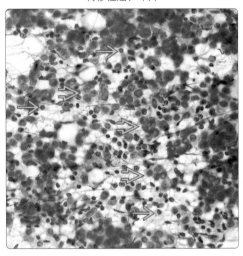

（左图）淋巴结内一个小的局灶转移➘很难发现。为避免漏诊大淋巴结内的小转移灶，仔细观察整张切片是非常重要的。（右图）细胞学非常适用于诊断大体阳性的淋巴结转移。大量肿瘤性上皮细胞伴大而怪异的非典型细胞核，以及均匀浓染的嗜酸性胞质▷，出现于小而成熟的淋巴细胞背景中➙。

淋巴结：涂墨

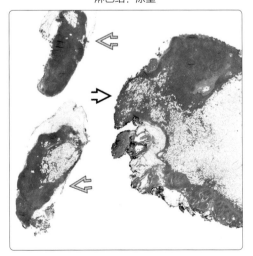

转移性小叶癌

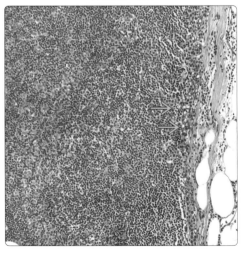

（左图）阳性淋巴结数量是影响预后的重要因素。这个小结节已经被涂蓝并对剖➘以区别于第二块涂黑的结节▷。当需要评估多个小结节时，涂墨会有帮助。（右图）由于转移性小叶癌表现为弥漫的单细胞浸润模式，在冰冻切片上很难识别。这些细胞与大的淋巴细胞或组织细胞非常相似。在这种情况下，一些有黏液分泌➙的细胞有助于识别转移癌。

淋巴结：新辅助治疗

淋巴结：新辅助治疗

（左图）新辅助治疗后评估前哨淋巴结。治疗明显反应的转移癌可能会表现为残留的纤维瘢痕➡️。残留的肿瘤细胞可散在或小簇状➡️。（右图）新辅助治疗后残留的肿瘤细胞会出现形态学改变，包括细胞核多形性和丰富的嗜酸性胞质。虽然这些细胞可能无活性，但在冰冻切片上不易被识别。

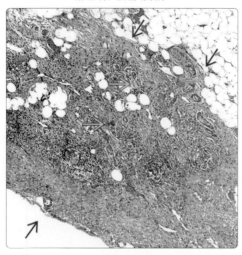

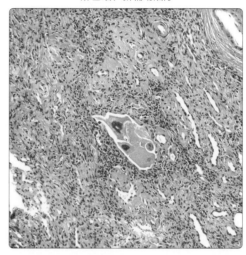

小细胞淋巴瘤

弥漫大 B 细胞淋巴瘤

（左图）评价淋巴结转移癌时，可能会意外发现淋巴瘤。诊断线索是正常结构消失和缺乏生发中心。边缘窦消失，形成一个圆形而不是分叶状的轮廓。（右图）大细胞淋巴瘤通常很容易被识别为恶性肿瘤。但在冰冻切片上可能无法将它们与转移性高级别小叶癌或黑色素瘤区分开来。

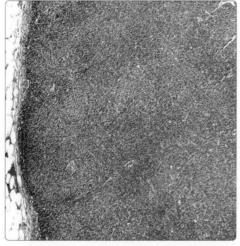

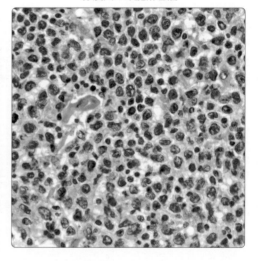

霍奇金淋巴瘤

转移性黑色素瘤

（左图）霍奇金淋巴瘤可表现为腋窝腺病。这例经典的霍奇金淋巴瘤显示镜影和爆米花样霍奇金细胞➡️出现在非肿瘤性淋巴细胞背景中。然而冰冻切片中的诊断性细胞很少。（右图）腋窝淋巴结转移性黑色素瘤可能来自上肢原发灶，但有时原发灶可能未知。细胞学刮片显示非典型上皮样细胞伴特征性核内包涵体➡️。

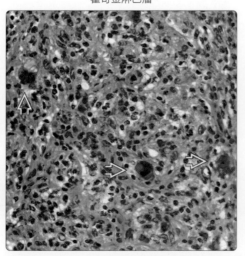

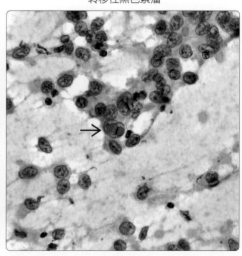

像转移癌：血管

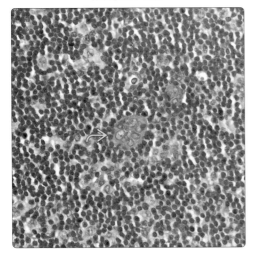

像转移癌：组织细胞

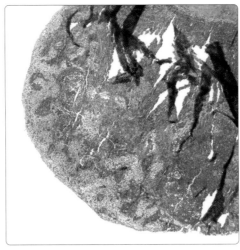

（左图）由密集的内皮细胞围成毛细血管⇗冰冻切片上像腺癌的腺管。腔内红细胞的存在表明该结构是血管。（右图）被膜下丰富的组织细胞低倍镜下与转移癌相似，但在更高倍镜检时，则通常很容易辨认出是组织细胞。

像转移癌：组织细胞

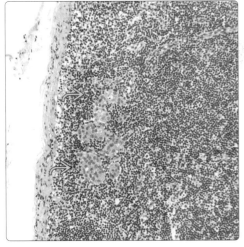

像转移癌：巨细胞

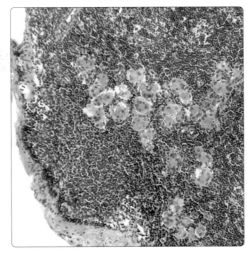

（左图）组织细胞⇗偶尔会在边缘窦聚集或呈簇状，被误认为是转移癌。丰富的细胞质常有含铁血黄素，有助于识别良性细胞。（右图）既往活检或乳腺植入体可能导致淋巴结内巨细胞反应。多核巨细胞具有丰富细胞质，通常容易与癌鉴别。

像转移癌：生发中心

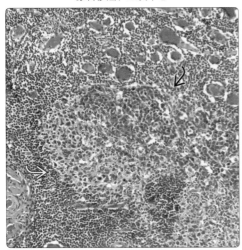

转移癌像生发中心

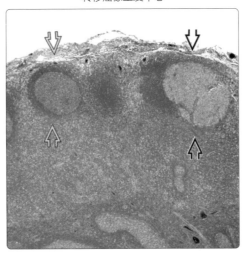

（左图）生发中心位于淋巴结周围，由于存在大的淋巴细胞和核分裂像，被误认为是转移癌。正常的明区➚和暗区➚存在。巨噬细胞吞噬小体是一个重要线索。（右图）该转移性癌⇨由于其位置和圆形外观可能被误认为是生发中心⇨。

像转移癌：内膜异位症

像转移癌：良性上皮包涵体

（**左图**）良性包涵体常表现形态良好的小管。内膜异位可发生在腋窝淋巴结，这些腺体没有肌上皮细胞，但可有纤毛。有必要免疫标记以证明其不是转移癌。（**右图**）一些良性上皮包涵体有肌上皮层➡️，并且有些与乳腺样间质围绕有关。与转移癌相比，这些包涵体非常罕见。

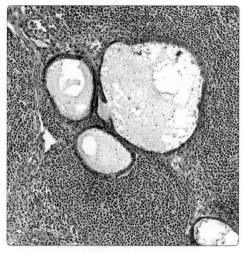

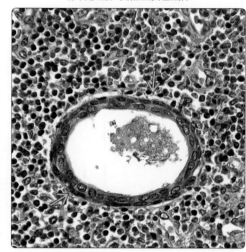

像转移癌：巨核细胞

被膜痣细胞巢

（**左图**）巨核细胞偶尔会出现在淋巴结内➡️。与癌的区别是细胞核大而扭曲的核，伴污浊而丰富的胞质。（**右图**）淋巴结被膜内可见典型的痣细胞巢。冰冻切片显示被膜下纤维间质内特征性的成群细胞排列伴有温和一致的细胞核。细胞比淋巴细胞大。

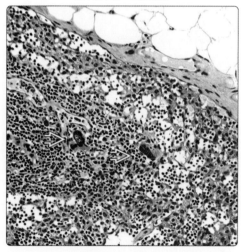

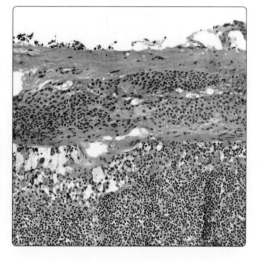

被膜痣细胞巢

痣细胞巢在淋巴结间隔内

（**左图**）结节样黑素细胞痣由均匀的卵圆形细胞组成，部分细胞具有核沟及局灶性黑色素颗粒。（**右图**）这个痣细胞巢➡️出现在淋巴结内而不是常见的被膜内。对于此不常见位置，如果未认出是痣细胞，可能会误诊为转移。

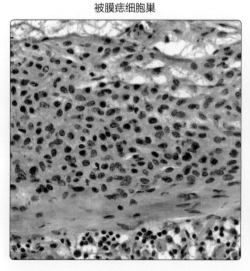

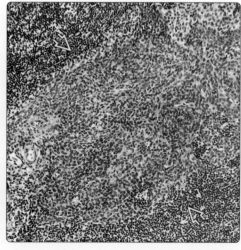

结节病

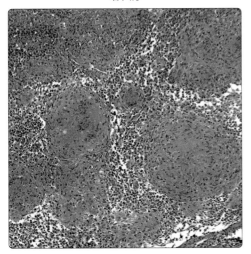

硅反应

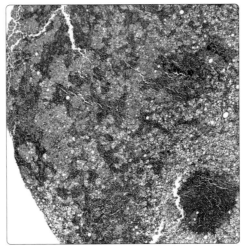

（左图）结节病罕见于腋窝淋巴结。典型的非干酪性肉芽肿，应考虑感染性病因以及与肉芽肿相关的霍奇金淋巴瘤。（右图）淋巴结内硅胶肉芽肿，取材时可坚硬且有沙砾感，大体检查类似癌。硅胶来自于已经破裂的乳腺假体。转移性癌可出现在硅胶区域。

砂粒体

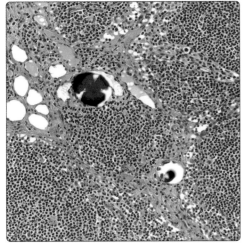

淋巴结：切面皱褶

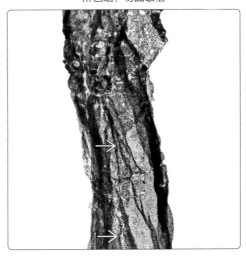

（左图）腋窝淋巴结钙化可能与转移性乳腺癌、转移性卵巢癌或内膜异位有关。转移性甲状腺乳头状癌在这个部位很少见。（右图）由于明显的组织折叠很难发现转移灶➡。此时为更好评估应再制作一张切片观察。

烧灼假象

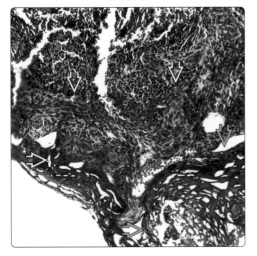

淋巴结：染色不均

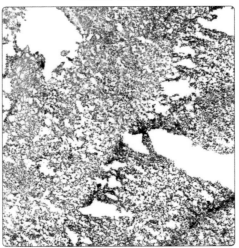

（左图）清扫淋巴结造成的烧灼可能会导致凝固性坏死➡和细胞拉长➡，从而不能很好地评估淋巴结。这些改变可能被误认为转移癌或导致难以发现其中的转移癌。（右图）因为制片造成的明显冰晶以及染色不均，致使更难诊断这个淋巴结内的转移灶。

膈下淋巴结：诊断
Lymph Nodes Below Diaphragm: Diagnosis

江维洋　译　林冬梅　校

一、手术／临床关注点

（一）会诊目的

- 评估腹膜或腹股沟淋巴结的临床分期或评估淋巴结病

（二）患者治疗方案决策

- 如果发现淋巴结转移，可能调整或取消原定的手术计划

（三）临床背景

- 在良性病变的手术过程中可能会发现肿大的淋巴结
  - 如果诊断恶性，则可能会进行额外的手术探查和活检以发现原发病灶
- 在确定手术之前，可行淋巴结取样以便对已知腹腔内的癌进行分期
- 对于某些肿瘤，如果发现淋巴结恶性肿瘤转移，则可能会改变手术方案
  - 胰腺癌：不行胰腺切除术
  - 前列腺癌：可能不行前列腺切除术
  - 术中不再常规行淋巴结评估
  - 可通过术前血清前列腺特异性抗原和影像学检查发现多数出现转移性癌
- 对于其他肿瘤，即使存在转移性恶性肿瘤也需行手

术治疗或可能调整手术方案
  - 结肠癌：行手术切除以减轻／预防梗阻和控制出血
  - 卵巢癌：根据肿瘤负荷的大小可能行减灭术（减少肿瘤细胞）
- 对于许多肿瘤，可根据冰冻切片中有无转移来确定手术切除的范围
  - 生殖细胞肿瘤：通常对大体出现转移性病变行减灭术
  - 对于治疗后患者，如果在冰冻切片仍见肿瘤细胞，则可能会扩大手术切除范围
  - 外阴癌：前哨克氏淋巴结（最高位的腹股沟深淋巴结）无肿瘤转移，则提示可能无须行广泛的腹股沟淋巴结清扫
  - 恶性黑色素瘤：前哨克氏淋巴结无肿瘤提示可能无须行广泛的腹股沟淋巴结清扫
  - 尿路上皮癌行根治性膀胱切除术：例如冰冻切片出现真性骨盆转移时，可能需要实施更为广泛的淋巴结清扫
  - 胃癌：有研究表明，如果术中冰冻切片提示前哨淋巴结阴性，则行更为局限的手术治疗
  - 肾细胞癌：临床表现腹膜后淋巴结肿大但无肿瘤转移时，可能无须行广泛的淋巴结清扫

转移性结肠腺癌　　　　　　　　　　转移性胆管癌

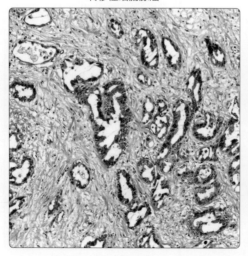 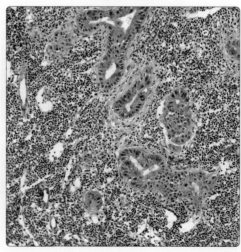

（左图）肿瘤转移灶的形态与原发相似。腺体大小和形状不规则，由非典型的柱状细胞构成，伴有与原发性结肠腺癌相似的明显的促纤维反应。（右图）转移性腺癌特征不明显，其形态与胰胆管发生的腺癌有一定相似性。本例患者具有胆管癌病史。

○ 阴茎癌：冰冻切片诊断肿瘤转移，经典的髂腹股沟淋巴结清扫术将取代改良性双侧腹股沟淋巴结清扫术
○ 宫颈癌
– 对于冰冻切片前哨淋巴结阴性的患者，行腹部根治性子宫颈切除术（而不是根治性子宫切除术）
– 前哨淋巴结阳性可能会终止手术，并在术前行新辅助治疗
- 对于有些肿瘤，根据特定的诊断类型，以指导用于特殊检查的组织处理方式
○ 淋巴瘤：特殊固定液固定组织用于送检流式细胞术检查

二、标本评估

（一）大体

- 切除标本大体判断为淋巴结的结节
- 通过触诊和剥离将脂肪组织包绕的结节分离出来
○ 记录结节的大小及形状（如光滑或不规则）
- 结节的连续切片
○ 局灶灰白的质硬区是淋巴结转移的典型特征
○ 淋巴结弥漫性肿大伴有鱼肉样切面提示可能为淋巴瘤
○ 质硬、钙化、难以切开的结节最有可能是梗死的肠脂垂
○ 局灶坏死的斑驳样结节可能与感染相关

（二）冰冻切片

- 如果已知癌症患者，最好送检完整淋巴结行冰冻切片以便进行术前分期
○ 如果只送检部分淋巴结行冰冻切片，则可能会遗漏微小转移灶
- 对于未知癌症患者，应保留标本以便通过常规切片和辅助检查进行诊断
○ 非冰冻组织有助于辅助检查
○ 如果怀疑感染或淋巴瘤，最好使用细胞学制片

（三）细胞学

- 对结节的切面进行刮片或印片用于制片
- 如果细胞学制片不能提示诊断，可对部分淋巴结行冰冻切片

三、最常见的诊断

（一）转移性恶性肿瘤

- 通常转移性肿瘤的形态与原发肿瘤相似
○ 提供已知或可疑原发癌的部位和组织学类型对诊断至关重要
○ 通常通过术前记录或者前哨淋巴结的送检得到有关信息
- 如果转移的肿瘤形态与原发肿瘤不同，则应考虑其他诊断
- 某些肿瘤可能会出现明显的炎症反应
○ 肉芽肿反应：精原细胞瘤、霍奇金病、少数腺癌
- 对已知肿瘤通常会对最可能受累的淋巴结进行活检（前哨或非前哨淋巴结）
○ 克氏淋巴结（腹股沟深部淋巴结）
– 外阴鳞状细胞癌
– 下肢恶性黑色素瘤
○ 盆腔淋巴结
– 前列腺腺癌（男性）
– 宫颈鳞状细胞癌（女性）
– 膀胱尿路上皮癌
– 子宫内膜腺癌
○ 主动脉旁淋巴结
– 胰腺胰头癌
– 睾丸生殖细胞恶性肿瘤
– 子宫内膜腺癌
○ 腹股沟淋巴结
– 阴茎鳞状细胞癌（男性）
– 外阴鳞状细胞癌（女性）
– 下肢恶性黑色素瘤
○ 腹膜后
– 肾细胞癌
– 睾丸生殖细胞肿瘤
○ 胃周
– 胃腺癌

（二）输卵管内膜异位（苗勒管源性包涵体）

- 在女性的淋巴结中可见良性呈小管状上皮
○ 可能与砂粒体样钙化有关
○ 男性罕见
○ 常见于淋巴结的被膜或髓质淋巴窦
- 小管由单层矮立方细胞排列构成
○ 细胞核小，核仁不明显
○ 有时可见纤毛
- 可发生鳞状化生

（三）异位蜕膜反应

- 在妊娠期孕激素的作用下间质组织可发生蜕膜反应
○ 蜕膜反应可发生在淋巴结、网膜和腹膜
○ 发生于孕妇或产后女性
- 间质细胞与上皮样细胞类似
○ 具有丰富嗜酸性颗粒状胞质的大细胞
○ 在淋巴结被膜下窦可见实性细胞巢
○ 细胞黏附性差，聚集形成上皮细胞样片状形态
○ 细胞核圆形或卵圆形，核仁明显

○ 可见黏液样基质
● 细胞质也可见明显的空泡化
○ 形态类似于印戒细胞癌或黏液样癌或鳞状细胞癌
● 可出现在同一患者的多个淋巴结中

（四）间皮细胞包涵体

● 可能与积液或腹膜间皮细胞增生有关
○ 腹腔罕见
● 表现为单个细胞或小簇状细胞团
○ 出现在窦内或局限于淋巴结

（五）淋巴瘤

● 淋巴结多发肿大，伴有鱼肉样、均匀的外观最易提示淋巴瘤
○ 霍奇金淋巴瘤可伴有明显的肉芽肿反应
● 细胞学制片通常显示为大量形态单一的细胞
○ 术中诊断"可疑淋巴组织增生性疾病"即可
○ 组织需分类用于特殊检查
○ 为保存组织以用于辅助检测，最好术中选择细胞学诊断
● 如果怀疑淋巴瘤，应尽可能保留非冰冻组织用于辅助检查
○ 特定的固定剂（B＋及其他）
○ 用于流式细胞的 RPMI 或其他保存液
○ 用于分子检测的快速冰冻组织（取决于检测机构的平台）
○ 染色／未染色的印片可用于制作 Romanowsky 染色切片

（六）反应性改变

● 淋巴结肿大可能是手术前炎症、创伤和疾病反应
● 生发中心扩大使淋巴结呈现分叶状外观
● 淋巴窦开放
● 反应性改变包括但不限于下面的各种形式
○ 淋巴滤泡增生
○ 窦组织细胞增生症
○ 肉芽肿性淋巴结炎
○ 皮病性淋巴结病
○ 血管改变
● 淋巴结肿大还可能是由于脂肪替代所致

（七）肠脂垂

● 腹膜外翻导致的扭转和梗死
○ 常导致脂肪坏死钙化
○ 类似于淋巴结转移的质硬肿块
● 由于致密钙化，可能无法切除肿块
○ 在某些病例中，可推断为梗死性肠脂垂

（八）子宫内膜异位症

● 常见于有盆腔子宫内膜异位症患者的淋巴结
● 可见结构良好的子宫内膜腺体及间质
● 常见含铁血黄素沉积

（九）结节病

● 由于融合性的非干酪样坏死性肉芽肿导致结节增大、变硬
● 肉芽肿反应可与转移性精原细胞瘤和霍奇金病有关
● 如有可能，应送检组织进行培养

（十）结核

● 腹膜结核的临床症状与晚期卵巢癌相似
○ 患者可出现附件肿块、腹水、淋巴结肿大、腹膜受累
● 如有可能，可送检组织进行微生物培养

（十一）痣细胞巢

● 在淋巴结被膜内出现良性细胞核形态的上皮样细胞或梭形细胞
○ 罕见于淋巴结间隔内

（十二）内皮细胞

● 靠近淋巴周围窦的显著的内皮细胞形态可类似于转移性肿瘤细胞
○ 不形成管腔结构时，形态与小管状或实性细胞巢相似
● 胞质中等、核大，可见小核仁
● 当深切组织时，有时管腔内见红细胞
● 形态与相邻的血管相似

（十三）淋巴管肌瘤病

● 主要发生在年轻女性的罕见疾病
● 淋巴管扩张伴有周围平滑肌异常增生
● 最常见于肺部，但也可能累及子宫及邻近的淋巴结
● 受累的淋巴结可被误诊为平滑肌肉瘤转移

四、报告

（一）冰冻切片

● 作出与已知原发癌相似的"转移性癌"的报告
○ 对于未确诊原发癌的病例，提供临床最可能的原发灶部位
● 对于未见转移的淋巴结，作出初步诊断即可
○ 如果为淋巴瘤，作出"怀疑淋巴组织增生性疾病，建议送检组织行辅助检查"的报告
○ 如果为感染性疾病，作出"非干酪样坏死性肉芽肿性病变，建议送检组织行微生物培养"的报告

（二）细胞学

- 如果淋巴结大体改变明显，细胞学通常可作出诊断

五、陷阱

（一）癌 vs. 良性包涵体

- 特别是在女性患者中应首先考虑良性包涵体而不是转移性癌
- 转移性肿瘤的形态总是与原发癌相似

（二）明显的肉芽肿反应掩盖肿瘤

- 某些恶性肿瘤与显著的肉芽肿反应相关
  - 常见于精原细胞瘤和霍奇金淋巴瘤

推荐阅读

[1] Deng X et al: Abdominal radical trachelectomy guided by sentinel lymph node biopsy for stage IB1 cervical cancer with tumors ＞2cm. Oncotarget. 8(2):3422–3429, 2017

[2] Tempfer CB et al: Lymphatic spread of endometriosis to pelvic sentinel lymph nodes: a prospective clinical study. Fertil Steril. 96(3):692–6, 2011

[3] Acikalin MF et al: Mesothelial pelvic lymph node inclusion in a patient with ovarian microinvasive borderline mucinous tumor: case report with review of the literature. Int J Gynecol Cancer. 17(4):917–21, 2007

[4] Wu DC et al: Ectopic decidua of pelvic lymph nodes: a potential diagnostic pitfall. Arch Pathol Lab Med. 129(5):e117–20, 2005

[5] Argani P et al: Hyperplastic mesothelial cells in lymph nodes: report of six cases of a benign process that can stimulate metastatic involvement by mesothelioma or carcinoma. Hum Pathol. 29(4):339–46, 1998

转移性胰腺癌

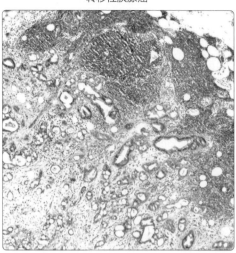

转移性胰腺神经内分泌癌

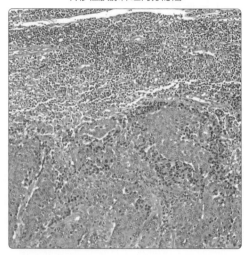

（左图）转移性胰腺癌可见小腺泡结构，这些小腺泡由富含胞质黏液、细胞核温和的柱状上皮细胞构成。转移性胰腺癌的出现通常提示手术切除疗效差。（右图）胰腺高级别转移性神经内分泌癌，细胞呈巢状生长，细胞较大呈上皮样，核相对一致，核分裂易见。

转移性结肠癌

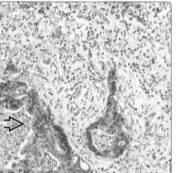

转移性黏液腺癌

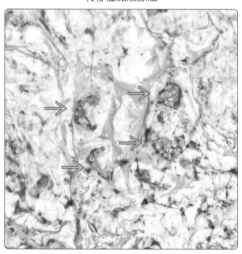

（左图）对于未知原发恶性肿瘤的患者，可以根据转移性肿瘤的组织学形态来寻找原发肿瘤最常见的部位。转移性结肠癌的特征组织学形态表现为高柱状细胞▶和含坏死物的腺体▶。（右图）这个转移性病变具有与原发黏液性结肠肿瘤相似的形态特征，表现为黏液背景中非典型杯状细胞构成簇状腺体▶。

转移性肝细胞癌

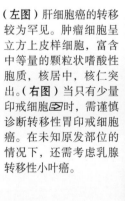

转移性胃印戒细胞腺癌

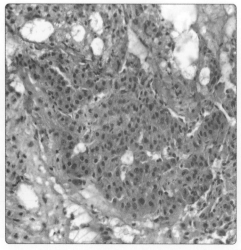

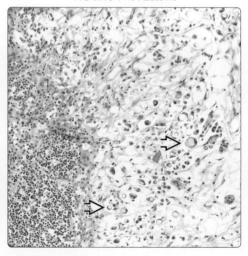

（左图）肝细胞癌的转移较为罕见。肿瘤细胞呈立方上皮样细胞，富含中等量的颗粒状嗜酸性胞质，核居中，核仁突出。（右图）当只有少量印戒细胞▶时，需谨慎诊断转移性胃印戒细胞癌。在未知原发部位的情况下，还需考虑乳腺转移性小叶癌。

转移性肾细胞癌

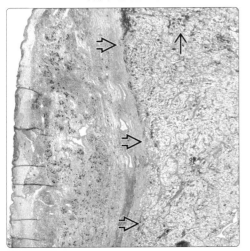

转移性肾细胞癌

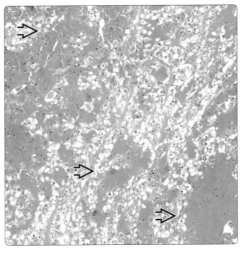

（左图）淋巴结转移性肾细胞癌容易识别➡，纤细的脉管➡是该肿瘤特征性形态。（右图）由于肿瘤内富含纤细血管，无论是在大体还是显微镜下，转移性肾细胞癌均可见出血改变。肿瘤细胞形态常常较为温和➡。

转移性精原细胞瘤：肉芽肿反应

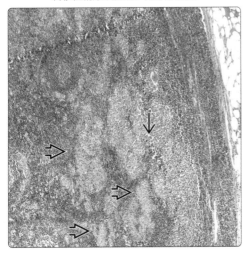

转移性精原细胞瘤

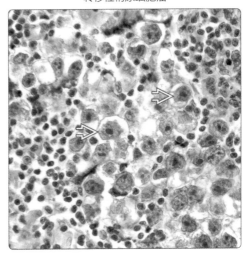

（左图）精原细胞瘤中可见肉芽肿反应➡。肿瘤细胞位于肉芽肿之间，呈灶性分布因而容易造成遗漏➡。霍奇金病也可见肉芽肿反应。（右图）精原细胞瘤，瘤细胞黏附性差，细胞核大，核仁明显（boxcar-shaped nucleoli）➡。当有肉芽肿反应时，可能不易发现肿瘤细胞。

转移性胚胎细胞癌

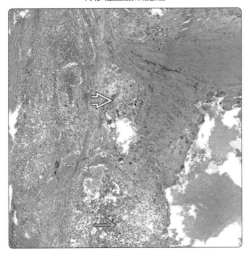

转移性前列腺癌

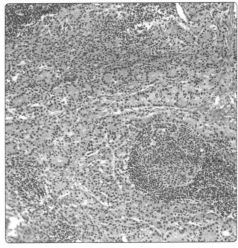

（左图）转移性生殖细胞肿瘤形态常会多种多样。图中淋巴结可见胚胎性癌➡和卵黄囊瘤成分➡。（右图）淋巴结被转移性前列腺癌广泛累及。转移性前列腺癌的腺体结构完整，细胞呈柱状，胞质丰富、粉染，核位于基底，核仁明显。

299

转移性苗勒浆液性癌

转移性苗勒浆液性癌

（左图）该淋巴结除具有脂肪组织外还可见明显异型的上皮样大细胞，该细胞胞质嗜酸、中等量，核大，染色质粗糙，核仁明显。肿瘤细胞巢与邻近淋巴结间质有裂隙形成。（右图）转移性乳头状浆液性癌具有典型的明显增大的多形性核➡，有时可见砂粒体样钙化。

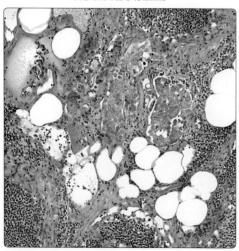
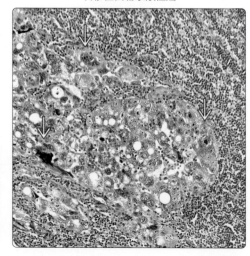

转移性宫颈透明细胞癌

转移性子宫内膜腺癌

（左图）本图显示来源于宫颈的透明细胞癌，具有显著异型细胞核的透明细胞或鞋钉样细胞形成腺样或微乳头状结构。（右图）尽管目前很少送检淋巴结冰冻切片，但子宫内膜癌的分期仍要依据淋巴结评估结果。该图显示实性排列方式的子宫内膜样癌，符合FIGO 3级。

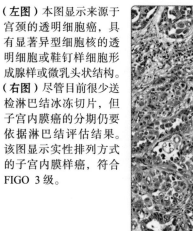
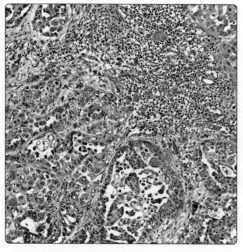
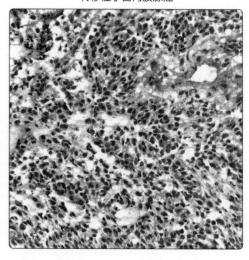

蜕膜

具有空泡状的蜕膜反应

（左图）妊娠女性的淋巴结、网膜和腹膜可见蜕膜反应。细胞上皮样，胞质丰富，核大，核仁明显（图片由M.Nucci,MD. 惠赠）。（右图）异位蜕膜可见明显的空泡状胞质似转移性黏液腺癌。注意细胞核浆比低及细胞核形态较温和（图片由M.Nucci,MD. 惠赠）。

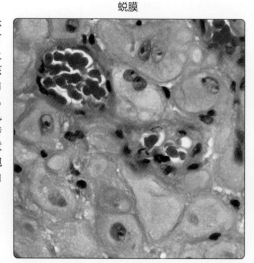
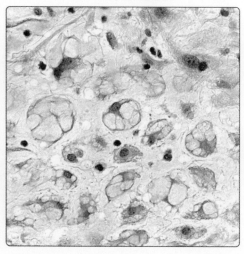

小淋巴细胞性淋巴瘤 / 慢性淋巴细胞性白血病

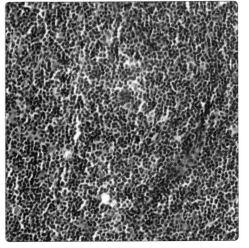

套细胞淋巴瘤

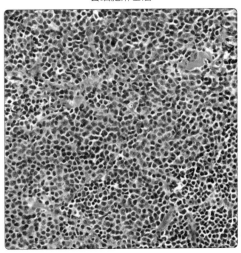

（左图）图中淋巴结结构被形态单一的成熟的小淋巴细胞替代。淋巴结印片对诊断会有所帮助。术中无须明确的诊断，但组织流式细胞检查有助于诊断。（右图）套细胞淋巴瘤显示淋巴结结构破坏，可见轻度增大的淋巴细胞弥漫增生，这些细胞具有介于淋巴细胞性淋巴瘤和滤泡性淋巴细胞的核裂细胞之间的特征。

弥漫大 B 细胞淋巴瘤

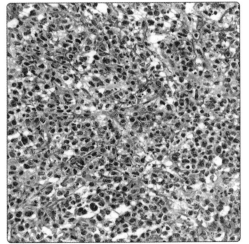

滤泡性淋巴瘤：高级别

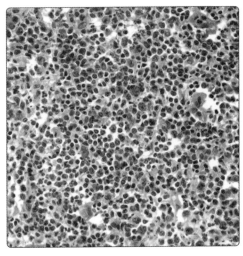

（左图）淋巴结结构破坏伴有明显核仁的大的恶性上皮细胞片状增生。在这例弥漫大 B 细胞淋巴瘤中未见上皮分化的结构。（右图）在本图的滤泡性淋巴瘤中，具有深染的核裂小淋巴细胞和伴有明显核仁及疏松染色质的大的异型上皮样淋巴细胞混合增生，致使淋巴结结构破坏。

间变大细胞淋巴瘤

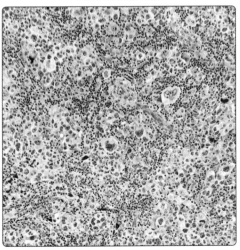

转移性黑色素瘤

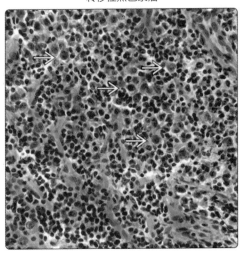

（左图）间变大细胞淋巴瘤可见具有丰富胞质、明显多形性核的大细胞，这些细胞形态与转移性癌的形态相似。因细胞的低黏附性，因而细胞学有可能诊断淋巴瘤。（右图）这例出现黑色素转移的淋巴结显示在淋巴细胞背景中出现散在分布的恶性上皮样细胞➡。鉴别诊断包括癌（特别是胃或乳腺来源）和大细胞淋巴瘤。

反应性的淋巴结

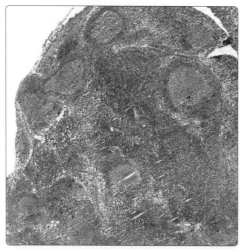

反应性的淋巴结

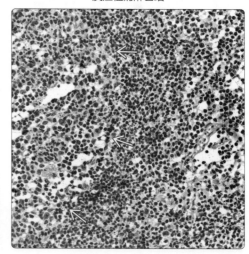

（**左图**）典型淋巴结反应性增生显示淋巴结结构清晰，明显的生发中心和边缘区，滤泡间区淋巴细胞形态正常。（**右图**）在低倍镜下观察淋巴结的结构很重要。过度依赖于高倍镜将导致对转化的反应性淋巴细胞（如本图所示的位于反应性生发中心的细胞➡️）的过度解读。

输卵管子宫内膜异位症

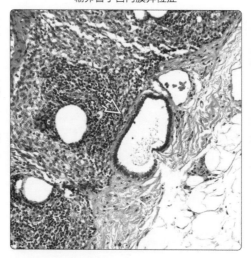

结节病

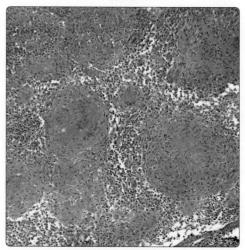

（**左图**）当淋巴结内的上皮细胞形态与已知的原发性癌不相似时，应当考虑良性包涵体，输卵管内膜异位➡️、蜕膜反应、间皮细胞。（**右图**）腹腔结节病可累及淋巴结和（或）网膜组织。坏死性肉芽肿常见于感染性疾病，但也可出现于结节病中。如有可能，可送检组织行培养检查。

淋巴结中的钙化

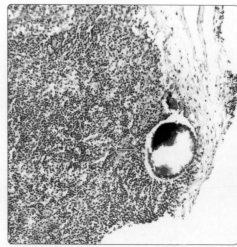

梗死性脂肪垂

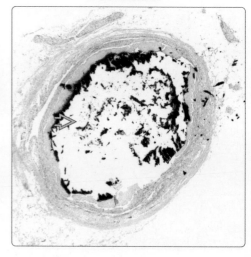

（**左图**）腹腔淋巴结内有砂粒体样钙化➡️可见于转移性卵巢癌或输卵管内膜异位。组织块深切可显示与诊断相关的上皮细胞区域。（**右图**）肠脂垂梗死可形成质硬钙化的脂肪坏死结节➡️。对外科医师来说，这些结节大体形态与淋巴结转移相似。当结节坚硬到无法用手术刀切除时，仅依靠大体检查即可诊断。

淋巴结：疑似淋巴增殖性病变的诊断
Lymph Nodes: Diagnosis of Suspected Lymphoproliferative Disease

时云飞　龙孟平　译　李向红　校

一、外科／临床关注点

（一）会诊目的
- 淋巴结肿大病因的初步探讨
- 确保可见诊断性／病变组织
  - 在冰冻切片上（frozen section，FS）对淋巴组织增生异常进行分类极具挑战性，且在术中冰冻诊断（IOC）过程中完全没有必要
- 最终诊断依靠留取组织做后续辅助检测。

（二）患者治疗方案决策
- 如果最初活检的组织量不充足或者没有病变，可能需要进一步活检淋巴结

（三）临床背景
- 淋巴结肿大可能是由于感染、自身免疫病或者恶性病变所导致
  - 淋巴结获得最佳 IOC 取决于 IOC 是用于明确已知恶性肿瘤的分期还是原始诊断
  - 在检查标本之前，必须明确会诊原因

二、标本评估

（一）大体
- 淋巴结质地很脆弱，应小心处理。
  - 避免在大体检查期间挤压淋巴结
  - 用生理盐水湿润组织，防止空气干燥所致的人工假象
- 标本应当无菌操作
  - 如果怀疑感染需要进行细菌培养
- 描述淋巴结的数目和每一个淋巴结的大小
  - 描述被膜情况（光滑或者破损）
  - 受累和未受累淋巴结的数目对肿瘤的准确分期至关重要
- 将每个淋巴结切分成薄片（2～3mm）
  - 切分后可能需要将淋巴结染成不同的颜色来帮助在切片上识别每一个部分
  - 为避免挤压应使用锋利的刀片
  - 检查每一个切面来发现有无局灶性的病变
- 描述每一个淋巴结的切面（s）
  - 淋巴瘤：鱼肉样，白色，均匀，有时呈结节状
  - 结节硬化性霍奇金淋巴瘤：鱼肉样结节被纤维胶原带状分割

正常淋巴结：反应性生发中心

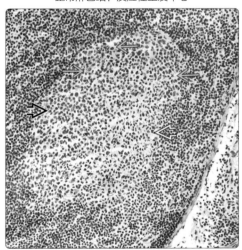

正常淋巴结：细胞学制片

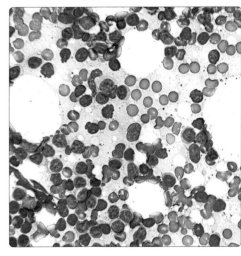

（左图）反应性生发中心内多种细胞类型混杂并存，包括可染小体的巨噬细胞➡，并可见明区➡和暗区➡。这种现象对于提示淋巴结肿大源于良性反应性增生很有用。（右图）正常淋巴结涂片应显示多种细胞类型。如果淋巴结外观严重异常，也应进行冰冻切片，因为有的恶性细胞可能很难从纤维化或硬化的淋巴结中分离到涂片上。

- 转移癌：白色质硬肿块，通常部分累及淋巴结
- 肉瘤：白色质硬肿块，累及整个淋巴结
- 感染：外观斑驳，局部坏死
- 根据最可能的诊断，应留取组织用于辅助检测
  - 流式细胞术：如果需要进行非霍奇金淋巴瘤鉴别诊断，则应提交组织做检测
  - 细胞遗传学研究：用于染色体核型分析研究
    - FISH 可以在福尔马林固定石蜡包埋组织切片上进行
  - 可以强化细胞学细节的血液病理专用固定液：B-Plus 及其他
  - 速冻：用于分子检测和（或）肿瘤储存
    - 许多分子研究也可以在福尔马林固定石蜡包埋组织上进行
    - 如果组织数量不足，可将用于 FS 的组织块冰冻
      □ 组织块表面应覆盖额外的包埋介质并冰冻
      □ 这样可以防止组织在样本转移过程中解冻
  - 微生物学培养：对可疑感染病例或排除结节病的感染因素有用
  - 永久切片：不用于辅助检测的组织应立即用福尔马林固定

（二）冰冻切片

- 如果 FS 用于癌症分期以指导手术，则应冰冻整个淋巴结
  - 冰冻组织前，应明确 IOC 的原因
- 如果 FS 用于指导组织留取，则不应冰冻整个样本
  - 未冰冻的组织应当永久保存用于组织分型和其他辅助检测
  - 细胞学制备的切片可以提供更好的细胞学细节并足以给出一个倾向性的诊断意见
    - 如果细胞学制片仅能显示正常细胞，则 FS 可帮助做出更具特异性诊断
    - 伴有密集纤维化的病变，细胞学可能会导致细胞稀少
      □ 霍奇金淋巴瘤，纵隔淋巴瘤，结节病
- 应当仔细去除淋巴结周围的脂肪组织
  - 脂肪组织不易冰冻而且切片困难

（三）细胞学

- 如果怀疑淋巴瘤或感染则更适宜使用细胞学
  - 细胞细节较 FS 更佳
  - 避免感染性物质污染冰冻设备，并可最大化减少人员暴露
- 淋巴结的切片可以采取刮取或者印片的方式进行
  - 如果目的是为了评估有无转移癌，则所有的切面均应制片
  - 如果怀疑转移癌或者淋巴结大体上呈现硬化的表现，则更适宜使用刮片方式制片
  - 如果怀疑淋巴瘤则应采取压片的方式制片这样可以使得制备的切片细胞更丰富
- 快速固定苏木素 - 伊红染色和风干 Romanowsky（Diff 快速染色）染色这两种常用方法可用于显示核及胞质细节

- 风干的操作可能使得细胞显得比实际要大

三、最常见的诊断

（一）反应性滤泡增生

- 特征是淋巴结可见多量大小不等的淋巴滤泡
- 生发中心具有反应性特征
  - 生发中心有极向（暗区和明区）
  - 生发中心中出现多种类型的细胞（中心细胞、中心母细胞、吞噬核碎屑的巨噬细胞等）
  - 生发中心通常突出，导致淋巴结外观呈分叶状
    - 淋巴组织异常增殖通常会使得淋巴结膨胀，导致类圆形外观
- 滤泡间区细胞成分混杂（小淋巴细胞、浆细胞、组织细胞）
- 淋巴结被膜正常、无增厚，淋巴窦开放

（二）非霍奇金淋巴瘤

- 患者通常年龄更大（诊断中位年龄：66 岁）
- 淋巴结弥漫增大
- 淋巴结正常结构破坏有助于识别病变组织
- 细胞学检查对于评价恶性肿瘤成分很有帮助
  - 留取组织制作石蜡切片以及特殊检查
- 辅助检查对于最终确诊很有帮助
  - 流式细胞术检查细胞表面标志物
  - 用新鲜组织进行细胞遗传学检查
  - 冻存组织用做分子生物学检测及组织库存档
- 具有小 - 中等大小细胞的淋巴瘤可能很难识别
  - 淋巴结出现不典型特征时应考虑淋巴瘤的可能
    - 窦不开放；外观饱满
    - 生发中心小，边缘区或套区扩大
    - 正常结构破坏，正常生发中心消失
      □ 单一成分的小淋巴细胞（如慢性淋巴细胞白血病）
      □ 紧密聚集 / 背靠背的结节状结构（如滤泡性淋巴瘤）
  - 术中没有必要明确诊断
- 大细胞性淋巴瘤通常很容易被识别出来是恶性
  - 通常显示非黏附性的生长方式
    - 转移性恶性黑色素瘤、印戒细胞癌（包括乳腺小叶癌）也可以表现为由非黏附性细胞组成
      □ 患者常有恶性肿瘤的临床病史
      □ 也有一些患者原发肿瘤隐匿而转移性病变得以优先诊断
  - 大的非典型细胞片状分布，核分裂像很常见
  - 纵隔或腹膜后发的淋巴瘤可以出现致密纤维化
    - 可模拟硬化或纤维化的癌
    - 病例出现致密纤维化则流式检测细胞稀少
  - 年轻患者纵隔肿物应当考虑到淋巴母细胞淋巴瘤可能性
    - 细胞学诊断对于诊断淋巴母细胞淋巴瘤有帮助

- 已知有低级别淋巴瘤的患者可能再次送检淋巴结以明确是否已进展为大细胞淋巴瘤
  - 如果最初的标本仅可见小细胞，则可能需要进一步行淋巴结活检

（三）霍奇金淋巴瘤

- 发病率显示双峰特征，第一个高峰出现在年轻患者（20—40 岁之间），第二个高峰在年长者（55 岁以后）
  - 有些患者出现症状（盗汗，发热，瘙痒，体重减轻）
- 淋巴结弥漫性增大
  - 结节硬化型的特征是粗胶原带将淋巴结分割成宽大结节状
  - 正常生发中心间出现滤泡间增宽应引起怀疑
- 细胞学检查可能仅观察到背景中的正常淋巴细胞
  - 诊断性 Reed-Sternberg 细胞可能很罕见，并且辨识困难
- 如果高度怀疑霍奇金淋巴瘤并且组织含量有限，则不宜送检流式，可能仅发现背景的炎细胞浸润

（四）急性淋巴母细胞白血病 / 淋巴瘤

- 前体细胞肿瘤（淋巴母）可见于任何年龄但最常见于儿童
  - T- 细胞急性淋巴母白血病 / 淋巴瘤（acute lymphoblastic leukemia/lymphoma，ALL/LBL）最常见于青少年男性，并通常表现为纵隔大包块；淋巴结及结外部位也可以受累
  - B- 细胞 ALL/LBL 最常见于 6 岁以下的儿童，并且纵隔侵犯少见；尽管如此结外侵犯很常见，尤其是在 CNS，淋巴结，脾脏，肝脏，睾丸，皮肤，软组织和骨
- 如果可能，IOC 即给出确切的诊断很有帮助，因为纵隔包块生长很快，并有可能导致呼吸窘迫
- B- 细胞 ALL/LBL 和 T- 细胞 ALL/LBL 形态学难以区分
- 母细胞的形态特征多样，可以具有染色质致密、核仁不清晰，胞质稀少的小细胞或细胞中等大小，胞质中等量染色质细腻，核仁显著程度不一，或偶尔空泡状
  - 核圆形、不规则或扭曲
  - 细胞学对于观察母细胞形态尤其是染色质质地及有无核仁很有帮助
- 除了细胞学特征，组织切片也能提供有用的信息
  - 母细胞经常显示单排列兵样的软组织浸润
  - 常会有组织细胞可染小体形成而出现星天现象
  - 常可见大量核分裂像
- 仅依靠母细胞的形态特征，可能难以将 ALL/LBL 与成熟的高级别淋巴瘤区分开来
  - 临床病史和侵犯部位对于提示 ALL/LBL 很有帮助，而免疫分型对于确诊是必需的
- 留存组织做流式细胞学及细胞遗传学分析

  - 如果组织有限，许多细胞遗传学改变可以通过 FISH 在石蜡包埋组织中进行

（五）转移癌

- 患者通常年龄更大（＞ 60 岁）
  - 知晓癌症病史和癌症类型很有必要
- 患者表现为淋巴结肿大的隐匿发病的临床情形有
  - 乳腺癌转移至腋下淋巴结（尤其是小叶性乳腺癌）
  - 肺癌转移至颈部淋巴结
  - 甲状腺癌转移至颈部淋巴结
  - 腹腔发生的癌转移至左锁骨上淋巴结（Virchow 淋巴结），腹股沟淋巴结（有时误诊为腹股沟疝），或脐周（Sister Mary Joseph 淋巴结）
  - 口咽部鳞癌（HPV- 相关）转移到颈部淋巴结
- 淋巴结可以表现为完全或者部分受累
  - 大体见有部分受累，强烈支持转移癌而非淋巴瘤
    - 有些高级别的淋巴瘤大体上可以类似转移癌
  - 转移最常见于被膜下窦，但也可以侵犯淋巴结中央
- 细胞学可见成团的恶性细胞
  - 例外情况见于恶性黑色素瘤、胃和乳腺（小叶）发生的印戒细胞癌

（六）结节病

- 最常见于 20—30 岁组的男性或女性，及＞ 50 岁的女性
- 通常累及多个淋巴结
- 淋巴结完全被相互融合的非干酪性肉芽肿性炎替代
  - 小灶坏死并不排除结节病
- 鉴别诊断中永远要考虑到感染性病变
  - 应当无菌操作留取组织做微生物培养
- 霍奇金淋巴瘤和转移性精原细胞瘤有可能伴有肉芽肿
  - 应当仔细观察肉芽肿之间的淋巴结区域来寻找恶性肿瘤细胞

（七）感染

- 患者通常会出现症状
  - 可能与某些淋巴瘤相关的症状类似（发热，盗汗）
- 淋巴结具有斑片状和点状坏死外观的更支持为感染性病变
  - 为避免污染冰冻设备以及个人暴露可选择细胞学检查
  - 混合性炎细胞浸润伴坏死提示感染
- 传染性单核细胞增多症可因含有大量的免疫母细胞误诊为淋巴瘤
- 注意无菌操作留取组织以备微生物培养

（八）Rosai-Dorfman 病

- 又称为窦组织细胞增生伴巨大淋巴结病
  - 病因不明
- 最常见于＜ 10 岁的儿童但也可见于成人
- 最常见于颈部淋巴结，其他组的淋巴结以及结外也可见（皮肤，鼻窦等）
- 由于组织细胞成分的增生导致淋巴结扩大，组织细胞具有丰富的嗜酸性颗粒状胞质

（九）Kichuchi 病

- Kichuchi 病（又称为 Kichuchi–Fujimoto 病或组织细胞坏死性淋巴结炎）常累及年轻人的颈部淋巴结（20—40 岁之间）
- 临床经过为良性；通常在数周或数月后淋巴结肿大自行消退
- 灶状坏死区周围可见大量的免疫母细胞及组织细胞
  - 具有显著核仁的免疫母细胞可能会误诊为恶性
  - 中性粒细胞和嗜酸性粒细胞通常消失
- IOC 过程中鉴别淋巴瘤或感染可能非常困难
  - 最好推迟到石蜡切片时做出确切诊断
  - 应当留取组织以备淋巴瘤相关的检查或送至微生物培养

四、报告

冰冻切片和细胞学

- 如果 IOC 用来做癌症分期，诊断"转移癌"或"未见癌"已经足够
- 如果 IOC 用于评估淋巴结肿大原因，则没有必要给出确切诊断
  - 诊断"可疑淋巴组织异常增生"或者"可见病变组织"已足够
  - 要记录已经留取组织做进一步检查

五、陷阱

（一）漏诊淋巴瘤

- 低级别淋巴瘤或淋巴瘤部分侵犯淋巴结时容易出现漏诊
- 特别发生于当淋巴结活检的目的是为已知癌症患者进行分期，而临床并未怀疑淋巴瘤
- 发生转移癌的淋巴结也可以同时被淋巴瘤累及

（二）误诊

- 具有 Reed–Sternberg 样形态的细胞也可见于其他类型淋巴瘤，分化差的癌，以及传染性单核细胞增多症
- 间变性大细胞淋巴瘤通常在边缘窦内生长并且可以类似乳腺癌
- 单凭 IOC 鉴别 Kichuchi 病和淋巴瘤可能很困难，甚至不可能

（三）正常淋巴结结构误诊为恶性

- 反应性滤泡增生时，含有大生发中心的滤泡数目可以增多，并可能误诊为滤泡性淋巴瘤
  - 结构正常有助于识别（生发中心极向，含有可染小体的巨噬细胞）
- 有些生发中心可以靠近边缘窦
  - 生发中心的大淋巴细胞、核分裂像和凋亡细胞可能会被误认为是恶性细胞
- 显著的血管结构可以类似转移性腺癌的腺体
  - FS 上的内皮细胞核看上去很大但是缺乏癌症的多形性
  - 管腔内可见红细胞是辨识血管的重要特征

（四）在淋巴瘤或者感染时应冰冻整个淋巴结

- 确诊及鉴别诊断时需要增加辅助检测
- 细胞学制片对于缩小鉴别诊断范围及留存组织有帮助

（五）挤压烧灼变形

- 淋巴结在切除或者大体检查过程中极易被挤压
- 确定挤压的蓝细胞是淋巴瘤，小细胞癌，类癌，或者正常淋巴细胞可能会非常困难或者不可能鉴别
  - 如果假象导致难以鉴别则不应做出明确的诊断
- 应当告知外科医师需要送检额外组织

推荐阅读

[1] Solomon AC et al: Frozen sections in hematopathology. Semin Diagn Pathol. 19(4):255-62, 2002

[2] Guo LR et al: Incidental malignancy in internal thoracic artery lymph nodes. Ann Thorac Surg. 72(2):625-7, 2001

[3] Wilkerson JA: Intraoperative cytology of lymph nodes and lymphoid lesions. Diagn Cytopathol. 1(1):46-52, 1985

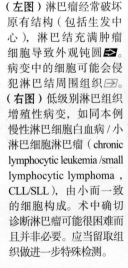

（左图）淋巴瘤经常破坏原有结构（包括生发中心），淋巴结充满肿瘤细胞导致外观钝圆 ➡。病变中的细胞可能会侵犯淋巴结周围组织 ➡。
（右图）低级别淋巴组织增殖性病变，如同本例慢性淋巴细胞白血病/小淋巴细胞淋巴瘤（chronic lymphocytic leukemia /small lymphocytic lymphoma，CLL/SLL），由小而一致的细胞构成。术中确切诊断淋巴瘤可能很困难而且并非必要。应当留取组织做进一步特殊检测。

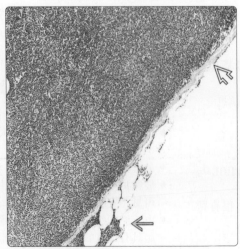

低级别淋巴瘤：淋巴结正常结构消失

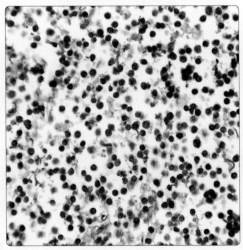

低级别淋巴瘤：细胞学制片

慢性淋巴细胞性白血病/小淋巴细胞性淋巴瘤：冰冻切片

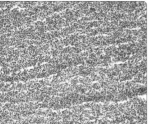

慢性淋巴细胞性白血病/小淋巴细胞性淋巴瘤：冰冻切片

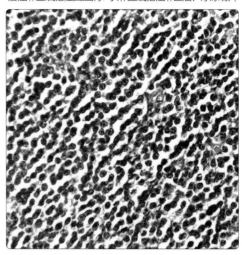

（左图）CLL/SLL 通常显示成片浸润的小细胞取代了正常淋巴结结构。注意缺乏正常的生发中心，冰冻切片较细胞学更容易识别这些小细胞群。（右图）CLL/SLL 患者可能需要术中冰冻来确定无大细胞淋巴瘤转化（Richter 转化）。如果最初的淋巴结不能诊断，则需要活检额外的淋巴结。

滤泡性淋巴瘤

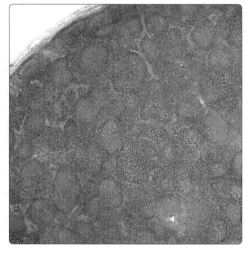

反应性滤泡增生

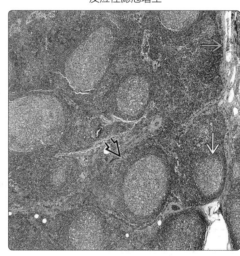

（左图）滤泡性淋巴瘤表现为结节状浸润，由致密排列的滤泡构成，生发中心缺乏极向和可染小体巨噬细胞。（右图）反应性滤泡增生可以误诊为滤泡性淋巴瘤。注意反应性滤泡大小不一，生发中心➡有极向，含有可染小体的巨噬细胞以及完好的套区➡以及开放的淋巴窦➡。

弥漫性大 B 细胞淋巴瘤

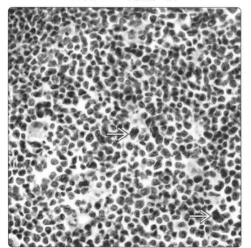

弥漫性大 B 细胞淋巴瘤：印片

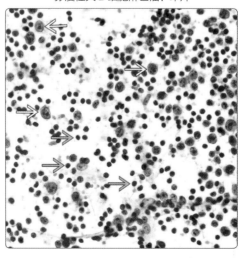

（左图）弥漫性大 B 淋巴瘤由成片中等 – 大的细胞构成，核圆形或卵圆形，核仁显著。偶尔细胞多形性显著➡。（右图）大细胞淋巴瘤通常在细胞学上就可以证实是恶性的，可见缺乏黏附性的中等 – 大淋巴细胞➡，核卵圆形或者不规则，核仁显著，背景混杂有小淋巴细胞➡。

（左图）高级别 B 细胞淋巴瘤显示片状分布中等 – 大细胞浸润，通常形态相对均一，染色质细腻核仁明显，核分裂像常见➡。（右图）高级别 B 细胞淋巴瘤通常形态均一，细胞体积中等，核仁明显，可见含可染小体巨噬细胞➡，导致组织切片上出现星天现象。

高级别 B 细胞淋巴瘤

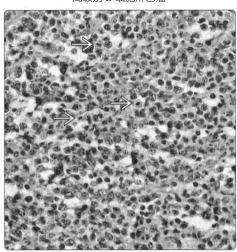

高级别 B 细胞淋巴瘤：印片

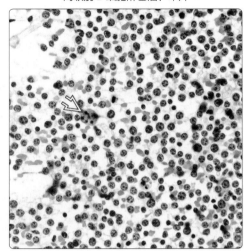

（左图）间变性大细胞淋巴瘤的细胞形态上具有一定的变异性，从中等大小具有肾形核➡的细胞到核型显著不规则的大细胞，细胞质丰富➡。（右图）此例间变性淋巴瘤显示体积大的细胞，形态多变，包含数量不等大细胞伴有肾形马蹄形或者花环状核，形成所谓的"hallmark 细胞"➡。

间变性大细胞淋巴瘤

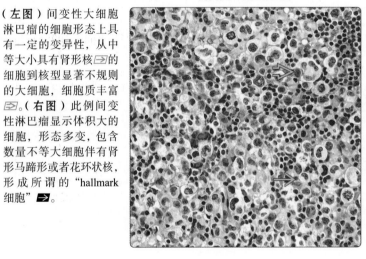

间变性大细胞淋巴瘤：印片

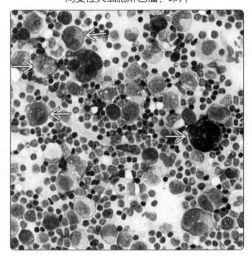

（左图）背景小淋巴细胞中可见 Reed–Sternberg 细胞➡和单个核变异型➡，核仁大，胞质丰富。（右图）由于良性淋巴细胞背景中出现极少的诊断性细胞，因此会很难诊断霍奇金淋巴瘤。在该组织印片中可以看到 Reed–Sternberg 细胞➡。

经典型霍奇金淋巴瘤

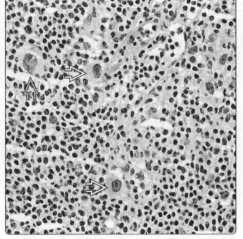

经典型霍奇金淋巴瘤：印片

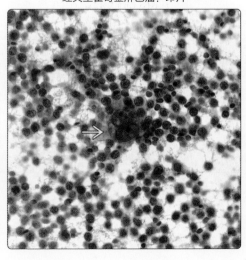

急性淋巴母细胞白血病 / 淋巴瘤

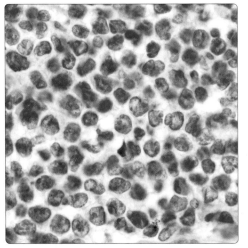

急性淋巴母细胞白血病 / 淋巴瘤

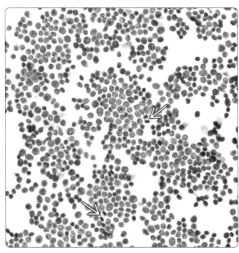

（左图）ALL/LBL 母细胞核型不规则，染色质细腻，核仁清晰程度不等，并且胞质罕见。尽管高级别淋巴瘤也可见片状分布的中等大小细胞，具有很高的分裂活性，但通常母细胞染色质更细腻、弥散。（右图）ALL/LBL 的印片通常高度富于细胞，并显示出形态单一且不成熟的细胞群体，染色质很细腻。核分裂像可以很常见➡。

急性淋巴母细胞白血病 / 淋巴瘤

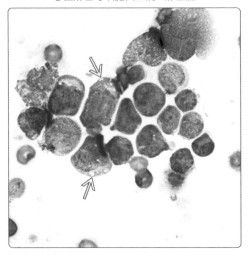

高级别 B 细胞淋巴瘤

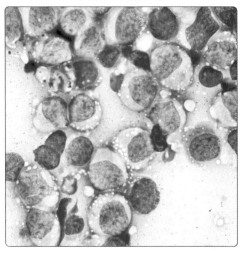

（左图）这些母细胞显示出相对稀少的嗜碱性细胞质，含有胞质空泡➡。胞质空泡对 ALL/LBL 不特异，也可见于其他高级淋巴瘤，如高级别 B 细胞淋巴瘤和 Burkitt 淋巴瘤。（右图）本例为高级别 B 细胞淋巴瘤，常出现的胞质空泡也见于 ALL/LBL，与典型的淋巴母细胞相比，胞质更丰富。

T- 淋巴母细胞淋巴瘤

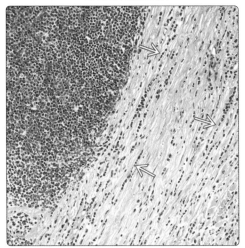

T- 淋巴母细胞淋巴瘤

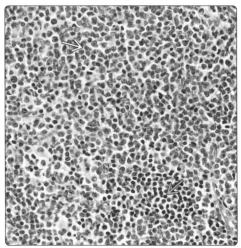

（左图）本例为淋巴结 T 淋巴母细胞淋巴瘤，淋巴母细胞片状增生破坏淋巴结原有结构。注意单层排列➡的母细胞浸润淋巴结被膜。（右图）T 淋巴母细胞淋巴瘤➡累及淋巴结，淋巴母细胞比背景成熟淋巴细胞大➡，染色质更细腻。

（左图）淋巴结可同时被2种肿瘤累及。此淋巴结同时有鳞状细胞癌➡和慢性淋巴细胞性白血病/小淋巴细胞性淋巴瘤➡累及。注意转移癌未累及的区域的淋巴结结构消失。（右图）转移性癌通常在细胞学制片上集结成簇，可与高级别淋巴瘤鉴别。然而，有些癌（如印戒细胞癌）的黏附力不强。

转移癌和淋巴瘤

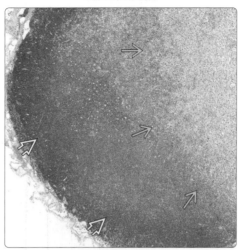

转移癌，细胞学制片

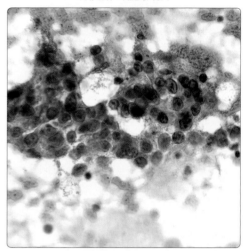

（左图）淋巴结中可见转移性结肠癌➡和转移性前列腺癌➡。在对淋巴结进行冰冻切片时，了解患者是否有既往恶性肿瘤的病史很重要。（右图）间变性大细胞淋巴瘤由大的多形性细胞组成，这些多形性细胞经常表现出窦内侵犯方式累及淋巴结➡。这种模式与转移癌非常相似。

转移癌

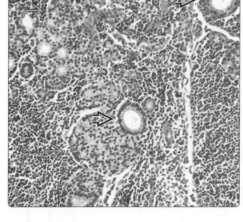
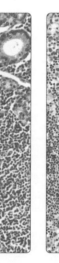

间变性大细胞淋巴瘤，类似转移癌

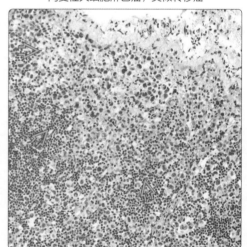

（左图）弥漫性大B细胞淋巴瘤中的纤维束➡形成了一个黏附性的巢状外观，类似于高级别癌。细胞学检查可以帮助诊断淋巴瘤。（右图）一些恶性肿瘤细胞黏附性缺失。最常见的是黑色素瘤，胃和乳腺（小叶）的印戒细胞癌和淋巴瘤。

类似转移癌的弥漫性大B细胞淋巴瘤

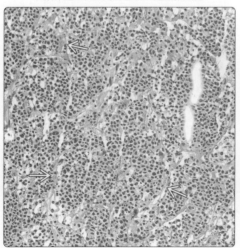

转移性恶性黑色素瘤

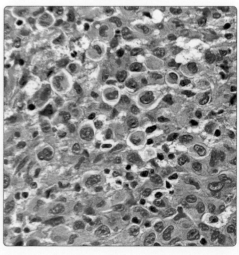

坏死性肉芽肿性炎

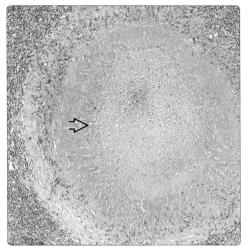

结核：细胞学制片

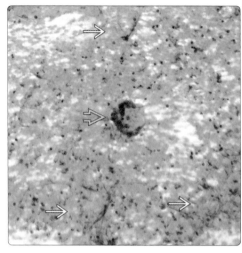

（左图）通常肉眼可见肉芽肿伴中央坏死➡️，高度提示有肺结核。应送组织培养，适时通知暴露人员至关重要。（右图）评估淋巴结病变时应始终考虑感染。首选细胞学制片。坏死碎片➡️和朗格汉斯巨细胞➡️高度提示有肺结核。

伴非干酪性肉芽肿的霍奇金淋巴瘤

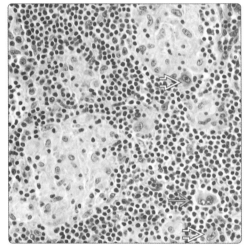

转移性精原细胞瘤

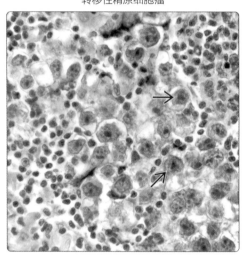

（左图）霍奇金淋巴瘤可以出现淋巴结肉芽肿。此时在肉芽肿之间的区域存在多个 Reed-Sternberg 细胞➡️和单核变异型细胞➡️。（右图）淋巴结转移精原细胞瘤可伴发肉芽肿反应。应在肉芽肿之间的区域检查肿瘤细胞。肿瘤细胞具有突出的细胞核和特征性的矩形核仁（面包车型）➡️。

结节病

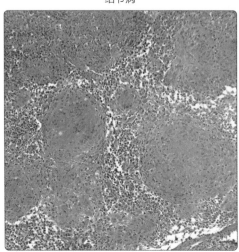

挤压和烧灼假象

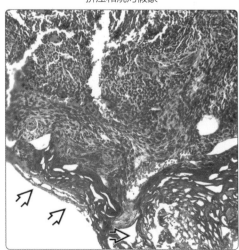

（左图）结节病的特征表现为出现融合性非干酪性肉芽肿。应通过检查肉芽肿之间的组织排除霍奇金淋巴瘤或精原细胞瘤伴肉芽肿。（右图）挤压烧灼出现假象引起凝固性坏死和淋巴结周围正常淋巴细胞变形，而这是最有可能发生微小转移的区域。此外，人为因素导致细胞变形可能被误认为是转移。

（左图）本例为 Epstein-Barr 病毒性淋巴结炎，在明显淋巴组织增生和局灶性坏死的背景下可见 Reed-Sternberg 样细胞➡。这可能导致与霍奇金淋巴瘤混淆。（右图）此淋巴结存在累及 Kichuchi 病，可见凋亡细胞⇗，早期坏死，组织细胞增生，大免疫母细胞➡，可能被误认为淋巴瘤。注意缺乏中性粒细胞。

Epstein-Barr 病毒性淋巴结炎：Reed-Sternberg 样细胞

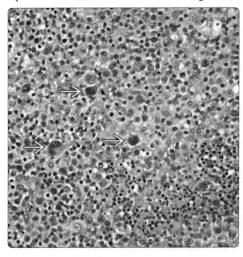

Kichuchi（Kikuchi-Fujimoto）病

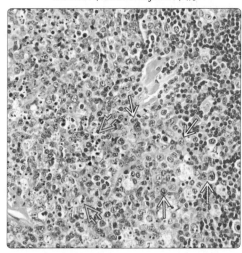

（左图）Rosai-Dorfman 病或窦组织细胞增生伴巨大淋巴结病，最常见的是颈部淋巴结。淋巴结中充满了大量的组织细胞。（右图）引起淋巴结病的组织细胞片状增生是 Rosai-Dorfman 病的特征。吞噬细胞现象（在细胞内存在完整的细胞）也是一个特征，并且在细胞学制片中效果最好。典型表现是丰富的粉红色颗粒细胞质和相对较小的圆形细胞核。

Rosai-Dorfman 病

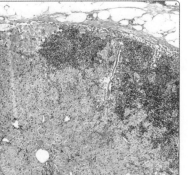

Rosai-Dorfman 病

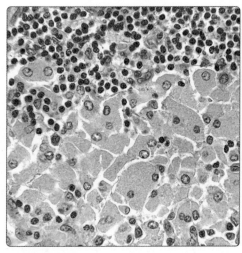

（左图）淋巴结中的硅胶最常见于乳房植入硅胶的女性腋窝淋巴结。它通常发生在破裂后，尽管硅胶可源于完整的植入物"出血"样释放。当切片时，淋巴结可能非常坚硬和粗糙，与癌组织非常相似。（右图）充满硅胶的组织细胞，胞质清晰或呈泡状，胞质内容物可使细胞核出现凹陷。如果不知道临床情况，这种外观可以类似脂肪肉瘤。

硅胶

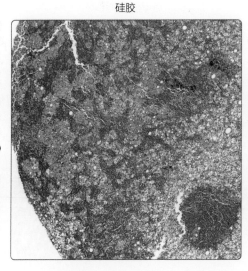

硅胶

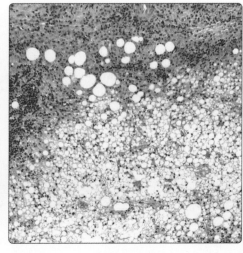

头颈部淋巴结：诊断
Lymph Nodes, Head and Neck: Diagnosis

时云飞 译　李向红 校

一、外科／临床关注点

（一）会诊目的
- 明确患有恶性肿瘤患者淋巴结是否有转移
- 评估未知病因不明的淋巴结肿大并且留取组织做辅助检查

（二）患者治疗方案决策
- 可能不需要活检额外的淋巴结
- 可能需要改变仅通过外科手术治愈的本意

（三）临床背景
- 已知癌症患者在确定手术治疗前可进行活检和术中评估
- 淋巴结不明原因肿大的患者需要活检诊断
- 获得临床病史很重要

二、标本评估

（一）大体
- 明确淋巴结数目
  - 淋巴结侵犯和未侵犯的数目通常对于分期和预后很重要
  - 应当仔细确认每一枚淋巴结以准确计数

- 淋巴结可以用不同的颜色加以染色
- 每个淋巴结可以单独包埋在一个蜡块里
- 淋巴结应予以连续切开及检查
  - 转移癌通常局灶侵犯，质地硬、灰白色
  - 应当注意是否有大体即可见的淋巴结外侵犯
  - 淋巴瘤通常显示弥漫的淋巴结侵犯并且呈均质的鱼肉样及结节状
  - 感染可导致斑驳状外观和坏死

（二）冰冻切片
- 如果淋巴结大体检查即呈明确阳性，则可仅冰冻最可疑转移的代表性区域
  - 如果阴性则需冻取剩余的淋巴结组织
- 如果大体外观提示淋巴瘤或感染，则更适宜做细胞学（涂片）活检

（三）细胞学
- 刮片或印片可以发现癌细胞
- 对于可疑的淋巴组织增殖性病变，进行细胞学涂片显示细胞核细节更加清晰，并且利于为进一步检测保存新鲜组织
- 可以通过细胞学明确肉芽肿性病变，并且避免冰冻切片设备污染的风险

HPV 相关鳞状细胞癌转移

转移性鼻咽癌

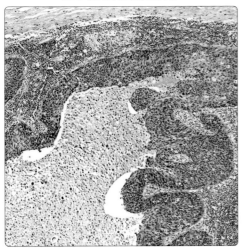
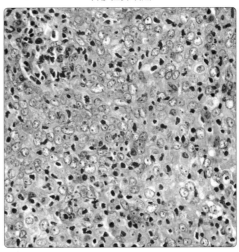

（左图）来自口咽的转移性 HPV 相关的鳞状细胞癌通常是囊性的。当原发性癌不明时这种分布模式是一个重要的线索，但也可能导致诊断陷阱。（右图）颈淋巴结转移性未分化癌是 EBV 相关性鼻咽癌的常见表现，但也可能与高危HPV 相关。

（四）辅助检测

- 根据诊断情况对组织进行分门别类
  - 大多数分子和基因学检测可以在福尔马林固定石蜡包埋的切片中进行
- 微生物培养：怀疑感染（与结节病比较）
- 血液病理学专用的固定方式处理：怀疑淋巴瘤时
- 流式细胞学：怀疑非霍奇金淋巴瘤
- 细胞遗传学及核型分析：怀疑淋巴瘤或者肉瘤（新鲜活组织）

三、最常见的诊断

（一）转移癌

- 高达 90% 的颈部淋巴结转移癌源自头颈部鳞状细胞癌
- 至少 10% 患者尽管出现淋巴结转移但是未能查到原发灶
- 转移性鳞状细胞癌
  - 传统的鳞状细胞癌通常是角化型
    - 可能源自黏膜或者皮肤部位
  - 如果以前没有已知的原发癌，大多数癌是与 HPV 相关的口咽原发癌
    - 典型的囊性变
    - 非角化型，基底样形态
    - 与鼻咽癌形态相同的未分化变异型
      - 最常见侵犯 II 级和 III 级淋巴结
- 转移性鼻咽癌
  - 非角化型伴有分化和未分化的形态
    - 分化型有非角化鳞状细胞癌的表现
    - 未分化型有合体样细胞簇或单个大细胞核，染色质空泡状和核仁突出
  - 可优先转移后三角区（V级）淋巴结，这在其他头颈肿瘤转移中不常见
- 转移性甲状腺乳头状癌
  - 乳头状结构，偶尔呈滤泡型
  - 增大的核有不规则的核膜、核沟、染色质空亮淡染、核仁小而清晰和假包涵体
  - 可发现砂粒体
    - 如果仅仅看到钙化，应当连续切片来寻找癌
- 腺癌
  - 优先考虑肺癌或胃肠道来源
- 转移性神经内分泌肿瘤
  - 应当结合临床确定原发部位
    - 乳腺和前列腺癌发生转移也可显示神经内分泌特征
    - 肺源性类癌（典型或者非典型）也可以转移到颈部淋巴结
    - 甲状腺髓样癌最初即有可能伴有颈部淋巴结转移

- 与包括副神经节瘤和甲状旁腺在内的类似肿瘤相鉴别

（二）转移性恶性黑色素瘤

- 可能显示梭形或者上皮样特征

（三）结节病

- 排列紧密，非坏死性肉芽肿通常融合

（四）淋巴瘤

- 非霍奇金淋巴瘤
  - 正常的淋巴结结构常被单形性淋巴细胞群所取代
    - 在慢性淋巴细胞白血病 / 小淋巴细胞淋巴瘤（CLL/SLL）中的淋巴瘤细胞
    - 大细胞淋巴瘤中的大肿瘤细胞
  - 滤泡性淋巴瘤可见明显的结节状结构，缺乏良性病变中的多形性、反应生发中心
  - 圆细胞肿瘤的鉴别诊断包括肉瘤（如腺泡状横纹肌肉瘤）和转移瘤（如嗅神经母细胞瘤）
- 霍奇金淋巴瘤
  - 间质硬化混杂，包括嗜酸性粒细胞在内炎细胞浸润，线索是找到特征性的 Reed- Sternberg 细胞

（五）反应性改变

- 具有反应性生发中心的多形性淋巴细胞群
  - 可出现有可染小体的巨噬细胞
- 如果临床上高度怀疑淋巴瘤，应留取组织用于进一步辅助检测

四、报告

冰冻切片

- 可见或者未见转移性恶性肿瘤
  - 可靠的情况下报道肿瘤类型
- 转移癌侵犯淋巴结外与许多肿瘤的预后不良有关，如果发现应引起注意
- 报告有肉芽肿性炎，是否有坏死
- 如果怀疑淋巴瘤，报告非典型淋巴浸润足矣，并可将分类推迟到石蜡切片

五、陷阱

（一）结节性桥本甲状腺炎

- 可表现为依附于甲状腺周围的结节，在外科医师看来是淋巴结
  - 滤泡细胞有嗜酸改变，浸润淋巴组织中可见反应性生发中心和不同程度的纤维化
  - 缺乏乳头状癌的核特征和淋巴结结构
  - 了解结节与甲状腺密切程度将有助于鉴别

（二）良性发育性囊肿

- 甲状舌管（中线）和鳃裂（侧）囊肿可在临床上模拟淋巴结肿大
- 上皮内衬可为鳞状上皮或呼吸型上皮
- 鳞状上皮内衬囊肿必须与囊性转移性鳞状细胞癌鉴别
  - 成人冰冻切片鳃裂囊肿的诊断应慎重
  - 寻找明显恶性的细胞学特征

（三）涎腺肿瘤的淋巴细胞反应

- 涎腺肿瘤会出现有明显的淋巴细胞反应，很难与淋巴结转移区分开
- 被膜及被膜下窦有助于识别淋巴结

（四）胸腺组织

- 胸腺残余可能与淋巴结相似，Hassall 小体可能被误认为是转移性鳞状细胞癌

- 胸腺具有髓质窦和淋巴结样反应生发中心，但无包膜
- Hassall 小体具有典型的鳞状细胞轮辐状结构及角化透明颗粒，但缺乏细胞异型性

（五）良性包涵体

- 鼻内或鼻周淋巴结内的良性唾液腺结构以及痣细胞残留
- 缺乏恶性肿瘤的形态学特征，通常不在边缘窦
- 对于淋巴结偶尔发现甲状腺上皮的重要性目前尚有争议，但这个发现应是转移的推测线索
  - 应当检查甲状腺有无隐匿性病变

推荐阅读

[1] Goldenberg D et al: Cystic lymph node metastasis in patients with head and neck cancer: an HPV–associated phenomenon. Head Neck. 30(7):898–903, 2008

（**左图**）该转移性鳞状细胞癌中可见异常有丝分裂像➡和单细胞坏死。随后检测到高风险 HPV 并确定扁桃体原发。（**右图**）细胞学涂片可能有助于术中诊断。这种囊性转移性鳞状细胞癌的涂片在背景中显示出丰富的坏死角蛋白碎片。存活的肿瘤细胞➡可能稀疏，但是它们细胞核大，富于染色质，可诊断恶性肿瘤。

转移性 HPV 相关的鳞状细胞癌

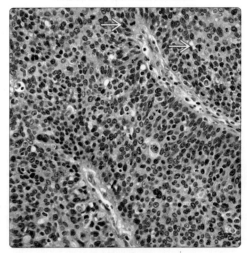

转移性鳞状细胞癌

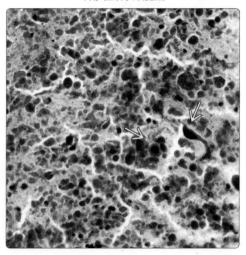

（**左图**）良性发育性囊肿，例如本例囊肿，在囊壁中含有反应性淋巴间质，可以模拟淋巴结结构。衬附的鳞状上皮会让人怀疑囊性转移性鳞状细胞癌。（**右图**）本例鳃裂囊肿内衬鳞状上皮，但缺乏恶性肿瘤的细胞学异型性。上皮严格局限于囊肿腔，没有侵犯囊壁的迹象。

鳃裂囊肿

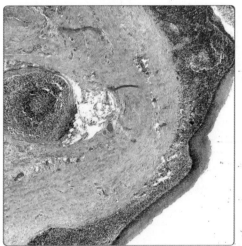

鳃裂囊肿

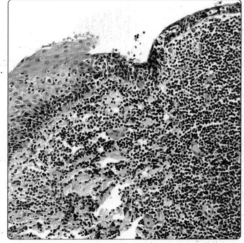

（**左图**）转移性恶性黑色素瘤显示由上皮样细胞（如此处所示）或者核大且核仁突出的梭形细胞构成。许多转移缺乏色素沉着，例如本例。（**右图**）腺泡细胞癌和黏液表皮样癌通常会引起显著的反应性淋巴细胞浸润，可以模拟淋巴结转移。

转移性恶性黑色素瘤

腺泡细胞癌

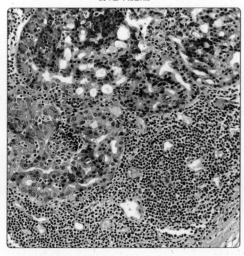

正常生发中心

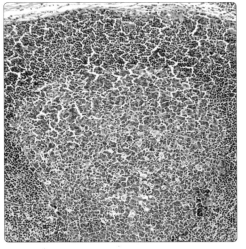

小淋巴细胞性淋巴瘤

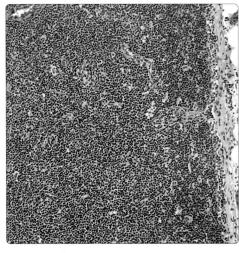

（左图）识别正常生发中心有助于评估淋巴结是否为淋巴瘤。正常淋巴结结构被取代是诊断淋巴瘤的重要线索。滤泡性淋巴瘤的特征为其生发中心缺乏反应性增生中所见的多形性细胞改变。（右图）本例小淋巴细胞性淋巴瘤中弥漫性均一的小淋巴细胞替代淋巴结正常结构。

滤泡性淋巴瘤

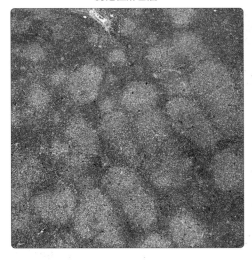

滤泡性淋巴瘤

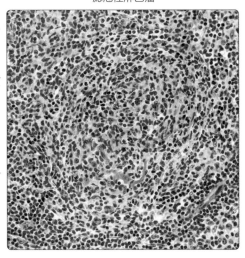

（左图）滤泡性淋巴瘤具有结节状结构，伴随着许多随机排列的肿瘤性滤泡，低倍镜可能被误认为是反应性生发中心。（右图）滤泡性淋巴瘤淋巴样细胞聚集形成结节，以中小型淋巴样细胞为主，伴有不规则且偶尔折叠的细胞核。未见典型的反应性生发中心和含有可染小体的巨噬细胞的多形性淋巴细胞群（图片由 O. Pozdnyakova, MD. 惠赠）。

大细胞淋巴瘤

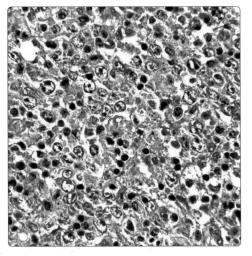

经典型霍奇金淋巴瘤

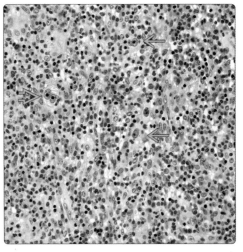

（左图）这种大细胞淋巴瘤中的恶性细胞核大，染色质空泡状和核仁显著。该标本最初被诊断为转移癌，但最后被证明是弥漫性大 B 细胞淋巴瘤。（右图）经典霍奇金淋巴瘤。细胞混杂有嗜酸性粒细胞，浆细胞、小淋巴细胞的，罕见 Reed-Sternberg 细胞 ➡ 及变形细胞 ➡（图片由 O. Pozdnyakova, MD. 惠赠）。

（左图）诊断转移性乳头状癌的核特征是核大，重叠和核内包涵体➡或核沟。如果不存在，应考虑活检是淋巴细胞性甲状腺炎累及结节性甲状腺肿的可能性，因为这一发现可能被误认为是淋巴结转移。（右图）这种转移性经典甲状腺乳头状癌显示纤维血管轴心和丰富的砂粒体➡。

转移性甲状腺乳头状癌

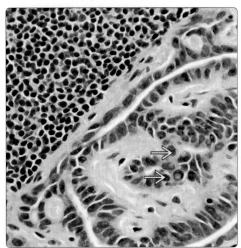

转移性甲状腺乳头状癌

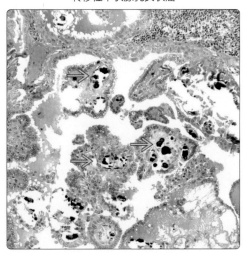

（左图）头颈部淋巴结中的砂粒体➡通常由转移性甲状腺乳头状癌引起。深切后可见的诊断病灶（图片由 J. Barletta，MD. 惠赠）。（右图）乳头状癌的滤泡变异型通常表现出微小滤泡状生长模式，细胞学改变特征难以察觉。仔细检查寻找诊断性的核异常特征显得很有必要。

淋巴结中的 Psammoma 小体（砂粒体）

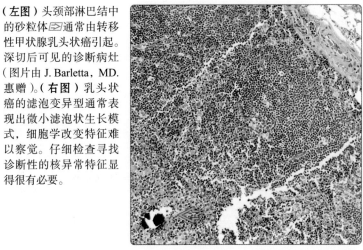

转移性甲状腺乳头状癌，滤泡变异型

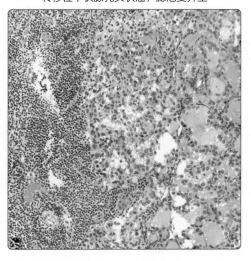

（左图）淋巴结转移为首发表现的甲状腺髓样癌。通常冰冻切片难以观察到无定形粉红色淀粉样蛋白➡。（右图）确定转移性神经内分泌肿瘤的原发部位，例如来自肺类癌，需要结合临床病史和可能的辅助检查。转移性乳腺癌和前列腺癌常可以类似于类癌，并且所有3种肿瘤嗜铬粒蛋白染色都可呈强阳性。

转移性甲状腺髓样癌

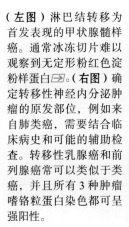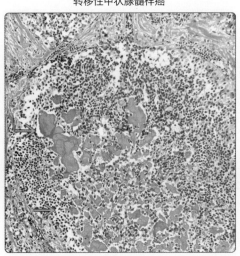

转移性肺类癌

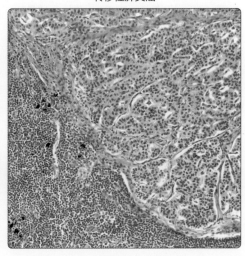

腮腺内淋巴结

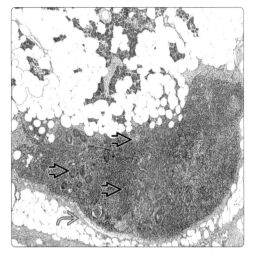

腮腺内淋巴结

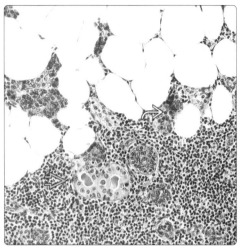

（左图）腮腺内淋巴结的上皮包涵体可能被误认为是转移癌。该淋巴结仅部分有包膜➜，在淋巴结实质内含有上皮岛➜。（右图）腮腺内淋巴结的上皮岛呈良性，可见导管和腺泡细胞➜及嗜酸性纹状管➜，与淋巴结外的同类细胞一致，证实了这些细胞的良性本质。

正常胸腺

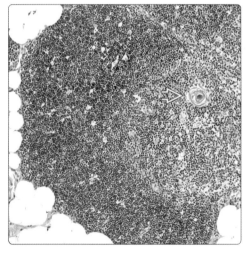

结节病

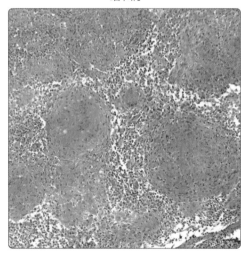

（左图）颈部的胸腺残余可以模仿淋巴结的外观。注意没有包膜和生发中心。Hassall 小体➜及其鳞状细胞旋涡结构有助于识别为胸腺，但不能误认为是转移性鳞状细胞癌的沉积物。（图片由 O. Pozdnyakova, MD. 惠赠）（右图）融合性非坏死性肉芽肿符合结节病，虽不具有特异性，但一旦确认后，应送新鲜组织进行培养，以排除感染。

副节瘤

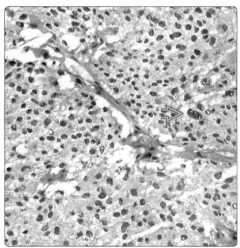

痣细胞巢

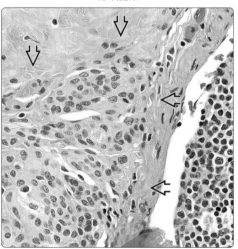

（左图）副神经节瘤可以在手术中模拟淋巴结。存在内分泌肿瘤样不典型结构➜，会令人担忧是恶性肿瘤。副神经节瘤的鉴别和最终诊断有待石蜡切片和免疫组化。（右图）在淋巴结内发现良性痣细胞巢➜。如本例所示，当在包膜位置被发现时，它们很容易被识别，但不能代表转移性黑色素瘤或癌。

纵隔淋巴结：诊断
Lymph Nodes, Mediastinal: Diagnosis

时云飞 译 李向红 校

一、外科 / 临床关注点

（一）会诊目的

- 对于肺肿块患者，确定肺癌是否可切除
  - 非小细胞癌患者无淋巴结转移或仅同侧支气管周围转移应立即切除
  - 小细胞癌或转移到纵隔的非小细胞癌患者可接受全身治疗，后续可能不可切除
  - 确定阳性淋巴结后，一般不需要额外取样
- 对于无肺肿块的患者，确定纵隔淋巴结肿大的病因
  - 应采取足够的病变组织获得确切诊断
  - 制定机构规范处理流程有助于组织合理分配贮存

（二）患者治疗方案决策

- 有肺肿块且无对侧转移的患者可进行根治性切除
- 肺肿块和对侧转移的患者不需要立即切除
- 冰冻切片的初步诊断可能会立即改变淋巴结肿大患者的治疗方法
  - 如果怀疑结核
  - 通知手术室人员
  - 应给予患者特殊传染病预防措施
  - 根据患者的状态开始相关治疗
  - 如果诊断转移癌或淋巴瘤

- 患者可能需接受额外的诊断相关检测
- 如果患者病情严重，可开始治疗

（三）临床背景

- 对于肺肿块患者，纵隔淋巴结病通常由转移癌引起
  - 患者一般年龄较大，有吸烟史
- 对于无肺肿块的患者，纵隔淋巴结病往往不是转移癌
  - 患者一般较年轻，无吸烟史
  - 结节病：约 25%
  - 淋巴瘤：约 25%
  - 坏死性肉芽肿：约 25%
  - 转移癌：约 25%（大多数有癌症病史）

二、标本评估

（一）大体

- 从脂肪组织分离的淋巴结
  - 如怀疑传染病非冰冻组织应尽可能无菌保存
  - 疑似感染病例由手术室收集组织并直接送培养
  - 记录淋巴结的数量、大小和外观
  - 较大的淋巴结，应当切薄片（2mm 宽）

（二）冰冻切片

- 有肺肿块的患者
  - 大体检查阴性的淋巴结

转移性肺黏液腺癌

转移性肺鳞状细胞癌

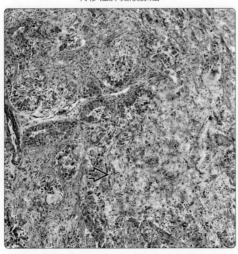
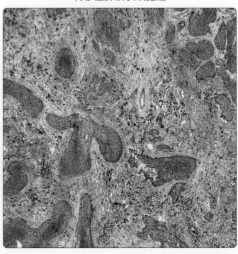

（左图）此为肺黏液腺癌转移到纵隔淋巴结的典型病例，可见内衬流产型腺体结构，伴有不典型的柱状细胞，并可见渗出物构成黏液蛋白池➡。（右图）转移性鳞状细胞癌呈巢片状浸润。角蛋白的产生和细胞间桥有助于鉴别鳞状分化。但是组织学特征不能帮助确定来源。

- 部分或所有淋巴结组织可用于冰冻切片
  - 应保证包埋组织的整个切面均应在切片中显示；在某些情况下，可能需要深切
- 如果只冰冻部分淋巴结，只见淋巴结（未见癌），则应将剩余的标本进行冰冻切片检查
- 如果仅部分淋巴结用于冰冻切片即可发现病变，则非冰冻组织可用于辅助检测或肿瘤冻存
  - 大体检查阳性的淋巴结
- 只需取代表性部分做冰冻
- 细胞印片也可用于诊断阳性淋巴结
- 没有肺肿块的患者
  - 如果怀疑有肉芽肿或其他传染病或淋巴瘤，应留存非冰冻组织
  - 应当将外观最不正常的一个或多个淋巴结代表部分做冰冻
  - 如果冰冻部分仅显示正常的淋巴组织，则应冰冻剩余的标本

（三）细胞学

- 斑点状外观，伴有点状坏死，提示有感染病因
- 对于肉芽肿性的疾病，细胞学特别有用
  - 避免污染冰冻切片设备
  - 减少因为刺伤或气雾化导致人员暴露
  - 组织可以保持无菌以进行微生物培养

三、最常见的诊断

（一）转移性非小细胞癌

- 纵隔淋巴结病最常见的病因
- 形态依赖于分化（鳞和腺）和分级
  - 通常与原发性癌相同或相似
- 可能有一系列的变异型；在鉴别诊断中考虑非肺部位
  - 肺非小细胞癌的出现往往非特异
  - 不同部位的鳞癌无法区分
  - 当腺癌分化良好时考虑其他部位
  - 回顾临床病历、病理报告或以前的切片通常会有所帮助
  - 了解以前的组织学类型会有帮助（例如，乳头状、印戒细胞、黏液或其他类型）

（二）转移性小细胞癌

- 通常在诊断时就已经转移
  - 一般采用全身化疗而非手术治疗
- 小蓝细胞肿瘤
  - 细胞有 3～4 倍淋巴细胞大小
  - 胞质罕见
  - 核镶嵌排列
  - 核染色质分散（胡椒盐样）核仁不明显

- 坏死通常表现为坏死灶或细胞凋亡
- 通常可见核分裂像
- 缺乏促结缔组织增生反应
- 挤压假象很常见，具有特征性
- 在冰冻切片中，很难与淋巴瘤和类癌区分
  - 细胞学制片可以提供更好的细节

（三）类癌

- 比肺癌患者年龄稍小
  - 可能出现中央支气管内病变，导致阻塞
- 典型类癌
  - 可能有岛状、小梁状、筛状图案
  - 与其他部位的分化良好的腺癌相似
  - 前列腺癌和乳腺癌很像类癌
  - 较不常见的是细胞呈纺锤形
  - 核染色质均匀、胡椒盐样
- 非典型类癌
  - 定义是核分裂 > 2 个 / 10HPF
  - 可显示异型性和（或）局灶坏死
  - 冰冻切片可能无法与类癌鉴别
- 难以和小细胞癌鉴别

（四）淋巴瘤

- 霍奇金淋巴瘤和非霍奇金淋巴瘤可表现为纵隔病变
- 根据大体检查，选择性地对淋巴结进行抽样
  - 淋巴瘤累及的淋巴结通常具有鱼肉样均质外观
- 组织分类对选择治疗方案至关重要
  - 留取非冰冻组织有利于进一步的组织学评估
  - 福尔马林以及特殊的血液学固定剂（B+ 和其他）
  - 辅助检测
  - 流式细胞学
  - 冰冻组织做分子学检测
    - 固定组织也可以做很多分子检测
  - 如果组织有限，与外科医师沟通评估风险 / 获益，以求获取更多组织进行辅助检测很重要

（五）肉芽肿性炎

- 可见于干酪样和非干酪样肉芽肿
- 在疑似肉芽肿性疾病的病例中，印片即可确诊并避免冰冻切片机污染
- 结节病：典型的类圆形非干酪性上皮样肉芽肿
  - 结节病偶尔有局灶坏死
  - 结核可能一般不会出现中心坏死
- 应当无菌操作留存一部分组织用于细菌培养

四、报告

（一）冰冻切片

- 对于有肺部肿物的患者

○ 如果是非小细胞癌，诊断"转移癌"足矣
- 在术中没有必要也不要过分期望区分癌症亚型，但术后最终诊断很重要
- 如果怀疑非肺原发性疾病，应与外科医师讨论
○ 应特别报告转移性小细胞癌
- 患者通常会失去手术机会
- 没有肺肿块的患者
○ 最常见的诊断为淋巴瘤、坏死性肉芽肿和肉芽肿
- 如果怀疑有淋巴瘤，应将组织送血液病理学检查（特殊固定剂、流式细胞术，可能冰冻保存组织）
- 如果出现肉芽肿，应对组织行分枝杆菌和真菌培养

（二）细胞学

- 可见或未见癌
- 提示感染性病变的特征
○ 巨细胞和（或）坏死

（三）诊断转移癌的可靠性

- 假阳性极其罕见（< 5%）
○ 胸膜粘连和间皮细胞可能被误认为是癌
○ 在淋巴结中很少出现良性间皮细胞
○ 边缘窦组织细胞增多时可模拟癌
- 假阴性大概发生在约 2% 患者
○ 通常是由于无法冰冻整个淋巴结或无法获得足够深度的切片来代表组织块中的所有组织学改变

五、陷阱

（一）肺肿块患者未冰冻所有淋巴结组织

- 如果只有部分淋巴结被用于冰冻，转移可能会错过
- 通过冰冻所有组织，所有宏转移（> 2mm）应得以检出；较小的转移可能看不到

（二）小细胞癌模拟淋巴细胞

- 肿瘤细胞可以误诊为淋巴细胞
○ 如果细胞被压碎或烧灼可能区分会很困难
○ 可基于细胞学制片对肿瘤细胞进行评估
- 良性淋巴细胞不应出现坏死和大量有丝分裂
- 小细胞癌细胞大小为淋巴细胞 3 ～ 4 倍
○ 淋巴结完全被癌所取代就更难确定

（三）转移性类癌与小细胞癌

- 在挤压明显的病变中可能误诊小细胞癌
○ 在没有核分裂或坏死时不应诊断小细胞癌
- 类癌患者通常年轻，表现为支气管周或者支气管内的肿物

（四）肺转移与非肺转移

- 低分化肿瘤的起源部位可能难以确定

- 回顾术前病史和切片（如果可以获得）可以提供很大的帮助
- 识别出异常侵袭模式或细胞学特征引起高度怀疑肺癌诊断
○ 乳腺小叶癌具有典型印戒细胞和单排浸润模式
○ 色素细胞和单细胞模式提示黑色素瘤

（五）组织细胞显著增生

- 可能被误认为是转移癌、淋巴瘤或黑色素瘤
- 组织学特征可以将这些细胞与大多数癌细胞区分开来
○ 胞质通常丰富、透明、泡沫状
○ 核仁小，核类圆形
○ 胞质内可能含有炭末或含铁血黄素
- 通常整个淋巴结内分散存在，而不是转移灶不连续分布

（六）间皮细胞

- 在粘连处或淋巴结内可能被误认为是癌
○ 几乎总是在心包炎或胸膜炎患者身上发现
- 胸膜粘连时靠近脂肪组织的间皮细胞可被误认为是转移性腺癌
- 引流淋巴结的边缘窦内可存在单个细胞或小簇间皮细胞
○ 通常不表现为腺样或乳头状结构
○ 细胞核淡染，可以像组织细胞
- 如果石蜡切片中进行角蛋白免疫组化染色会出现假阳性

（七）胸腺组织

- 也可能会活检到正常的胸腺组织
- 缺乏边缘窦和生发中心结构
- 如果不能识别胸腺（Hassall）小体，可能被误认为是转移性鳞癌
○ 鳞状细胞旋涡状排列
○ 角质颗粒
○ 缺乏鳞状细胞癌中见到的核异型性

推荐阅读

[1] Yang XN et al: A lobe-specific lymphadenectomy protocol for solitary pulmonary nodules in non-small cell lung cancer. Chin J Cancer Res. 27(6):538-44, 2015

[2] Jakubiak M et al: Fast cytological evaluation of lymphatic nodes obtained during transcervical extended mediastinal lymphadenectomy. Eur J Cardiothorac Surg. 43(2):297-301, 2013

[3] Colebatch A et al: Benign mesothelial cells as confounders when cytokeratin immunohistochemistry is used in sentinel lymph nodes. Hum Pathol. 42(8):1209-10; author reply 1210-1, 2011

[4] Lewis AL et al: Benign salivary gland tissue inclusion in a pulmonary hilar lymph node from a patient with invasive well-differentiated adenocarcinoma of the lung: a potential misinterpretation for the staging of carcinoma. Int J Surg Pathol. 19(3):382-5, 2011

转移性肺腺癌

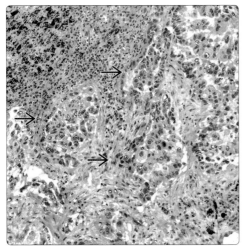

转移性肺腺癌细胞学制片

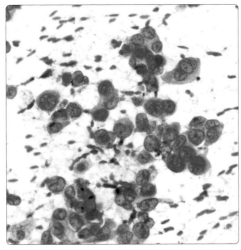

（左图）肺腺癌的这种淋巴结的转移模式很常见。由多形上皮细胞组成的巢➡️和分化不良的腺体浸润纤维性基质。（右图）为便于留取组织。（尤其是肉眼可见的病变），细胞学印片可辅助或替代标准的淋巴结冰冻切片。发现恶性细胞群可诊断转移癌，本例为肺腺癌。

转移性肺鳞状细胞癌

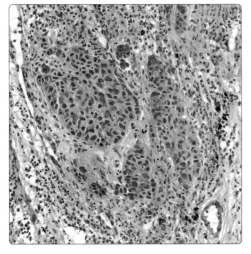

转移性肺鳞状细胞癌细胞学制片

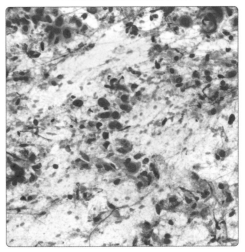

（左图）转移性鳞状细胞癌通常形成明确的巢团。虽然没有发现角化物的形成，但致密嗜酸性细胞质代表细胞质角化。此外，高倍镜下的细胞间桥是鳞状分化的额外证据。（右图）转移性肺鳞状细胞癌的淋巴结刮片显示恶性上皮样细胞，细胞质致密，背景"脏"。

转移性肺非小细胞癌

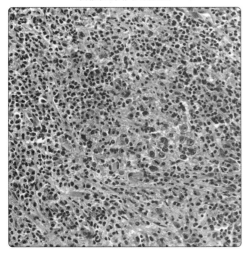

转移性肺肉瘤样癌

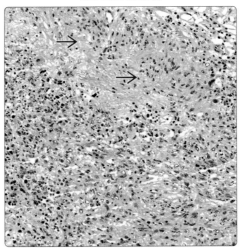

（左图）不常见的情况是，肺转移肿瘤分化程度可能很低，难于进一步的区分亚型。术中确认转移性非小细胞癌对于选择手术治疗已足够。（右图）转移到淋巴结的肉瘤样肺癌可引起大量肉芽肿反应➡️，可模拟肉瘤或感染。了解原发癌的组织学类型非常有帮助。

（**左图**）此淋巴结被小细胞癌所取代，小细胞癌略呈巢状增殖，由高度恶性的小蓝细胞组成，伴有细胞凋亡、有丝分裂、挤压伪影（Azzopardi效应）⇨和局灶性核镶嵌状。（**右图**）小细胞癌的细胞学特征包括核拥挤、重叠、镶嵌、细胞质极为稀少、染色质较深但相对均匀。这些细胞群有助于排除淋巴瘤的诊断。

转移性肺小细胞癌

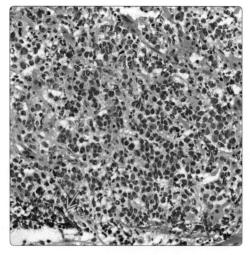

转移性肺小细胞癌：细胞学特征

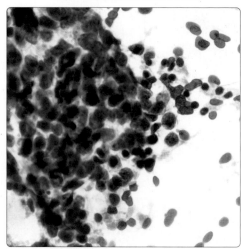

（**左图**）转移性类癌肿瘤可能表现出类似于前列腺癌或高分化乳腺癌的筛状生长模式。术前回顾临床病史、既往病理报告和病理片可能有助于避免陷阱。（**右图**）细胞学制片可能比冰冻切片显示更精细的核细节。本例为转移至纵隔淋巴结的类癌，肿瘤呈圆形至卵圆形，核单形，染色质为胡椒盐样。当细胞质完好时，细胞可能呈现浆细胞样。

转移性类癌

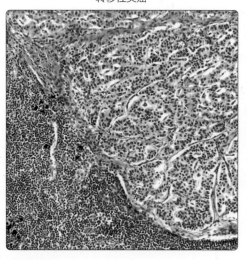

转移性类癌，细胞学特征

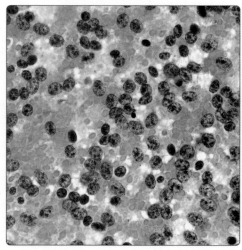

（**左图**）冰冻切片，类癌肿瘤可能出现腺样，神经内分泌（胡椒盐样）染色质可能不明显。核一致性是诊断的线索，制备印片也可能有用。（**右图**）本例肺不典型类癌转移至纵隔淋巴结，表现为巢状生长，中度核多形性，胡椒盐样染色质。核中度多形性，可见核分裂像和灶性坏死。

转移性类癌

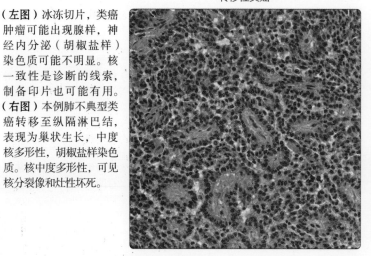

转移性非典型类癌

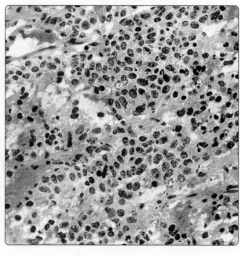

模拟肉芽肿的转移性肺非小细胞癌

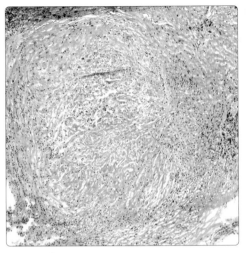

转移性乳腺癌

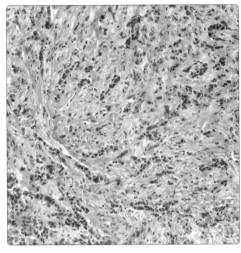

（左图）肺非小细胞癌转移到充满炭末的淋巴结显示广泛的细胞坏死，模拟肉芽肿性疾病。存活的肿瘤细胞非常稀疏，前期治疗也可能导致淋巴结内肿瘤细胞坏死。（右图）转移性乳腺癌显示非典型细胞巢状和条索状浸润纤维间质。乳腺癌组织学表现变异可以很广。了解以前的组织学类型是非常有帮助的。

转移性间皮瘤

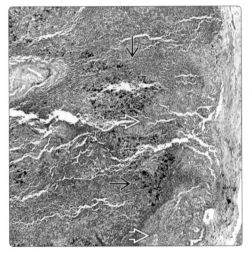

转移性恶性黑色素瘤

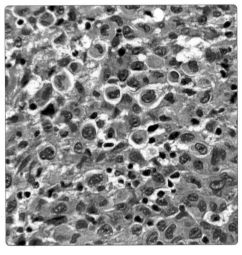

（左图）间皮瘤很少出现淋巴结转移➡。这些细胞可以填充周围窦，并与组织细胞相似。注意恶性细胞群胞质内不会出现真性组织细胞中的炭末成分➡。（右图）淋巴结中的转移性黑色素瘤可能类似于癌的巢状模式，也可缺乏黏附性，类似于淋巴瘤。色素和核内包涵体可作为诊断线索，患者通常有恶性黑色素瘤病史。

弥漫性大 B 细胞淋巴瘤

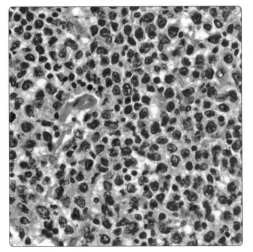

滤泡性淋巴瘤

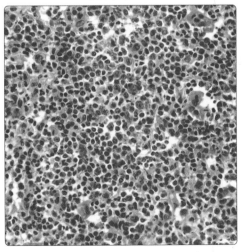

（左图）弥漫性大 B 细胞淋巴瘤显示大的非典型淋巴细胞破坏淋巴结结构。确认恶性肿瘤通常不是问题，但带有挤压伪影的小标本中可能难以与小细胞癌区分。（右图）滤泡性淋巴瘤表现为不典型转化的大淋巴细胞和另一群核有裂、核膜不规则的小细胞亚群混杂在一起。

小淋巴细胞性淋巴瘤

小淋巴细胞性淋巴瘤

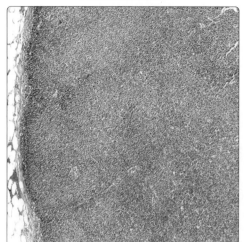

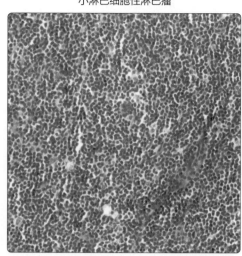

（左图）在小淋巴细胞淋巴瘤中，小细胞均匀一致，缺乏真正的生发中心，显示出苍白的"增殖区"。边缘窦充满细胞，淋巴结呈圆形（而不是正常的分叶状）。（右图）这个淋巴结充满了一群非常均匀的单形性淋巴细胞，在小淋巴细胞淋巴瘤具有特征性，注意没有生发中心。

套细胞淋巴瘤

经典型霍奇金淋巴瘤

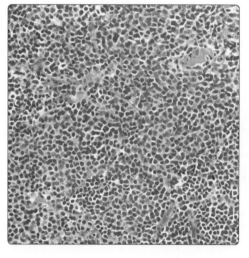

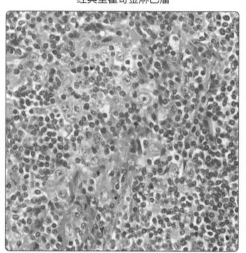

（左图）正常的淋巴结结构消失，代之以稍增大的淋巴细胞增生，其核特征"介于"小淋巴细胞淋巴瘤的成熟细胞和滤泡性淋巴瘤有裂核之间。这些是套细胞淋巴瘤的特征。（右图）本例霍奇金淋巴瘤背景为小的、成熟的淋巴细胞，偶见嗜酸性粒细胞，并易见Reed-Sternberg细胞和变异型。

结节性淋巴细胞为主型霍奇金淋巴瘤

结节性淋巴细胞为主型霍奇金淋巴瘤

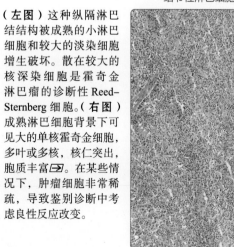

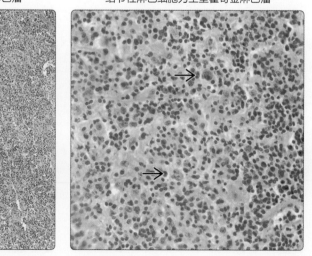

（左图）这种纵隔淋巴结结构被成熟的小淋巴细胞和较大的淡染细胞增生破坏。散在较大的核深染细胞是霍奇金淋巴瘤的诊断性Reed-Sternberg细胞。（右图）成熟淋巴细胞背景下可见大的单核霍奇金细胞，多叶或多核，核仁突出，胞质丰富➡。在某些情况下，肿瘤细胞非常稀疏，导致鉴别诊断中考虑良性反应改变。

转移性上皮样血管肉瘤

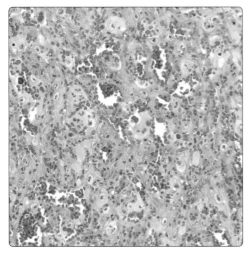

淋巴结血管样转化

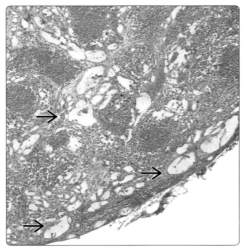

（左图）对于有不寻常原发性恶性肿瘤患者，临床病史至关重要。这种罕见的转移性上皮样血管肉瘤仅基于冰冻切片很难分类。（右图）淋巴窦的血管样转化➡️是淋巴结中罕见的现象，通常发生在腹部。这是一个非常罕见的纵隔淋巴结病例。这一发现需要与罕见的转移性恶性血管肉瘤鉴别。

非肉芽肿性淋巴结炎

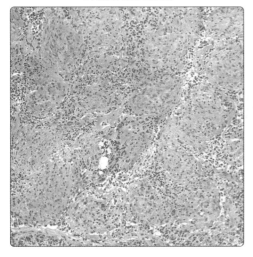

坏死性肉芽肿性炎

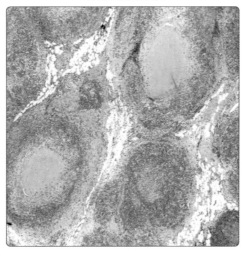

（左图）美国最常见肉芽肿性炎症与结节病有关，但也可能与感染有关，很少与某些肿瘤有关。如果发现感染，应采取特殊的预防处理措施。（右图）坏死性肉芽肿最常见于分枝杆菌感染。应将组织送去培养，需要特殊程序（如佩戴呼吸面罩和消毒冰冻切片设备）来保护医院工作人员和其他患者。

挤压伪影

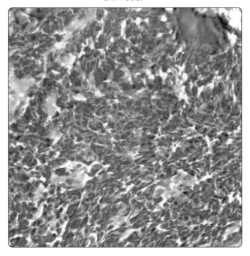

淋巴结内显著的组织细胞

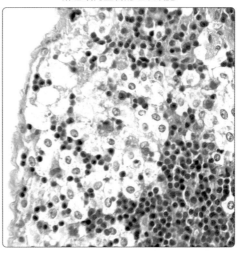

（左图）由于缺乏支持性基质，淋巴细胞、淋巴瘤、类癌肿瘤和小细胞癌都易受挤压伪影的影响。本例冰冻切片诊断延迟至常规。最终诊断为转移性小细胞癌。（右图）有时组织细胞显著增生时可以模拟转移癌、淋巴瘤或黑色素瘤。细胞胞质丰富，核仁小，核圆而淡染。有些细胞可能含有铁血黄素或炭末。

脑膜：诊断
Meninges: Diagnosis

吴江华 译 李向红 校

一、手术／临床关注点

（一）会诊目的

- 脑膜肿块或其他病变的诊断
- 冰冻诊断有助于留取适当组织用于辅助检查（分子）

（二）患者治疗方案决策

- 诊断脑膜瘤可行完整切除作为根治性治疗
  - 取决于肿瘤的位置和其他结构的受累（硬脑膜窦，骨）
  - 偶尔硬脑膜切缘也会送检以了解切除是否充分
- 其他类型的病变一般不进行切除
  - 转移、淋巴瘤、感染或炎症病变

（三）临床背景

- 通常表现为头痛、癫痫或局灶性神经功能缺失
- 胚系突变患者可出现脑膜肿块
  - 脑膜瘤：神经纤维瘤病 2 型，多发性脑膜瘤综合征
  - 血管母细胞瘤：von Hippel-Lindau 综合征
  - 脑膜血管瘤病：神经纤维瘤病 2 型
- 既往对中枢神经系统其他疾病（急性淋巴细胞白血病、垂体腺瘤）的放射治疗可增加脑膜瘤发生的风险
  - 继发性脑膜瘤，通常由放射引起，常为非典型性或恶性

二、标本评估

（一）大体

- 结节状、斑块状或碎片状外观，± 硬脑膜附着
- 可有钙化或砂粒状质地

（二）冰冻切片

- 最初标本通常是小活检，可用于细胞学制片，其余部分冰冻
- 如果收到较大的切除标本，可选代表性区域冰冻
- 细胞学制片有时更适合评估脑膜瘤
  - 如果标本纤维化严重或在细胞学制片上缺少细胞，冰冻切片可能有帮助

（三）细胞学

- 可能不易涂片
- 印片最适合于钙化病变
- 刮片可用于纤维性病变
- 重要的辅助诊断
  - 淋巴组织增生性病变
  - 骨或纤维性病变难以切动（印片有帮助）
  - 囊肿，因为内衬细胞可以更好地保存
- 在怀疑有传染性的情况下可避免冰冻机污染

脑膜瘤：位置

脑膜瘤：MR 表现

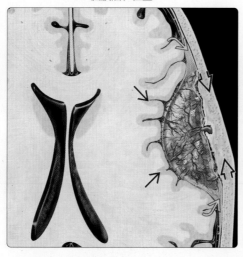
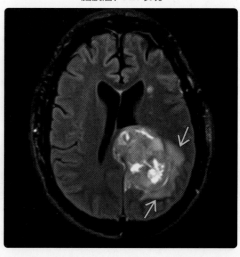

（左图）脑膜瘤起源于颅内硬脑膜➡️，并从中获得血液供应。其下方大脑受压➡️。邻近的颅骨增生是一个常见的特征➡️。（右图）FLAIR MR 水平位显示左后镰外水平肿块➡️，最符合脑膜瘤。病变显示水肿、肿块效应和中线移位。

三、最常见的诊断

（一）脑膜瘤及变异型

- 主要目的：确诊为脑膜瘤
  - 脑膜瘤通常会被切除
  - 其他病变一般不切除（转移或炎症病变）
- 结构随类型而变
- 如果存在脑膜瘤所有特征，则发现间变特征很有用
  - 可提示更广泛的切除
- 脑膜瘤 WHO Ⅰ 级
  - 亚型
    - 纤维型、脑膜皮细胞型、过渡型、砂粒体型、分泌型、血管型、微囊型
    - 不需要在术中会诊中区分不同的亚型
  - 脑膜皮旋涡及砂粒体可见于印片
  - 细胞呈合体样成簇分布，胞质宽而一致，嗜酸性，核染色质成细粉尘样，核膜光滑
- 非典型脑膜瘤，WHO Ⅱ 级
  - 冰冻切片或涂片
    - 具有 4 个核分裂像 /10HPF 或 3 个以下特征
      □ 片状生长（结构无序）
      □ 小细胞改变
      □ 显著核仁
      □ 富于细胞
      □ 坏死（如果病变未被栓塞）
    - 或脊索样或透明细胞形态
  - 无须在术中诊断时确定分级
  - 报告为"具有非典型特征的脑膜瘤，待分级"
- 间变性脑膜瘤，WHO Ⅲ 级
  - 冰冻切片或涂片
    - ≥ 20 核分裂像 /10HPF
    - 非典型性超过 Ⅱ 级（类似于癌、黑色素瘤或肉瘤）
    - 多数肿瘤细胞具有横纹肌样或乳头状特征
  - 无须在术中诊断时确定分级
  - 报告为"具有非典型特征的脑膜瘤，待分级"或"恶性肿瘤，类型待定"
- 脑膜血管瘤病
  - 1/2 的病例发生于神经纤维瘤病 2 型
  - 冰冻和涂片：在浅层皮质中有血管周围脑膜上皮细胞旋涡和梭形细胞
  - 有时钙化或纤维化

（二）孤立性纤维性肿瘤 / 血管外皮瘤

- 目前，孤立性纤维性肿瘤和血管外皮瘤被认为是同一类疾病（WHO 2016）
- 与胸膜或其他软组织部位的肿瘤相同
- 冰冻和涂片
  - 上皮样细胞或梭形细胞伴有穿插其间的线状胶原
  - 鹿角状血管
  - 核分裂活性（＞ 4 个核分裂像 /HPF 提示非典型孤立性纤维性肿瘤）
- 通常采用切除治疗

- 冰冻切片中与脑膜瘤的鉴别对术中处理并不重要
- 手术中肿瘤常出血严重

（三）硬脑膜纤维肉瘤

- 与其他软组织部位相同
- 冰冻和涂片：梭形细胞呈鱼骨样或束状生长方式，具有不同程度的多形性和核分裂活性

（四）转移癌或淋巴瘤

- 单发灶可类似脑膜瘤
  - 位于硬脑膜，界限清楚的肿块伴有硬膜尾征
- 软脑膜癌病或淋巴瘤的弥漫性累及常伴有 MR 信号的广泛增强
- 冰冻和涂片
  - 提示原发灶的特征
    - 细胞质空亮或空泡
      □ 通过腺体辨识腺癌
    - 转移性小细胞或非小细胞肺癌
    - 单行排列的瘤细胞提示乳腺小叶癌
    - 无黏附的非典型淋巴细胞提示淋巴瘤
  - 既往恶性肿瘤病史对正确诊断至关重要

（五）血管母细胞瘤

- 位于颅后窝或脊髓的硬脑膜附着结节
- 冰冻切片和涂片
  - 多空泡细胞（油红 O 染色阳性）位于纤细的毛细血管基质中
  - 常出现显著的核异型，无核分裂
  - 微囊改变
- 陷阱
  - 与转移性肾透明细胞癌极为相似

（六）感染 / 炎症性病变

- 硬脑膜炎（硬脑膜的炎症）可能具有感染或自身免疫性原因
  - 结核病（发展中国家）
    - 涂片和冰冻：典型的坏死性肉芽肿伴巨细胞
  - 特发性肥厚性硬脑膜炎通常是自身免疫性的
    - IgG4 病
    - 类风湿性疾病
    - 涂片和冰冻：大量淋巴浆细胞浸润，胶原沉积
  - 结节病
    - 硬肉芽肿伴巨细胞
  - 局部活检，类似脑膜瘤
- 在软脑膜中，几乎都是感染的原因，需要鉴别诊断副肿瘤病变
  - 细菌
    - 急性细菌性脑膜炎渗出的中性粒细胞
    - 结核性脑膜炎的淋巴细胞和巨细胞
  - 真菌
    - 单核细胞或混杂的炎细胞浸润
    - 涂片和冰冻切片可检测到的真菌 [隐球菌、球孢子菌或（很少）曲霉菌或念珠菌]
  - 病毒性

- 单核细胞浸润
- 在疱疹性脑炎中，活检可能包括受累的脑组织，可显示巨噬细胞和坏死
- 病毒性细胞病变效应很少可见
○ 很少进行活检，因为脑脊液检查常可做出诊断
○ 样本应送特殊培养

（七）囊肿

- 很少送术中会诊，因为外科医师通过影像和大体表现足以诊断
- 相对于内容物内衬细胞可能很少
  ○ 蛛网膜囊肿：扁平的脑膜上皮细胞和厚薄不一的胶原壁
  ○ 皮样/表皮样囊肿：鳞状细胞，大量角质残渣
  ○ 肠源性囊肿：纤毛柱状细胞，黏液样物

（八）血管畸形

- 动静脉畸形
  ○ 通常延伸至下方的实质（皮质和白质）
  ○ 通过血管造影诊断
  ○ 通常不需要冰冻切片，除非术中大体特征不典型
- 硬脑膜海绵状血管瘤
  ○ 可类似脑膜瘤，进而术中会诊
  ○ 扩张的血管呈海绵状外观
- 硬脑膜静脉异常
  ○ 很少活检，除非在连续成像中检查到变化
  ○ 邻近大脑可能出现缺血改变（"盗血现象"）

四、报告

（一）冰冻切片

- 应尽可能诊断出脑膜瘤或孤立性纤维性肿瘤/血管外皮瘤，以便在该次术中完整切除
- 其他病变类型的临时性诊断要考虑留取适当组织用于辅助检查和最终诊断

（二）细胞学

- 与冰冻切片一样，尽可能做出诊断

五、陷阱

（一）脑膜瘤术前栓塞

- 栓塞富于血管的肿瘤有助于肿瘤切除并减少出血
  ○ 通过导管注入栓塞剂（如异丙醇/甲基丙烯酸盐）
- 引起坏死和核分裂活性
- 肿瘤分级应待石蜡切片
  ○ 即使福尔马林固定良好的石蜡切片，分级也很困难

（二）发生于 von Hippel-Lindau 患者的肿瘤

- 不易区分血管母细胞瘤和转移性肾细胞癌
- 可能需要石蜡切片的免疫组织化学研究

（三）淋巴组织增生性疾病

- 可能难以与感染性/炎性病变区分
- 冰冻诊断对适当选取组织用于流式细胞术和分子检测至关重要

推荐阅读

[1] Karthigeyan M et al: Frozen section can 'sharpen' or 'sand off' the surgeon's knife: two case Illustrations with skull base meningioma mimics. World Neurosurg. ePub, 2017

[2] Louis DN et al: The 2016 World Health Organization Classification of Tumors of the Central Nervous System: a summary. Acta Neuropathol. 131(6):803–20, 2016

[3] Han SH et al: Cytologic features of pigmented atypical meningioma mimicking melanoma on intraoperative crush preparations. Diagn Cytopathol. 43(2):149–52, 2015

[4] Savage NM et al: Dural-based metastatic carcinomas mimicking primary CNS neoplasia: report of 7 cases emphasizing the role of timely surgery and accurate pathologic evaluation. Int J Clin Exp Pathol. 4(5):530–40, 2011

[5] Siddiqui MT et al: Cytologic features of meningiomas on crush preparations: a review. Diagn Cytopathol. 36(4):202–6, 2008

[6] Johnson MD et al: Dural lesions mimicking meningiomas. Hum Pathol. 33(12):1211–26, 2002

[7] Folkerth RD: Smears and frozen sections in the intraoperative diagnosis of central nervous system lesions. Neurosurg Clin N Am. 5(1):1–18, 1994

脑膜瘤：大体表现　　　　　　脑膜瘤：大体表现

（左图）脑膜瘤大体上形成分叶状结节，表面呈粉红色、亮红色。（右图）脑膜瘤⊃的切面多样，有白色硬化的纤维区域，较多的褐色和红色出血区，黄色坏死灶➯。硬脑膜附着是典型特征➡。

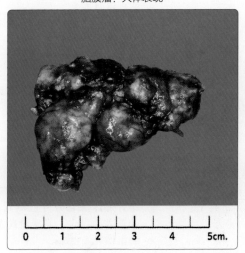

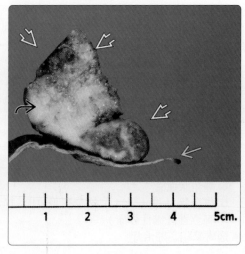

脑膜瘤：细胞学特征

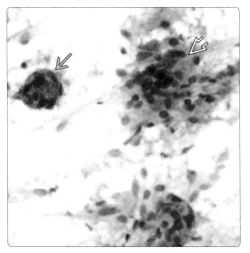

脑膜瘤：砂粒体

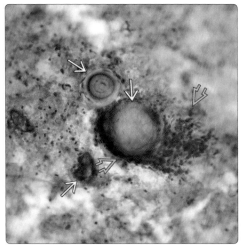

（左图）脑膜瘤涂片困难，因为细胞常常粘连一起 ⊃，有时，只有少量脑膜上皮细胞旋涡可辨识 ⊃。（右图）砂粒体（同心状钙化）➡常被脑膜上皮细胞围绕 ➡，在制备涂片时感觉像沙子，有砂粒感。

脑膜瘤：非典型特征

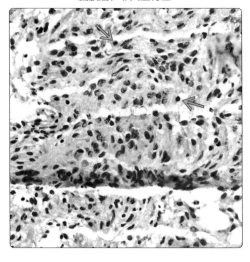

脑膜瘤／脑组织交界

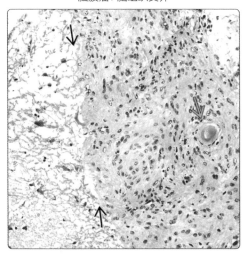

（左图）无结构生长和片状细胞并伴有核分裂像 ⊃提示为非典型脑膜瘤。（右图）如果冰冻切片中存在脑膜瘤与脑组织的交界 ➡，应仔细检查是否有脑组织侵犯。该图中未见侵犯。可见一个砂粒体 ➡。

脑膜瘤：栓塞物

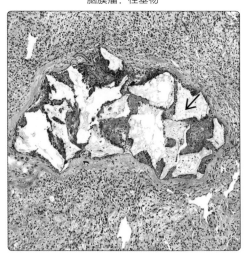

间变性脑膜瘤

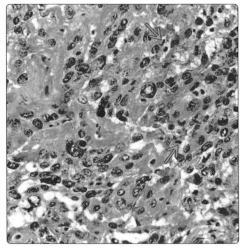

（左图）此脑膜瘤在术前接受栓塞以便于切除。肿瘤内血管因有栓塞物 ➡和纤维蛋白 ➡的混合而扩张。栓塞后的肿瘤可增加非典型性、核分裂活性和坏死，因此难以分级。（右图）间变性脑膜瘤的特点是多形性细胞，核分裂率高 ➡，坏死。鉴别诊断包括转移癌和肉瘤。

（**左图**）发生于右前额叶凸面中线外一个大的硬脑膜结节 ➡，显示有肿块效应和血管源性水肿 ➡，中线左移 1cm，符合孤立性纤维性肿瘤 / 血管外皮瘤。（**右图**）该孤立性纤维性肿瘤 / 血管外皮瘤显示中等程度的细胞数量和背景中丰富的纤维母细胞。

孤立性纤维性肿瘤 / 血管外皮瘤

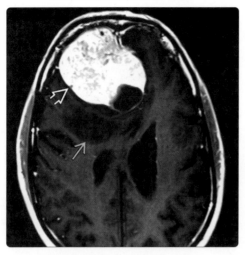

孤立性纤维性肿瘤 / 血管外皮瘤

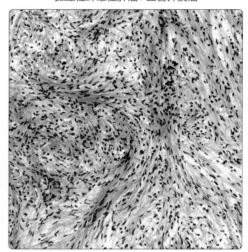

（**左图**）孤立性纤维性肿瘤 / 血管外皮瘤具有不规则鹿角状血管 ➡ 和梭形细胞并伴有穿插其间的胶原束 ➡。如果具有非典型性，则可出现核分裂像和坏死。（**右图**）在细胞学涂片上，孤立性纤维性肿瘤 / 血管外皮瘤显示上皮样细胞和梭形细胞，并伴有穿插的胶原纤维 ➡。术中与脑膜瘤的鉴别可能较困难。

孤立性纤维性肿瘤 / 血管外皮瘤

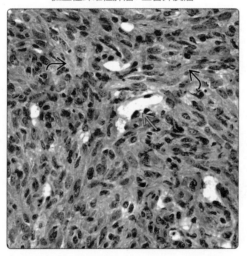

孤立性纤维性肿瘤 / 血管外皮瘤

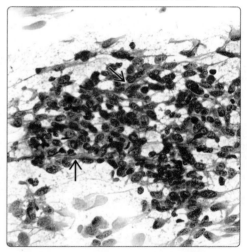

（**左图**）孤立性纤维性肿瘤 / 血管外皮瘤由片状排列的细胞和特征性鹿角状血管 ➡ 组成。该肿瘤具有很高的核分裂率，诊断为间变性孤立性纤维性肿瘤 / 血管外皮瘤。（**右图**）间变性孤立性纤维性肿瘤 / 血管外皮瘤的特点是细胞数量多，细胞形态相对单一。

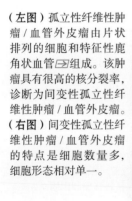

孤立性纤维性肿瘤 / 血管外皮瘤

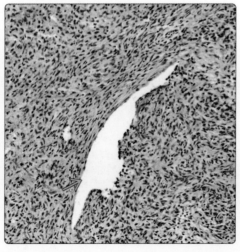

间变性孤立性纤维性肿瘤 / 血管外皮瘤

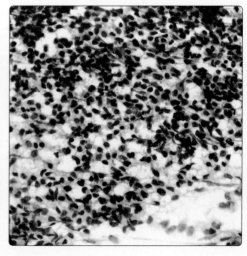

血管母细胞瘤

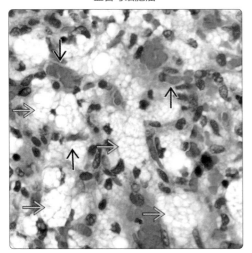

脑膜癌病：MR 表现

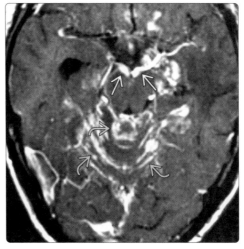

（**左图**）泡沫状间质细胞➡和纤细的毛细血管网➡是血管母细胞瘤的典型特征。在冰冻切片上很难鉴别该肿瘤和转移性肾细胞癌。（**右图**）MR 水平位 T_1 加权像显示线状和结节性转移灶延伸至小脑叶和基底池➡。注意中脑双侧动眼神经出口的结节状增厚➡。

脑膜癌病

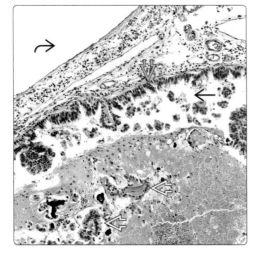

硬脑膜转移癌

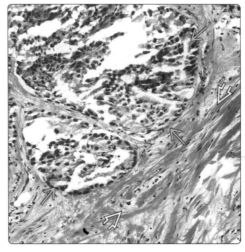

（**左图**）转移性肺腺癌沿脑膜内表面➡占据蛛网膜下腔➡。肿瘤在硬膜下➡皮质表面的血管周围生长➡。（**右图**）转移性前列腺腺癌➡嵌入致密的硬脑膜胶原➡。对病理医师而言，了解相关的临床病史，包括既往恶性肿瘤诊断，非常重要。

神经结节病

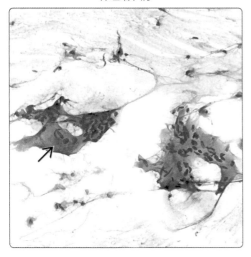

神经结节病

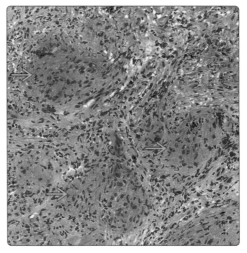

（**左图**）涂片显示神经结节病中上皮样组织细胞簇和巨细胞➡。可见不同程度的淋巴细胞浸润（未显示）。（**右图**）冰冻切片见有结节病肉芽肿➡，表现为上皮样组织细胞和巨细胞聚集，无中心坏死。纤维化和淋巴细胞浸润常见。任何肉芽肿的术中诊断，组织应被送往微生物学检查。

硬脑膜炎：MR 表现

硬脑膜炎：细胞学特征

（左图）MR 水平位 T_1 加权像显示硬脑膜膜炎（硬脑膜的炎症）的一个病灶，可致脑膜增厚及类似脑膜瘤。注意硬脑膜膜尾征➡与下方脑组织的边界➡不清。（右图）硬脑膜内混杂的慢性炎症表现为印片上的小淋巴细胞和巨噬细胞。这可能是由于自身免疫或感染所致。样本应送往微生物学检查。

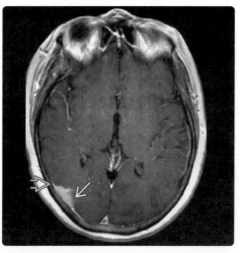

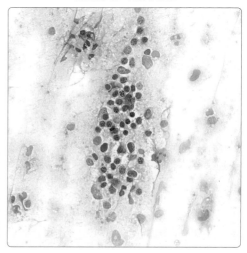

硬脑膜炎

硬脑膜炎

（左图）在硬脑膜炎的冰冻切片上，可见小淋巴细胞和巨噬细胞，偶尔在硬脑膜胶原纤维中形成模糊的生发中心。在特殊的感染中，例如分枝杆菌，巨细胞可能是揭示疾病本质的线索。（右图）硬脑膜炎症病例中存在生发中心。对脑膜增厚性病变需进行术中诊断以区分脑膜瘤和炎症性疾病，前者应手术切除。

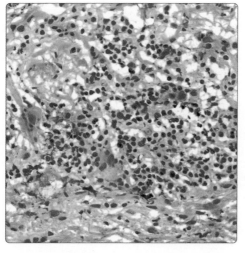

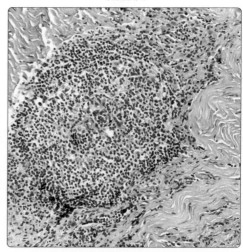

硬脑膜炎

机化性硬膜下血肿

（左图）硬脑膜增厚性病变的冰冻切片，如本例的硬脑膜炎，是为了与肿瘤（如脑膜瘤）鉴别。如果发现是炎性病变，应将组织送去培养。（右图）在机化性硬膜下血肿的胶原间质中➡，可见多量毛细血管➡伴有大量的梭形纤维母细胞。核分裂像➡可能存在，不应误认为恶性肿瘤。

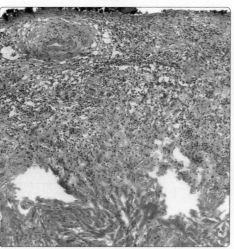

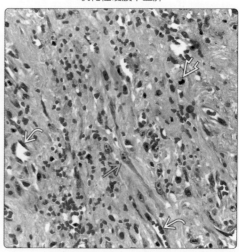

蛛网膜囊肿：MR 表现

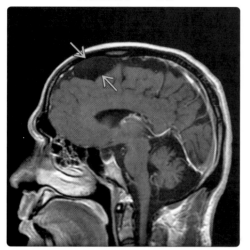

蛛网膜囊肿

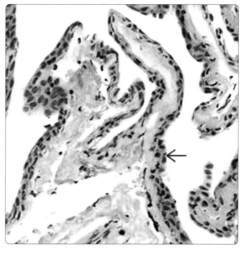

（左图）MR 矢状位 T₁ 加权像显示一个额叶的、卵圆形、边界清楚的囊肿➡。与脑室相比，囊肿的内容物类似于脑脊液。（右图）蛛网膜囊肿内衬扁平的脑膜上皮细胞➡，纤维壁厚薄不一（图片由 R. Hewlett, MD. 惠赠）。

基底部脑膜炎：位置

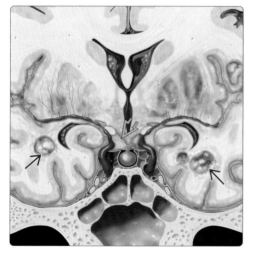

基底部脑膜炎：大体表现

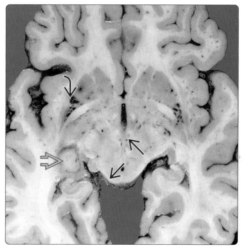

（左图）基底部结核性脑膜炎➡和结核瘤➡常并存。注意与动脉炎相关的不规则血管和基底节早期缺血。（右图）尸检中大脑切片显示中枢神经系统结核病的多种特征，基底池渗出性脑膜炎➡、结核瘤➡和血管炎➡均可见（图片由 R. Hewlett, MD. 惠赠）。

化脓性脑膜炎

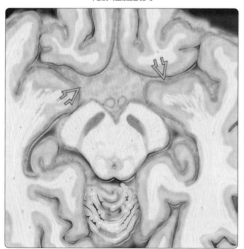

小脑脑桥角肿瘤

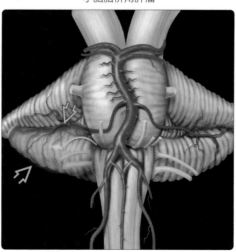

（左图）在化脓性脑膜炎的病例中，蛛网膜下腔充满中性粒细胞和微生物➡。（右图）成人的脑桥小脑三角肿瘤常见➡。鉴别诊断包括神经鞘瘤、脑膜瘤和表皮样囊肿。

鼻腔/鼻窦：疑似真菌性鼻窦炎的诊断
Nasal/Sinus: Diagnosis of Suspected Fungal Rhinosinusitis

吴江华　译　李向红　校

一、标本/临床关注点

（一）会诊目的
- 确定是否存在急性侵袭性真菌性鼻窦炎的诊断特征

（二）患者治疗方案决策
- 广泛清创受累组织
  - 冰冻切片有助于指导清创范围
  - 真菌引起的血管阻塞可限制受累组织出血
    - 这是外科医师可做的重要观察
    - 活动性出血是活体组织的标志，但对有无微生物存在并不完全特异
  - 在某些情况下可能需要进行眶内容物摘除
- 可根据冰冻切片诊断开始系统性抗真菌治疗

（三）临床背景
- 术前诊断困难
  - 其他非感染性病变可具有相似的影像特征
- 急性侵袭性真菌性鼻窦炎
  - 几乎所有患者都有免疫功能受损
    - 血液系统恶性肿瘤、免疫抑制治疗、糖尿病等
  - 然而，也少量报道于 HIV 感染/艾滋病患者中
  - 最常由曲霉菌或毛霉菌引起
  - 初始症状是非特异性的（不明原因的发热、鼻塞、面部疼痛、头痛）
  - 起病迅速，临床病程凶险
    - 受累鼻窦在数天内被破坏
  - 后期症状可包括眼球突出、眼肌麻痹、视力丧失、精神状态下降、癫痫发作
    - 颅内受累和颅神经病变患者预后不良
  - 临床检查可显示黏膜变色、溃疡、黑色痂皮
  - 危及生命的情况
    - 在美国，存活率约为 50%
    - 早期诊断和治疗可改善预后
  - 治疗
    - 立即进行广泛的组织清创，并尝试扩大外科切除
    - 开始紧急系统性抗真菌治疗
- 慢性侵袭性真菌性鼻窦炎
  - 美国罕见（＜10% 的侵袭性真菌性鼻窦炎）
    - 通常是由曲霉菌引起的
  - 患者可能有轻度的免疫系统异常
    - 也发生在流行地区（如中东、非洲）免疫力正常

侵袭性曲霉菌

侵袭性毛霉菌

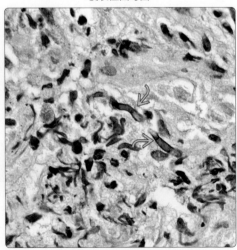
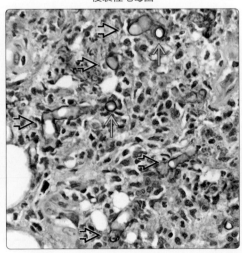

（左图）侵袭性曲霉菌可通过存活组织或坏死组织中存在带有隔膜的细小菌丝➡而诊断。需要立即进行积极的治疗。（由医学博士 W. Faquin 提供）（右图）H&E 上可见大量真菌侵入组织。毛霉菌可通过无隔膜的宽大菌丝➡而诊断。横截面，菌丝呈中空管状，有明显的边界➡。

的患者
- 定义为症状持续时间超过 12 周
- 真菌组织浸润，但无肉芽肿性炎症
- 保守处理

二、标本检查

（一）大体

- 通常是小活检
- 可呈干燥和黑色外观
- 外科医师应直接从手术室送检微生物培养，以鉴定确切的类型
  - 仅 70% 的病例可通过培养鉴定出真菌

（二）冰冻切片

- 全部标本可做冰冻

三、最常见的诊断

（一）侵袭性真菌性鼻窦炎

- 急性暴发型表现为黏膜下组织内有活的或坏死的真菌
  - 经常出现坏死
  - 血管或血管壁内真菌（血管侵袭）
  - 神经周侵犯
- 慢性肉芽肿性真菌性鼻窦炎表现为真菌侵袭，伴有纤维化、慢性炎症，可能还有溃疡
  - 肉芽肿区分慢性和急性鼻窦炎
  - 未发现明显的血管侵犯
- 曲霉菌
  - 最常见类型
  - 较小和较细的菌丝
  - 菌丝有隔膜和锐角（45°）分支
- 毛霉菌
  - 第二常见类型
  - 较大/较宽的菌丝（宽达 20μm）
    - 常呈扭曲状
  - 菌丝无间隔，有各种角度的分支

（二）真菌球

- 出现鼻塞、分泌物和面部疼痛
- 最常见的曲霉属真菌（曲霉球）
  - 暗色（黑色素形成）真菌也有报道
- 大量紧密包裹的真菌体
  - 在鼻窦内生长
  - 不存在组织侵犯
  - 可见到子实头（分生孢子头）
- 无明显过敏性黏蛋白
  - 有些病例同时存在过敏性鼻窦炎

（三）过敏性真菌性鼻窦炎

- 窦内真菌定植导致慢性过敏
  - 对真菌抗原的反应，不是真正的感染
- 出现慢性鼻窦炎、分泌物、头痛和面部疼痛
  - 通常有鼻息肉
- 鼻腔鼻窦黏膜水肿并常呈息肉样，一般在慢性炎症中常伴有明显的嗜酸性粒细胞
- 过敏性（嗜酸性）黏蛋白常呈分层状伴有炎症细胞（通常是脱颗粒的嗜酸粒细胞）和夏科-雷登结晶体
- 真菌偶见于过敏性黏蛋白中而非组织中
  - 然而，菌体通常不显著，常需要特殊的染色显示
- 最常见的暗色真菌（如交链孢菌、弯孢菌、支孢菌），但曲霉菌在某些地区更常见

（四）肉芽肿病伴多血管炎（原韦格纳肉芽肿）

- 血管炎、坏死，偶伴巨细胞
- 不存在真菌
- 冰冻切片中通常不做出确切诊断
  - 可能需要血清学相关检查（抗中性粒细胞胞质抗体）

（五）淋巴造血恶性肿瘤

- 急性白血病和淋巴瘤患者是侵袭性真菌性鼻窦炎的风险因素
- 鼻部症状可能是肿瘤累及所致，而非感染所致
  - 如果怀疑，应获取适当的组织
    - 流式细胞术（新鲜）、细胞遗传学（新鲜和无菌）、特殊固定、冰冻组织（分子检测）

四、报告

（一）冰冻切片

- 报告是否存在侵袭性真菌性疾病通常已足够
  - 如果存在，可待石蜡切片进一步分类和培养

（二）可靠性

- 文献报道的敏感性范围为 75%～86%，在一项研究中报告的特异性为 100%（尽管病例数较少）
- 冰冻切片上真菌形态的辨认对侵袭性疾病具有很高的预测性，提示应及时手术清创

五、陷阱

（一）假阳性诊断

- 黏液中的褶皱和骨碎屑可形成类似真菌的形态
- 存在真菌，但不在组织内
  - 真菌球
  - 过敏性真菌性鼻窦炎

（二）假阴性诊断

- 真菌在某些情况下可能很少
  - 石蜡切片上的 GMS 或 PAS 染色能更好地显示真菌，尤其是曲霉菌
  - 可能需要免疫组化或测序
- 毛霉菌通常更容易在 H&E 上查见，在 GMS 染色可能很难看到

（三）真菌鉴定

- H&E 毛霉菌和曲霉菌通常在 H&E 上有不同的形态
  - 鉴别菌种对选择最合适的抗真菌治疗很重要
- 在某些情况下，可能无法识别真菌类型
  - 因治疗或坏死而导致的真菌变性
    - 曲霉菌菌丝可发生肿胀，类似毛霉菌
  - 一些病例由其他真菌引起，如暗色真菌

- 培养是更好的鉴定方法，但比冰冻切片的灵敏度低
  - 约 30% 已知真菌感染病例培养阴性
- 菌种鉴定可能需要辅助手段
  - 抗原的免疫组织化学鉴定
  - 可能需要分子检测

推荐阅读

[1] Pagella F et al: Invasive fungal rhinosinusitis in adult patients: our experience in diagnosis and management. J Craniomaxillofac Surg. 44(4):512-20, 2016

[2] Ghadiali MT et al: Frozen-section biopsy analysis for acute invasive fungal rhinosinusitis. Otolaryngol Head Neck Surg. 136(5):714-9, 2007

[3] Taxy JB et al: Acute fungal sinusitis: natural history and the role of frozen section. Am J Clin Pathol. 132(1):86-93, 2009

鼻腔 / 鼻窦：疑似肿瘤的诊断
Nasal/Sinus: Diagnosis of Suspected Neoplasia

白艳花 译 孙 宇 校

一、手术 / 外科关注点

（一）会诊目的

- 确定有无恶性或肿瘤性病变的存在
- 评估癌的切缘或鼻腔鼻窦乳头状瘤的累及程度

（二）患者治疗方案决策

- 取决于恶性的类型（例如，癌），恶性的存在可能会导致进一步手术
  - 明确分类常常需要一些辅助检查
- 没有恶性肿瘤可能会停止进一步的手术
- 鼻腔鼻窦乳头状瘤对不同解剖结构的累及可能决定进一步手术

（三）临床背景

- 诊断不明的鼻腔鼻窦肿块
- 有鼻腔鼻窦乳头状瘤复发或恶性转化的病史
- 慢性鼻窦炎手术中偶然发现鼻腔鼻窦乳头状瘤

二、标本评估

（一）大体

- 通常是小活检或碎片切除标本
- 对于完整切除标本的切缘，外科医生的定位可能会

有所帮助
- 如果发现鼻腔鼻窦乳头状瘤，应将全部标本进行石蜡制片

（二）冰冻切片

- 如果活检组织较大且诊断不明，则应代表性冰冻制片（以便分配可能的组织用于辅助检查）
  - 若活检组织小，需要冰冻全部标本
- 如果活检是为了确定切缘或解剖受累，应冰冻所有标本
  - 垂直于切缘制片来判断切缘

（三）细胞学

- 印片可能有用，尤其是诊断小圆细胞肿瘤或淋巴瘤

三、最常见的诊断

（一）鼻腔鼻窦（Schneiderian）乳头状瘤

- 起源于特化的鼻腔鼻窦（Schneiderian）黏膜的良性肿瘤
- 为防止复发或恶性转化，需要进行完整的手术切除，通常是内镜下鼻窦手术
  - 不完整切除的复发率为 20% ～ 30%
- 三种类型：内翻性，嗜酸细胞性及外生性
  - 所有病例都缺少明显的细胞异型

角化型鳞状细胞癌　　　　非角化型鳞状细胞癌

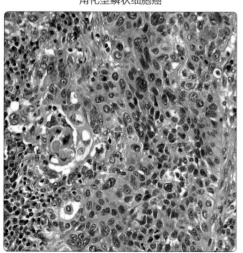 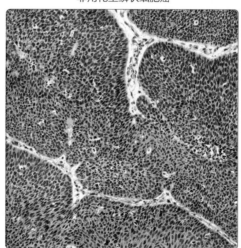

（左图）鳞状细胞癌是最常见的鼻腔鼻窦恶性肿瘤。大多数有这样角化的鳞状细胞癌与吸烟、工业暴露（例如木屑或皮屑）相关，很少继发于鼻腔鼻窦乳头状瘤。（右图）在鼻窦道，高达50% 的非角化型鳞状细胞癌与高危型 HPV 相关。

- 内翻性鼻腔鼻窦乳头状瘤
  - 最常见的类型
  - 男：女=3：1
  - 最常见起源于鼻腔或鼻旁窦的侧壁
  - 有活化的 EGFR 突变
  - 组织学发现
  - 增厚的上皮呈内生性生长
  - 移行上皮，纤毛柱状上皮和鳞状上皮
  - 上皮内中性粒细胞等混合性炎性浸润
  - 上皮内混杂有黏液细胞和微囊
  - 上皮周围基底膜完整
  - 核分裂像局限于基底和基底旁层；无不典型核分裂
  - 5%～32% 有恶性转化
- 嗜酸细胞性鼻腔鼻窦乳头状瘤
  - 最常起源于鼻窦侧壁
  - 男女受累程度相同
  - 具有活化的 KRAS 突变
  - 组织学发现
  - 外生及内生性生长模式
  - 具有颗粒性嗜酸性胞质的柱状细胞，偶见纤毛
  - 上皮内黏液细胞或微囊
  - 10%～17% 有恶性转化
- 外生性鼻腔鼻窦乳头状瘤
  - 几乎总是起源于鼻中隔
  - 恶性转化罕见
  - 组织学发现
  - 增厚的上皮乳头状生长，有纤维血管轴心
  - 鳞状和纤毛柱状上皮，混杂有黏液细胞和微囊
    □ 表面角化罕见，除非受到创伤
- 恶性转化
  - 最常见的是鳞状细胞癌
  - 原位或浸润性癌，与先前存在的乳头状瘤有关（偶尔看不到残留的乳头状瘤）
  - 尽管乳头状瘤中可以看到异型增生，但是没有能预测转化的可靠组织学指标

（二）鳞状细胞癌

- 最常见于鼻腔鼻窦道（70%）的恶性肿瘤
- 需要完整的手术切除，可能还需要辅助性放疗
- 大多数是角化或非角化型
  - 也可以是乳头状、肉瘤样 / 梭形细胞或未分化型
- 角化型鳞状细胞癌与传统危险因素有关（吸烟）
  - <5% 与高危型 HPV 或 EBV 有关

（三）HPV 相关性鳞状细胞癌

- 在头颈部，鼻腔鼻窦道是第二常发生高危型 HPV 相关性癌的部位，仅次于口咽
- 形态学表现

- 非角化型：未成熟上皮呈巢状或小梁状，常有推挤性边界
- 乳头状：移行样上皮呈外生性生长，有纤维血管轴心，常有浸润性内生性成分
- 未分化型：上皮样细胞呈片状，有泡状染色质和突出的核仁，与淋巴上皮癌相似
- 通过 p16 免疫组化和验证性直接 HPV 检测（例如原位杂交、PCR）来检测高危型 HPV
- 伴腺样囊性样特征的 HPV 相关性癌
  - 具有表面源性鳞状细胞癌和高级别腺样囊性癌的形态学特征
  - 基底样细胞呈实性巢状，常有筛状结构
  - 腺样囊性癌样形态，有真正的导管和肌上皮分化
  - 有一部分表面鳞状上皮异型增生
  - 与腺样囊性癌相反，神经周围浸润罕见

（四）淋巴上皮癌

- 命名发生于鼻腔鼻窦道的 EBV 阳性的非角化、未分化鳞状细胞癌
  - 类似于非角化型、未分化鼻咽癌
  - 需除外来自原发性鼻咽癌的进展
- 肿瘤细胞大，具有大的泡状核和大的核仁，常表现为合体性生长
- EBV 可通过对 EBV 编码的 mRNA 进行原位杂交检测到

（五）NUT 癌

- 侵袭性低分化癌，常显示鳞状分化
  - 中位生存期约 9.8 个月
- 常常表现为成年早期快速增长的肿块
- 组织学表现为低分化或未分化鳞状细胞癌
- 未分化细胞呈片状，伴灶性突然角化
  - 圆形泡状核，核仁突出，胞质少或透明
- 核分裂活动和坏死常见
- 因有 NUTMI 重排（编码于 15q14 染色体）而得名
  - 最常见的融合基因是 BRD4
  - 免疫组化检测 NUT 蛋白是有用的诊断手段
  - FISH 或 RT-PCR 检测基因易位或融合

（六）鼻腔鼻窦腺癌，肠型

- 多为局部侵袭性肿瘤
  - 一些是由于环境暴露（硬木锯末、皮屑）导致
- 类似肠腺癌
  - 结肠型（最常见）、乳头状、实性、黏液型及混合型
- 免疫组化：大多数 CK20 和 CDX-2 阳性；很多也表达 CK7

（七）鼻腔鼻窦腺癌，非肠型

- 不显示肠型或小涎腺表型

- 分为低级别和高级别肿瘤
  - 低级别（相对预后较好）
  - 管状和（或）乳头状生长方式
  - 细胞异型性相对较小的柱状细胞至立方细胞，排列成一致的背靠背腺体结构
  - 罕见的一小部分与透明细胞性肾细胞癌类似
  - 无坏死
  - 高级别（侵袭性）
  - 侵袭性肿瘤细胞呈片状，有明显异型性，偶见腺体结构或黏液细胞
  - 核分裂像和坏死常见
- 最终诊断可能需要黏液卡红染色或免疫组化
  - CK20、CDX-2、PAX-8 和神经内分泌标记物阴性

（八）神经内分泌癌

- 一般少见，在所有鼻腔鼻窦肿瘤中占比 < 3%
- 包括小细胞癌和大细胞神经内分泌癌
- 可能与鳞状细胞癌或腺癌有关
- 罕见病例与高危型 HPV 或先前辐射相关
- 免疫组化: 角蛋白（核周点状着色）、突触素及嗜铬素阳性

（九）嗅神经母细胞瘤

- 发生于嗅觉上皮区域: 筛状板、上鼻甲、鼻中隔上 1/2
- 组织学表现
  - 肿瘤细胞大小一致，小至中等，圆形、卵圆形，胞质少
  - 巢状、分叶状或片状，有纤维血管间质
  - 纤细的纤维神经基质
  - 一部分显示玫瑰结（Homer Wright 或 Flexner-Wintersteiner）
- 高级别肿瘤显示坏死、多形性、核分裂像增多、神经纤维网减少、更少的分叶状生长
- 冰冻切片通常无法确诊
  - 鉴别诊断包括所有的小圆细胞肿瘤（癌、肉瘤、淋巴瘤）
  - 最终诊断通常需要辅助检查
  - 免疫组化: 突触素和嗜铬素阳性；角蛋白阴性
    □ S100 和 GFAP 会突出显示支持细胞（HE 切片上看不到）

（十）鼻腔鼻窦未分化癌

- 罕见、极具侵袭性的未分化恶性肿瘤
  - 5 年生存率 < 20%
  - 对化疗和放疗反应差
- 除表达上皮性标志物（角蛋白、EMA）外，无明显的分化谱系

- 这是一个排除性诊断，需要辅助检查
  - 必须除外 HPV、EBV 相关癌，NUT 癌，神经内分泌癌，嗅神经母细胞瘤等
- 组织学发现
  - 各种生长方式（小梁状、实性、器官样）
  - 中等至大的细胞，细胞核大而圆，常呈泡状，核仁突出，胞质量少至中等
  - 常表现出高的核分裂活动和坏死
- 遗传学亚群已被确认，目前是暂定的疾病
  - SMARCB1（INI1）缺陷型癌
  - 活化的 IDH1/2 突变

（十一）结外 NK/T 细胞淋巴瘤

- 具有细胞毒性表型的侵袭性淋巴结外淋巴瘤
- 与 EBV 密切相关
- 最常见于亚洲和南美洲的地方病
- 组织学发现
  - 具有多种细胞形态的多形性浸润
  - 血管浸润，伴坏死
- 最终诊断需要辅助检查

（十二）Ewing 肉瘤

- 可能作为骨原发性（颅骨或颌骨）或骨外原发性出现在鼻窦道
  - 更常见于儿童和年轻人
  - 老年患者多数为骨外肿瘤
- 与转录因子 ETS 家族成员进行 EWSR1 基因重排
  - EWSR1-FLI1 融合最常见
- 组织学发现
  - 具有高核浆比的小或中等圆形细胞呈片状
  - 圆形至卵圆形核，染色质粉末状，核膜光滑，不明显或小的核仁
  - 造釉细胞瘤样亚型
  - 巢状生长，有纤维或硬化性间质
  - 可看到假玫瑰结或灶性角化
  - 角蛋白和 p63/p40 弥漫性表达
- 最终诊断需要辅助检查
  - 免疫组化: CD99 弥漫性膜反应，FLI-1 和 NKX2.2 核阳性
  - 分子检测: FISH 证实 EWS 重排或 PCR 检测到融合蛋白

（十三）横纹肌肉瘤

- 经常发生于头颈部
- 主要累及儿童和年轻人
- 主要亚型
  - 胚胎型: 黏液样基质，不同的肌生成阶段（梭形细胞、蜘蛛细胞、圆形细胞），不典型肿瘤细胞

的数量有变化

- 腺泡状：大的圆形细胞，细胞核深染，通常呈黏附性差的巢状排列
  - 可能看到肿瘤性多核巨细胞
  - FOXO1 基因与 PAX3 或 PAX7 融合基因进行重排
  - 多形性：老年患者，多形性恶性肿瘤
  - 梭形细胞 / 硬化型：梭形细胞呈长束状，和（或）位于致密硬化的间质中
- 最终诊断通常需要辅助检查
  - 免疫组化：desmin、myogenin/myf4、MYOD1 阳性

（十四）鼻腔鼻窦球血管外皮细胞瘤

- 相对惰性的肿瘤，不完全切除会有 40% 复发
- 大小一致、温和的肿瘤细胞，有梭形或卵圆形核，排列成短束、轮辐或栅栏状，经常出现血管周围生长
- 细胞异型性缺失或非常轻微；坏死罕见
- 有 CTNNB1 突变
- 免疫组化：SMA、HHF-35 和 β-catenin 阳性

（十五）双表型鼻腔鼻窦肉瘤

- 低级别梭形细胞肉瘤，显示肌样和神经双向分化
- 成年后出现，常为浸润性和局部侵袭性肿块
  - 复发（30% ～ 40%），转移罕见 / 是个例
- 轻度不典型梭形细胞呈短束状，有血管外皮瘤样血管
  - 骨侵犯常见
- 常见良性呼吸道上皮的陷入和增生
- 可见局灶横纹肌母细胞分化
- 最终诊断需要辅助检查
  - 需要同恶性外周神经鞘瘤和滑膜肉瘤鉴别
  - 免疫组化：同时表达 S100 与 SMA/MSA、desmin
    - Myogenin 灶性阳性或在有横纹肌母细胞分化的区域阳性
- 大多数病例有 PAX3 基因重排

（十六）黏膜黑色素瘤

- 罕见，侵袭性强，常见于鼻腔或中隔
  - 原发肿瘤比转移更常见
- 组织学发现
  - 典型的上皮样或梭形细胞形态
  - 表面溃疡和坏死常见
  - 可能缺乏原位成分或色素沉着
- 黑色素细胞标志物的免疫组化是诊断所必需的

（十七）鼻腔鼻窦炎性息肉

- 非肿瘤性炎症病变
- 可能是孤立的或多发的，同时累及鼻腔和鼻窦
- 上颌窦后鼻孔息肉是一种亚型，起源于上颌窦，通过柄伸入鼻腔

- 组织学发现
  - 息肉样病变，伴有呼吸道纤毛上皮（可显示鳞状化生）、基底膜增厚和间质水肿
  - 黏液腺缺失或不足
  - 富于嗜酸性粒细胞的混合性炎性浸润
  - 可能见到反应性非典型间质细胞，特别是在上颌窦后鼻孔息肉中

四、报告

冰冻切片

- 报告有无肿瘤 / 恶性肿瘤，如有可能，报告类型（如鳞状细胞癌）
- 大多数鼻腔鼻窦肿瘤需要辅助检查才能确诊
- 如果无法确诊，报告如下
  - 低分化癌，分类待石蜡切片
  - 恶性上皮样肿瘤，分类待石蜡切片
  - 圆形细胞肿瘤，分类待石蜡切片
  - 梭形细胞肿瘤，分类待石蜡切片
- 记录辅助检查的组织分配
- 可靠性：鼻窦恶性肿瘤冰冻切片中切缘的假阴性率为 6.5%

五、陷阱

（一）异位垂体腺瘤

- 有胡椒盐样核的上皮细胞增生，可类似于恶性圆形细胞肿瘤
  - 缺少明显的异型性，核分裂像和坏死罕见

（二）良性唾液腺肿瘤

- 可能与非肠型鼻腔鼻窦腺癌混淆
  - 在良性肿瘤中肌上皮细胞存在于基底层
  - 可能需要免疫组化检测来确认肌上皮细胞（如 p63）

（三）呼吸道上皮腺瘤样错构瘤

- 与表面上皮相连的中等到大的鼻腔鼻窦腺体良性增生
- 腺体内衬多层呼吸道纤毛上皮，混杂有黏液细胞
- 间质透明化，基底膜增厚
- 必须与鼻腔鼻窦内翻性乳头状瘤相鉴别，后者没有明显的腺体
- 必须与低级别非肠型腺癌相鉴别，后者生长模式更为复杂，有背靠背的腺体，并非起源于表面上皮

（四）浆黏液性错构瘤

- 可类似于鼻窦非肠型腺癌
- 小的浆黏液腺体增生，偶尔出现较大的囊性腺体
- 缺乏复杂的结构

- S100 阳性, 但缺乏基底细胞或肌上皮细胞 (通过 p63 染色阴性证实)

(五) 黏膜黑色素瘤

- 缺乏原位成分或色素沉着不能除外黑色素瘤
- 原位黑色素瘤可能非常广泛, 但很难发现, 尤其是在呼吸道黏膜, 并可能延伸至浆黏液腺体
  - 冰冻切片切缘假阴性率的评估: 25%
  - 最好用石蜡切片评估

(六) 炎性息肉

- 必须与鼻腔鼻窦乳头状瘤区分
  - 息肉缺乏明显的上皮增厚、内生性生长模式和明显的微囊
- 创伤引起的反应性非典型不应误诊为鳞状细胞癌

(七) 鼻腔鼻窦内翻性乳头状瘤

- 内生性生长可能是浸润性鳞状细胞癌的诊断陷阱
- 缺少明显的细胞学异型

- 基底膜完整, 没有单个细胞浸润

(八) 鼻腔鼻窦外生性乳头状瘤

- 外伤引起的表面角化和反应性非典型可能与乳头状鳞状细胞癌相似
- 缺乏全层的重度细胞异型性、表面上皮的核分裂像和不典型核分裂像

推荐阅读

[1] Bishop JA et al: Human papillomavirus–related carcinomas of the sinonasal tract. Am J Surg Pathol. 37(2):185–92, 2013

[2] Johncilla M et al: Soft tissue tumors of the sinonasal tract. Semin Diagn Pathol. 33(2):81–90, 2016

[3] Lewis JS Jr: Sinonasal squamous cell carcinoma: a review with emphasis on emerging histologic subtypes and the role of human papillomavirus. Head Neck Pathol. 10(1):60–7, 2016

[4] Mochel MC et al: Primary mucosal melanoma of the sinonasal tract: a clinicopathologic and immunohistochemical study of thirty-two cases. Head Neck Pathol. 9(2):236–43, 2015

（**左图**）鼻腔鼻窦乳头状瘤最常见的形式是内翻性乳头状瘤，其特点为内翻性生长方式，下方缺少浆黏液腺。增厚的上皮为鳞状、移行或纤毛柱状。（**右图**）鼻腔鼻窦内翻性乳头状瘤有增厚的移行上皮、浸润的中性粒细胞和微囊➡。如果切除不完全，内翻性乳头状瘤可能复发，很少显示恶性转化。

鼻腔鼻窦内翻性乳头状瘤

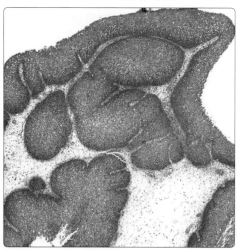

鼻腔鼻窦内翻性乳头状瘤

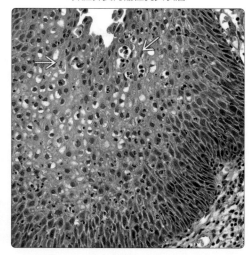

（**左图**）冰冻切片上的嗜酸细胞性乳头状瘤有一个内翻性的生长模式，由增厚的嗜酸性上皮和散在的黏液细胞组成。也存在微囊和黏液细胞。（**右图**）外生性鼻腔鼻窦乳头状瘤有纤维血管轴心和增厚的鳞状上皮，有微囊➡和黏液细胞➡。注意缺乏细胞的不典型性，这一点可以区分外生性乳头状瘤和乳头状鳞状细胞癌。

鼻腔鼻窦嗜酸细胞性乳头状瘤

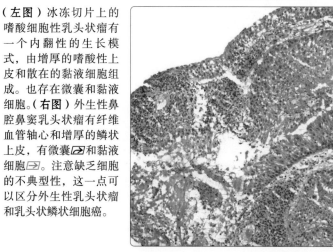

鼻腔鼻窦外生性乳头状瘤

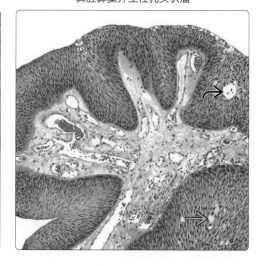

（**左图**）鼻腔鼻窦内翻性乳头状瘤➡应完全切除，切缘呈阴性，以防止复发，因为有些病变会导致鳞状细胞癌➡。没有可靠的预测复发或进展的因子。（**右图**）冰冻切片上的炎性息肉衬附正常厚度的呼吸上皮➡，与鼻腔鼻窦乳头状瘤的增厚上皮形成对比。下方的水肿间质内有散在的炎性细胞。腺体很少或没有。

发生于鼻腔鼻窦内翻性乳头状瘤的浸润性鳞状细胞癌

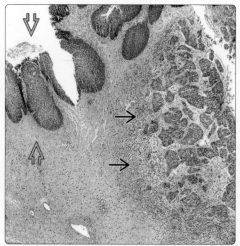

鼻腔鼻窦炎性息肉

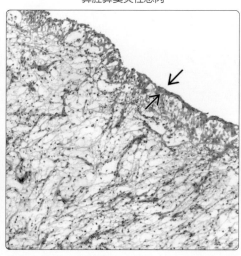

乳头状鳞状细胞癌

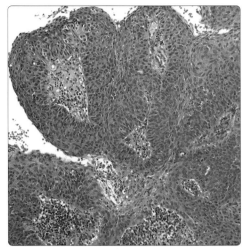

乳头状鳞状细胞癌

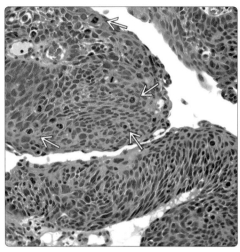

（左图）乳头状鳞状细胞癌显示不成熟、不典型的鳞状上皮，围绕纤维血管轴心外生性生长。大约 80% 鼻腔鼻窦道的乳头状鳞状细胞癌与高危型 HPV 相关。（右图）注意细胞的重度异型性和朝向上皮表面的常见的核分裂像 ➜。这些肿瘤也可能表现出类似于非角化型鳞状细胞癌的侵袭性内生性成分。

伴腺样囊性样特征的 HPV 相关性癌

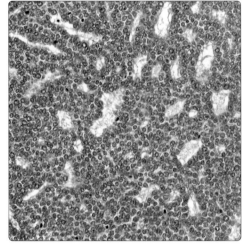

伴腺样囊性样特征的 HPV 相关性癌

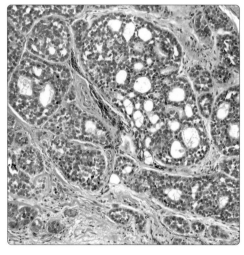

（左图）伴腺样囊性样特征的 HPV 相关性癌具有表面源性鳞状细胞癌和唾液腺癌的特征，成片的基底细胞，具有常见的筛状结构，呈多叶状生长。（右图）有些区域具有筛状和微囊结构，与涎腺腺样囊性癌极为相似，显示真正的导管和肌上皮分化。然而，这些肿瘤缺乏腺样囊性癌特征性的 MYB 基因重排。

NUT 癌

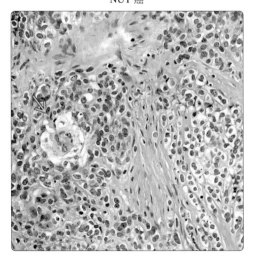

鼻窦神经内分泌癌

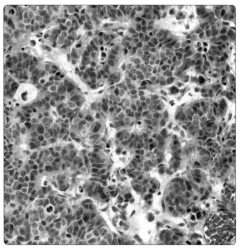

（左图）NUT 癌以 NUTM1 重排为特征。肿瘤显示未分化或低分化的肿瘤细胞呈片状，肿瘤细胞有大的泡状核，胞质少或中等，有时胞质透明。有特征性的灶性突然角化 ➜。（右图）神经内分泌癌包括大细胞或小细胞形态。肿瘤对神经内分泌标记物和角蛋白染色显示弥漫性强着色，但是仍需除外许多类似病变。一些与高危型 HPV 相关。

鼻腔鼻窦肠型腺癌

鼻腔鼻窦高级别非肠型腺癌

（左图）鼻腔鼻窦腺癌由类似结肠腺癌的腺体和小管组成。肿瘤细胞呈柱状，细胞核深染、不典型。（右图）此高级别鼻腔鼻窦腺癌表现为低分化恶性肿瘤，恶性细胞呈实性生长。虽然没有明显的腺体形成，但单个黏液细胞➡的存在证实了腺样分化。这些肿瘤缺少肠和唾液腺分化。

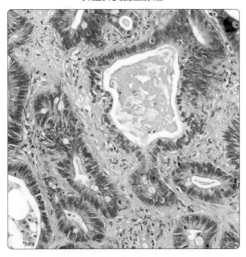

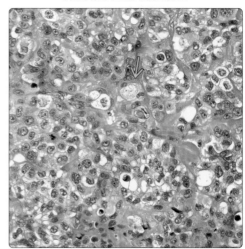

鼻腔鼻窦低级别非肠型腺癌

呼吸道上皮腺瘤样错构瘤

（左图）这种低级别腺癌由背靠背增生的腺体构成。单层一致的柱状到立方状细胞有朝向基底的核，有轻度非典型性。未见纤毛（图片由W.Faquin，MD.惠赠）。（右图）呼吸上皮腺瘤样错构瘤由增生的腺体构成。两种细胞类型（上皮细胞和黏液细胞）的存在是一个重要特征。腺体均匀分布，间质透明，基底膜增厚➡。

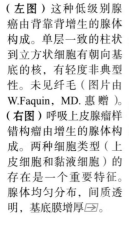

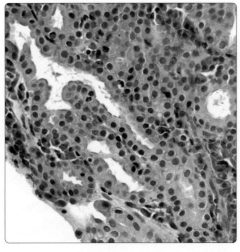

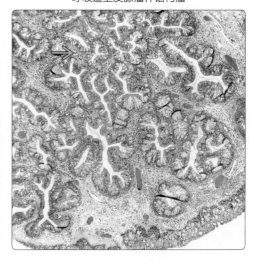

嗅神经母细胞瘤

嗅神经母细胞瘤

（左图）嗅神经母细胞瘤是由具有圆形或卵圆形核的中小型细胞构成，呈多小叶性生长模式。辅助检查可能是必需的，以区分这些肿瘤和其他小圆细胞肿瘤。（右图）嗅神经母细胞瘤的肿瘤细胞核染色质呈胡椒盐样，偶尔可见核仁。背景中存在少量的浅嗜酸性纤维物质。约25%的病例可见玫瑰结形成。

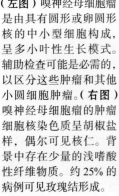

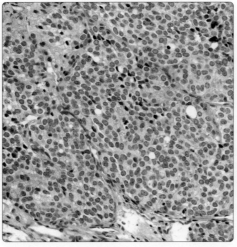

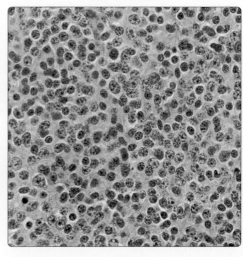

鼻腔鼻窦未分化癌

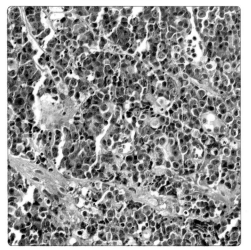

SMARCB1（INI1）缺陷型鼻窦癌

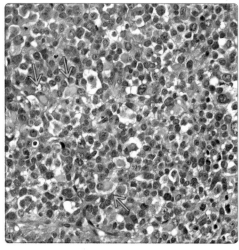

（左图）鼻腔鼻窦未分化癌是一种排除性诊断。肿瘤由排列呈片状、巢状和小梁的相对一致的肿瘤细胞构成，细胞核深染、大而圆，核仁突出，胞质量不等。（右图）一部分未分化癌显示 Smarcb1/Ini1 缺失（免疫组化可检测到）。这些肿瘤常表现为横纹肌样特征，胞质内有密集的嗜酸性包涵体➡。

鼻腔鼻窦黏膜黑色素瘤

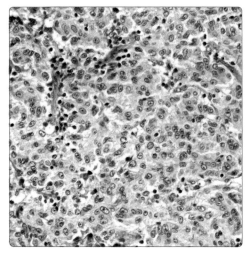

Ewing 肉瘤，造釉细胞瘤样

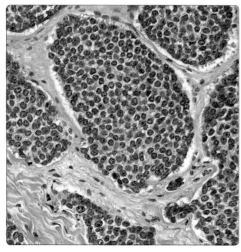

（左图）由于缺乏原位成分或色素沉着，上皮样鼻腔鼻窦黑色素瘤可能难以识别。有助于诊断的特征是巢状生长模式、大的核仁和嗜双性胞质。（右图）Ewing 肉瘤的造釉细胞瘤样亚型在头颈部可能难以识别，表现为小圆细胞肿瘤，具有突出的巢状结构，表达角蛋白和 p40。确认有 EWSR1 基因重排具有诊断意义。

腺泡状横纹肌肉瘤

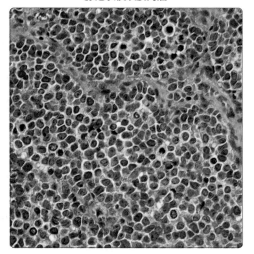

双表型鼻腔鼻窦肉瘤

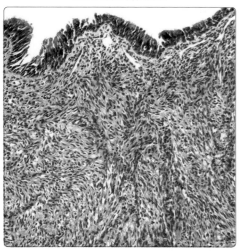

（左图）对于大多数小圆细胞肿瘤来说，不能在冰冻切片上作出特定的诊断，应将组织分配给辅助检查。Desmin、Myogenin 的弥漫性表达和 FOXO1 基因重排的存在能够确诊腺泡状横纹肌肉瘤。（右图）双表型鼻窦肉瘤由束状含有浅嗜酸性胞质的轻度非典型梭形细胞构成。肿瘤同时表达神经和肌样标记物，并有 PAX3 基因重排。

口咽和鼻咽：诊断
Oropharynx and Nasopharynx: Diagnosis

白艳花 译 孙 宇 校

一、手术 / 临床关注点

（一）会诊目的

- 确定是否存在癌，最常见的是鳞状细胞癌（SCC）
- 识别潜在的淋巴瘤病例，并根据需要分配组织以进行明确的评估（例如，用新鲜组织进行流式细胞术）

（二）患者治疗方案决策

- 可能不需要额外的活检来发现原发性癌
- 如果计划对原发性肿瘤进行手术切除，一旦确定诊断，可进行额外的活检以判断疾病的范围
- 对于潜在的淋巴瘤病例，如果没有确定的病变组织或者需要更多的组织进行辅助检查，可能需要额外的活检

（三）临床背景

- 口咽SCC和鼻咽癌常常最初表现为颈部淋巴结转移，而原发灶不明
- 可通过多次活检进行广泛的呼吸消化道评估，以确定原发癌
- 出现鼻咽或口咽肿块的患者可进行活检，以评估是否有癌或淋巴瘤

- 由于与HPV相关的SCC有更好的预后，因此可专门活检用于评估HPV的状态

二、标本评估

（一）大体

- 活检标本通常至少为1个粉红 / 棕褐色的软组织小碎片
- 有时需要较大的切除标本来判断原发不明的肿瘤
  - 将所有组织制作冰冻切片，连续切片

（二）冰冻切片

- 如果目的是在有淋巴结转移的前提下去识别原发性癌，通常应冰冻整个标本
- 如果目标是评估肿块是淋巴瘤还是反应性病变，则只应冰冻部分标本
  - 如有可能，应为辅助检查保留组织
- 如有疑问，请咨询外科医生能否提供额外组织用于诊断和辅助检查

（三）细胞学

- 印片和涂片可能有助于评估潜在的淋巴组织增生性疾病

口咽鳞状细胞癌：HPV 阳性

口咽鳞状细胞癌：HPV 阳性

（左图）大多数口咽鳞状细胞癌与高危型HPV相关，通常呈巢状和小梁状生长。尽管出现了不成熟和基底样形态，这些肿瘤被认为是高分化肿瘤，不按惯例分级。
（右图）口咽HPV相关性鳞状细胞癌通常具有非角化（或仅局部角化）基底样形态，肿瘤细胞以胞质少为特征。

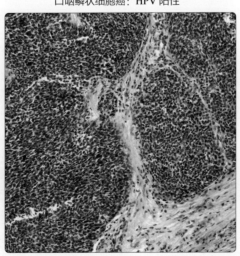
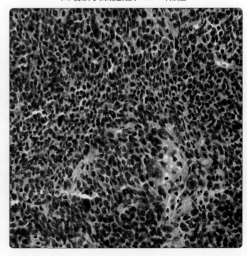

- 对于癌来说，在细胞学制片中，恶性细胞可能不太容易被淋巴细胞掩盖
- 细胞学评估为石蜡切片和辅助检查保留了有价值的组织

三、最常见的诊断

（一）口咽鳞状细胞癌

- 大多数与 HPV 相关，发生于腭扁桃体或舌根（舌扁桃体）
- 小的原发性肿瘤可能引起体积较大的淋巴结转移，转移灶通常呈囊性
- 发生于衬附于扁桃体隐窝的特化的网状上皮
  - 通常与表面异型增生无关
  - 发生于隐窝时，考虑浸润性
- 通常具有非角化、基底样形态
  - 不成熟外观类似于特化的隐窝衬附上皮
  - 均被认为是高分化癌
- 也可以有乳头状结构
  - 中到重度细胞不典型，伴成熟缺失，核分裂像出现于上皮的上半部分，有不典型核分裂像
- 大多数病例高危型 HPV 阳性，最常见的是 HPV 16 型
  - 占所有头颈部的大多数（80%）HPV 相关性癌
  - 所有的口咽鳞状细胞癌都需用石蜡切片检测高危型 HPV
  - p16 免疫组化是一个敏感的替代性标记物
  - 许多实验室也进行直接的 HPV 检测（原位杂交或测序）
- 可能发生其他少见类型的 HPV 阳性癌
  - 包括腺鳞癌、神经内分泌 / 小细胞癌、未分化癌和肉瘤样癌

（二）鼻咽癌

- 该术语适用于发生于鼻咽的所有鳞状细胞癌
- 非角化型鼻咽癌
  - 未分化型：不典型上皮样或梭形细胞，具有泡状核和突出的核仁
  - 最常见的是淋巴间质内的合体性生长
  - 单细胞模式难以与大 B 细胞淋巴瘤或霍奇金淋巴瘤区分
  - 分化型：有黏附性的细胞呈巢状或条索状
  - 两种模式可见于同一病变，无须为临床目的而区分
  - 与 EBV 相关
- 角化型鼻咽癌
  - 经典的 SCC 形态

- 小部分与 EBV 相关
- 由于对放疗的敏感性低，预后比非角化型差

（三）反应性淋巴滤泡增生

- 常见于 Waldeyer 扁桃体环，如腭扁桃体和鼻咽扁桃体（"扁桃体 / 腺样体肥大"），尤其是在年轻患者
- 可能需要为辅助检测分配适当的组织，以与低级别淋巴瘤鉴别

（四）淋巴瘤

- 以非霍奇金淋巴瘤为主
  - 弥漫大 B 细胞淋巴瘤是最常见的类型
  - 具有泡状核、明显核仁和显著核分裂活动的中等到大的细胞，呈片状
  - 其他高级别非霍奇金淋巴瘤包括伯基特淋巴瘤、结外 NK/T 细胞淋巴瘤和间变性大细胞淋巴瘤
  - 套细胞淋巴瘤可见于淋巴结外部位的 Waldeyer 环
  - 低级别淋巴瘤
  - 淋巴结外边缘区淋巴瘤（或黏膜相关淋巴组织淋巴瘤）最常累及扁桃体
  - 淋巴结外滤泡性淋巴瘤非常罕见
- 霍奇金淋巴瘤在头颈部淋巴结外部位很少见

（五）鳞状上皮乳头状瘤

- 良性，常与低危型 HPV（6 或 11 型）相关
- 乳头状鳞状生长伴纤维血管轴心
  - 温和或轻度非典型鳞状细胞，有时伴有挖空细胞改变
  - 无核分裂像，或仅限于基底层；无不典型性
- 必须与乳头状 SCC 鉴别

四、报告

冰冻切片

- 应报告是否有癌，如有可能，给出类型
- 淋巴病变
  - 靠冰冻切片明确诊断通常很困难
  - 适当分配组织进行辅助检查是最重要的目的
  - 如果倾向于是反应性病变，描述性注释"倾向于反应性病变，但需要进行进一步工作"即可
  - 如果怀疑有低级别非霍奇金淋巴瘤，报告"非典型淋巴细胞浸润，最终诊断待石蜡切片"
  - 如果怀疑有高级别非霍奇金淋巴瘤，报告"低分化恶性上皮样肿瘤，最终诊断待石蜡切片"
  - 在冰冻切片上很难区分淋巴瘤、癌或肉瘤

五、陷阱

（一）口咽鳞状细胞癌

- 原发病变可能非常小，伴隐窝结构轻微变形
  - 正常的扁桃体隐窝可能是陷阱
- HPV 相关性鳞状细胞癌常出现大巢或囊性空腔
  - 复杂的结构（大巢等）是线索
- 石蜡切片的免疫组化检测可能有助于鉴别肿瘤和反应性上皮
  - p16 阳性（＞ 70% 肿瘤细胞）和 Ki-67 反应见于全部的上皮层
- 良性淋巴聚集可类似于肿块性病变

（二）涎腺化生

- 化疗后残余 / 复发鳞状细胞癌的评估可能会因存在广泛的非典型涎腺化生而变得复杂
- 涎腺化生表现为在先前存在的唾液腺实质和邻近坏死组织内广泛的鳞状上皮化生
- 冰冻切片时通常不需要确诊
  - 额外的组织取材和 p16 免疫组化可能有用

（三）鼻咽癌

- 由于存在单个或小簇状肿瘤细胞与淋巴间质融合，且无促结缔组织增生反应，有可能很难发现非角化型癌
- 应考虑适当的组织分配以排除淋巴瘤
- 角蛋白或 p40 免疫组化染色可能是确诊所必需的

推荐阅读

[1] Carpenter DH et al: Undifferentiated carcinoma of the oropharynx: a human papillomavirus–associated tumor with a favorable prognosis. Mod Pathol. 24(10):1306–12, 2011

扁桃体浸润性角化型鳞状细胞癌

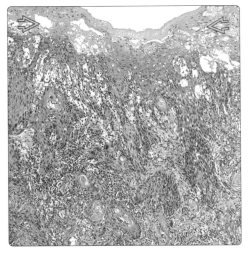

扁桃体浸润性非角化型鳞状细胞癌

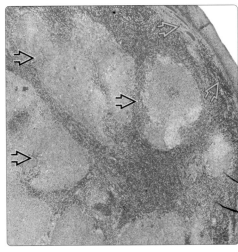

（左图）扁桃体的鳞状细胞癌起源于表面上皮➡️，与传统鳞状细胞癌一样，显示角化。这些形态学特征不太可能与HPV相关。（右图）鳞状细胞癌➡️的复杂结构和大巢有助于被识别为浸润性，而不是扁桃体隐窝内的原位癌。被覆黏膜➡️未受累。这种基底样形态与HPV高度相关。

口咽HPV相关性鳞状细胞癌

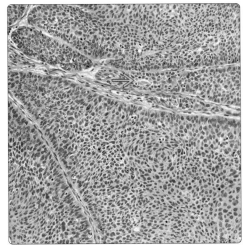

乳头状鳞状细胞癌

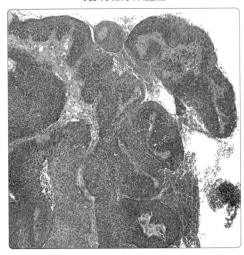

（左图）未成熟上皮的复杂的结构和大巢状生长是口咽HPV鳞状细胞癌的特征。本例中，有局灶角化存在➡️。（右图）乳头状鳞状细胞癌显示围绕纤维血管轴心的不典型鳞状上皮增生，并伴有分层消失和核不典型。在口咽部，大多数与高危型HPV有关。

乳头状鳞状细胞癌

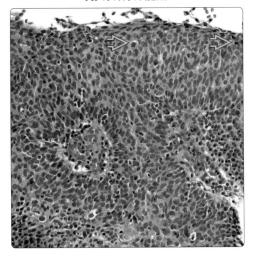

鳞状上皮乳头状瘤

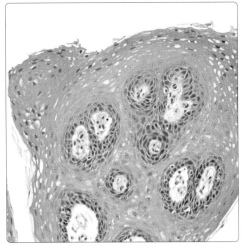

（左图）乳头状鳞状细胞癌表现为全层不典型、极性丧失和缺少成熟现象。核分裂像见于上皮的上1/2➡️。这些特征有助于将此病变与良性鳞状细胞乳头状瘤区分开来。（右图）鳞状上皮乳头状瘤是一种被覆扁平鳞状上皮的乳头状病变。这些病变常见于口腔，但也可见于口咽（尤其是悬雍垂和扁桃体）和鼻咽。与低危型HPV（6型或11型）有关。

（左图）鼻咽癌的典型形态为非角化未分化型，包括细胞边界不清的合体型生长模式、核增大、染色体呈泡状，以及有单个突出的核仁。（右图）鼻咽癌中的肿瘤细胞可能单个存在，或呈小簇状，不易察觉地与淋巴间质融合。这样的肿瘤可能会被完全忽视，或能被发现，但在冰冻切片上很难与淋巴瘤区分。

鼻咽癌，非角化型

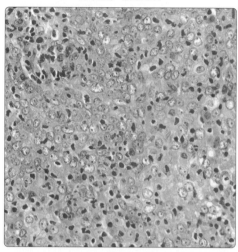

鼻咽癌，非角化型

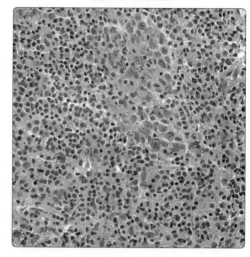

（左图）一些鼻咽癌显示有黏附性的细胞群，虽然分化和未分化的模式可能存在于同一个肿瘤中。注意本例中的局灶性角化➴。（右图）鼻咽癌，非角化未分化型，与EBV相关并具有合体性生长。可见梭形细胞（如本例）和上皮样细胞。

鼻咽癌，非角化型

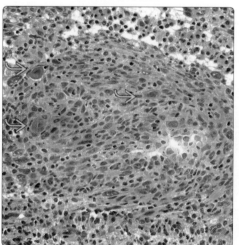

鼻咽癌，非角化型

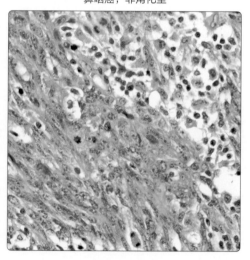

（左图）正常的扁桃体隐窝衬附特化的网状上皮，很难与微小的鳞状细胞癌区别开来。正常隐窝有薄层良性的鳞状上皮，鳞状细胞有更多的胞质，缺乏异型性。（右图）舌根部明显的淋巴聚集给了临床有小结节的印象。一些病例需要通过辅助检查与低级别非霍奇金淋巴瘤区分。

正常扁桃体隐窝

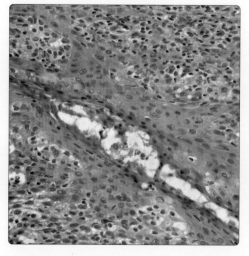

反应性淋巴组织

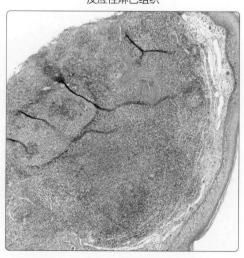

卵巢肿块：诊断
Ovary, Mass: Diagnosis

白艳花 译 孙 宇 校

一、外科／临床关注点

（一）会诊目的

- 判断卵巢病变是良性还是恶性
  - 评估恶性黏液性癌可能是转移还是原发
- 对癌症患者准确分期
  - 对于子宫癌患者，卵巢受累提高分期
  - 对于卵巢癌患者，卵巢表面受累可能会改变分期

（二）患者治疗方案决策

- 如果发现恶性肿瘤，可以进行适当的分期活检和明确的手术
  - 腹部全子宫及双侧卵巢输卵管切除术
  - 大肿瘤的减瘤术
  - 腹腔冲洗
  - 淋巴结活检
- 如果没有发现恶性肿瘤，不需要额外的手术
  - 对于绝经前妇女，可保留生育能力
- 如果怀疑有卵巢转移，且无癌史，则检查腹腔以确定可能的原发部位
  - 阑尾是可能的部位，可以切除

（三）临床背景

- 术前很难判断卵巢肿块是良性还是恶性

- 影像学表现常无特异性
- 由于恶性细胞有溢入腹腔的危险，禁止穿刺活检
- 恶性肿瘤在 40 岁以上的女性中更为常见
  - 40 岁以下的女性卵巢病变一般为良性
  - 保持生育能力经常是年轻女性的目标

二、标本评估

（一）大体

- 检查卵巢外表面时应特别小心，因为有受累可能会改变分期
  - 表面不得摩擦或刮擦
  - 注意表面的任何不规则
  - 可能是由于肿瘤穿透包膜或浆膜转移导致
- 选择性表面涂墨，包括任何可能的赘生物或转移灶
- 卵巢连续切片
  - 含有液体的有压力的囊肿可能被触诊为实性肿块
  - 打开这些囊肿时应小心，并适当保护眼睛，以免内容物不可控地流出
  - 远离解剖者小切口进入囊肿
    □ 应备有足够的手术布、手术盘或水槽处理囊肿液
  - 如果是多房的，应打开所有的囊肿
- 评估实性肿块和囊肿
  - 不能触摸囊肿内表面，否则会使诊断细胞移位

子宫内膜异位症：大体表现

子宫内膜异位症

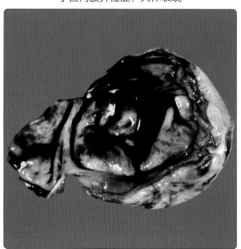

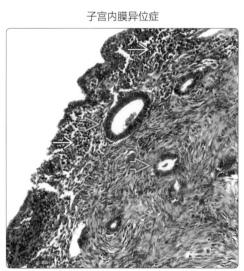

（**左图**）卵巢典型的子宫内膜异位症或"巧克力囊肿"，有一个平坦、绒状衬里，充满了棕色的浓稠液体。起源于这样病变的癌可形成实性肿块或乳头状区域。（**右图**）子宫内膜腺体 ⊠ 和（或）子宫内膜间质 ➡ 是子宫内膜异位症的特征性成分。常存在出血和充满含铁血黄素的巨噬细胞。

- 双侧受累或单侧卵巢内有多发结节可能见于转移性病变
- 注意内容物是浆液性（自由流动）还是黏液性（黏滞感和黏性）
- 内表面光滑的单房囊肿
  - 几乎都是良性的
    - 常见的诊断有囊腺瘤、滤泡囊肿或黄体囊肿
  - 大体检查就足够了
- 充满皮脂腺物质和毛发的囊性病变
  - 成熟性畸胎瘤（皮样囊肿）
  - 几乎都是良性的
  - 除非有大量的实性区域或囊肿破裂，否则大体检查足够
    - 极少数肿瘤有恶性成分
- 具有不规则或实性区域的单房或多房囊肿
  - 检查内衬
    - 不要触摸内衬，因为这可能会使诊断性内衬上皮细胞移位
    - 微小的乳头状赘生物或实性/结节状区域可怀疑为交界性肿瘤或恶性肿瘤
  - 选择最可疑的区域冰冻制片
- 出血性肿块
  - 最常见的诊断为卵巢扭转、子宫内膜异位症、非妊娠相关性绒毛膜癌
    - 肿瘤有时可引起卵巢扭转
    - 老年女性中，癌可能起源于子宫内膜异位症
  - 可选择怀疑为癌的实性部位冰冻制片
- 实性肿块
  - 大多数是良性的，但许多恶性肿瘤也有此表现
  - 癌通常表现为均质的外观，具有不等量的坏死、出血和囊性变
    - 广泛坏死可提示转移性结肠癌

（二）冰冻切片

- 选择最可能是恶性的区域代表性冰冻制片 1 ～ 2 张
- 对于可疑的交界性肿瘤（黏液性和浆液性）或黏液性癌，可冰冻制片 2 张
  - 如果没有明确的诊断特征，最好广泛取材、石蜡制片

三、最常见的诊断

（一）成熟性囊性畸胎瘤（皮样）

- 最常见的卵巢肿瘤
  - 10% ～ 15% 为双侧
  - 最常见于绝经前女性
- 充满皮脂腺物质、角化物和毛发的单房囊性肿块
  - 囊肿内突出的结节（Rokitansky 隆突）可能含有

骨头或牙齿
  - 卵巢甲状腺肿由甲状腺组织构成，呈棕红色，有小的、充满胶质的囊肿
- 极少数肿瘤有未成熟的成分（未成熟畸胎瘤）
  - 出现均质、肉样或实性区域
    - 可有灶性坏死
    - 可混杂成熟区域
  - 自发性破裂可怀疑为潜在恶性肿瘤
  - 细胞性未成熟区域需要与分化的神经组织（如视网膜或小脑）区分
  - 冰冻切片诊断恶性困难
- 如果没有发现可疑区域，且病理和临床印象一致，进行大体检查可能就足够

（二）浆液性肿瘤

- 5% ～ 10% 为交界性，20% ～ 25% 为恶性，其余为良性
- 可以是单房或多房
  - 囊内充满透明、水样浆液性液体
  - 可有砂粒体
- 良性肿瘤囊肿壁薄，内衬光滑
- 交界性病变囊壁内有许多小乳头状突起
- 癌有实性和（或）乳头状生长区域
  - 是最常见的卵巢恶性肿瘤
  - 恶性特征普遍存在于肿瘤的各个部位
  - 坏死常见
  - 常有表面受累
  - 可能是广泛的
    - 可侵犯相邻结构
    - 25% ～ 30% 为双侧性
    - 30% 有卵巢外种植

（三）黏液性肿瘤

- 10% ～ 15% 为交界性，10% 为恶性，其余为良性
  - 良性和交界性肿瘤往往较大（≥ 20cm）
  - 癌一般较小
  - 5% 的良性病变为双侧性，20% 的癌为双侧性
    - 可能难以与转移性癌区分
- 充满黏性胶状液的囊肿
- 良性肿瘤通常为单纯性囊肿，囊壁薄而细腻，内衬光滑
- 交界性肿瘤通常为多房性
  - 囊壁内可能只有局灶性乳头状突起
- 癌通常为多房性，有实性区域和坏死
  - 诊断恶性的特征可仅为局灶性
    - 冰冻切片取材有限，可能难以报告恶性肿瘤
    - 至少检查两张冰冻切片
  - 同浆液性癌相比，表面受累少见

（四）纤维瘤

- 边界清楚、质硬的肿块，表面呈均匀的白垩色，切面呈旋涡状
  - 可有钙化
- 几乎都是双侧的
- 纤维肉瘤罕见
  - 坏死出血部位较软

（五）卵泡膜瘤

- 体积大（通常＞10cm），分叶状的实性黄色肿瘤
  - 可能出现钙化、囊肿、出血和坏死
- 多数为单侧
- 可出现由于肿瘤分泌雌激素所致的子宫内膜增生

（六）子宫内膜样肿瘤

- 通常为实性与囊性区域相混合
  - 40% 为双侧性
  - 囊肿充满血性或黏液性液体
- 多数为恶性
  - 化生常见（鳞状、分泌性、嗜酸性）
  - 组织学形态多样（包括梭形、腺样囊性、微腺性）
  - 可能类似于转移性结肠癌
- 15% ～ 20% 与子宫内膜异位症相关

（七）Brenner 瘤

- 通常为体积小（＜2cm）、边界清楚、白色至黄色的肿块
  - 偶尔为单房黏液性囊肿，有实性纤维成分
- 约 1/4 的病例伴有第二种肿瘤（通常为黏液性囊腺瘤）
  - 复合病变可类似于恶性

（八）生殖细胞肿瘤

- 在儿童和年轻人中更常见
- 无性细胞瘤：大的实性肿块，切面呈乳白色的"脑状"
- 胚胎癌：实性、软的异质性肿瘤，伴大量出血、坏死，偶有囊肿
- 卵黄囊瘤：切面呈实性、囊性的大肿瘤，常伴有出血、坏死
  - 血清 AFP 可升高
- 非妊娠相关性绒毛膜癌：单纯的绒毛膜癌罕见，通常表现为实性、单侧的出血性肿块
  - 通常混合生殖细胞肿瘤成分
  - 血清人绒毛膜促性腺激素（HCG）可能升高

（九）透明细胞癌

- 可以是实性或囊性
  - 瑞士乳酪样外观
- 通常为单侧，极少情况下累及对侧卵巢表面

- 可作为子宫内膜异位囊肿中的肉质结节出现
- 可类似于低级别黏液性和浆液性肿瘤
  - 冰冻切片上的透明细胞可能不像石蜡切片上那么明显
  - 由于肿瘤的异质性，可能看不到明显的核异型性和核分裂像

（十）颗粒细胞瘤

- 大的（通常为＞12cm）、软而实、囊性的黄褐色肿块
  - 可能有出血性囊肿或坏死
- 多数为单侧；5% 为双侧
- 术前有破裂倾向，导致急诊手术
- 可能存在由于肿瘤产生雌激素导致的子宫内膜增生
- 单一的细胞群：有核沟，胞质缺乏
  - 细胞学制片有助于识别细胞核的特征
  - Call–Exner 小体：充满嗜酸性物质的空腔

（十一）子宫内膜异位症

- 常见于绝经前女性
- 囊性肿块，有蓬松或绒状内衬，内容物有出血
  - 囊内有浓稠、褐色、巧克力样血液
  - 表面常被纤维性粘连物所覆盖
- 老年女性应怀疑有癌的可能性
  - 息肉样肿块或实性区域有可能是恶性（但多数为良性）
  - 通常为子宫内膜样癌或透明细胞癌

（十二）转移性癌

- 可能广泛累及卵巢，外观均质，或呈多发结节
  - 特别大的肿瘤（＞10cm）更可能是原发性卵巢癌
- 约 2/3 累及双侧卵巢
  - 有些原发性卵巢肿瘤也可能是双侧的
- 最常见的来自于胃肠道
  - 应提供既往恶性肿瘤病史
  - 如患者未被诊断为癌，但怀疑有转移，手术者应密切检查腹腔，包括阑尾
- 提示转移的不常见的组织学模式
  - 小腺体或单个细胞的浸润性侵袭性模式高度提示转移
  - 高柱状细胞伴肮脏坏死是转移性结肠癌的典型表现
  - 印戒细胞癌可能由胃或乳腺转移而来（Krukenberg 瘤）
    - 可能伴有间质增生，类似于纤维性病变
  - 腹膜假黏液瘤可能累及一侧或两侧卵巢，与原发性卵巢黏液性肿瘤相似
    - 多数病例原发于阑尾

（十三）孕期卵巢肿块

- 肿块可因激素刺激继发性增大，导致卵巢扭转或破裂
- 有些病变是由于怀孕造成的
  - 妊娠黄体瘤、黄体囊肿、妊娠黄体、间质卵泡膜细胞增生、间质增生
- 肿瘤可能因怀孕状态而改变
  - 黄素化的颗粒细胞瘤
  - 转移癌的间质黄素化
  - 腹膜种植可能伴有间质蜕膜样变和间皮增生

（十四）卵巢扭转

- 有弹性的卵巢增大，有出血，红色至棕色
  - 凝胶状、"流泪"样切面
  - 卵巢扭转早期可出现大量水肿，尤其是年轻患者
- 仔细的大体检查对于判断是否是肿块引起的卵巢扭转很重要
  - 1/2 与良性肿瘤相关
  - 1/3 与其他病变（子宫内膜异位、黄体、囊肿）相关
  - 极少数（＜5%）与癌相关
    - 1/4 有卵巢扭转的绝经后女性有恶性肿瘤

（十五）滤泡囊肿

- 小（＜2cm）的薄壁、单房囊肿，内衬光滑
- 可能含有透明或带血的浆液
- 囊肿内层有颗粒细胞，基底部有黄素化的卵泡膜细胞

（十六）黄体囊肿

- 小的薄壁囊肿，内层呈黄色，略带卷曲
- 通常含有血液，但也可能是透明液体
- 可能在孕期变大，并可能出现多个囊肿

（十七）囊腺瘤

- 通常单房，内衬平坦
- 小而硬的赘生物提示囊腺纤维瘤

（十八）黄体

- 黄色/橙色，1.5～2cm 的卵圆形肿块，边缘卷曲，中央出血
- 孕期增大，可占据 1/2 个卵巢
  - 明黄色，中心呈囊性

（十九）白体

- 黄体的正常退化形式
- 小的纤维化、白色分叶状肿块
- 通常在两侧卵巢都有多个

（二十）黄素化囊肿（卵泡膜黄素化囊肿）

- 由于 hCG 升高而形成的双侧功能性囊肿
  - 多胎妊娠
  - 葡萄胎妊娠
- 充满透明黄色液体
- 囊壁内黄色区域对应黄素化细胞
  - 有纤维素和血液层

（二十一）良性间质改变

- 间质卵泡膜细胞增生症：双侧卵巢增大，切面呈均质黄色
- 间质增生：卵巢正常或略增大，卵巢髓质均质、偶呈结节性膨大

（二十二）盆腔放线菌病

- 不常见的感染，通常与宫内节育器有关
- 临床及影像学显示有多个盆腔肿块，与恶性肿瘤非常相似
  - 多数病例在术中诊断
  - 识别此病变非常重要，可避免不必要的手术
  - 可能表现为卵巢肿块
- 最常见的病原体是以色列放线菌
  - 革兰阳性厌氧杆菌
- 炎症反应为化脓性和肉芽肿性
  - 存在硫颗粒是典型特征

四、报告

冰冻切片

- 癌
  - 对于亚型明显的癌（浆液性、黏液性或子宫内膜样），需要明确诊断
    - 示例："浆液性癌，高级别，一张检查切片中有卵巢表面受累"
  - 组织学特征不明确或混合性表型的病例可报告为"癌"，并注意描述肿瘤分级（低、高）和可能的亚型
    - 示例："腺癌，低级别，一张检查切片中倾向于子宫内膜样"
  - 如果可能是转移性病变，应这样报告
    - 示例："腺癌伴广泛性坏死，不排除结直肠癌转移"
  - 如果不能明确是癌，最好等待石蜡切片
    - 如确诊为癌，患者可接受明确的二次手术治疗
- 交界性肿瘤
  - 使用短语"至少"来表达这些肿瘤的异质性是合适的
    - 更广泛的取材后，在石蜡切片中，多达 1/4 的病例将显示癌性区域
    - 示例："至少为交界性浆液性肿瘤；两张检查的切片中卵巢表面阴性"

○ 检查的切片数量应告知外科医生
- 实性梭形细胞肿瘤
  ○ 冰冻切片上纤维瘤和平滑肌瘤可能相似
    − 因此，诊断为"良性梭形细胞瘤"是合适的
  ○ 细胞明显增多、异型性和坏死可提示恶性肉瘤

五、陷阱

（一）大的肿瘤（＞10cm）充分取材
- 非常大的卵巢肿块，可能很难排除恶性肿瘤

（二）黏液性肿瘤
- 黏液性癌在外观上可能异质性很强，需要广泛取材来诊断
- 原发胃肠道的转移灶可能与卵巢黏液性肿瘤相似

（三）交界性肿瘤
- 在冰冻切片上分类为交界性的肿瘤，多达 1/4 在广泛取材后被重新分类为恶性肿瘤

推荐阅读

[1] García–García A et al: Pelvic actinomycosis. Can J Infect Dis Med Microbiol. 2017:9428650, 2017

[2] Abudukadeer A et al: Accuracy of intra–operative frozen section and its role in the diagnostic evaluation of ovarian tumors. Eur J Gynaecol Oncol. 37(2):216–20, 2016

[3] Bozdag H et al: The diagnostic value of frozen section for borderline ovarian tumours. J Obstet Gynaecol. 36(5):626–30, 2016

[4] Hashmi AA et al: Accuracy of intraoperative frozen section for the evaluation of ovarian neoplasms: an institutional experience. World J Surg Oncol. 14:91, 2016

[5] Lee KR et al: The distinction between primary and metastatic mucinous carcinomas of the ovary: gross and histologic findings in 50 cases. Am J Surg Pathol. 27(3):281–92, 2003

卵巢肿瘤：频率

良性（占全部80%）	频 率	恶性（占全部20%）	频 率
成熟性囊性畸胎瘤（皮样）	55%	浆液性/混合性上皮性癌	47%
浆液性囊腺瘤/囊腺纤维瘤	24%	未分化癌	14%
黏液性囊腺瘤	11%	子宫内膜样癌	11%
纤维瘤/卵泡膜瘤	4%	黏液性癌	10%
交界性浆液性肿瘤	3%	性索-间质肿瘤（所有类型）	7%
交界性黏液性肿瘤	＜2%	生殖细胞肿瘤（所有类型）	7%
Brenner 瘤	1%	透明细胞癌	4%

卵巢肿瘤：按年龄划分的频率

肿瘤类型	＜30 岁	30—64 岁	≥65 岁
交界性肿瘤	28%	12%	4%
恶性上皮性肿瘤	33%	84%	92%
性索-间质肿瘤	2%	1%	1%
生殖细胞肿瘤	34%	2%	＜1%
其他间叶/软组织肿瘤	1%	≪1%	＜1%
淋巴瘤	1%	≪1%	＜1%
不能分类	＜1%	1%	2%

所有百分比四舍五入到最接近的整数

引自 Partridge EE et al: The National Cancer Database Report on Ovarian Cancer Treatment in United States Hospitals. Cancer. 78:2236-2246, 1996

卵巢肿瘤：常见的大体表现

肿　瘤	典型的大体表现
子宫内膜异位症	典型的呈囊性，有被染成棕色或红色绒状内衬；可有浓棕色液体；偶尔为血性
成熟性囊性畸胎瘤	皮革样囊性肿瘤，有小的实性区域，偶见钙化或骨形成；常见厚的角化碎片和毛发
浆液性囊腺瘤 / 囊腺纤维瘤	单房薄壁囊肿；腺纤维瘤可表现为平滑、质硬、真菌样的赘生物；囊肿液通常稀薄而透明
高级别浆液性癌	多数呈实性，有易碎的乳头状生长区域和棕褐色、白色、质硬的砂粒状切面；可能出现坏死，腹膜和对侧附件可能受累
黏液性囊腺瘤	薄壁囊性结构，可以是单房或多房；可以达到巨大；囊肿液从稀薄到黏液样不等，通常是透明的
浆液性交界性肿瘤	囊性结构，通常单房，可能在内表面或外表面有易碎的肉质乳头状突起；可无实性生长
纤维瘤 / 卵泡膜瘤 /Brenner 瘤 / 平滑肌瘤	实性、单侧、边界清楚的质硬肿块，切面光滑，呈棕色 / 黄色（卵泡膜瘤）；平滑肌瘤的切面呈螺旋状隆起
子宫内膜样癌	囊性或实性肿块，伴出血；如果存在囊肿液，通常是稀薄到黏液样，呈棕色；高达 40% 是双侧性
黏液性交界性肿瘤 / 癌	多房囊性肿块，有不等量的实性生长；实性生长和坏死与癌变有关
颗粒细胞瘤	软的囊性至实性、单侧肿块；出血、坏死和肿瘤破裂常见
转移	经典的累及两侧；卵巢轻度至中度增大，大体结构相对保存；从结肠或阑尾转移来的黏液癌可能是多囊性的，坏死碎片增多

浆液性囊腺瘤：大体特征

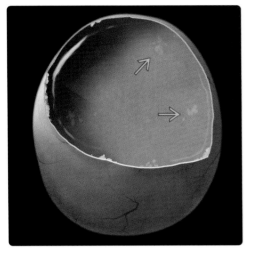

浆液性囊腺瘤：大体表现

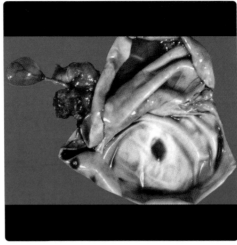

（左图）浆液性囊腺瘤是卵巢增大的常见原因，通常由单层薄壁囊肿组成，囊内充满稀薄透明液体。不应有实性区域和赘生物。若有➡，如应怀疑交界性肿瘤或囊腺纤维瘤。（右图）囊腺瘤可以是单房或多房。囊壁通常很薄，没有肿块或赘生物。浆液性囊腺瘤为单房，衬附薄的单层上皮，充满透明水样液。

浆液性囊腺瘤

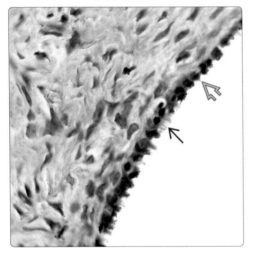

黏液性囊腺瘤：大体特征

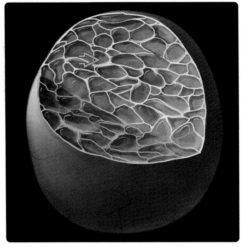

（左图）囊腺瘤衬附单层上皮➡，有少量（＜10%）复层或成簇上皮。浆液性囊腺瘤可通过缺乏黏液上皮、偶见纤毛上皮➡来识别。（右图）黏液性病变与浆液性病变相反，通常为多房。黏液性囊腺瘤可以是单房，但多数由多个薄壁囊肿构成➡。实性区域可能提示交界性或癌变。

黏液性囊腺瘤：大体表现

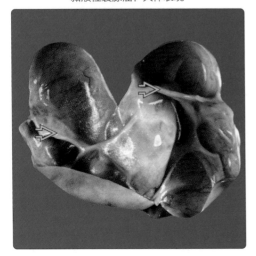

黏液性囊腺瘤

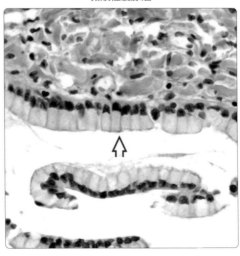

（左图）黏液性囊腺瘤通常体积大，为多房，偶尔有分隔➡。支持良性肿瘤的大体特征是薄壁囊腔内没有肿块或赘生物。（右图）黏液性囊腺瘤的衬附上皮为单层黏液性上皮➡。核的异型性应没有或为轻度，核分裂像应罕见或没有。但是，由于异质性，应至少做两张冰冻切片。

囊性腺纤维瘤：大体表现

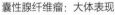
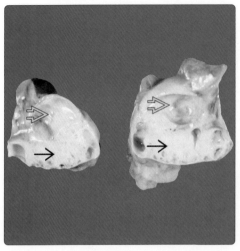

囊性腺纤维瘤

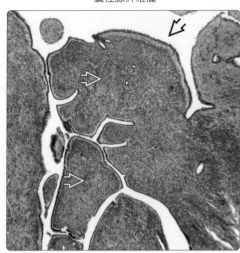

（左图）囊性腺纤维瘤通过含有不同数量卵巢肿块的实性区域被识别。本例中，内衬光滑的囊性部分➡，与实性纤维瘤样区域➡相邻。恶性成分最有可能位于纤维瘤样区域。（右图）腺纤维瘤通常由宽大、球状的乳头➡构成，衬附单层浆液性或黏液性上皮➡。偶尔赘生物可类似于交界性病变。

滤泡囊肿：大体表现

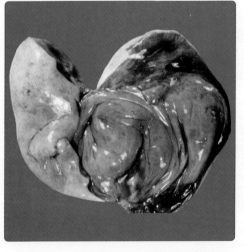

滤泡囊肿

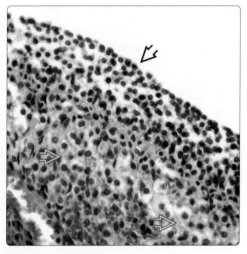

（左图）滤泡囊肿有光滑的内衬和薄的囊壁。囊肿通常充满透明或带血的液体。通常，这些囊肿很小。大囊肿（＞10cm）可见于妊娠期，或见于极少数情况下伴发的单房颗粒细胞瘤。（右图）滤泡囊肿的内衬由几层颗粒细胞➡及其下方的黄素化卵泡膜细胞➡构成。这两种细胞类型都可以在颗粒细胞瘤中看到，但通常排列无组织性。

黄素化囊肿：大体表现

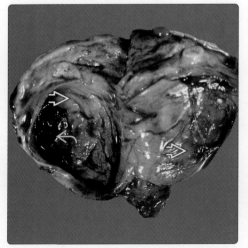

黄素化囊肿

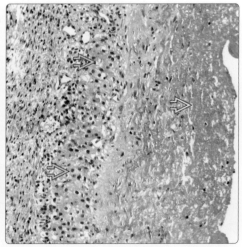

（左图）黄素化囊肿是由于对升高的人绒毛膜促性腺激素（hCG）反应而形成。黄色区域➡对应显微镜下看到的黄素化细胞。可有出血➡。囊肿一般很小，但有时会变大，临床上与肿瘤相似。（右图）黄素化囊肿的内衬由富于嗜酸性胞质的黄素化细胞➡（对应于肉眼看到的黄色区域）和一层非细胞性血液及纤维素➡构成。

孕期黄素化囊肿：大体表现

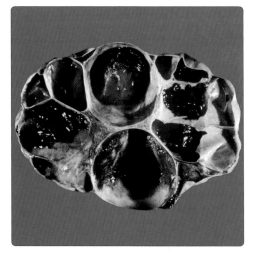

皮样囊肿：大体表现

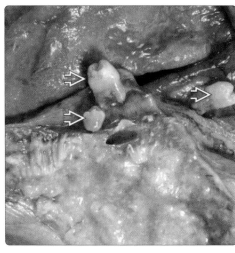

（左图）在孕期，黄素化囊肿会变大，偶尔呈多房，临床上可能会考虑交界性病变或恶性。组织学检查将显示一个不明显的卷曲的黄素化囊肿内衬。（右图）在成熟性囊性畸胎瘤中会发现骨和发育不全的牙齿➡。应选择具有均匀肉质切面的实性生长区域进行切片，因为它们可能代表未成熟的间叶（神经）成分。

皮样囊肿：大体表现

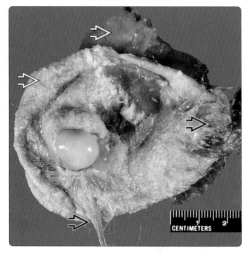

不成熟神经组织

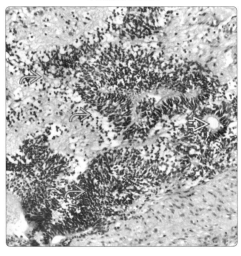

（左图）成熟性囊性畸胎瘤（皮样囊肿）通常有简单的内衬，充满毛发➡和干酪样物质➡。如果没有实性、肉质区域，大体评估就足够了。（右图）未成熟神经组织➡由核深染、拥挤的细胞和偶尔可见的玫瑰结构构成➡。有大量核分裂像。未成熟组织可能与成熟成分相混杂。成熟的小脑组织和视网膜组织可能有类似的细胞学外观。

浆液性交界性肿瘤：大体特征

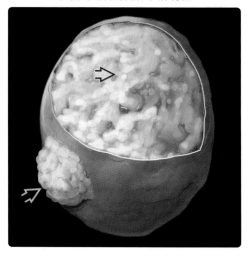

浆液性交界性肿瘤：大体表现

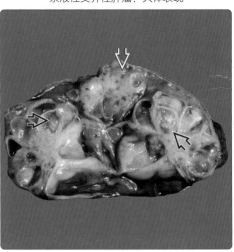

（左图）浆液性交界性肿瘤通常充满柔软的肉质赘生物➡。应仔细查找表面受累情况➡，区别性涂墨和切片，以便分期。（右图）浆液性交界性肿瘤可以是单房或多房（本例所示）。囊肿可显示柔软、绒状易碎的赘生物➡。实性区域➡为纤维瘤样成分。

（左图）本例交界性肿瘤中，纤细的乳头状赘生物覆盖卵巢表面➡。注意右侧上方的输卵管➡。表面受累更常见于浆液性肿瘤。（右图）交界性肿瘤的典型组织学特征包括由逐渐变小的乳头组成的多级分支模式。小簇状的细胞➡会见于乳头的末端或"自由漂浮"➡于囊肿内。

浆液性交界性肿瘤：大体表现

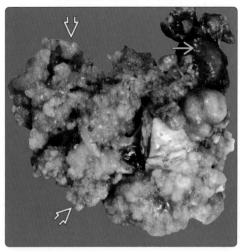

浆液性交界性肿瘤

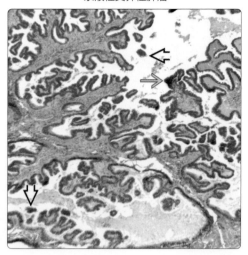

（左图）浆液性交界性肿瘤的典型组织学特征包括细胞的复层或成簇➡、细胞核轻到中度异型➡和偶尔存在的散在分布的纤毛柱状上皮➡，类似于输卵管内的上皮。（右图）良性、交界性（本图片所示）和恶性黏液性囊性肿瘤有相似的特征，单凭大体检查通常不能区分。交界性肿瘤和癌倾向于多房。

浆液性交界性肿瘤

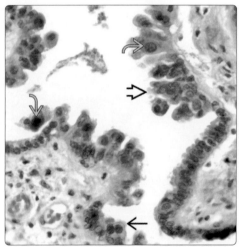

黏液性交界性肿瘤：大体表现

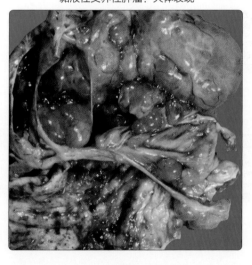

（左图）黏液性肿瘤的细胞学特征多种多样，从良性区域➡，到微妙的核复层➡，到早期呈簇➡，从而确定该病变是交界性肿瘤。广泛取材对于除外恶性非常必要。（右图）成人颗粒细胞瘤通常形成大（＞12cm）而软的肿块。颜色可能是黄色，与雌激素的产生有关。囊性改变➡常见。囊肿通常充满透明液➡或血性液➡。

黏液性交界性肿瘤

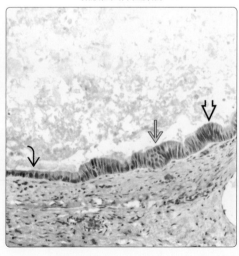

成人颗粒细胞瘤：大体表现

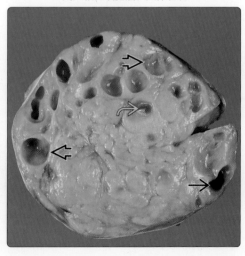

成人颗粒细胞瘤：大体表现

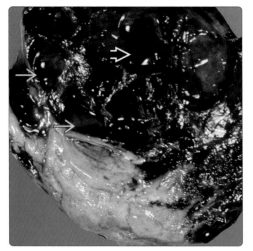

成人颗粒细胞瘤

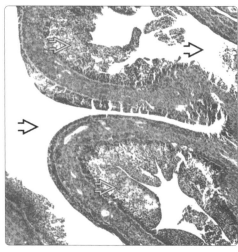

（左图）偶尔颗粒细胞瘤可广泛呈囊性➘和出血➘。颗粒细胞瘤有自发破裂的倾向，会导致急腹症。（右图）成人颗粒细胞瘤的组织学表现高度多样化。低倍镜下，大多数肿瘤的肿瘤细胞表现为"小蓝细胞"➘。在这里，可以看到肿瘤细胞衬附于大的囊腔➘。

成人颗粒细胞瘤

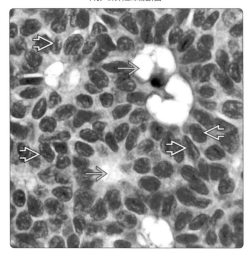

卵黄囊瘤：大体表现

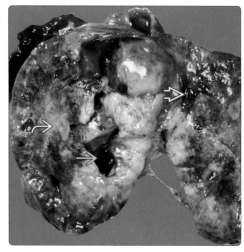

（左图）Call-Exner 小体由颗粒细胞区域内的假腺样空腔或微滤泡构成➘。肿瘤细胞的核常被形容为咖啡豆样，可显示核沟➘。这些特征在细胞学制片中更容易见到。（右图）卵黄囊瘤通常是柔软、黄色至灰色的肿块，经常显示区域性的出血➘、囊性变➘和坏死➘。

卵黄囊瘤

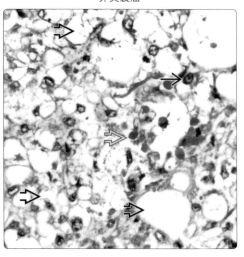

高级别浆液性癌：大体表现

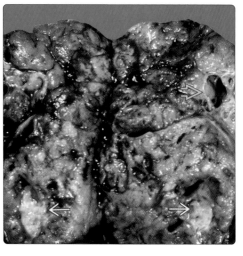

（左图）卵黄囊瘤中最常见的模式是微囊型。它是由大小不等的囊性空腔➘构成，与之相邻的原始细胞具有核的多形性及突出的核仁➘。可能会有透明小体➘，但对于这个肿瘤来说并不是特异的。（右图）浆液性癌在大体上通常与其他高级别癌难以区分。它们通常体积大，主要呈实性伴囊性变➘及坏死➘。罕见情况下，它们主要呈囊性，有赘生物。

（**左图**）高级别浆液性癌通常显示由明显的核异型性和紫色核仁的细胞形成的裂隙样腺腔➡。这些癌有很高的核分裂率。（**右图**）黏液性癌通常表现为多囊性肿瘤背景中的实性生长➡。表面受累➡应该识别，区别性涂墨、取材。

高级别浆液性癌

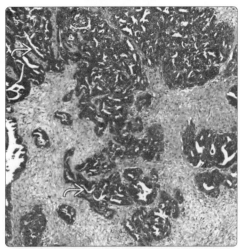

黏液性癌：大体特征

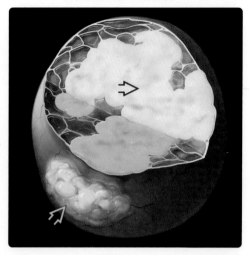

（**左图**）黏液性癌倾向于比良性和交界性黏液性肿瘤更小，更为实性。肿块通常显示为多房囊性背景➡中的肉质实性区域➡及坏死➡。应始终考虑卵巢转移癌的可能。（**右图**）当有浸润性生长模式时，黏液性癌最容易被识别。小巢状的腺体及单个腺体➡杂乱地散布在间质中。

黏液性癌：大体表现

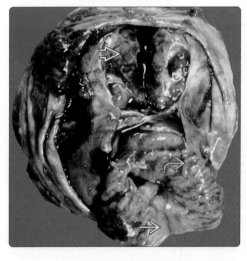

黏液性癌

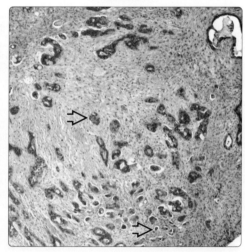

（**左图**）两侧卵巢中度增大（与单侧的巨大肿块相比）及表面受累提示转移性疾病的可能。右侧卵巢的切面显示区域性坏死。（**右图**）扩张的腺体伴大量坏死➡提示胃肠道原发肿瘤的转移，最常见的是结肠腺癌。当遇到大量坏死时，应通知外科医生转移的可能。

两侧卵巢疾病：大体表现

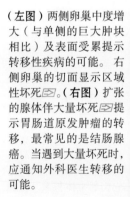
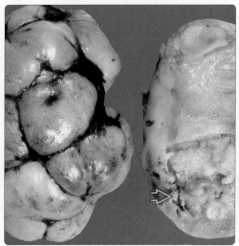

转移性黏液性癌

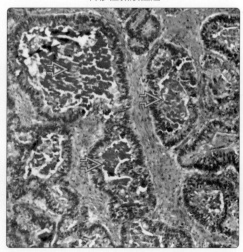

子宫内膜异位囊肿内的子宫内膜样腺癌：大体表现

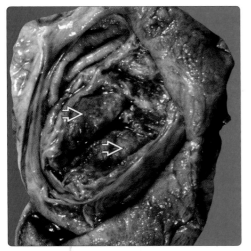

子宫内膜样腺癌

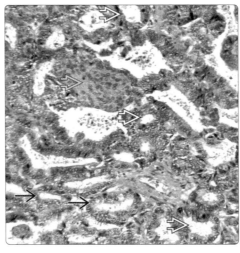

（左图）子宫内膜样腺癌可能发生于子宫内膜异位囊肿中。在术中会诊中，应取材子宫内膜异位囊肿中的实性➡或乳头状区域，以评估腺癌的可能性。（右图）子宫内膜样腺癌通常由背靠背的腺体➡构成，与高级别浆液性癌中的裂隙或间隙样空腔相比，腺腔更圆➡。鳞状桑葚体➡是一个有用的特征，不会见于转移性结肠癌。

子宫内膜异位囊肿内的透明细胞癌：大体表现

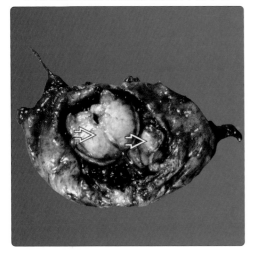

透明细胞癌

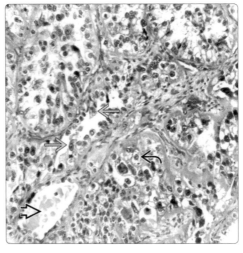

（左图）透明细胞癌作为肿块➡出现于子宫内膜异位囊肿中。因此，在大体评估过程中，需要彻底检查所有的出血性囊肿，寻找实性成分。（右图）透明细胞癌一般显示由小腺体（小管）和不同大小的囊腔➡构成的小管囊性模式。多形性细胞呈鞋钉样突出于空腔中➡。可以出现胞质透明➡，但不是总能看到。

巨大卵巢水肿：大体表现

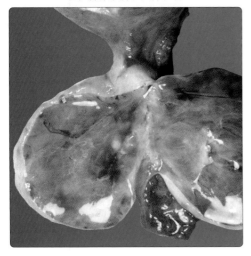

间质卵泡膜增殖症：大体表现

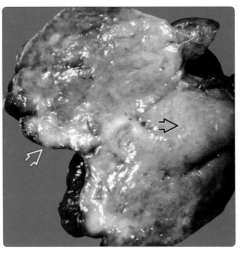

（左图）可以看到中等（10cm）到巨大（＞30cm）的卵巢增大。这可能是卵巢扭转的原因。卵巢切面特征性的显示为胶样、湿润的切面。（右图）间质卵泡膜增殖症双侧卵巢受累常见。卵巢可能轻度增大，被坚硬、白色➡至黄色➡的纤维组织取代。血清雌二醇水平升高可导致同步性子宫内膜增生。睾酮水平升高可导致男性化。

间质增生：大体表现

间质增生

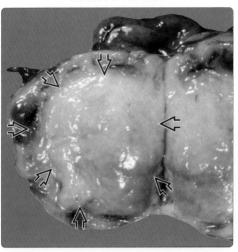 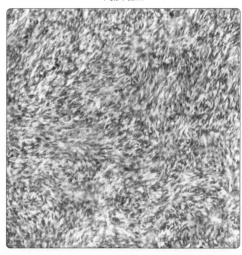

（左图）间质增生会导致轻微的卵巢增大，通常见于围绝经期或绝经后患者。卵巢切面显示一个模糊的白色到黄色变色区➡。可能存在多个结节，可能累及卵巢皮质或髓质。（右图）间质增生累及的区域被温和的、缺乏胞质的梭形细胞增生取而代之。组织学特征与富于细胞的纤维瘤相似。

Brenner 瘤：大体表现

Brenner 瘤

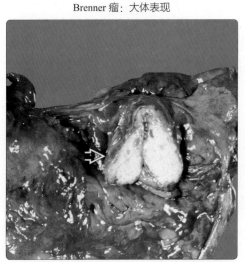 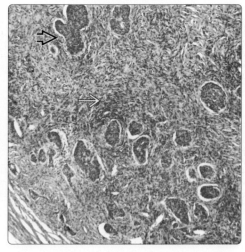

（左图）Brenner 瘤➡往往体积小，偶然被发现，＞95% 是良性的。切面质硬，白色至黄色。可能与其他肿瘤共同出现，最常见的是黏液性肿瘤，如本例所见。（右图）Brenner 瘤由包括移行上皮➡和富于细胞的间质➡的双相成分构成。位于中心的小囊肿可能含有嗜酸性物质。上皮巢可能含有黏液性、纤毛或鳞状细胞。

纤维瘤：大体表现

纤维瘤

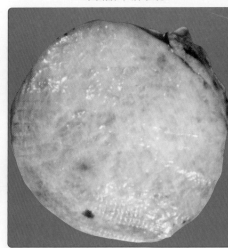 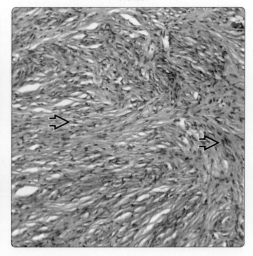

（左图）纤维瘤通常体积小（≤5cm）、质硬。切面呈白色，偶有钙化、囊肿形成或水肿。细胞量更多的病变往往切片时更软。纤维肉瘤罕见。（右图）纤维瘤可以显示稀疏至高度富于细胞的形态。肿瘤由温和的梭形细胞➡构成，排列呈束状。核分裂像不常见，但是，富于细胞亚型核分裂像可高达 4 个/10HPF。

类固醇细胞瘤：大体表现

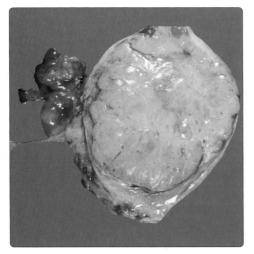

类固醇细胞瘤

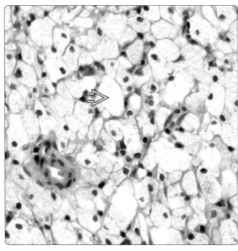

（左图）类固醇细胞瘤少见，但由于它们明亮的黄色很容易被识别。它们可以被分类为黄体瘤或间质细胞瘤，但最常见的类型没有特定的特征（"非特指型"）。（右图）构成类固醇细胞瘤的细胞通常颜色暗淡或呈嗜酸性，胞质丰富、富于脂质➡，授予它们黄色的外观。细胞通常成片，但也可能出现巢状和条索状。坏死可见于恶性肿瘤。

无性细胞瘤：大体表现

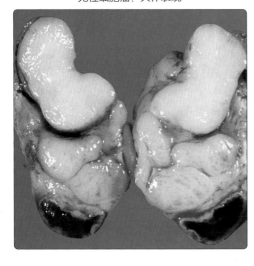

无性细胞瘤

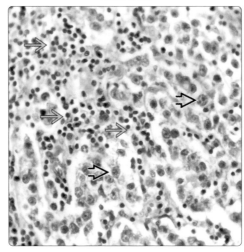

（左图）无性细胞瘤往往体积大，平均＞15cm。切面呈脑回状，白色至奶油黄色肉样质地。可能出现区域性的囊性变或出血。（右图）构成无性细胞瘤的细胞是大的原始细胞➡，伴有突出核仁。这些细胞可以排列成片状、条索状、巢状或小管状。散在的淋巴细胞为特征性的表现➡。偶尔可发现巨细胞、肉芽肿或合体滋养细胞。

胚胎性癌：大体表现

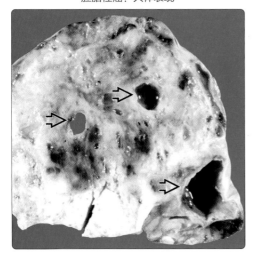

胚胎性癌

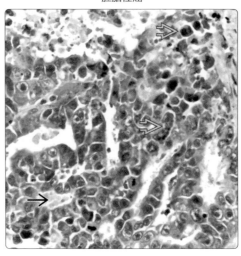

（左图）胚胎性癌表现为大的肿块（通常＞15cm），切面白色、灰色至黄色，伴有散在囊肿➡。出血和坏死常见。囊肿常常充满浓稠的黏液样液体。（右图）胚胎性癌由大的、具有多形性核的原始细胞构成➡。细胞排列成片状或形成不完整"腺体"。坏死常常存在➡。通常有合体滋养细胞，可能会看到透明小体。

胰腺活检：诊断
Pancreas, Biopsy: Diagnosis

侯 巍 译 孙 宇 校

一、手术／临床关注点

（一）会诊目的

- 判断胰腺占位原因：恶性胰腺癌或良性胰腺炎

（二）患者治疗方案决策

- 治疗性切除肿瘤性病变

（三）临床背景

- 影像学难以区分瘢痕成因：肿瘤性或炎症性
- 自身免疫性胰腺炎所致硬化常超出胰腺，类似于胰腺癌周围浸润
- 为降低误诊行穿刺活检，但穿刺获取组织常过短或过细
- 胰腺位置深在，经皮活检很难完成

二、标本评估

冰冻切片

- 将标本整体冰冻

三、最常见诊断

（一）胰腺癌

- 确诊胰腺癌常依据

○ 增生导管结构和（或）细胞异型性
○ 腺样结构邻近厚壁血管或位于癌性间质中
○ 神经或脉管侵犯
- 上述特征，其中神经侵犯是在胰腺活检标本中最容易评估的依据
- 活检标本中，胰腺癌诊断分两大类
○ 低分化（高级别）细胞形态
- 腺体显著核增大和深染
□ 核大小不一，形态不规则
□ 可有大核仁
- 核分裂像易见，包括生理性和病理性核分裂像
- 需鉴别胰腺高级别上皮内瘤变［pancreatic intraepithelial neoplasm（high grade）］（PanIN-3）
□ 与疏松癌性促结缔组织增生性间质不同，PanIN-3 导管周围是致密紧凑间质
□ 显著透明细胞变更常见于癌，而非 PanIN-3
○ 高分化（低级别）细胞形态
- 需与反应性／炎症性病变鉴别
- 恶性结构特点和癌性间质有助于诊断为胰腺癌
- 增生导管的小叶构象消失，导管小而成角，腺体融合更支持胰腺癌的诊断
- 导管邻近中等大小的小动脉或大血管也更支持胰腺癌的诊断

慢性胰腺炎　　　　　　　胰腺癌

（左图）慢性胰腺炎严重腺泡萎缩时，仅见残存小导管。然而，正常小叶结构仍存在➡，支持此病变为良性。（右图）相比于慢性胰腺炎，胰腺导管腺癌呈现出小而成角导管杂乱无章增生，并可融合➡，其周围是大量促纤维结缔组织增生性间质➡。

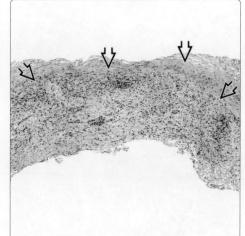
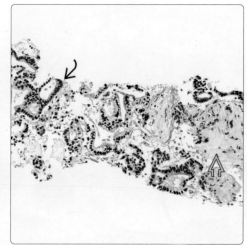

胰腺癌和慢性胰腺炎的鉴别

特　征	胰腺癌	慢性胰腺炎
结　构		
小叶结构	消失	尚存
导管邻近小动脉 / 大血管	有	无（新辅助治疗后除外）
导管轮廓	不规则，成角，融合	平滑，波浪状，扩张，伴分泌物
单个细胞浸润	有	无
间质	大量促纤维结缔组织增生性间质	透明，钙化
细胞学改变		
核异型性	显著（也可能很轻微）	轻度
胞质	多样，但是透明变很常见	典型黏液样
浸润证据		
神经	可见	可以邻近，但不能环绕神经
血管	可见	无
十二指肠肠壁	可见	无

（二）慢性胰腺炎

- 诊断多为形态描述而非特指某种疾病
  - 广义上慢性胰腺炎包括酒精性、遗传性、自身免疫性和梗阻性胰腺炎等。
- 当排除胰腺癌诊断时，各种慢性胰腺炎共享良性病变的特征外，也有各自特征
  - 酒精性胰腺炎
  - 导管扩张，伴分泌物潴留
  - 影像及大体检查时可见假性囊肿结构
  - 自身免疫性胰腺炎
  - 导管周围淋巴浆细胞浸润
  - 席纹样纤维化
  - 闭塞性静脉炎
- 小叶结构常保留
  - 在一些病例中，纤维化间质可致小叶结构扭曲、变形，甚至模拟癌促纤维结缔组织增生性间质
  - 纤维间质中残存的胰岛可以类似肿瘤细胞实性团巢结构

四、报告

（一）冰冻切片

- 若可能应该尽量给出明确恶性的诊断
- 若缺乏明确恶性特征，可以待石蜡切片诊断

  - 当临床高度怀疑恶性时，冰冻前活检可能会有诊断提示作用

（二）可信度

- 假阳性诊断很少
  - 大多数病理学家容易低诊断以防止不必要手术
- 假阴性诊断更常见（2% ～ 30%）
  - 取材和理解错误

五、陷阱

（一）漏诊胰腺癌的几种情况

- 漏检神经和脉管侵犯
- 高分化腺癌误诊为良性导管上皮
- 仅依赖单一某个形态特征，未综合判断

（二）十二指肠周围或者钩突附近胰腺炎 vs. 胰腺癌鉴别

- 炎症特征性分布于十二指肠壁和副胰管周围
- 伴分泌物潴留的导管扩张和显著的平滑肌组织增生，类似于间叶性肿瘤形态特征

（三）神经侵犯 vs. 邻近神经的正常导管

- 严重慢性胰腺炎时，腺泡显著萎缩，残存导管可与神经毗邻
  - 这种现象极其罕见，诊断假神经侵犯仍需十分谨慎

- 非典型腺体环抱神经仅见于胰腺癌

（四）胰岛细胞 vs. 胰腺癌

- 在慢性胰腺炎的小活检标本中，胰岛细胞增生呈现出实性团巢样结构，易误诊为胰腺癌
- 胰腺癌常侵犯腺泡细胞，不破坏胰岛
  - 残存胰岛不能作为鉴别良性病变和癌的依据

（五）自身免疫性胰腺炎 vs. 胰腺癌

- 自身免疫性胰腺炎可见导管周围显著淋巴浆细胞浸润、席纹样纤维化和闭塞性静脉炎
- 与胰腺癌相比，自身免疫性胰腺炎病变范围更加弥漫

（六）酒精性胰腺炎 vs. 胰腺癌

- 酒精性胰腺炎常见导管扩张伴分泌物潴留
- 影像和大体检查时可见假性囊肿结构

推荐阅读

[1] Nelson DW et al: Examining the accuracy and clinical usefulness of intraoperative frozen section analysis in the management of pancreatic lesions. Am J Surg. 205(5):613–7; discussion 617, 2013

[2] Bandyopadhyay S et al: Isolated solitary ducts (naked ducts) in adipose tissue: a specific but underappreciated finding of pancreatic adenocarcinoma and one of the potential reasons of understaging and high recurrence rate. Am J Surg Pathol. 33(3):425–9, 2009

[3] Doucas H et al: Frozen section diagnosis of pancreatic malignancy: a sensitive diagnostic technique. Pancreatology. 6(3):210–3; discussion 214, 2006

[4] Lechago J: Frozen section examination of liver, gallbladder, and pancreas. Arch Pathol Lab Med. 129(12):1610–8, 2005

[5] Adsay NV et al: Chronic pancreatitis or pancreatic ductal adenocarcinoma? Semin Diagn Pathol. 21(4):268–76, 2004

[6] Cioc AM et al: Frozen section diagnosis of pancreatic lesions. Arch Pathol Lab Med. 126(10):1169–73, 2002

胰腺癌：正常小叶结构消失

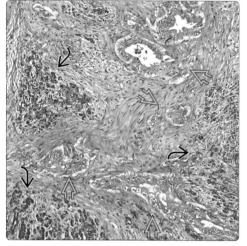

胰腺癌：促纤维结缔组织增生性间质

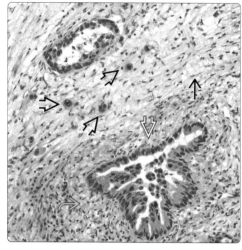

（左图）胰腺癌⇒在胰腺腺泡小叶间间质浸润，破坏小叶结构⊿。小叶结构消失是鉴别高分化胰腺癌和良性反应性增生病变的一种有用形态特征。（右图）恶性腺体和单个散在细胞⇒在癌性促纤维结缔组织增生性间质⇒中浸润。高级别上皮内瘤变（PanIN-3）⇒中导管上皮显示出显著异型性，但周围仍是致密的胶原纤维性间质⊿。

胰腺癌：成角性腺体

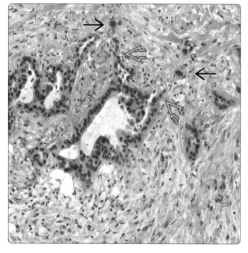

胰腺癌：透明细胞变

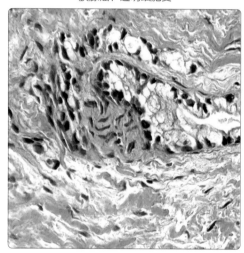

（左图）浸润性腺癌特征之一是有由异型上皮细胞构成的不规则成角腺体。恶性腺体的尖锐成角处⊿常长出小芽或者单个散在细胞浸润周围间质中⇒。（右图）胞质显著透明变常见于浸润性导管癌，而非上皮内瘤变（PanIN）。

胰腺癌：大导管模式

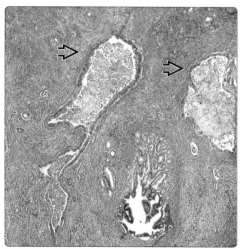

胰腺癌：肌肉侵犯

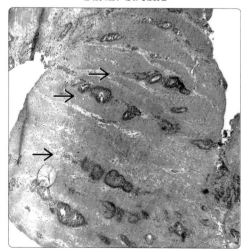

（左图）胰腺癌的大导管浸润模式易误认为导管内乳头状黏液性肿瘤。恶性腺体⇒呈囊性扩张，但仍显示出显著的不规则轮廓，伴管腔内含坏死物。（右图）浸润至十二指肠固有肌层⇒可以诊断为胰腺癌，但活检取材范围有限，限制了这个特征对于诊断的作用。

胰腺癌：血管

胰腺癌：神经侵犯

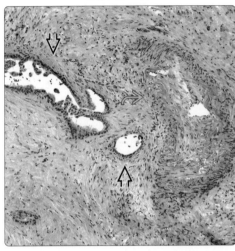 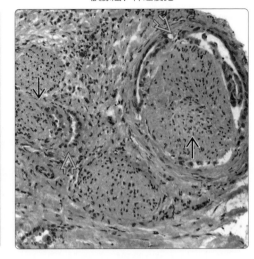

（左图）增生腺体▷毗邻大的肌性血管▷是高分化肿瘤的恶性特征。良性病变很少出现这种现象，除了严重的慢性胰腺炎或者新辅助化疗后改变。（右图）胰腺癌常见神经侵犯（▷所示恶性腺体；▷所示神经），恶性腺体包裹神经可以诊断为胰腺癌，良性腺体可能推挤神经，但是绝不会环绕包裹神经。

慢性胰腺炎：反应性的非典型性

慢性胰腺炎：腺泡萎缩

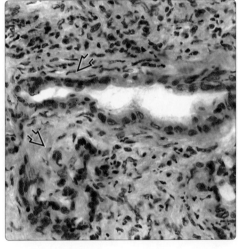 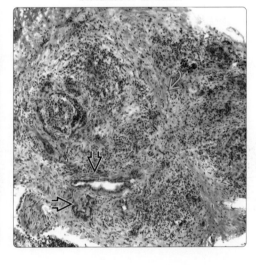

（左图）慢性胰腺炎中导管的反应性的非典型性（成角的导管和导管上皮细胞核增大▷）与胰腺癌中的异型性很难鉴别，但是在慢性胰腺炎的病例中，小叶轮廓尚存有助于鉴别诊断。（右图）同样的病例，非典型的胰腺导管▷仅限于小叶内，周围腺泡显著萎缩，小叶间间质▷无增生腺体，以上特征进一步支持良性病变的诊断。

自身免疫性胰腺炎：淋巴浆细胞浸润

自身免疫性胰腺炎：闭塞性静脉炎

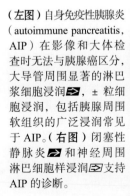 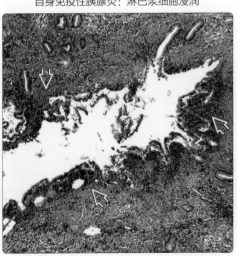 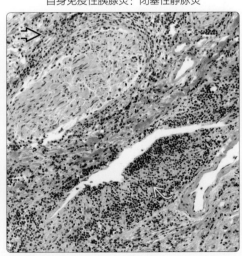

（左图）自身免疫性胰腺炎（autoimmune pancreatitis, AIP）在影像和大体检查时无法与胰腺癌区分，大导管周围显著的淋巴浆细胞浸润▷，±粒细胞浸润，包括胰腺周围软组织的广泛浸润常见于AIP。（右图）闭塞性静脉炎▷和神经周围淋巴细胞样浸润▷支持AIP的诊断。

胰腺切除：实质、腹膜后和胆管的切缘
Pancreas Resection: Parenchymal, Retroperitoneal and Bile Duct Margins

侯 巍 译 孙 宇 校

一、手术／临床关注点

（一）会诊目的
- 评估肿瘤的胰腺和胆管断端
- 提供／证实诊断

（二）患者治疗方案决策
- 取材确保手术切缘干净

（三）临床背景
- 胰腺肿瘤很难术前诊断
  - 针吸活检很难操作，尤其是小病变
    - 少数病例合并胰腺炎、出血和感染等并发症
  - 一些病例可采用内镜活检获取诊断
- 一些患者不可能术前诊断
- 临床信息可能提供术前诊断倾向
  - 年龄 & 性别
    - 大多数（90%）患者＞45岁
    - 腺癌好发于60—80岁，男性居多
    - 内分泌肿瘤好发于30—60岁，男女比例相当
    - 黏液性囊性肿瘤好发于40—50岁，女性居多
    - 实性假乳头状肿瘤好发于20—30岁，女性居多

  - 影像学
    - 胰头：胆管梗阻，引发黄疸易早期发现
    - 胰尾：少有症状，因此发现就可能是进展期
    - 黏液性囊性肿瘤常发生于胰尾
    - 导管内乳头状黏液性肿瘤（intraductal papillary mucinous neoplasms，IPMN）发生与导管系统相关
- 胰腺完整（Whipple 术式）或部分切除目的为潜在治愈或缓解症状
  - 活检取材部位可以是淋巴结、肝脏或其他可能转移病灶
    - 若发现胰腺癌转移，手术治愈将不可能
    - 若患者具有其他部位转移至胰腺的肿瘤可能会从手术切除中获益

二、标本评估

（一）大体
- 辨认切除标本的大体结构（不是所有手术切除标本都包括下列所有结构）
  - 远端胃（保留有胰腺–十二指肠式样本中不见幽门）
    - 胃断端通常远离肿物，无须术中冰冻评估切缘

Whipple 手术

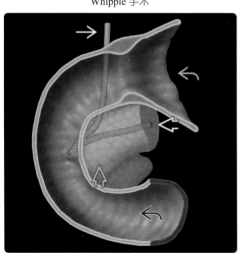

远端胰腺切除术

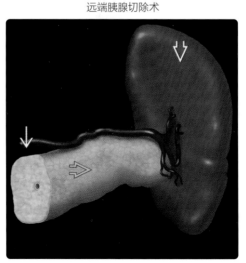

（左图）发生于胰头部的肿瘤 ➾ 切除采用 Whipple 术式，切除包括：远端胃 ⇦ 和近端十二指肠 ↗。胰腺断端 ➾ 和胆总管断端 ➾ 需要术中冰冻评估。（右图）发生于胰尾部的肿瘤 ➾ 经常把脾脏 ➾ 一并切除，胰腺断端 ➾ 需要术中冰冻评估。常见发生于胰尾部的肿瘤是神经内分泌肿瘤和黏液性肿瘤。

- 近端十二指肠
  - 十二指肠断端通常远离肿物，无须术中冰冻评估切缘
- 胰腺（胰头、胰尾或完整胰腺切除）
- 脾脏
  - 肿瘤不常累及脾脏；无须术中冰冻评估切缘
- 大血管：肠系膜上动脉（superior mesenteric artery，SMA）
  - 通常不切取；SMA周围软组织可能需术中冰冻评估
- 检查切除标本的外表面辨别肿瘤可能累及的部位
- 沿胃大弯打开胃，沿胰头对面十二指肠肠壁打开十二指肠
- 若是部分胰腺切除标本，辨认胰腺断端和胰腺导管
  - 胰腺断端涂抹指定颜色染料，以区别其他手术切缘
  - 术中冰冻评估胰腺断端
- 辨认胆总管断端，它走行于近端十二指肠后穿出胰腺
  - 胆总管近端切缘涂墨
  - 术中冰冻评估胆总管断端
- 辨认钩突（后）切缘
  - 钩突是胰腺非腹膜覆盖区域，直接贴于肠系膜上血管3~4cm
  - 手术需把胰腺与血管及周围自主神经丛分离
  - 这是一个重要的切缘，需涂抹特定颜色的染料，待石蜡切片中评估
  - 这个切缘不在冰冻中评估，因为它富于脂肪，一张切片中不可能正确评估切缘情况
- 胰腺部分切除标本（胰头）
  - 将探针置于主胰管内
  - 胆总管探针需通过十二指肠的Vater壶腹
  - 主胰管探针尽可能向前探
    - 导管可能被肿瘤阻断
- 胰头沿两探针所形成的平面切开
  - 导管阻塞的区域可以被辨认
    - 癌组织质地硬，颜色白，正常胰腺小叶结构消失
    - 导管内乳头状黏液性肿瘤（IPMN）呈现黏液性、乳头样外观，病变位于主胰管或分支胰管内
- 远端胰腺切除标本
  - 胰腺断端需术中冰冻评估
  - 垂直于胰腺长轴连续切片
  - 记录病变大小、颜色、边界和肿物与手术切缘关系等
- 手术大夫切取胰腺断端送检
  - 建议病理大夫从标本上取切缘评估
  - 若手术标本和切缘分别送检，病理大夫无法评估

累及胰管病变距切缘的距离

（二）冰冻切片

- 胰腺断端
  - 真正切缘朝上包埋
    - 第一张切片即是真正切缘
  - 若组织过大，建议分成两个冰冻组织块评估
    - 整个导管剖面应在一个组织块内
- 胆管断端
  - 真正切缘朝上包埋
    - 第一张切片即是真正切缘
- 钩突切缘
  - 不总是需要术中冰冻评估
  - 若需术中冰冻评估，用染料标记切缘，垂直取材

三、最常见的诊断

（一）胰腺导管腺癌

- 最常见的胰腺肿瘤（占胰腺肿瘤总体的90%以上）
- 胰头部发生的腺癌常可以手术切除
- 经常继发腺泡萎缩和纤维化
  - 腺体可能由于瘢痕而纤维化
  - 在所有病例中，癌可能不是一个明显孤立的肿块
- 沿主胰管方向切取标本，癌最容易辨认
  - 导管阻塞区域可能看作管腔狭窄处
    - 阻塞导管远端可能扩张
- 癌组织内正常胰腺小叶结构消失
  - 癌经常小而弥漫浸润
  - 癌由小管或实性细胞巢组成
  - 癌细胞异型性可能很轻微

（二）内分泌肿瘤

- 第二常见的胰腺肿瘤（占胰腺肿瘤总体的3%~5%）
  - 约10%患者具有胚系突变
  - 多发内分泌肿瘤病I型（multiple endocrine neoplasia type 1，MEN1）患者常发生多发性无功能性内分泌微腺瘤（<0.5cm）
  - 20%~70%发展为功能性肿瘤
- 经常发生于胰尾部
- 界清，有包膜，黄到红色的肉质感结节
  - 坏死、出血、囊性变常见
- 一致性细胞，呈巢状、片状或小梁状等器官样结构
  - 形态一致的细胞核伴胡椒盐样染色质
  - 少或无分裂像
  - 小核仁
  - 胞质无颗粒

（三）实性假乳头状肿瘤

- 最常见于年轻女性（20—30岁）

- 可发生于胰腺任何位置
- 境界清楚的单房或多房囊性肿物
  ○ 常见中央坏死
- 围绕血管形成假乳头样结构
  ○ 一致性核，有核沟
  ○ 细胞黏附性差
  ○ 胞质内可见嗜酸性透明小球

（四）黏液性囊性肿瘤

- 最常见于女性（40—50 岁）
  ○ 约 1/3 是恶性，常见于老年人
- 黏液性囊腺瘤和黏液性囊腺癌最常见于胰尾部
- 形成内含黏液的薄壁囊性肿物
  ○ 囊壁有实性区或乳头状赘生物的肿瘤更容易发生癌变
  ○ 与导管无关
- 囊壁被覆分泌黏液的高柱状上皮细胞
- 囊壁下卵巢型间质是区分与 IPMN 的诊断特征

（五）浆液性囊性肿瘤

- 最常见于女性
  ○ 通常为良性
- 可发生于胰腺任何位置
- 形成境界清楚的小而薄壁囊腔
  ○ 可见中央放射性瘢痕
  ○ 可见钙化
- 囊壁被覆细胞核形态一致的矮立方上皮细胞

（六）导管内乳头状黏液性肿瘤

- 肉眼观病变发生于胰腺导管系统内
  ○ 定义肿物最大径 ≥ 1cm
  - 镜下肿物常超过大体所见结节
  ○ 40% 病例为多灶性病变
  ○ 部分与浸润性癌相关
- 经常发生于主胰管内
  ○ 大多数病变位于胰头部
  ○ 病变可累及胰腺导管全长、胆总管和 Vater 壶腹
  ○ 常伴发慢性梗阻性胰腺炎
- 发生于分支胰管的 IPMN 常在钩突部形成囊性肿物
  ○ 黏液性囊腔最大径 1 ～ 10cm
  ○ 囊壁薄，被覆扁平或乳头状上皮
  ○ 病变相邻的胰腺尚正常
  ○ 与累及主胰管的肿瘤相比，发展成高级别异型增生和浸润性癌的风险较低
- 组织学分型
  ○ 胃型
  - 经常累及分支胰管
  - 高柱状细胞，核位于基底，丰富淡染黏液性胞质

  □ 类似胃小凹上皮
  - 常见低 – 中级别异型性
  ○ 肠型
  - 经常累及主胰管
  - 乳头结构被覆高柱状细胞，嗜碱性胞质，顶端黏蛋白
    □ 类似结肠绒毛状腺瘤
  - 可能与浸润性胶样癌（黏液性癌）相关（大量细胞外黏液池内漂浮肿瘤细胞）
  - 常见中 – 高级别异型性
  ○ 胰胆管型
  - 经常累及主胰管
  - 纤细分支的乳头结构被覆类似于胰胆管上皮细胞
  ○ 嗜酸细胞型
  - 在大的胰管内形成大的（5 ～ 6cm），褐色，结节状乳头状肿瘤
  - 复杂分支的乳头和具有囊腔的实性细胞巢
  - 核大而圆，核仁突出，含丰富嗜酸性颗粒的胞质
  - 常见高级别异型性
- 无卵巢型间质
  ○ 黏液性囊性肿瘤具有特征性的卵巢型间质

（七）胰腺上皮内瘤变

- 临床和大体检查未发现异常
  ○ 多数 < 0.5cm
- 短的乳头状突起
  ○ PanIN-3（重度异型性）结构复杂
- 立方到柱状细胞，含不等量黏液
- 根据细胞和结构非典型性，分为
  ○ PanIN-1：轻度异型性
  ○ PanIN-2：中度异型性
  ○ PanIN-3：重度异型性
  - 乳头或微乳头结构
  - 筛状结构可表现为出芽掉入管腔的上皮细胞簇
  - 显著核异型性，包括极性丧失、核拥挤、核仁增大和不规则、染色质浓染、细胞核增大和萎缩的杯状细胞

（八）腺泡细胞癌

- 可发生于胰腺任何位置
- 多灶，质软，界清，红到棕色结节，结节间被纤维组织分割
  ○ 可以是囊性
- 实性或筛状
- 颗粒状胞质
- 核位于基底
  ○ 多形性轻微，单个显著核仁
- 约 15% 的病例由于血清中脂蛋白酶水平升高，易发

生转移性脂肪坏死

（九）胰母细胞瘤

- 发生于孩童最常见的胰腺肿瘤（平均发病年龄：10 岁）
- 可发生于胰腺任何位置
- 体积较大，质软，有包膜肿块
- 由腺泡细胞和鳞状小体组成
  - 可见间质、导管和内分泌细胞

（十）慢性胰腺炎和假性囊肿

- 正常胰腺组织被坚硬纤维瘢痕组织取代
  - 常见脂肪坏死
- 胰管内可见钙化
- 胰周软组织内可见假性囊肿形成
  - 由于胰蛋白酶消化胰周组织所形成
  - 囊腔内可见血液和坏死物
- 纤维间质中可见小而不规则导管
  - 核可以大但大小一致
  - 分裂像罕见或缺乏
  - 血管和神经侵犯不可见
- 淋巴细胞性硬化性胰腺炎可形成实性肿块或胰头弥漫性增大
  - 纤维化和炎症可累及胰腺周围组织
  - 可见大量淋巴浆细胞浸润
  - 临床和大体检查甚至冰冻切片都很难与癌鉴别

四、报告

（一）大体

- 一些肿物大体特征明显，例如 IPMN，诊断及切缘情况均需要报告
  - 无论何种程度的异型增生，都可以考虑手术切除病变

（二）冰冻切片

- 诊断
  - 若可能应该做出明确恶性诊断
    - 若恶性特征不确定，"非典型性腺体"的诊断可能比较合适

- 若缺乏明确恶性肿瘤时，对于其他类型肿瘤可以给出临时性诊断
  - 其他类型肿瘤通常不影响术式
- 胰腺实质切缘
  - 若切缘存在浸润性癌应该明确报告
  - 若切缘都是正常胰腺组织
  - "正常胰腺组织；未见 PanIN 和浸润性癌"
  - 若切缘存在低 - 中级别导管上皮内瘤变
  - "胰腺断端未见浸润性癌，但局灶可见 PanIN1-2，累及主 / 分支胰管"
  - 若切缘存在高级别导管上皮内瘤变
  - "胰腺断端未见浸润性癌，但可见 PanIN3，累及主 / 分支胰管"
  - 若切缘未见导管上皮
  - "未见导管上皮，无法评估 PanIN 病变"
- 胆管断端
  - 可见或未见浸润性癌

（三）可信度

- 原发病变的假阳性诊断少见，因为病理大夫往往比较保守做出预后差的浸润性癌的诊断
- 然而，假阴性诊断较为常见，预测其概率约为 50%
- 切缘评估的准确性较高（＞95%）

五、陷阱

（一）慢性胰腺炎 vs. 胰腺癌

- 冰冻组织很难做出胰腺癌的诊断
- 无论胰腺炎还是胰腺癌都存在纤维间质中小管
- 支持恶性诊断特征
  - 导管杂乱无章排列
  - 导管分布于小叶间间质中，毗邻厚壁动脉 / 静脉
  - 导管出现在胰周软组织内
  - 神经侵犯

（二）胆管周围腺体 vs. 癌

- 胆管周围存在许多腺体
  - 很难与高分化腺癌区别
  - 在胆管壁内呈小叶样聚集

导管内乳头状黏液性肿瘤：分级

异型性	结　构	细胞核	细胞质
低级别（轻度异型）	导管内乳头状结构轻度增生	小，卵圆形，位于基底	胃型
中级别（中度异型）	导管内乳头状结构旺炽型增生	笔杆样，染色质深，复层	肠型（杯状细胞）
高级别（重度异型）	导管内乳头状结构旺炽型增生，可形成实性或筛状区域	显著多形性，明显核仁	高核浆比，无特定分化

- ○ 无核多形性和分裂像
- ○ 不会邻近大血管

（三）胆管反应性改变
- 用于缓解胆管梗阻的支架
  - ○ 炎症可引起反应性改变
- 反应性改变与肿瘤鉴别困难
  - ○ 乳头状结构
  - ○ 细胞非典型性（核大，有核仁）
  - ○ 幽门腺化生
  - ○ 溃疡

（四）胆管中浸润性癌
- 常存在深部组织，远离胆管腔
- 仔细检查整个胆管壁是否有癌
- 仔细寻找神经侵犯

（五）挤压和灼烧假象
- 边缘组织扭曲可能影响确切诊断
  - ○ 深切片可能暴露出保存相对较好组织
- 肿瘤到切缘距离有助于判断累及可能性
- 向手术医师索要保存相对好的组织

推荐阅读

[1] Barreto SG et al: Does revision of resection margins based on frozen section improve overall survival following pancreatoduodenectomy for pancreatic ductal adenocarcinoma? A meta-analysis. HPB (Oxford). 19(7):573-579, 2017

[2] Maksymov V et al: An anatomical-based mapping analysis of the pancreaticoduodenectomy retroperitoneal margin highlights the urgent need for standardized assessment. HPB (Oxford). 15(3):218-23, 2013

[3] Nelson DW et al: Examining the accuracy and clinical usefulness of intraoperative frozen section analysis in the management of pancreatic lesions. Am J Surg. 205(5):613-7; discussion 617, 2013

[4] Verbeke CS: Resection margins in pancreatic cancer. Surg Clin North Am. 93(3):647-62, 2013

[5] Tanaka M et al: International consensus guidelines 2012 for the management of IPMN and MCN of the pancreas. Pancreatology. 12(3):183-97, 2012

[6] Verbeke CS et al: Resection margin involvement and tumour origin in pancreatic head cancer. Br J Surg. 99(8):1036-49, 2012

[7] Sauvanet A et al: Role of frozen section assessment for intraductal papillary and mucinous tumor of the pancreas. World J Gastrointest Surg. 2(10):352-8, 2010

Whipple 手术：切缘

胰颈切缘

（左图） 胰颈切缘 ➡ 包含主胰管开口。胰颈后光滑凹陷处是血管沟 ➡，缝线处不整形软组织缘是钩突切缘 ➡。

（右图） 胰颈切缘一定包含主胰管 ➡ 以便可以评估是否被 PanIN 或 IPMN 累及。此处导管正常被覆单层扁平上皮 ➡。此图显示导管内散在 PanIN-3 病灶 ➡。

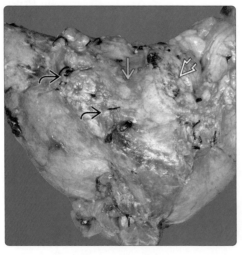

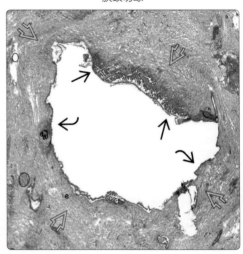

胰腺导管切缘：PanIN-3

胰腺导管切缘：PanIN-3

（左图） 胰腺导管腔衬覆上皮呈乳头状增生 ➡，乳头被覆高核浆比细胞且核深染。尽管有炎症 ➡，但是细胞异型程度超过反应性的异性改变。

（右图） 胰腺导管切缘呈 PanIN-3 改变，乳头状结构被覆高核浆比细胞且核深染。切缘有此类病变也无须进一步扩切。

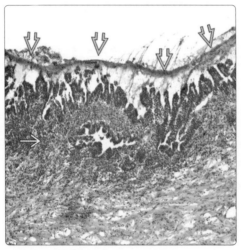

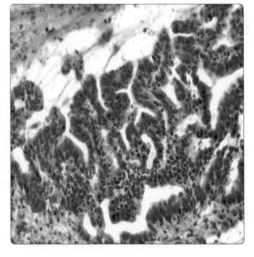

胰腺导管切缘：反应性非典型性

胰腺导管切缘：反应性非典型性

（左图） 在冰冻切片中的胰腺导管反应性上皮改变与肿瘤性改变很难鉴别。急性炎症 ➡ 和开放性染色质的核 ➡ 支持反应性改变。低倍镜整体观察有助于两者鉴别。

（右图） 主胰管 ➡ 位于萎缩性和炎症性间质中。在这种背景下，小的非典型性导管 ➡ 邻近主胰管不可能是肿瘤性病变。

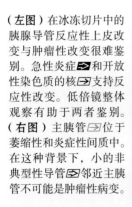

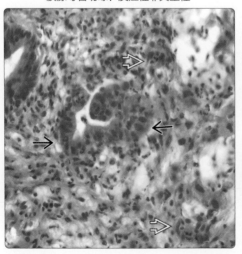

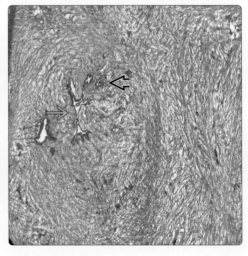

慢性胰腺炎

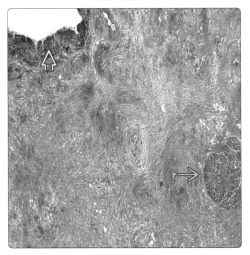

慢性胰腺炎

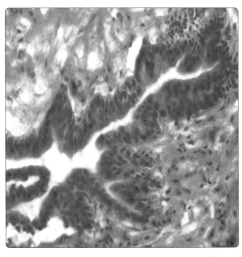

（左图）慢性胰腺炎可以形成实性肿块，类似于胰腺癌。镜下可见显著萎缩和纤维化。在纤维化区域内可见主胰管➡️和残存胰腺腺泡实质➡️。（右图）慢性胰腺炎中反应性改变类似于肿瘤性病变。尽管细胞核呈现一定程度复层，但是缺乏乳头状结构形成，核呈开放性染色质，有小核仁，属于反应性非典型改变。

新辅助治疗后胰腺癌：大体图片

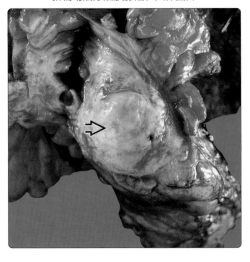

新辅助治疗后胰腺癌

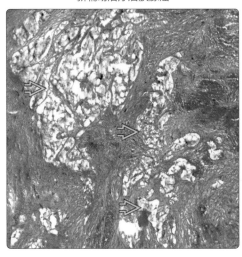

（左图）新辅助治疗后，由于周围胰腺炎伴纤维化和正常腺小叶结构消失，胰腺癌➡️大体检查很难辨认确切肿物。（右图）治疗后残存癌细胞稀少，可能很难检见。这是一例新辅助化疗后胰腺癌手术切除标本，现镜下仅见无残留肿瘤细胞的黏液池➡️。

导管内乳头状黏液性肿瘤：大体照片

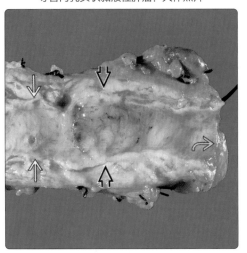

导管内乳头状黏液性肿瘤

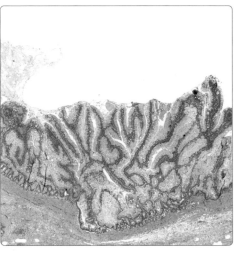

（左图）此例伴反光的黏液的 IPMN 病变位于主胰管内，与邻近的导管➡️相比，已引起显著的导管扩张➡️。大体检查可见病变延伸至切缘断端➡️。（右图）此例导管内乳头状增生病变累及主胰管，故主胰管显著扩张。胰腺大导管内检见大体典型病变可以确诊 IPMN。

（左图）IPMNs 和胰腺上皮内瘤变有两个特征：①导管内黏液上皮的乳头状增生；②缺乏卵巢型间质。导管显著扩张和乳头状增生病变延续至相邻导管是诊断 IPMN 的关键特征。（右图）根据 IPMNs 中细胞和结构的非典型性程度不同，分为轻度、中度、重度异型性。切缘残存高级别 IPMNs 经常需要扩切。

导管内乳头状黏液性肿瘤

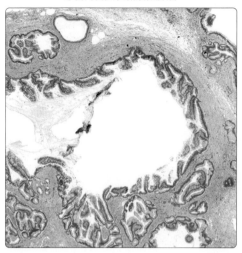

导管内乳头状黏液性肿瘤

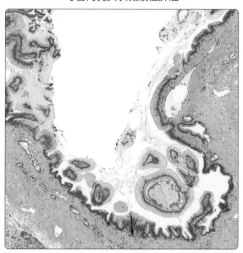

（左图）此例神经内分泌肿瘤➡边界清楚，呈褐色肉质感外观。大多数神经内分泌肿瘤发生在胰尾部。约 10% 患者有胚系突变。（右图）一些神经内分泌肿瘤有囊性外观。这些病例的肿瘤细胞学改变和典型非囊性神经内分泌肿瘤细胞相同。胰腺实性假乳头状肿瘤也可以显示出囊性变，但是有着不同的细胞学改变。

胰腺神经内分泌肿瘤：大体照片

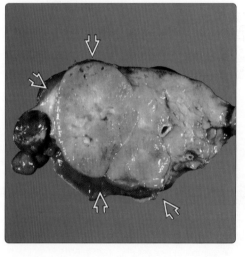

胰腺神经内分泌肿瘤：囊性结构

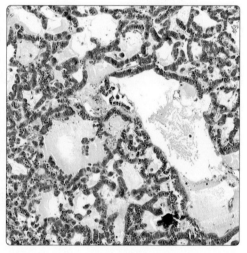

（左图）胰腺实性假乳头状肿瘤好发于年轻女性，通常很大（约 9cm），伴坏死和囊性变的有包膜肿物。（右图）正如它的名字所示，实性假乳头状肿瘤有特征性的实性➡和假乳头➚生长方式。肿瘤细胞温和，核不规则，有核沟，胞质透明。囊性变区域富含泡沫样巨噬细胞。

实性假乳头状肿瘤：大体照片

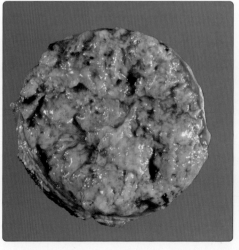

实性假乳头状肿瘤

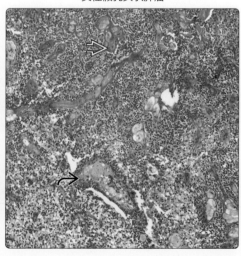

浆液性囊腺瘤：大体照片

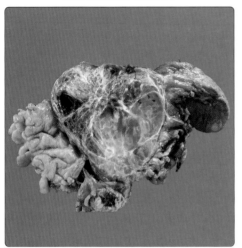

浆液性囊腺瘤

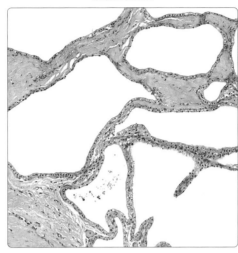

（左图）浆液性囊腺瘤是良性病变，经常发生于女性。典型肿瘤体积较大（约11cm），由多房薄壁囊腔组成的界清实性肿块，因此大体呈海绵样外观。（右图）浆液性囊腺瘤的囊腔衬覆矮立方形细胞，细胞核温和，富含糖原的透明胞质。此肿瘤又名微囊性腺瘤和富含糖原性囊腺瘤。

黏液性囊性肿瘤：大体照片

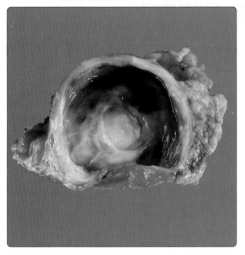

黏液性囊性肿瘤

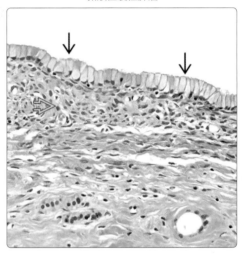

（左图）黏液性囊性肿瘤是一种良性或低度恶性的肿瘤，好发于40岁左右女性。肿瘤体积通常较大（约10cm），可呈单房或多房结构。肿瘤不与主胰管相通。（右图）黏液性囊性肿瘤的囊腔被覆高柱状，产生黏液的细胞➡。最重要的区别于IPMN诊断特征是黏液上皮下存在卵巢型间质➡。

胶样癌（黏液性非囊性）：大体照片

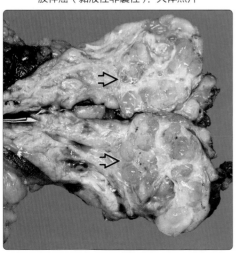

胰母细胞瘤

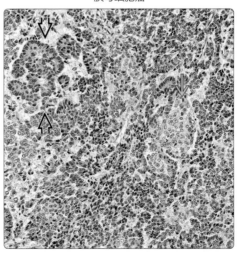

（左图）胶样癌常发生于老年人，男女比例大致相当。该肿瘤起源于IPMN，特征性的表现是富含大量细胞外黏液并可形成黏液池➡，黏液可分割正常胰腺实质，不像黏液性囊性癌，这种肿瘤累及主胰管。（右图）胰母细胞瘤是发生于儿童的最常见的胰腺肿瘤。该肿瘤由腺泡细胞➡和鳞状小体➡构成，很难与腺泡细胞癌鉴别。

甲状旁腺：诊断和切缘
Parathyroid Gland: Diagnosis and Margins
吴　艳　译　陆爱萍　校

一、手术／临床关注点

（一）会诊目的
- 确定甲状旁腺组织已全部切除或活检取材
- 确定已切除异常甲状旁腺

（二）患者治疗方案决策
- 确定甲状旁腺切除或活检后，无须再行手术
  ○ 鉴别腺瘤、原发性增生和正常甲状旁腺可指导手术
- 在极少数情况下，确认甲状旁腺癌可指导手术完成

（三）临床背景
- 原发性甲状旁腺功能亢进
  ○ 因腺体功能异常导致的疾病
  ○ 患者通常在血清试验中诊断为高钙血症，并伴随甲状旁腺激素（PTH）升高
  - 少见情况下，患者表现为骨质疏松或肾结石
  ○ 约80%为孤立性腺瘤
  - 2个腺瘤发生率约为10%
  - 累及3或4个腺体被认为是原发性增生，发生率约为10%
- 继发性甲状旁腺功能亢进
  ○ 对其他疾病状态做出反应的正常腺体功能增加
  ○ 甲状旁腺因低钙水平而体积增大和功能亢进

- 最常见的原因是肾功能衰竭
- 可导致骨骼中的钙流失
- 三发性甲状旁腺功能亢进症
  ○ 继发性增生后，腺体开始自分泌
  ○ 血钙升高

（四）外科方法
- 术前成像
  ○ 甲状旁腺可能难以让外科医师识别
  - 正常腺体非常小
  - 腺体的数量和位置可能有所不同
    □ 大多数人有4个甲状旁腺，10%有5个以上，3%有4个以下
    □ 15%出现在异常部位：纵隔、甲状腺内、其他部位
  - 淋巴结、胸腺组织、甲状腺结节和结节组织的其他区域可能与腺体非常相似
  ○ 异常增大腺体的数量和位置通常可通过术前成像确定
  - 超声：最常见
    □ 也用于术前评估甲状腺是否有异常
  - Sestamibi 扫描
    □ ^{99m}Tc 可以被功能亢进的腺体摄取
    □ 有助于识别异常部位的腺瘤

甲状旁腺腺瘤：大体表现　　　　甲状旁腺增生：大体表现

（左图）最常见的甲状旁腺病变是孤立性腺瘤。腺体增大（通常为0.2～1g或以上），呈棕褐色至红褐色。甲状旁腺腺瘤一般比甲状旁腺癌小，外膜光滑。（右图）甲状旁腺增生通常累及全部4个腺体，但可能是不对称的，腺体累及程度有显著差异(假性腺瘤变异)。增生可为原发性（罕见）或继发性(通常由肾衰竭引起)。

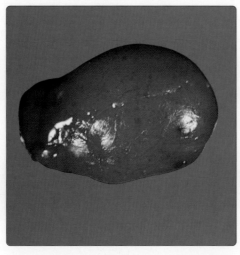
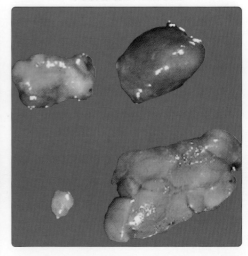

　□ 对检测多发的增生性腺体不太有用
　　－ 四维计算机断层扫描
　○ 当知道异常腺体的位置时，可采用微创手术
● 通过术中PTH（IOPTH）检测进行腺瘤手术
　○ 术中血清甲状旁腺激素水平增高
　　－ PTH的半衰期小于5min
　　－ 甲状旁腺功能亢进组织切除后10～15min出现PTH下降
　○ 如果切除腺瘤后PTH下降超过50%，则无须进一步手术
　　－ 无须冰冻切片确认甲状旁腺组织
　　－ 如果PTH没有降低，外科医师需要寻找第二个腺瘤
　　－ IOPTH检测已经在很大程度上取代了冰冻切片
　　－ 对切除组织的细针活检标本进行IOPTH检测，可用于确定甲状旁腺组织
● 未检测IOPTH的腺瘤手术
　○ 外科医师观察所有4个甲状旁腺
　○ 切除异常增大的腺体
　○ 通过冰冻切片检查切除的腺体
● 再发性或三发性增生的手术
　○ 切除3个腺体
　○ 对第4个腺体进行活检，以确保甲状旁腺组织留在原位
● 当前冰冻切片的用途
　○ 不能检测IOPTH
　○ 初始IOPTH水平正常
　　－ 多腺体疾病时更常见
　○ 自体移植前确认甲状旁腺组织

二、标本评估

（一）大体

● 通过活检或整体切除腺体的样本鉴定
　○ 完整的腺体呈卵圆形，包膜光滑（芸豆类似的大小和形状）
　　－ 测量大小和重量
　　　□ 识别和记录异常腺体的重要参数
　　　□ 测量前去除正常脂肪组织（如有）
　○ 腺瘤：单个增大的腺体
　　－ 正常组织的边缘可在切面辨认
　○ 增生：多发性腺体肿大
　○ 活检一般是小而不规则的组织碎片
● 不需要涂墨标记，除非临床或大体上怀疑有癌
　○ 癌一般较大（＞2cm）
　○ 外科医师可切除更多的附着组织
● 连续切开整个腺体

（二）冰冻切片

● 选取腺体有代表性的切面进行冰冻切片
● 活检标本应全部冰冻

（三）细胞学

● 最有效的方法是与冰冻切片联合应用
　○ 对正确识别甲状旁腺组织有最高灵敏度和特异性
　○ 作为单一检查，冰冻切片优于细胞学检查
● 有助于区分甲状旁腺细胞与甲状腺滤泡细胞或淋巴细胞

（四）特殊染色

● 油红O
　○ 正常腺体中的实质细胞含有大量胞质内脂滴
　○ 在功能亢进的甲状旁腺细胞中，细胞内和细胞外实质脂质含量降低至缺失
　○ 该染色可突出正常甲状旁腺的边缘，证实甲状旁腺腺瘤的诊断

三、最常见的诊断

（一）正常甲状旁腺

● 正常大小
　○ 4～6mm×2～4mm×0.5～2mm
● 正常重量
　○ 男性：30±3.5mg
　○ 女性：35±5.2mg
　○ 任何＞60mg的腺体都是增大的
● 正常腺体即使在单个个体中也能显示出细胞数量的显著变化
　○ 年龄、性别、体质因素（体脂等）影响细胞数量
　　－ 婴儿和儿童细胞数量多
　　－ 细胞数量随年龄增长而减少
　○ 脂肪组织
　　－ 间质脂肪占甲状旁腺的10%～30%
　　－ 随年龄增长而增多
　　－ 不是区分正常腺体和腺瘤或增生的可靠特征
　　－ 甲状旁腺极区的间质脂肪比中央区多

（二）甲状旁腺腺瘤

● 约85%的手术病例为腺瘤切除
● 大多数腺瘤（约96%）是孤立的
　○ 可发生2个以上腺瘤的罕见病例
● 大小：1～3cm
● 重量：300mg至几克
● 浅棕色
● 通常脂肪组织＜5%
　○ 然而，有些腺瘤有细胞内脂肪和脂肪组织

- 自发性梗死可能导致邻近组织的炎症粘连
- 正常实质可被压缩至一侧，占 50% 左右
  - 也见于某些增生病例中
- 实性生长方式最常见
  - 可见巨滤泡样生长方式伴有胶样物质
    - 这种生长方式与甲状腺滤泡相似
- 通常存在多种细胞类型
  - 主细胞（通常占主要）、嗜酸性细胞、透明细胞
  - 由嗜酸性细胞或透明细胞组成不同类型的腺瘤
  - 可能存在散在明显核异型性的细胞
    - 这不是恶性肿瘤的诊断特征
- 异位甲状旁腺腺瘤：位于异常部位
  - 甲状腺内、纵隔、胸膜、食管和咽后软组织
- 少见情况与遗传综合征相关，如甲状旁腺功能亢进性颌骨肿瘤综合征（HPT–JT）和家族性高钙血症和高钙尿症
- 细胞学特征
  - 具有黏附性的细胞簇
    - 可以存在微滤泡
  - 多种类型细胞
    - 主细胞：小细胞，细胞质中等至稀少
    - 嗜酸性细胞：细胞核较大，胞质富含嗜酸性颗粒
    - 脂肪细胞
  - 胞质纤细，常见裸核

（三）甲状旁腺腺瘤变异型

- 甲状旁腺微腺瘤：重量 < 0.1g
- 嗜酸性细胞甲状旁腺腺瘤：由 > 90% 富含线粒体的嗜酸性细胞组成
- 透明细胞甲状旁腺腺瘤：由细胞质广泛空泡化的细胞组成
- 甲状旁腺脂腺瘤：由丰富的脂肪组织组成，实质内散在主细胞巢
- 囊性甲状旁腺腺瘤
  - 甲状旁腺腺瘤可见不同程度的囊性变
  - 在较大的甲状旁腺腺瘤中尤其常见
  - 与 HPT–JT 有关
    - 由编码 parafibromin 的 HRPT2 肿瘤抑制基因失活突变引起的常染色体显性疾病

（四）原发性增生

- 非常罕见
- 通常 4 个腺体都增大
  - 在某些情况下，并非所有的腺体都异常
- 20% 的患者会出现胚系综合征
  - 一般为多发性内分泌肿瘤 1 型 (MEN1)、MEN2A 或孤立性家族性甲状旁腺功能亢进
- 高钙血症的复发比单个腺瘤更常见

（五）继发性增生

- 通常 4 个腺体都增大，但增大并不意味着受累程度
  - 单个、部分或全部 4 个腺体可能是多结节的
  - 不对称增大可能类似腺瘤（假性腺瘤变异型）
- 结节状方式生长很常见
  - 细胞群通常由多种类型的细胞组成结节样结构，包括主细胞、嗜酸性细胞和透明细胞
  - 常见散在的脂肪细胞
    - 通常比正常腺体小
  - 脂肪组织可能减少，很少缺失
- 如果只检查一个腺体而不提供临床病史，可能无法区分腺瘤和增生

（六）非典型性甲状旁腺腺瘤

- 甲状旁腺肿瘤由主细胞和数量不等的嗜酸性细胞、移行细胞和透明细胞组成，具有甲状旁腺癌的某些特征
  - 与周围组织粘连
  - 核分裂活跃
  - 纤维化
  - 梁状方式生长
  - 包膜内肿瘤细胞
- 没有明确的包膜、邻近结构、神经或血管侵犯

（七）甲状旁腺腺癌

- 多数是功能性的，可导致甲状旁腺功能亢进
- 非常罕见（1% ～ 2% 的病例）
- 通常是老年人（40—60 岁）
- 平均大小：2 ～ 6cm，超过 40g
- 甲状旁腺腺癌通常需要整体切除
  - 由于肿瘤黏附 / 浸润邻近组织，需要整体切除
  - 去除附着的骨骼肌及邻近甲状腺
  - 标本应涂墨并评估切缘
- 组织学特征
  - 单一的或小梁状生长方式
  - 侵入邻近结构、血管、神经周围空隙
  - 整个肿瘤约 2/3 具有明显的细胞核多形性
    - 高核浆比
    - 突出的核仁
    - 大量核分裂像
  - 可能侵犯厚的包膜
  - 坏死
  - 淋巴血管或神经周浸润
  - 致密纤维带
    - 纤维化和纤维带，但在甲状旁腺腺瘤和癌中均可看到

（八）甲状腺病变

- 多结节性甲状腺增生的异位结节大体上类似于甲状旁腺

甲状旁腺功能亢进的类型

类　型	常见原因	涉及的腺体数量	血清钙
原发	孤立腺瘤（常见）	通常为1个，很少≥2个	升高
原发	原发性增生（罕见）	2～4个	升高
再发	慢性肾衰竭	4：累及所有腺体	降低
三发	慢性肾衰竭	4：累及所有腺体	升高

正常与异常甲状旁腺的比较

功　能	正常腺体	异常腺体
数量	通常4个腺体	多达12个腺体，异位，甲状腺内或胸膜内
重量	约各30mg	任一腺体大于60mg
大小	可达6mm	＞6mm
脂肪组织百分比	一般大于25%，随年龄增长	＜5%
胞质内脂质	丰富	缺乏细胞内和细胞间脂质沉积（油红O染色阴性）

- 甲状腺组织通常具有含胶质的滤泡样生长方式
- 正常和异常甲状腺组织
  - 含有胶质和氧化钙晶体（偏光镜显示）
  - 缺乏脂肪组织
  - 缺乏胞质内脂质
  - 缺乏甲状旁腺细胞界限清楚的胞膜特征
- 甲状腺内可见淋巴细胞浸润

（九）转移癌

- 生存期间很少能确定
- 尸检研究显示，多达12%的已知癌症患者有甲状旁腺受累
- 转移通常来自乳腺、前列腺、肝脏、肺和淋巴造血系统的恶性肿瘤
- 也可能与甲状腺肿瘤或头颈部肿瘤的直接扩散有关

四、报告

（一）冰冻切片

- 记录甲状旁腺组织是否存在
  - 如果整个腺体被切除，报告大小和重量
- 报告是否存在1个以上的腺体增生
  - 应该报告脂肪组织的百分比
  - 腺瘤或增生等特定诊断不是必需的，而且往往是不可能的
  - 如果是单侧腺体增大和甲状旁腺边缘扩大，可作出腺瘤诊断

- 油红O染色时，细胞内外脂质是否存在（使用时）

（二）细胞学

- 与大体和冰冻切片结果一起报告

五、术中诊断的准确性

甲状旁腺与其他组织鉴别

- 在甲状旁腺探查过程中识别甲状旁腺起源的高度可靠的方法
  - 诊断正常或异常甲状旁腺，并与其他组织进行鉴别的准确率＞99%
- 延迟率和误诊率非常低（通常＜0.5%），通常是由于
  - 区别甲状腺与甲状旁腺
  - 取材问题
  - 冰冻切片的人工假象
  - 解释错误

六、鉴别

（一）甲状旁腺误认为甲状腺

- 甲状旁腺实质可类似甲状腺实质
  - 假滤泡和小梁结构
  - 假滤泡可含有类似胶质的嗜酸性物质
  - 嗜酸性细胞与甲状腺 Hürthle 细胞结节相似
- 有助于识别真正的甲状旁腺实质的特征
  - 细胞膜清晰

○ 常见细胞质脂质（脂滴）
○ 细胞比甲状腺细胞小，空泡较多
○ 与甲状腺细胞核相比甲状旁腺细胞核更圆、染色质更浓密
○ 假滤泡缺乏真正的胶质
  — 缺乏甲状腺中所见的双折光和偏光的草酸钙结晶
  — 假滤泡中可能含有与胶质相似的物质
○ 嗜酸性细胞簇

（二）甲状腺误诊为甲状旁腺

● 甲状腺实质与甲状旁腺实质相似
○ 间质水肿或冰晶伪影可类似脂肪组织
  — 罕见情况下，甲状腺组织内可以出现真正的脂肪化生
○ 甲状腺的 Hürthle 细胞可被误认为是嗜酸性细胞

（三）淋巴结与甲状旁腺比较

● 冰晶伪影可以形似淋巴结内的脂肪组织和甲状旁腺
● 甲状旁腺细胞的胞质比淋巴细胞多

（四）细胞数目评估

● 评估小活检中的细胞数量可能很困难

○ 甲状旁腺之间和单个腺体内存在变异
○ 甲状旁腺的极区比中心区细胞更丰富
○ 细胞数量随年龄增长而增加，并随性别、种族和身体习惯而变化

推荐阅读

[1] Coan KE et al: Intraoperative ex vivo parathyroid aspiration: A point-of-care test to confirm parathyroid tissue. Surgery. 160(4):850-7, 2016

[2] Wei S et al: Images in endocrine pathology: parathyroid adenoma with frozen section artifact mimics thyroid papillary carcinoma. Endocr Pathol. 26(2):185-6, 2015

[3] Wong KS et al: Utility of birefringent crystal identification by polarized light microscopy in distinguishing thyroid from parathyroid tissue on intraoperative frozen sections. Am J Surg Pathol. 38(9):1212-9, 2014

[4] Anton RC et al: Frozen section of thyroid and parathyroid specimens. Arch Pathol Lab Med. 129(12):1575-84, 2005

[5] Shidham VB et al: Intraoperative cytology increases the diagnostic accuracy of frozen sections for the confirmation of various tissues in the parathyroid region. Am J Clin Pathol. 118(6):895-902, 2002

正常甲状旁腺的形态

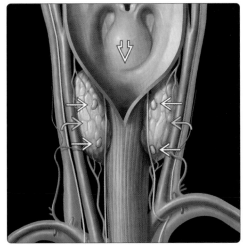

甲状旁腺腺瘤：解剖位置

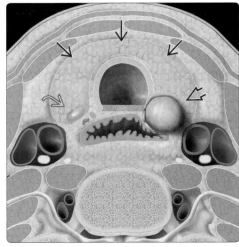

（左图）冠状位显示甲状旁腺正常的后方解剖位置➡️，以及与甲状腺➡️和喉部➡️以及神经和血管的关系。这些腺体很小，外科医师很难辨认。（右图）这张横切面图显示气管前间隙的甲状腺叶和峡部➡️。气管食管沟区有正常的甲状旁腺➡️和明显增大的甲状旁腺腺瘤➡️。

甲状旁腺肿块：CT 扫描

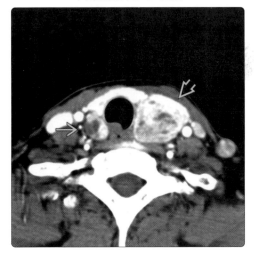

甲状旁腺肿块：Sestamibi 扫描

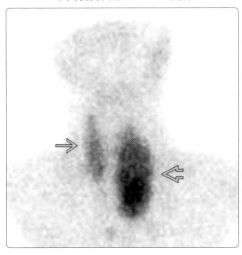

（左图）甲状旁腺病变通常在手术前通过影像学进行鉴别。如果出现单个异常腺体，可以尝试微创手术。这一病例中，患者左➡️、右➡️甲状旁腺增大。（右图）功能亢进的左➡️、右➡️甲状旁腺在 Sestamibi 扫描中摄取锝 ^{99m}Tc。扫描有助于识别异常腺体的数量和位置。一般来说，Sestamibi 扫描对多腺体疾病的帮助不大。

甲状旁腺腺癌：大体表现

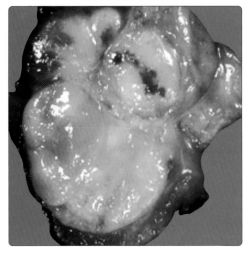

甲状旁腺腺癌：淋巴管 - 血管侵犯

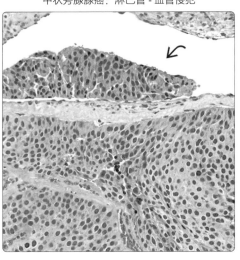

（左图）甲状旁腺腺癌表面呈坚硬的黄色结节状，比典型的腺瘤大。外科医师经常由于侵犯和粘连邻近的结构而切除周围组织。（右图）甲状旁腺癌临床上通常表现为大的、功能性的、局部浸润性肿瘤。血管侵犯➡️是恶性肿瘤最明确的组织学特征之一，但只在少数病例中发生。常见核多形性，但并不是癌的独立指征。

正常甲状旁腺和增生

正常甲状旁腺：脂肪

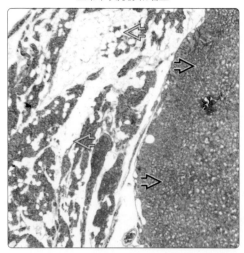 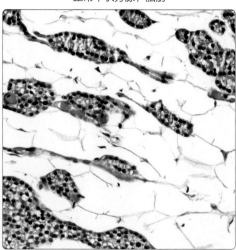

（**左图**）正常甲状旁腺组织具有显著的脂肪组织成分⊟。相比之下，腺瘤通常缺乏脂肪组织，而增生区域⊒脂肪组织减少。（**右图**）甲状旁腺中丰富的脂肪组织提示为正常腺体。有时，正常的腺体可能被误认为是脂肪组织。罕见情况下，脂肪腺瘤也有脂肪组织，必须通过体积异常增大来识别。

甲状旁腺腺瘤：无脂肪

甲状旁腺腺瘤：无脂肪

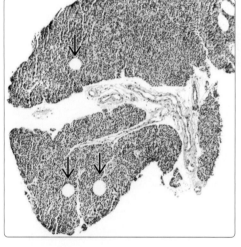 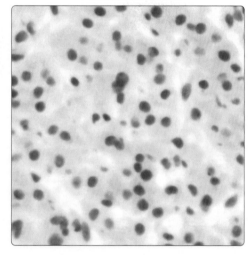

（**左图**）甲状旁腺腺瘤通常缺乏脂肪组织，而正常甲状旁腺含有脂肪组织。人为空隙⊒和冰晶有时可形似脂肪组织，并使细胞数量的估计变得困难。（**右图**）甲状旁腺腺瘤冰冻切片油红O染色显示主细胞胞质内没有脂肪。实质内也不含脂肪。这是功能亢进的主细胞增殖的特征。

甲状旁腺增生：脂肪减少

甲状旁腺增生：脂肪减少

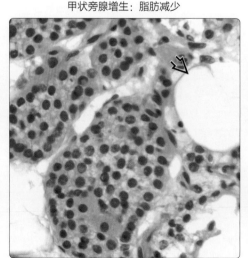 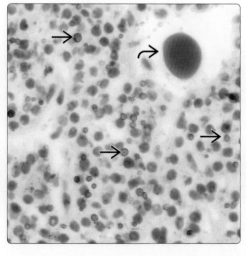

（**左图**）肾功能衰竭引起的腺体反应性增生表现为细胞数目增多和实质内脂肪组织⊟减少。胞质内脂肪也普遍减少。（**右图**）油红O染色显示增生腺体的实质细胞含有少量细胞内脂肪➡和细胞外脂滴◿。尽管在增生的情况下脂肪会减少，但这并不是区分增生和正常腺体的可靠特征。

甲状旁腺腺瘤：大体表现

甲状旁腺腺瘤：大体表现

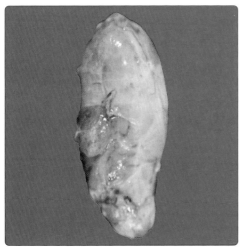
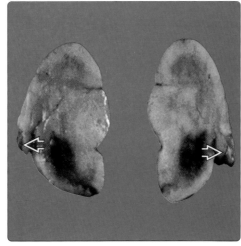

（左图）甲状旁腺腺瘤是一种良性肿瘤，最常见孤立性病变。肿瘤被覆薄层的包膜，组织呈均匀的棕褐色到橙黄色。完整的腺体呈卵圆形，外表面光滑。（右图）甲状旁腺腺瘤的实质呈均匀的棕褐色，局部伴出血。正常甲状旁腺组织被压缩至 ➡ 腺瘤的一侧。腺体的大小和重量是需要记录的重要特征。

甲状旁腺腺瘤：主细胞

甲状旁腺腺瘤：主细胞

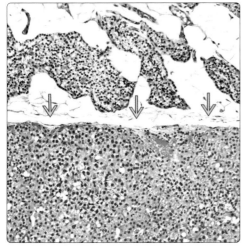
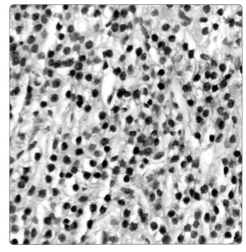

（左图）主细胞腺瘤 ➡ 显示正常实质的邻近区域也由主细胞组成，但含有脂肪组织。细胞密集且增大的甲状旁腺腺体周围存在正常甲状旁腺组织，支持腺瘤的诊断。（右图）正常甲状旁腺主细胞核为均一的小圆形，染色质致密。这些细胞在冰冻切片上形似小淋巴细胞。然而，甲状旁腺细胞有胞质边缘。

甲状旁腺腺瘤：嗜酸性细胞变异型

甲状旁腺腺瘤：嗜酸性细胞变异型

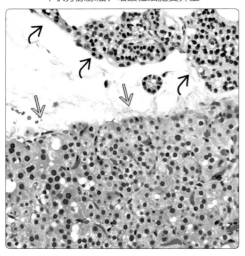
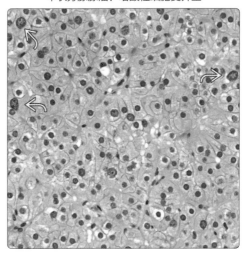

（左图）嗜酸性细胞腺瘤的细胞具有圆形的深染细胞核和丰富的嗜酸性颗粒状胞质 ➡。正常组织的邻近区域为主细胞 ➡ 和脂肪组织。（右图）嗜酸性细胞腺瘤几乎完全由富含线粒体的嗜酸性细胞组成。这些肿瘤可能表现出轻微的核多形性，即所谓的内分泌非典型性 ➡。这些细胞的存在增强了 ^{99m}Tc-Sestamibi 扫描的敏感性。

甲状旁腺腺瘤：滤泡型生长方式

甲状旁腺腺瘤：滤泡性腺瘤

（左图）甲状旁腺腺瘤以大滤泡为主，含有胶样物质。在冰冻切片中可能被误认为甲状腺组织。真正的甲状腺组织滤泡内通常含有偏光性的草酸钙。（右图）主细胞甲状旁腺腺瘤具有滤泡状的生长方式。在这例中，滤泡内不含任何物质。

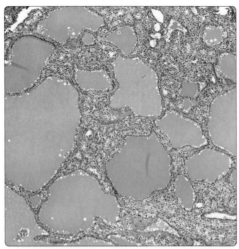
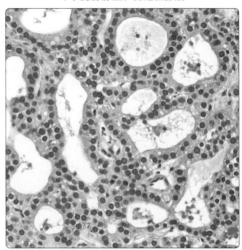

甲状旁腺腺瘤：主细胞滤泡型

甲状旁腺腺瘤：滤泡和微滤泡模式

（左图）主细胞腺瘤具有滤泡状生长方式，滤泡内充满胶状物质➡️。（右图）以滤泡➡️和微滤泡➡️生长方式为主的甲状旁腺腺瘤可能含有胶状物质，与甲状腺极为相似。在病变的其他部位存在更典型的甲状旁腺有助于诊断。

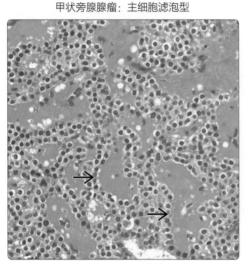
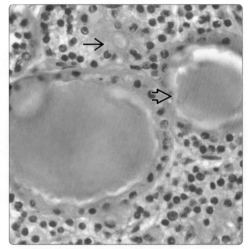

甲状旁腺腺瘤：透明细胞变异型

甲状旁腺腺瘤：印片

（左图）透明细胞甲状旁腺腺瘤，仅累及1个甲状旁腺，与非常罕见的透明细胞增生不同，后者通常累及多个腺体。如图所示➡️，细胞核位于基底，与间质和血管相邻。（右图）细胞学可用于鉴定甲状旁腺组织。由于缺乏结构特征，许多裸核细胞➡️无法识别细胞类型。细胞簇和细胞质的存在有助于区分甲状旁腺细胞和淋巴细胞➡️。

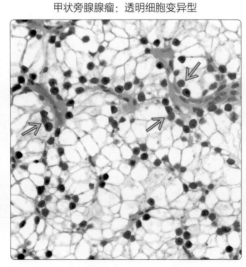
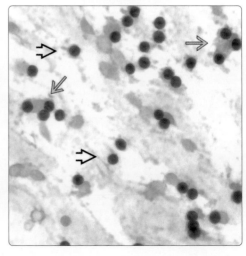

甲状旁腺脂肪瘤：大体表现

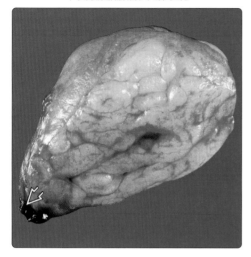

甲状旁腺脂肪瘤

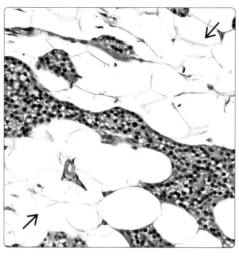

（左图）甲状旁腺被一个黄褐色的软组织肿块所取代，几乎累及整个腺体，只留下正常甲状旁腺组织➡️形成的小边缘。这是腺脂肪瘤的特征性表现。（右图）肿大的甲状旁腺显示主细胞巢周围的间质脂肪细胞➡️显著增加。这一表现可见于甲状旁腺脂肪瘤和脂肪增生，必须与正常甲状旁腺鉴别。

甲状旁腺脂肪瘤：主细胞巢

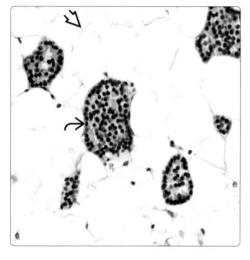

甲状旁腺腺瘤：囊性变

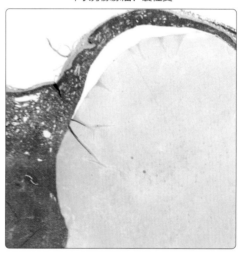

（左图）甲状旁腺脂肪瘤显示甲状旁腺主细胞巢➡️和丰富的脂肪细胞➡️。在透明细胞型甲状旁腺腺瘤的透明细胞中，脂肪细胞缺乏细胞质空泡化。（右图）甲状旁腺腺瘤中可见不同程度的囊性变。囊性变在较大的甲状旁腺腺瘤和与甲状旁腺功能亢进性颌骨肿瘤综合征相关的腺瘤中尤其常见。

甲状旁腺腺瘤：在甲状腺内的位置

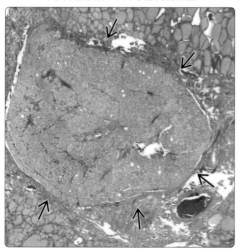

甲状旁腺腺瘤：在甲状腺内的位置

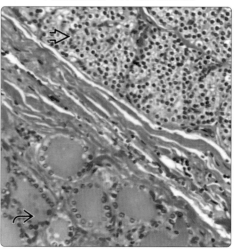

（左图）大约15%的甲状旁腺位于异常部位。甲状旁腺功能亢进术切除甲状腺后，经冰冻切片证实甲状旁腺腺瘤➡️位于甲状腺内。（右图）甲状旁腺腺瘤➡️可以位于甲状腺内➡️，因为两者都是从第四鳃囊发育而来。与甲状腺细胞核弥散的染色质相比主细胞细胞核小而深染。

（左图）甲状旁腺增生表现为不对称增生，腺体受累程度有显著差异（假性腺瘤变异）。不对称增生很容易与单个腺瘤或多个腺瘤混淆。（右图）增生的甲状旁腺显示退行性改变，见于长期增生的甲状旁腺，包括纤维化➡️和钙化➡️。致密的纤维带会怀疑存在癌。

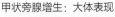
甲状旁腺增生：大体表现

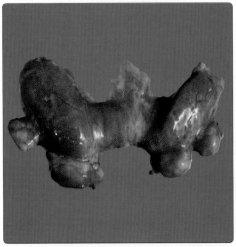

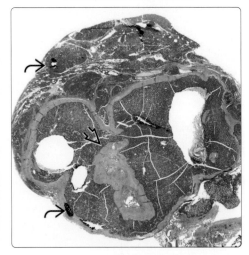
甲状旁腺增生：纤维化和钙化

（左图）甲状旁腺增生通常呈结节状生长方式，而腺瘤通常具有更均一的生长方式。结节主要由主细胞➡️组成，也可见嗜酸性细胞结节➡️。（右图）如图所示，原发性增生累及的甲状旁腺主要由主细胞组成。可见散在的脂肪细胞➡️，但数量少于正常腺体。

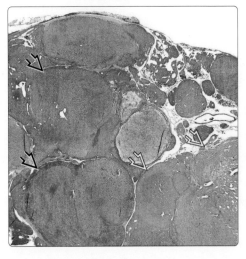
甲状旁腺增生：结节型

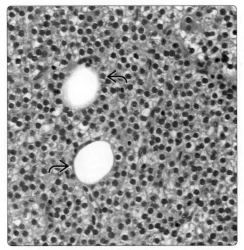
甲状旁腺增生：脂肪减少

（左图）甲状旁腺增生常为结节状生长方式。细胞群可由多种类型细胞组成，如主细胞➡️、嗜酸性细胞➡️和透明细胞➡️，可见散在的脂肪细胞➡️。（右图）增生的甲状旁腺由主细胞和嗜酸性细胞组成。主细胞通常呈弥漫性生长➡️，当呈滤泡状生长时，在冰冻切片时可能被误认为甲状腺。

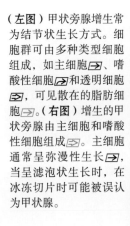
甲状旁腺增生：多细胞型

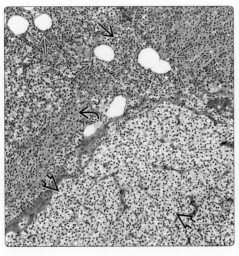

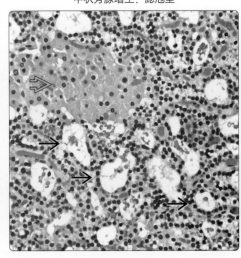
甲状旁腺增生：滤泡型

外周神经和骨骼肌：
用于特殊研究的组织
Peripheral Nerve and Skeletal Muscle:
Allocation of Tissue for Special Studies

吴 艳 译 陆爱萍 校

一、手术 / 临床关注点

（一）会诊目的

- 确认存在神经或肌肉
- 确认送检了足量的标本
- 为特殊研究收集新鲜组织

（二）患者治疗方案决策

- 如果标本不足，可切除更多的神经或肌肉
- 如果标本压碎或撕裂，则需要再次取材
- 应能定位和识别样本的纵轴，以便准确切片

（三）临床背景

- 神经：用于研究外周神经病变
  - 遗传性原发性神经疾病
  - 炎症性脱髓鞘疾病
  - 继发性受累（如糖尿病、血管炎、淀粉样变性）
- 肌肉：用于研究原发性和继发性肌病
  - 遗传性肌病 / 肌营养不良

  - 炎症性肌病
  - 神经源性萎缩
  - 中毒性肌病（如他汀类、氯喹）
  - 系统性疾病（如血管炎、淀粉样变性）

二、标本评估

大体

- 神经（按重要性顺序分配）
  - 电子显微镜
    - 将纵截面和横截面固定于戊二醛中
    - 制成 1μm 切片并进行超微结构分析
  - 冰冻组织
    - 将横截面冰冻在包埋剂中
    - 用于免疫荧光分析（如胶原血管病、血管炎）
- 神经纤维的制备
  - 以纵截面用戊二醛固定
  - 由技术人员在解剖显微镜下分离单个神经纤维
  - 纤维放置于盖玻片上，并用锇染色

腓肠神经活检部位

肌肉活检部位

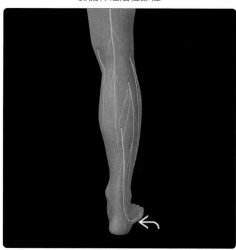

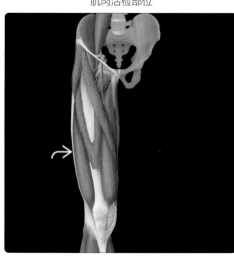

（左图）腓肠神经➔是外踝下可触及的感觉神经。切除活检导致的发病率很低。这是外周神经病的常规神经活检。（右图）股四头肌➔、腓肠肌、肱二头肌、三角肌或任何其他受累但未受损的骨骼肌均可活检，以评估肌肉疾病。

- 评估节段性脱髓鞘和再脱髓鞘
  - ○ 光学显微镜
  - – 福尔马林固定剩余组织
  - – 2～3 张不同水平的 HE 染色和三色染色
- 肌肉（按重要性顺序分配）
  - ○ 冰冻组织
  - – 横截面和纵截面
  - – 在液氮冷却的异戊烷中快速冰冻
  - – 用于组织化学检测（ATP 酶、NADH、SDH、COX、trichrome、PAS、油红 O）
  - – 冰冻储存部分组织用于生化或突变分析
  - ○ 电子显微镜
  - – 纵截面和横截面，用戊二醛固定
  - – 如图所示，制成 1μm 切片并进行超微结构分析
  - ○ 光学显微镜
  - – 用福尔马林固定剩余组织
  - – 3 张不同水平的 H&E 切片

三、报告

（一）大体检查

- 描写标本大小
- 确定有足量的组织用于特殊研究

（二）冰冻切片

- 如果外科医师不确定是否存在神经或肌肉，则进行冰冻检查
- 只需报告神经或肌肉是否存在

推荐阅读

[1] Pestronk A: Neuromuscular Disease Center. http://neuromuscular. wustl.edu. Updated July 2017. Accessed August 4, 2017

用于神经活检

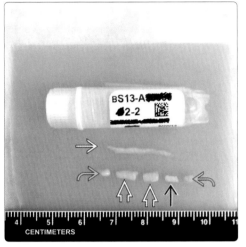

用于骨骼肌活检

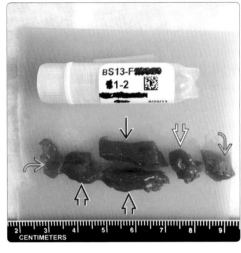

（**左图**）收集一个外周神经段的纵向束➡️用于制备神经纤维。剩余样本用于制备电子显微镜的横截面和纵截面➡️、石蜡样本的横截面和纵截面➡️，以及用于快速冰冻检查➡️。（**右图**）这部分肌肉用于生物化学/分子研究➡️、快速冰冻组织化学➡️的横截面和纵截面、电子显微镜➡️和石蜡包埋➡️。

神经活检：快速冰冻

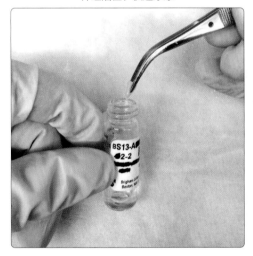

骨骼肌活检：快速冰冻

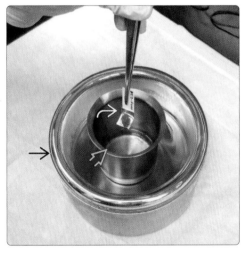

（**左图**）将外周神经活检的横截面和纵截面置于戊二醛中进行处理以进行电子显微镜检查。应使用镊子非常轻柔地处理组织，以避免挤压。（**右图**）将活检肌肉轻轻地放在贴有标签的硬纸板➡️上，然后浸入已在液氮浴中预冷的异戊烷➡️中，以快速冰冻组织。然后将组织保存在 –80℃ 环境中，直至切片并进行肌肉酶组织化学检测。

外周神经活检

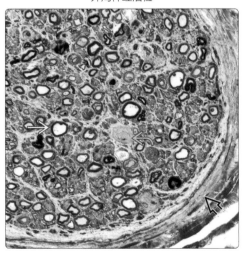

骨骼肌活检：包涵体肌炎

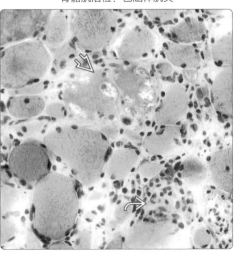

（**左图**）戊二醛固定、塑料包埋的 1μm 厚的腓肠神经显示有髓鞘的轴突➡️、神经内血管➡️，和神经束膜➡️。用这个组织块，制作超薄切片，用于电子显微镜检查和诊断。（**右图**）冰冻切片上的三色染色显示包涵体肌炎的特征，包括肌纤维直径的变异、带有边缘空泡的纤维（空泡中含有颗粒碎片）➡️、肌肉吞噬功能亢进➡️和肌膜慢性炎症。

腹膜 / 网膜肿块：活检
Peritoneal/Omental Mass: Biopsy

吴 艳 译 陆爱萍 校

一、手术 / 临床关注点

（一）会诊目的

- 确定腹膜内肿块的良恶性

（二）患者治疗方案决策

- 如果发现恶性肿瘤，可能会改变手术计划
  - 如果意外出现恶性肿瘤，需要寻找原发部位
  - 在已知恶性肿瘤的情况下，转移性疾病的存在可能改变计划手术的类型
- 对于有卵巢病变的妇女，可对腹膜或网膜进行取材，以确定是否存在侵袭性种植
  - 如果发现侵袭性种植灶，外科医师可以选择放置化疗端口

（三）临床背景

- 在腹部手术治疗良性或恶性疾病的过程中，外科医师常规探查腹腔
- 确定发现肿块的良恶性对于指导后续手术很重要

二、标本评估

（一）大体

- 肿块通常作为小的切除活检被完全切除

- 对于卵巢肿块患者，可切除大网膜并在术中会诊，以评估种植存在和类型
- 一般来说，肿块不被认为是腹膜的原发性孤立性恶性肿瘤，因为后者极其罕见
- 组织需要连续切片检查
  - 确定局灶病变
    - 记录病变的大小、数量、颜色和边界

（二）冰冻切片

- 小活检全部冰冻
- 在大样本中，应优先对肉瘤样生长区域进行取材
  - 取材时应避免广泛坏死或黏液区域，因为这些区域通常不具有诊断价值
  - 网膜弥漫性浸润性癌可能比正常脂肪组织略显苍白和坚实
  - 大体正常标本，冰冻切片诊断的阳性率很低，一般为冰冻禁忌

三、最常见的诊断

（一）转移癌（非卵巢）

- 如果患者有恶性肿瘤病史，或已知当前为恶性肿瘤，了解肿瘤的组织学类型以及患者是否接受过治疗非常重要

腹膜包涵囊肿

腹膜包涵囊肿

（左图）腹膜包涵囊肿通常是在手术时偶然发现。囊肿通常是半透明的，壁薄，充满透明液体。较大的囊肿会引起临床症状。（右图）腹膜包涵囊肿由扁平至立方状间皮细胞➙被覆，无明显的细胞异型性，可能存在散在的炎性细胞➙。

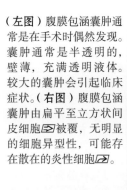
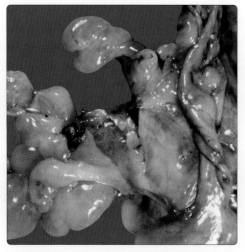
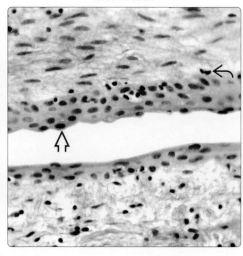

- 胃肠道肿瘤常转移到腹膜，并有多种组织学表现
  - 结肠癌通常由不同程度囊性扩张的腺体组成
    - 腺体被覆高柱状肿瘤细胞
    - 常见广泛的中央坏死
  - 胰腺癌通常在手术时已经发生转移
    - 黏液性腺体、促结缔组织增生和神经周浸润的存在是识别肿瘤的有用特征
    - 如果发现转移性疾病，出于治疗目的的手术通常会中止
  - 胃印戒细胞癌可能广泛转移
    - 细胞内黏液较少的小肿瘤细胞可能与组织细胞或淋巴细胞相似，难以识别
    - 有大量黏液空泡的大细胞，可使细胞核移位，并易于识别
    - 可能与乳腺小叶癌的表现非常相似，如果原发灶不明确时，应将乳腺小叶癌列入鉴别诊断
    - 这些癌通常不伴有促结缔组织反应
      - 浸润脂肪组织时可能比正常脂肪略显苍白和坚硬
      - 肿瘤细胞可类似反应性间皮细胞
  - 腹膜假黏液瘤常继发于阑尾的原发病变
    - 标本主要由黏液组成
    - 只存在很少的黏液上皮灶，冰冻切片上可能看不到
  - 神经内分泌肿瘤通常由肿瘤细胞巢、条索或小梁组成，这些细胞表现为泡状（即"胡椒盐样"）染色质
- 非腹部发生的癌也可转移到腹部，但不常见

（二）卵巢癌

- 具有卵巢肿块的患者中，浆液性肿瘤（交界性、低级别和高级别）最可能与转移有关
  - 高级别癌常表现出显著的核异型性，有丝分裂活性增加，而且广泛播散
  - 低级别癌常表现出对深在结构的破坏性侵犯，但与高级别癌相比，其细胞学表现温和
- 具有低度恶性潜能肿瘤（交界性肿瘤）的患者在手术时可能会发生卵巢外种植
  - 种植类型是重要的预后因素
- 非侵袭性种植（交界性肿瘤）
  - 促结缔组织增生型：伴随显著的间质反应
    - 形成具有平滑轮廓的腺体，周围为纤维间质
    - 常出现乳头和腺体结构
  - 上皮型：不伴随显著的间质反应
    - 局限的腺体簇
    - 可能具有分支的乳头和分离的细胞团
- 侵袭性种植（低级别浆液性癌）
  - 显示明确的、不规则的、破坏性的侵犯，伴随正常深部组织结构促结缔组织反应

- 如果在冰冻切片时能明确识别侵袭性种植，外科医师可选择在手术时放置导管进行化疗

（三）间皮病变

- 间皮增生
  - 反应性间皮增生是相对常见的表现
    - 出现刺激源，如腹膜炎或子宫内膜异位症
    - 根据定义，不存在深部组织的侵犯
    - 可见多种生长方式
      - 细胞簇
      - 乳头状
      - 梭形
      - 小管状
      - 实性巢状
      - 单个细胞
    - 间皮细胞通常表现出轻度的核异型性
      - 核分裂像缺乏或罕见
      - 通常具有丰富的细胞质
    - 可能出现坏死
- 低级别（分化良好）间皮瘤
  - 可呈囊性或乳头状肿块
    - 女性更常见
    - 通常在手术过程中偶然发现
    - 通常小于2cm（尽管极少数病变呈弥漫性）
    - 乳头结构简单
      - 单层细胞
      - 无异型或轻度异型的单形核
      - 核分裂像罕见或缺乏
    - 无侵袭性
    - 在冰冻切片时，反应性和低级别间皮病变可能无法区分，应对组织进行广泛取材和石蜡切片
- 恶性间皮瘤
  - 可呈现多种组织学形式，包括乳头状、管状乳头状、实性、肉瘤样和上皮样
    - 肿瘤通常体积大且分布广泛，表现为侵袭、坏死、有丝分裂活性增加和核异型
    - 然而，有些区域可能表现为低级别，形似分化良好的或反应性的肿瘤
    - 这些肿瘤通常在手术中很明显

（四）腺瘤样瘤

- 间皮细胞良性增生
- 可发生在子宫浆膜下、输卵管、睾丸和附睾
  - 少见情况下，也可发生在生殖器外部位，如肠系膜和网膜
- 形成坚硬的灰褐色结节，通常很小，但最大可达3cm
  - 常常伴有淋巴细胞浸润或形成生发中心
- 细胞排列成管状空隙或形成条索状结构

○ 浸润性的边界
○ 可见平滑肌或致密的间质
- 低立方形上皮，细胞边界突出
  ○ 空泡可形似黏液空泡
  ○ 核异型性极小，核分裂罕见

（五）腹膜包涵囊肿

- 通常发生于年轻或中年妇女
- 单发或多发
- 囊肿通常为单房，壁薄
  ○ 被覆温和的单层间皮细胞
  ○ 充满透明液体
- 小囊肿常为偶然发现
- 大囊肿伴有症状
  ○ 有些是多房的
  ○ 可能出现鳞状上皮化生

（六）子宫内膜异位症

- 发生于育龄妇女
- 大体呈红色至黑色的肿块（具有火药烧伤的外观）
  ○ 出血和炎症可导致粘连
- 确诊需要 3 种成分
  ○ 子宫内膜腺体
    － 单层高柱状细胞
  ○ 子宫内膜型间质
    － 短梭形细胞
    － 可以蜕膜样变
  ○ 出血形成含铁血黄素巨噬细胞
- 在某些情况下，腺体可能难以识别
  ○ 子宫内膜型间质和出血符合子宫内膜异位症
- 息肉样子宫内膜异位症在肠壁形成大的囊性肿块
- 假黄瘤性子宫内膜异位症具有中心坏死和周围慢性炎症
  ○ 假黄瘤细胞含有脂褐素

（七）输卵管内膜异位

- 发生于女性
  ○ 通常是偶然发现
  ○ 腹膜上小的、白色或黄色实性结节或囊肿，不常见
  ○ 也可见于淋巴结
- 由小的、散在的简单腺体组成，内衬管状上皮
  ○ 偶尔会形成较大的囊腔，腔内可见简单的乳头，或细胞分层排列
  ○ 内衬分泌型细胞、闰管细胞和纤毛细胞
  ○ 与子宫内膜异位症不同，腺体不伴有特定的间质

（八）宫颈内膜异位症

- 子宫陷窝和子宫后方浆膜中发现良性宫颈内膜型腺体

○ 黏液腺可见沿基底排列的细胞核和丰富的嗜酸性黏液性胞质

（九）蜕膜反应

- 在接受剖宫产的孕妇中常见
  ○ 持续性黄体或使用外源性激素时也会发生
- 在腹膜或淋巴结形成白色肿块、斑块或息肉样肿块
- 大的、多角形、嗜酸性细胞并具有位于中央的圆形细胞核
  ○ 不应误认为鳞状细胞癌

（十）胶质瘤病

- 腹膜表面有成熟的胶质组织
  ○ 异位组织与中枢神经系统的成熟胶质组织相同
    － 小圆形的细胞核
    － 丰富的嗜酸性纤维性细胞质
- 可能与卵巢畸胎瘤有关
  ○ 不影响预后

（十一）脾组织增生

- 通常与先前腹部创伤有关
- 脾组织增生表现为单个副脾或散在的红色至棕色结节
- 组织学上与脾实质相同

（十二）腹膜平滑肌瘤病

- 可能是原发性或继发性子宫平滑肌瘤
- 只发生于女性
- 组织学上与子宫平滑肌瘤相似
  ○ 胞质淡染，并具有雪茄状核的梭形细胞呈交叉束状排列

（十三）发育残件

- 在输卵管附近发现中肾管残件
  ○ 散在的腺样结构，被覆低立方形上皮，周围有小束平滑肌
    － 腺腔内可见嗜酸性分泌物
- 小肠肠壁中可有异位的胰腺组织
- 膀胱穹顶可见脐尿管残件

（十四）脂肪坏死

- 可表现为局限性或不规则的实性肿块，可伴钙化
  ○ 不同大小的脂滴、巨噬细胞和钙化（取决于慢性的程度）

（十五）网膜梗死

- 由于钙化，通常为圆形且坚实的结节，切面具有砂粒感
  ○ 脂肪坏死和钙化为诊断发现
- 可能因为钙化，无法在冰冻切片机上切片

○ 在这种情况下，可根据大体表现进行推定诊断

（十六）肉芽肿性腹膜炎

- 腹膜内肉芽肿可由多种原因引起
- 角化
  ○ 可能由于炎症改变引起鳞状化生
  ○ 也可能与成熟性畸胎瘤破裂或子宫内膜样腺癌伴鳞状分化有关
- 感染
  ○ 结核分枝杆菌
    - 在美国罕见
    - 可能没有肺部疾病，也可能皮肤试验阴性
  ○ 真菌
- 异物
  ○ 钡或植物成分可在肠穿孔后分散到腹膜中
    - 钡在组织细胞中表现为金色的颗粒状物
    - 植物成分具有厚的细胞壁
      □ 可通过降低聚光镜来识别折射物
  ○ 愈合后，可形成坚硬的腹膜结节
  ○ 偏光镜有助于识别异物
- 结节病

（十七）放线菌

- 多发性腹膜坏死肿块的形成可能与癌症的临床表现相似
  ○ 通常只能在术后进行诊断
- 与长期使用宫内节育器有关
- 典型者形成脓肿并伴有急性炎症
  ○ 硫颗粒由微丝小体组成
  ○ 可伴有显著的反应性纤维化和坏死
- 细菌是厌氧的，需要特殊培养

（十八）硬化性肠系膜炎

- 反应性改变，可类似恶性肿瘤
  ○ 患者经常出现腹痛、体重减轻和肠梗阻
  ○ 肠系膜内可见大的肿块或散在的结节状肿块
- 病变为纤维条带分割的小叶结构
  ○ 小叶由不同数量的脂肪细胞（其中有不同程度的脂肪坏死）、慢性炎症细胞和散在钙化灶组成

（十九）肝脏有包膜的病变

- 胆管错构瘤
  ○ 也被称为 von Meyenburg 复合体
  ○ 形成白色的具有包膜的结节，通常多发，体积小（＜0.5cm）
  ○ 病变由分化良好的导管局限性增生形成
    - 管腔内常有胆汁
    - 间质疏松或硬化
    - 细胞呈立方形，无异型性、核分裂像或结构异型性

- 胆管腺瘤
  ○ 形成具有包膜的肿块，通常是孤立性的，体积小（＜1cm），但也可以很大（直径达4cm）
  ○ 由小导管局限性增生组成
    - 可有管腔内黏液
    - 间质纤维化
    - 细胞呈立方形，无异型性或有丝分裂
    - 小导管可以背靠背的方式紧密排列
- 既往治疗可导致细胞异型性，难以与恶性肿瘤区分
  ○ 外科医师应向病理医师提供相关治疗信息

四、报告

冰冻切片

- 已知原发恶性肿瘤
  ○ 如果原发性肿瘤和腹膜肿瘤的组织学特征相似，则标本可明确诊断为转移
- 原发肿瘤未知
  ○ 在原发性肿瘤未明确的情况下，则报告"腺癌，非特指型"
  ○ 如果存在特征性的组织学特征，可尽量明确原发部位
    - 例如，报告"腺癌伴坏死，提示来源于结肠"
- 不能确定恶性的病变
  ○ 在未知恶变潜能的情况下，应使用"至少"一词来表示病变的最小可能性
    - 如果病变不是明确良性，则报告"至少为反应性间皮增生，不能完全除外低级别间皮瘤，最终诊断待石蜡切片"
- 良性的、可识别的病变
  ○ 常见的良性病变应简单描述以避免混淆（如子宫内膜异位症）
- 卵巢种植
  ○ 如果种植表现为明显的侵袭性，可以直接报告
  ○ 如果侵袭特征不明确，最好等到石蜡切片后再明确诊断

五、鉴别

转移癌与良性病变

- 腹膜内有许多形成良性腺体或假腺体的病变
- 如果患者具有已知的恶性肿瘤，比较它们的组织学表现会非常有用
  ○ 转移灶通常与原发癌非常相似
- 如果不能对恶性肿瘤作出明确诊断，最好等到石蜡切片后再做出诊断

推荐阅读

[1] Baker PM et al: Selected topics in peritoneal pathology. Int J Gynecol Pathol. 33(4):393–401, 2014

[2] Churg A et al: The separation of benign and malignant mesothelial proliferations. Arch Pathol Lab Med. 136(10): 1217–26, 2012

[3] Malpica A et al: Well-differentiated papillary mesothelioma of the female peritoneum: a clinicopathologic study of 26 cases. Am J Surg Pathol. 36(1):117–27, 2012

[4] Vlachos K et al: Sclerosing mesenteritis: diverse clinical presentations and dissimilar treatment options. a case series and review of the literature. Int Arch Med. 4:17, 2011

[5] Miedema JR et al: Practical issues for frozen section diagnosis in gastrointestinal and liver diseases. J Gastrointestin Liver Dis. 19(2):181–5, 2010

[6] Clement PB: The pathology of endometriosis: a survey of the many faces of a common disease emphasizing diagnostic pitfalls and unusual and newly appreciated aspects. Adv Anat Pathol. 14(4):241–60, 2007

[7] Rakha E et al: Accuracy of frozen section in the diagnosis of liver mass lesions. J Clin Pathol. 59(4):352–4, 2006

[8] Hoekstra AV et al: Well-differentiated papillary mesothelioma of the peritoneum: a pathological analysis and review of the literature. Gynecol Oncol. 98(1):161–7, 2005

[9] Longacre TA et al: Ovarian serous tumors of low malignant potential (borderline tumors): outcome-based study of 276 patients with long-term (> or =5-year) follow-up. Am J Surg Pathol. 29(6):707–23, 2005

[10] Lunca S et al: Abdominal wall actinomycosis associated with prolonged use of an intrauterine device: a case report and review of the literature. Int Surg. 90(4):236–40, 2005

[11] Younes M: Frozen section of the gastrointestinal tract, appendix, and peritoneum. Arch Pathol Lab Med. 129(12): 1558–64, 2005

[12] Coban A et al: Abdominal actinomycosis: a case report. Acta Chir Belg. 103(5):521–3, 2003

[13] Wagenlehner FM et al: Abdominal actinomycosis. Clin Microbiol Infect. 9(8):881–5, 2003

[14] Daya D et al: Pathology of the peritoneum: a review of selected topics. Semin Diagn Pathol. 8(4):277–89, 1991

[15] Bell DA et al: Peritoneal implants of ovarian serous borderline tumors. histologic features and prognosis. Cancer. 62(10):2212–22, 1988

输卵管内膜异位

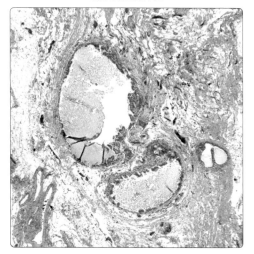

输卵管内膜异位

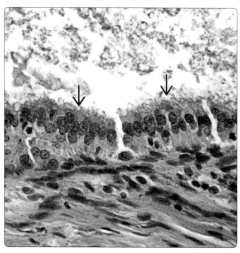

（左图）输卵管内膜异位的腺体被覆输卵管型细胞。腺体可见于腹膜和网膜的纤维脂肪组织或淋巴结内。大多数病变为偶然发现，有些为大的多囊性结构，可形似恶性肿瘤。（右图）输卵管内膜异位的良性腺体被覆输卵管分泌型细胞。纤毛细胞 ➡ 的存在是明确腺体良性性质的一个重要特征。

宫颈内膜异位

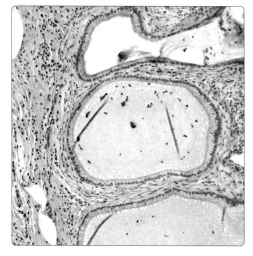

中肾管残件

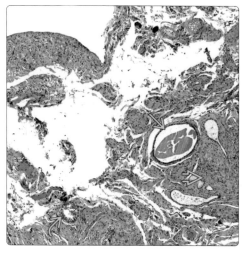

（左图）宫颈内膜异位是在异常部位出现被覆分泌黏液的良性宫颈内膜上皮的腺体。如果囊肿破裂，渗出的黏液会引起炎症、纤维化和粘连。（右图）中肾管残件常见于附件区域，由平滑肌间质 ➡ 和散在的腺体组成，腺体内衬扁平到立方形的上皮 ➡。腺腔内可有嗜酸性分泌物 ➡，这是有用的诊断特征。

子宫内膜异位症

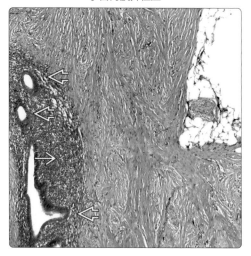

具有含铁血黄素的子宫内膜异位症

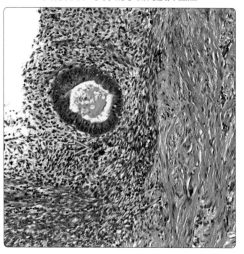

（左图）子宫内膜异位症表现为腹膜表面的蓝色、棕色或黑色的病变，由子宫内膜腺体 ➡ 和间质 ➡ 组成。可由高水平的孕酮引起间质发生蜕膜样的改变（蜕膜样变）。广泛蜕膜样变的子宫内膜异位症可由小腺体组成，常难以察觉。（右图）由于周期性剥脱和出血，子宫内膜异位性病变的间质中可见含铁血黄素 ➡。这是一个有助于识别诊断困难病例的特征。

胶质瘤病

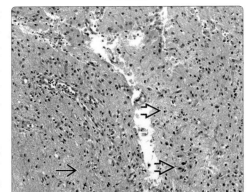

角蛋白肉芽肿

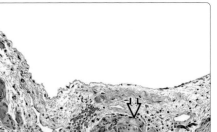

（左图）神经胶质瘤病是一种罕见的疾病，由腹膜内成熟的神经胶质组织组成。细胞具有小的深染细胞核➡和丰富的纤维性、嗜酸性细胞质➡。神经胶质瘤病常伴有成熟性囊性畸胎瘤。（右图）角蛋白肉芽肿由脱落的角蛋白形成细胞和巨噬细胞➡组成。常为良性，但可能与成熟性囊性畸胎瘤或伴鳞状分化的卵巢子宫内膜样腺癌有关。

脾组织增生

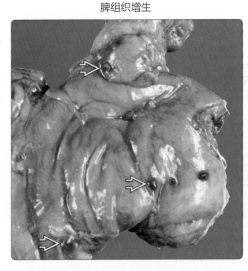

硬化性肠系膜炎

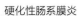
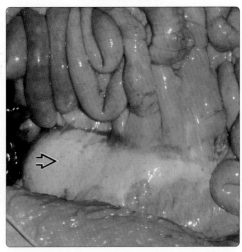

（左图）副脾或散在灶状脾组织➡（脾组织增生）可类似转移性恶性肿瘤，并送术中会诊。组织学上，结节由不明显的脾组织组成。它们经常继发于创伤。（右图）硬化性肠系膜炎是一种反应性疾病，常常类似于恶性肿瘤。肠系膜内可出现大肿块➡或散在结节。通常，患者出现腹痛、体重减轻和肠梗阻。

硬化性肠系膜炎

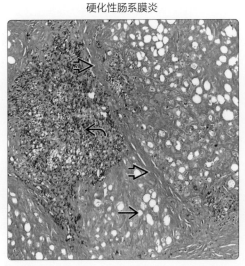

硬化性肠系膜炎

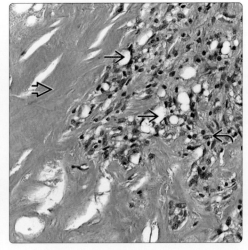

（左图）硬化性肠系膜炎的小叶结构被纤维带➡分隔。小叶通常由不同数量的脂肪细胞➡（部分脂肪细胞坏死）、慢性炎症细胞➡和散在的钙化组成。（右图）硬化性肠系膜炎常见致密的胶原➡混有脂肪细胞➡和巨噬细胞➡。存在散在淋巴细胞和浆细胞。

间皮增生

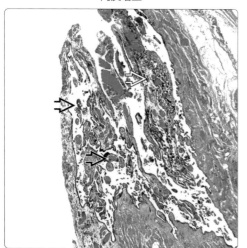

分化良好的乳头状间皮瘤

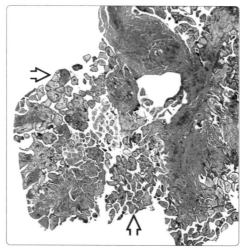

（左图）炎症性疾病（例如，子宫内膜异位症➡）可能导致间皮增生。增生可能为实性、乳头状、➡管状乳头状，也可表现为梭形。内衬细胞胞质淡染，并有小核仁。（右图）分化良好的乳头状间皮瘤由复杂的乳头状结构➡组成，但不侵犯腹膜下结构。这些病变在女性和石棉暴露患者中更常见。

分化良好的乳头状间皮瘤

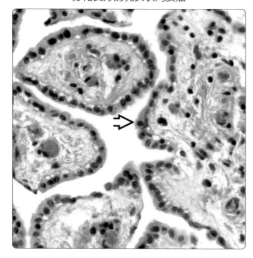

恶性间皮瘤

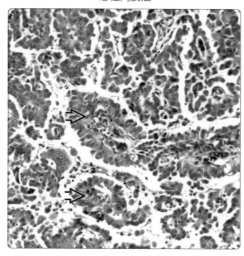

（左图）分化良好的乳头状间皮瘤的乳头被覆细胞呈低立方形➡，几乎没有细胞异型性或有丝分裂活性。这些细胞基本上与良性间皮增生的细胞无法区分。（右图）恶性间皮瘤由显著的乳头状成分➡组成。是否侵犯深部组织是鉴别良性间皮瘤和恶性间皮瘤最显著的特征之一。

恶性间皮瘤

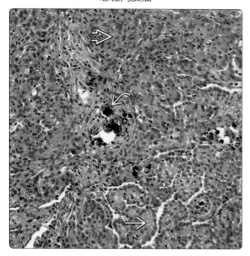

恶性间皮瘤：肉瘤样型

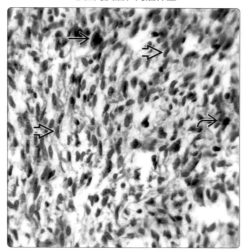

（左图）恶性间皮瘤有多种生长方式，包括实性、➡乳头状➡、管状和管状乳头状。可见砂粒体➡，后者也可见于良性病变。（右图）恶性间皮瘤的常见组织学表现为肉瘤样生长方式。肿瘤细胞表现为梭形细胞的形态，细胞细长，细胞核呈椭圆形➡。常见异型性➡和核分裂像➡。

（**左图**）高级别浆液性癌，可导致弥漫性网膜增厚（所谓网膜饼）。网膜脂肪被坚实的、具有砂粒感的灰白色肿块所替代。黄色区域➡️为坏死。（**右图**）累及网膜的最常见肿瘤之一是转移性高级别浆液性癌。低倍镜下，肿瘤由裂隙状腺体➡️和乳头状结构➡️组成。

卵巢浆液性癌

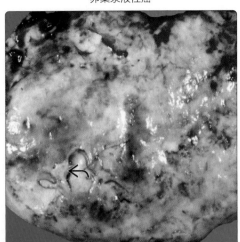

卵巢浆液性癌

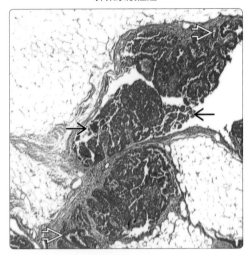

（**左图**）高级别浆液性癌的乳头状结构常融合形成结节，腺腔呈裂隙状或锯齿状➡️，与结肠腺癌或子宫内膜样腺癌的圆形腺腔形成对比。（**右图**）卵巢低级别浆液性癌通常由小乳头➡️和数量不等的砂粒体➡️组成。鉴别诊断包括恶性间皮瘤。癌侵犯脂肪组织➡️。

卵巢浆液性癌

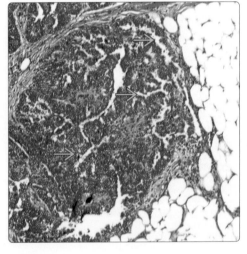

卵巢浆液性癌

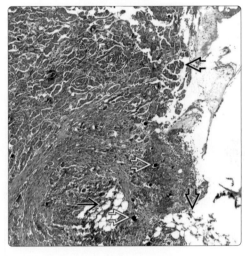

（**左图**）卵巢低级别浆液性癌的侵袭性种植破坏了正常的网膜结构。常见大量乳头➡️和砂粒体➡️。仅凭网膜活检，可能无法与间皮瘤鉴别。（**右图**）卵巢交界性恶性肿瘤常见网膜的非侵袭性种植。肿瘤细胞不侵入脂肪小叶，仅局限于纤维隔➡️。

卵巢浆液性癌：侵袭性种植

卵巢交界性肿瘤：非侵袭性种植

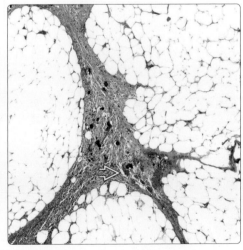

转移性胰腺癌

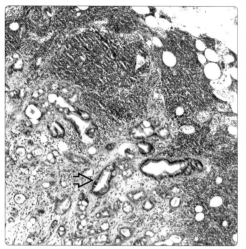

转移性前列腺癌

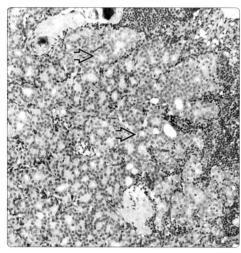

（左图）胰腺癌常在早期发生转移。圆形至成角的黏液性腺体➡️和神经周浸润均为常见特征。当发生转移时，一般不进行广泛的手术。（右图）前列腺腺癌很少转移至腹膜。大量圆形小腺体➡️，被覆的肿瘤细胞核淡染。管腔内可能存在嗜碱性黏液。这种表现可类似转移性类癌。

转移性神经内分泌肿瘤

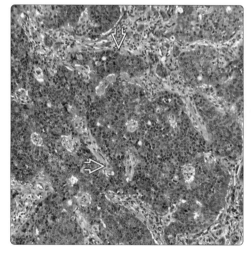

转移性平滑肌肉瘤

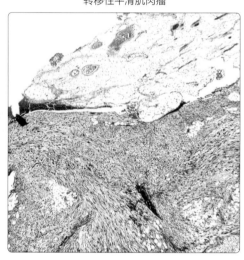

（左图）胃肠道神经内分泌肿瘤可转移至腹膜。索状、巢状或梁状结构➡️是有用的诊断线索。高倍镜可见神经内分泌肿瘤的细胞核具有胡椒盐样点状染色质。（右图）腹膜梭形细胞病变可为良性（间皮增生、平滑肌瘤病）或恶性（间皮瘤、肉瘤或癌）。这是一例平滑肌肉瘤。

转移性小叶癌

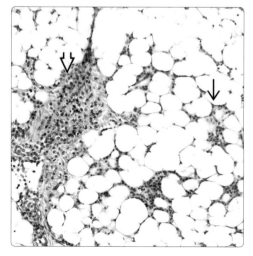

腹膜转移性小叶癌

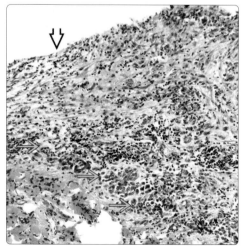

（左图）乳腺转移性小叶癌当存在有大量细胞➡️时容易被识别。然而，如果只见散在的肿瘤细胞➡️，则很难或不可能将其与淋巴细胞或组织细胞区分开来。（右图）被伴随的炎症和间皮增生➡️所掩盖，转移性小叶癌➡️最初未被发现。小叶癌可被覆于浆膜表面，因此很难被发现。

转移性腺癌

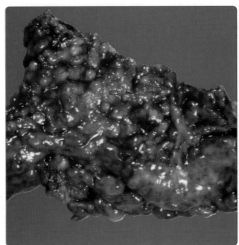

转移性结肠癌

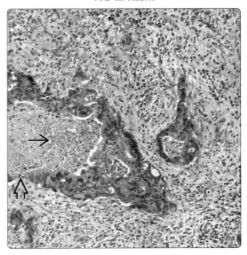

（左图）转移至网膜的腺癌呈棕褐色或红色，表面呈颗粒状。大体可见大量黏液和坏死。（右图）转移性结肠癌通常由囊性扩张的腺体和腺腔中央坏死➡（坏死的肿瘤细胞和炎症）组成。囊腔被覆的腺上皮可变薄➡，呈带状或花环样分布。肿瘤细胞通常为高柱状。

腹膜假黏液瘤

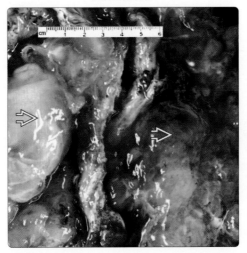

胃印戒细胞癌

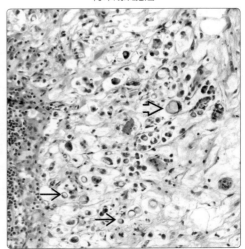

（左图）腹膜假黏液瘤患者的标本通常由厚的黏液➡组成，大体上几乎没有可识别的肿瘤。（右图）印戒细胞癌很容易被忽略。较小的印戒细胞➡可被误认为组织细胞或炎症细胞。具有细胞内黏液和偏心性压缩的细胞核的较大肿瘤细胞➡更为明显。还要考虑转移性小叶癌的可能。

腹膜假黏液瘤

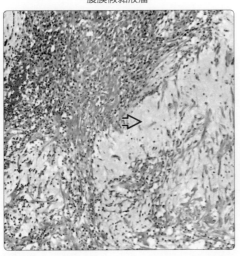

腹膜假黏液瘤

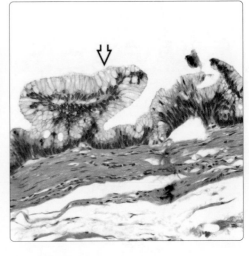

（左图）术中会诊检查假黏液瘤黏液的阳性率很低。在大多数情况下，只有无细胞黏液➡和炎症细胞。最好对冰冻剩余组织样本进行广泛取材并制作石蜡切片（图片由 G. F. Gray, Jr., MD. 惠赠）。（右图）腹膜假黏液瘤可见黏液池和淡染的黏液性上皮➡，与没有肿瘤细胞的病例相比，预后更差（图片由 G. F. Gray, Jr., MD. 惠赠）。

网膜梗死

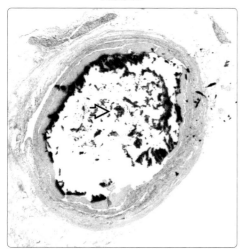

脂肪坏死

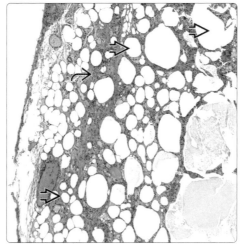

（左图）结肠大网膜可梗死，导致脂肪坏死、纤维化和中央钙化⊟。硬球状肿块似淋巴结或肿瘤种植。通常这些病变在没有脱钙时非常难切。（右图）脂肪坏死灶切面灰白、坚硬，由不同大小的脂肪细胞和巨噬细胞⊟（钙化可有可无）混合组成。可在损伤部位形成肿块，并非常类似于恶性肿瘤种植。

钡

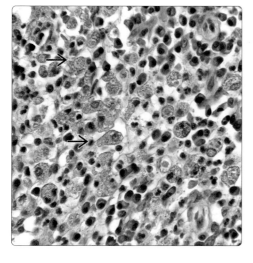

异物

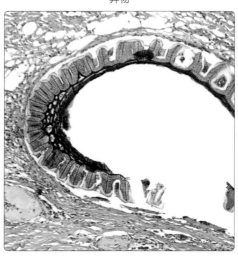

（左图）常见于接受钡灌肠术前成像的患者。如果出现肠道穿孔，钡⊟（具有折射性并呈金黄色）可能会引起炎症和腹部肿块。（右图）植物成分可通过具有折射性的厚细胞壁来识别。当出现于腹膜中时，提示先前存在肠穿孔。异物可导致纤维性结节和粘连的形成。

蜕膜病

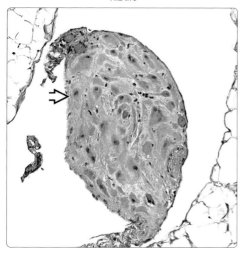

蜕膜病

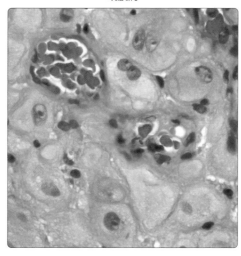

（左图）蜕膜病表现为腹膜表面黄色、红色或白色斑块。通常在剖宫产时偶然发现。细胞大，多角形，胞质嗜酸⊟，核无异型性。（右图）间质细胞蜕膜样变表现为丰富的嗜酸性细胞质和一致的圆形细胞核。这种改变可与鳞状细胞癌相似（图片由 Nucci, MD. 惠赠）。

伴空泡变的蜕膜病

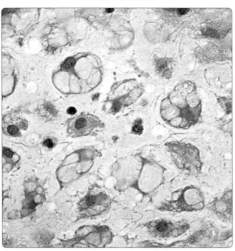

放线菌

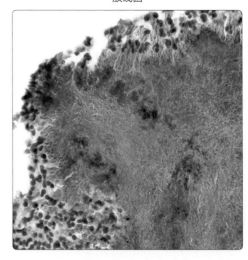

（左图）蜕膜可见明显的空泡形成，与黏液性印戒细胞癌非常相似。细胞质丰富，细胞核淡染都是其重要特征（图片由 M. Nucci, MD. 惠赠）。（右图）放线菌感染可引起发热、腹痛、体重减轻和多发的腹部硬块，这些通常被认为是由于晚期恶性肿瘤所致，直到活检明确。组织标本显示急性炎症和被称为硫磺颗粒的丝状菌团。

腺瘤样瘤：石蜡切片

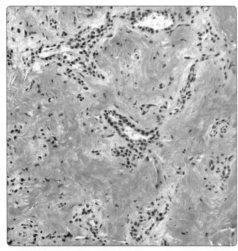

腺瘤样瘤：冰冻切片

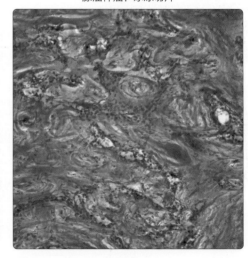

（左图）腺瘤样瘤在密集的间质中可见被覆淡染细胞的空隙。其表现可与促结缔组织增生性间质中的腺癌小管非常相似。（右图）在冰冻切片上，腺瘤样瘤的良性特征更难以识别。切片的厚度会掩盖细胞核的特征。如果患者患有已知的恶性肿瘤，比较它们的组织学表现有助于确定送检冰冻的结节是否为转移。

腺瘤样瘤

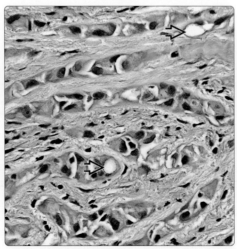

中肾管残件

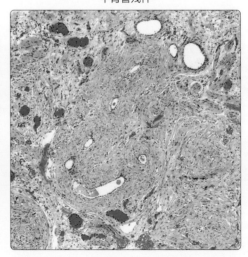

（左图）腺瘤样瘤是间皮细胞的良性增生，可形成腺体样空隙，并浸润到纤维组织中，腔隙边缘不规则，与腺癌很相似。一些细胞➡️中存在的空泡形似黏液。（右图）中肾管残件通常见于生殖器官或膀胱周围。形成良好的小腺管，被覆温和的细胞，并且间质常有平滑肌。

垂体：诊断
Pituitary: Diagnosis

刘欣迎　译　陆爱萍　校

一、手术／临床关注点

（一）会诊目的

- 确定获得可供诊断的组织
- 尽可能进行诊断
  - 确定微腺瘤
- 确定病变完全切除

（二）患者治疗方案决策

- 组织活检，以获得足量的诊断组织
- 如果可能，尽量切除引起症状的全部病变
- 明确诊断有助于指导外科手术
  - 功能性肿瘤
    - 垂体腺瘤（包括微腺瘤），垂体增生
    - 术前根据患者症状和血清激素水平升高所做的诊断
    - 术前无法区分腺瘤与增生
    - 术中可明确诊断
    - 如果肿瘤没有完全切除，可能需要进行放射治疗
  - 具有高复发风险的肿瘤
    - 颅颊裂囊肿，梭形细胞嗜酸细胞瘤，脑膜瘤，颅咽管瘤，侵袭性垂体腺瘤
    - 需要切除周围组织以防止复发
    - 对侵袭性垂体腺瘤，如果没有侵犯海绵窦，可能

会中止手术
  - 具有低复发风险的肿瘤
    - 表皮样和皮样囊肿、副神经节瘤和神经节细胞瘤
    - 切除主要肿瘤组织通常已足够
  - 无须手术切除的病变
    - 浆细胞瘤和淋巴瘤
    - 全身治疗
- 标本很小，以及冰冻切片造成的人工假象，可能会影响正确诊断
  - 如果诊断会改变手术决策或外科医师有意外发现时，组织才用于冰冻

（三）临床背景

- 由于垂体功能异常或挤压邻近组织，通常导致垂体肿瘤患者产生相应症状
- 过量产生激素
  - 促肾上腺皮质激素（ACTH）：使肾上腺产生皮质醇（Cushing 综合征）
    - 脂肪堆积和水牛背
    - 高血压
    - 皮肤变薄和皮纹消失
    - 高血糖
    - 焦虑，烦躁或抑郁

垂体

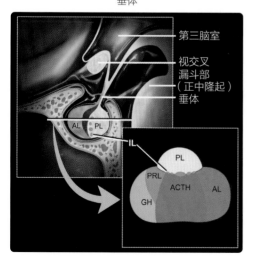

第三脑室
视交叉
漏斗部
（正中隆起）
垂体

垂体腺瘤

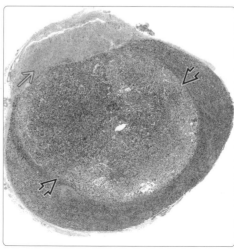

（左图）垂体由前叶（AL）（上皮细胞）、后叶（PL）（神经组织）和中叶（IL）的囊性残余物组成。前叶（AL）（上皮细胞）产生生长激素（GH）、催乳素（PRL）、促肾上腺皮质激素（ACTH）以及促甲状腺激素、黄体生成素和卵泡刺激素。（右图）腺瘤是最常见的垂体肿瘤，并经常因分泌激素引起症状。这例大腺瘤➡占据了 AL 的大部分区域。正常后叶尚存➡。

- 生长激素（GH）
  - 巨人症：儿童和青少年期加速和过度生长
  - 肢端肥大症：成人表现为面容丑陋及手足肥大
  - 高血糖
- 催乳素（PRL）
  - 可由腺瘤或任何压迫垂体柄的病变引起（抑制血流中催乳素水平的效应减弱）
  - 性激素减少
  - 女性：溢乳，月经不规律或闭经
  - 男性：性欲丧失，不育
- 甲状腺刺激素（TSH）
  - 甲状腺功能亢进：心动过速，体重减轻，体温过高
- 压迫邻近组织和（或）垂体
  - 头痛、恶心和呕吐
  - 视觉缺损，尤其是外周视野
  - 垂体激素缺乏

二、标本评估

（一）大体

- 送检垂体病变常被切成很多碎块
  - 腺瘤常为白色，油脂样外观
- 标本不需要涂墨
- 记录大小、组织块数量和颜色

（二）冰冻切片

- 组织在完成细胞学制片后，可以全部冰冻
  - 冰冻切片是显示组织结构的最佳方法
    - 正常腺体的小叶结构
    - 腺瘤弥漫性小叶增生结构
  - 由于受冰冻切片造成的人工假象影响，腺瘤的细胞核可能出现多形性
- 如果组织充足，应保留未经冰冻的组织，用于石蜡切片和可能的辅助检查

（三）细胞学

- 细胞学制片（涂片或印片）非常有助于垂体腺瘤的诊断
  - 易碎、松散的低黏附性细胞
  - 典型的神经内分泌细胞，染色质（胡椒盐样）易于识别
  - 总体形态单一
- 由于腺瘤的细胞特性，印片可能导致胞质破裂和裸核细胞

三、最常见的诊断

（一）垂体腺瘤

- 鞍区 90% 的病变是垂体腺瘤

- 常因垂体激素分泌过度引起症状
- 手术前通常已经知晓诊断
- 在术中诊断中，腺瘤的分类并不重要
- 结构特点
  - 弥漫性小叶增生
    - 小叶中可见正常腺体结构
  - 细胞学见上皮呈条索和片状结构，或松散的细胞团、腺泡和乳头状上皮结构
  - 常见生长方式为实性、弥漫性、小梁状、血窦状和乳头状
    - 在促性腺激素腺瘤中，可见假菊形团结构和实性乳头状结构
  - 可以发生囊性变
    - 缺乏钙化可鉴别囊性腺瘤和颅咽管瘤
- 核特征
  - 典型的神经内分泌细胞核特征（细腻的染色质含有明显核仁结构）
  - 轻度细胞多形性，双核常见
  - 形态单一
- 胞质特征
  - 胞质颗粒和胞质着色性，可识别三种形态不同的细胞类型
    - 嗜酸性：嗜酸性腺瘤的特征，可产生生长激素（生长激素细胞性腺瘤）或催乳素（泌乳素细胞性腺瘤），但也可能为无功能性腺瘤
    - 嗜碱性：这类腺瘤产生促肾上腺皮质激素（促肾上腺皮质激素细胞性腺瘤）、促黄体激素和促卵泡激素（促性腺激素细胞性腺瘤）或促甲状腺激素（促甲状腺激素细胞性腺瘤），但也可能为无功能性腺瘤
    - 嫌色性：这类腺瘤常为无功能性腺瘤，但也可能产生促甲状腺激素
  - 正常垂体腺体由三种类型的细胞组成：嗜酸性、嗜碱性和嫌色细胞性
    - 腺瘤由单一细胞群组成
  - 胞质内容物取决于细胞的功能状态，呈现不同程度的透明状，或含有空泡或嗜酸性小体，偶尔可见核旁小体
- 坏死和核分裂像不常见
- 可能有砂粒体
  - 最常见于产生 TSH 或 PRL 的腺瘤
- 侵袭性腺瘤
  - 局部可累及骨组织、垂体后叶、硬脑膜或呼吸道黏膜
  - 无恶性特征或转移能力
    - 可局部复发
  - 细胞学特征不能预测侵袭性

- 微腺瘤
  - 大小 < 1cm
  - 可以是功能性的或无功能性的"偶发瘤"
- Crooke 细胞腺瘤
  - 促肾上腺皮质激素性腺瘤（产生 ACTH）
  - 胞质中角蛋白积聚（Crooke 透明变性）是对糖皮质激素升高的反应性改变
  - 3/4 为侵袭性，1/2 以上局部复发

（二）垂体增生

- 由生理或病理因素，继发性地引起刺激激素过度分泌
  - 最常见的原因是甲状腺功能减退
- 腺体增大，形成与周围正常腺体难以明确区分的肿块
  - 腺体弥漫增生或形成局部结节
- 前叶腺体由增生的腺泡组成，主要由单一型细胞构成
  - 腺泡局部或弥漫性增生，网状结构保留（网状纤维染色）

（三）垂体后叶病变

- 垂体后叶解剖上由神经部和漏斗柄组成
- 由大型神经分泌细胞轴突组成
  - 轴突储存和释放催产素和加压素
  - 垂体细胞是一种特殊的胶质细胞，类似于星形胶质细胞，在激素的储存和释放中起作用
- 症状可能是由于垂体功能丧失、邻近结构受压（如视觉障碍）或垂体激素过度分泌（不太常见）所致
- 该区域的病变包括
  - 颗粒细胞瘤
  - 下丘脑错构瘤
  - 结节病
  - 垂体功能减退
  - 几乎所有患者都有系统性结节病
  - 只有 1% 的病变局限于中枢神经系统
  - 朗格汉斯细胞组织细胞增生症
  - 垂体瘤
  - 低级别胶质瘤
  - 核分裂像罕见
  - 下丘脑或视通路的星形细胞瘤

（四）颅咽管瘤

- 良性、生长缓慢，鞍上实性和囊性肿瘤，起源于颅颊囊的胚胎残余
  - 肿瘤细胞增生导致的生长
  - 由于压迫邻近组织，导致头痛、垂体功能障碍和视觉障碍的症状
  - 内容物外漏可导致无菌性脑膜炎
  - 如果没有切除全部肿瘤，可能复发
  - 可与相邻组织粘连

- 细胞学特征为"湿性"角化物和边缘呈栅栏状排列的鳞状细胞巢
- 两种组织学变异
  - 造釉细胞型颅咽管瘤
    - 儿童常见，也见于成人
    - 由疏松纤维间质中的上皮细胞条索或小岛和小囊组成
    - 类似于造釉细胞瘤（最常见的牙肿瘤类型）
    - 上皮组织边缘呈栅栏状结构
    - "湿性"角化物是细胞核脱失形成的鬼影角质细胞
    - 胆固醇裂隙、脱落的角化物、钙化
    - 影像学上可见钙化，有助于诊断
    - 偶尔有炎症和神经胶质增生
  - 乳头状颅咽管瘤
    - 几乎都为成年人
    - 复层鳞状上皮伴乳头状突起
    - 实性方式生长
    - 通常外周光滑，不与相邻结构粘连
    - 缺乏栅栏状排列结构、纤维化、"湿性"角化物和钙化

（五）颅颊裂囊肿

- 如果颅颊囊发育不正常，则形成良性含液囊肿
  - 因挤压相邻组织而出现症状
    - 由于积液而出现生长
  - 最常见的症状是视觉障碍，其次是垂体功能障碍
- 内衬柱状细胞，间有纤毛和杯状细胞
  - 细胞学呈散在成簇排列的立方细胞，纤毛明显
- 出现广泛鳞化可以类似颅咽管瘤
- 缺乏细胞的囊性颅咽管瘤可误诊为表皮样囊肿或颅颊裂囊肿

（六）表皮样囊肿

- 来自胚胎残余
  - 角化物聚积导致生长
  - 通常存在于年轻人（20—40 岁）
  - 挤压相邻组织引起症状
- 单房性囊肿内衬复层鳞状上皮
- 表皮样囊肿很少钙化

（七）神经细胞肿瘤

- 相对罕见的病变
- 鞍区神经细胞性肿瘤包括副神经节瘤、神经节细胞瘤、胶质瘤、梭形细胞嗜酸细胞瘤、颗粒细胞瘤、垂体瘤、神经鞘瘤、脑膜瘤和神经母细胞瘤

（八）炎症性垂体炎

- 原发性炎性垂体炎
  - 罕见疾病，以局部或弥漫性炎症浸润为特征，最

终导致垂体破坏
- 认为是局限于垂体的自身免疫性疾病
- 可累及前叶、后叶或两者
  - 症状取决于功能丧失的垂体区域
- 需要活检才能诊断
- 三种组织学类型
  - 淋巴细胞性垂体炎
  - 淋巴细胞和浆细胞浸润垂体前叶，偶见生发中心
  - 实质萎缩，不同程度的纤维化，疾病晚期残留淋巴细胞浸润
  - 肉芽肿性垂体炎
  - 形成境界清楚的非干酪性肉芽肿，伴有数量不等的淋巴细胞浸润
  - 黄瘤性垂体炎
  - 不同程度的淋巴细胞、浆细胞浸润
  - 泡沫细胞、巨细胞、坏死和含铁血黄素沉积
- 继发性炎性垂体炎
  - 继发于邻近组织或全身性疾病的垂体炎症
  - 局部原因包括
  - 鞍区囊性病变破裂（颅咽管瘤、颅颊裂囊肿、表皮样囊肿）
  - 脑膜炎
  - 蝶骨骨髓炎

（九）神经节细胞瘤

- 可能出现肢端肥大症或肿块压迫症状
- 由富于胞质的成熟神经节细胞组成
- 增生胶质与 Rosenthal 纤维

（十）垂体癌

- 不能通过组织学特征诊断垂体癌
  - 浸润、细胞多形性、核分裂像或坏死均不足以诊断恶性
  - 垂体癌的诊断取决于明确的转移
- 癌细胞有丝分裂活性增加（高达 67%），但与腺瘤有相当大的重叠

（十一）转移癌

- 继发性垂体肿瘤可由血行转移或直接侵袭引起
  - 肿瘤细胞大，核多形性，部分有腺样排列
- 后叶受累更常见
  - 腺垂体血管化的门脉系统被认为形成垂体保护屏障
- 全身播散的恶性肿瘤患者，有 3% ～ 27% 可发生垂体转移
- 最常见的原发部位是乳腺、肺和胃肠道

四、报告

（一）冰冻切片

- 有诊断特征时，报告垂体腺瘤或其他确定诊断
- 如不能明确诊断，等待石蜡切片诊断

（二）细胞学

- 结合冰冻切片一起报告

五、陷阱

（一）与垂体腺瘤相似的病变

- 垂体增生
- 副神经节瘤
- 转移性神经内分泌癌（NEC）
- 脑膜瘤
- 梭形细胞癌
- 颗粒细胞瘤
- 浆细胞瘤
- 淋巴瘤
- 转移癌
- 神经节细胞瘤

（二）鉴别转移性神经内分泌癌与垂体腺瘤

- 转移性 NEC 可与垂体腺瘤相似
- 鉴别可能需要进行免疫组化染色
  - 垂体腺瘤通常不表达甲状腺、肠道和胰腺的肽类

（三）鉴别 Crooke 细胞腺瘤与转移癌

- Crooke 细胞腺瘤中含有大的非典型角蛋白(＋)细胞，这可能与转移癌相似
- 确定 ACTH 和 Tpit 基因突变有助于鉴别；但转移性 NEC 也可能产生异位 ACTH

（四）鉴别脑膜瘤与垂体腺瘤

- 脑膜皮细胞型脑膜瘤呈旋涡状排列，细胞界限不清
  - 垂体腺瘤不常见
- 过渡型和砂粒体型脑膜瘤具有明显的砂粒体，类似于产生 PRL 和 TSH 的腺瘤

（五）鉴别梭形细胞嗜酸细胞瘤 / 垂体瘤与垂体腺瘤

- 诊断可能需要进行免疫组化染色

（六）鉴别颗粒细胞瘤与垂体腺瘤

- 可能需要进行免疫组化染色
  - 颗粒细胞瘤 TTF-1 阳性，而 PIT-1 阴性

（七）鉴别浆细胞瘤与垂体腺瘤

- 某些垂体腺瘤由浆样细胞组成，造成鉴别困难

- 染色质分布方式有助于诊断
  - 浆细胞的核中央有明显的核仁周围有染色质团块围绕（车辐状染色质）
  - 垂体腺瘤细胞有细而分散的染色质和小而明显的核仁（胡椒盐样染色质）
- 必要时可做免疫组化染色
  - 浆细胞瘤 PIT-1 阴性，而浆细胞标志物呈阳性

（八）鉴别淋巴瘤与垂体腺瘤

- 溴隐亭治疗后的垂体腺瘤，可能因胞质减少，细胞核不规则深染与淋巴瘤相似
- 可能需要做免疫组化染色
  - 垂体腺瘤 PIT-1 和 ER 阳性

推荐阅读

[1] Noh S et al: Rapid reticulin fiber staining method is helpful for the diagnosis of pituitary adenoma in frozen section. Endocr Pathol. 26(2):178–84, 2015

[2] Mete O et al: Therapeutic implications of accurate classification of pituitary adenomas. Semin Diagn Pathol. 30(3):158–64, 2013

[3] Afroz N et al: Role of imprint cytology in the intraoperative diagnosis of pituitary adenomas. Diagn Cytopathol. 39(2):138–40, 2011

[4] Nosé V et al: Protocol for the examination of specimens from patients with primary pituitary tumors. Arch Pathol Lab Med. 135(5):640–6, 2011

[5] Zhang Y et al: Endocrine tumors as part of inherited tumor syndromes. Adv Anat Pathol. 18(3):206–18, 2011

[6] Zada G et al: Craniopharyngioma and other cystic epithelial lesions of the sellar region: a review of clinical, imaging, and histopathological relationships. Neurosurg Focus. 28(4):E4, 2010

[7] Asa SL: Practical pituitary pathology: what does the pathologist need to know? Arch Pathol Lab Med. 132(8):1231–40, 2008

[8] Jagannathan J et al: Benign brain tumors: sellar/parasellar tumors. Neurol Clin. 25(4):1231–49, xi, 2007

[9] Daneshbod Y et al: Intraoperative cytologic crush preparation findings in craniopharyngioma: a study of 72 cases. Acta Cytol. 49(1):7–10, 2005

[10] Shin JL et al: Cystic lesions of the pituitary: clinicopathological features distinguishing craniopharyngioma, Rathke's cleft cyst, and arachnoid cyst. J Clin Endocrinol Metab. 84(11):3972–82, 1999

[11] Smith AR et al: Intraoperative cytologic diagnosis of suprasellar and sellar cystic lesions. Diagn Cytopathol. 20(3):137–47, 1999

垂体增生

正常垂体：网状纤维染色

（左图）冠状位图显示垂体生理性增生。腺体均匀增大，上缘轻度凸起。怀孕期间，催乳素的增加使前叶的大小增加了约30%。分娩后腺体退化，这种正常变化的后遗症很少见。（右图）正常腺垂体（前叶）的网状纤维染色，显示腺泡周围分布相对均匀的网状纤维网。

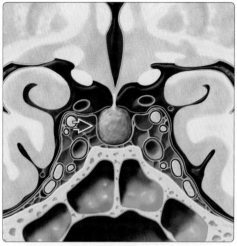

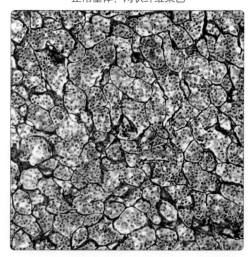

垂体增生

垂体增生：网状纤维染色

（左图）一例在产褥期第2天死亡妇女的垂体。腺体增大，腺泡增生，完全由嗜酸性细胞（催乳素细胞）组成。这些细胞产生催乳素，并在怀孕期间受到刺激使催乳素升高。（右图）产后催乳素细胞增生的妇女垂体的网状纤维染色证实了腺泡的显著增生，并保留网状结构。

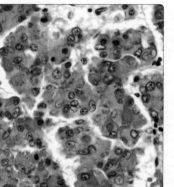

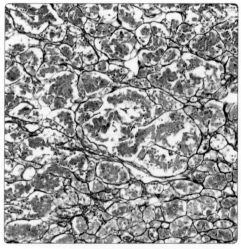

垂体大腺瘤

垂体大腺瘤

（左图）这例大腺瘤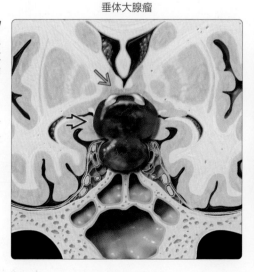向上延伸，压迫视交叉的主体➡。压迫会导致外周视野缺损。腺体的急性出血称为垂体卒中，常导致垂体功能丧失。（右图）垂体大腺瘤向上穿过鞍膈膜进入鞍上池，横向进入海绵窦，部分突破海绵窦顶部。

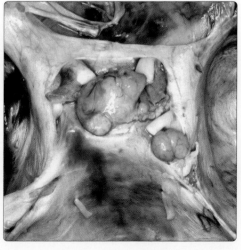

垂体大腺瘤

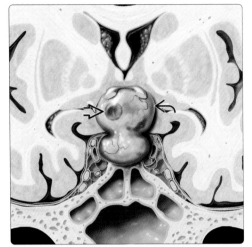

垂体腺瘤：网状纤维染色

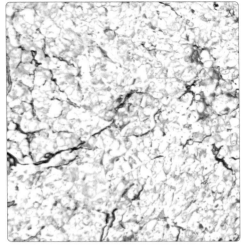

（左图）雪人状或8字形的鞍区/鞍上区大腺瘤➡️，显示小灶出血和囊性变➡️。正常的垂体已经完全被肿瘤所取代。腺瘤可局部侵袭生长，但不会转移。（右图）网状纤维染色显示垂体腺瘤中正常的小梁网消失，只有少量残留的网状纤维。

垂体微腺瘤

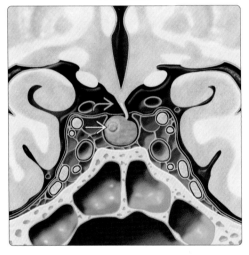

垂体微腺瘤：网状纤维染色

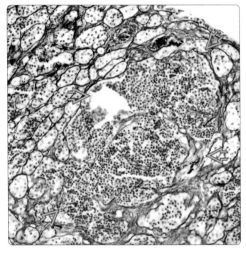

（左图）微腺瘤➡️，垂体右侧略微增大，并使漏斗部➡️向左偏移。这些小肿瘤（＜1cm）可能是功能性的或偶然发现。（右图）网状纤维染色对诊断垂体增生及其与腺瘤的鉴别至关重要（垂体增生时，腺泡增生和网状结构保存）。通过腺泡和网状结构➡️的破坏，偶然发现的产催乳素微腺瘤。周围可见正常排列的腺体。

垂体腺瘤：嫌色细胞性

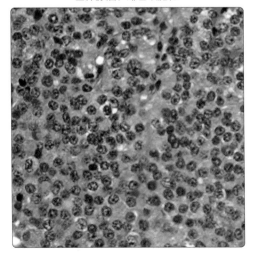

垂体腺瘤：嗜碱性

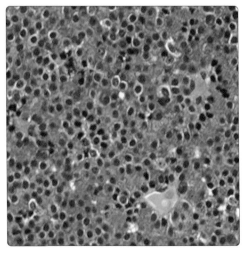

（左图）嫌色细胞性腺瘤是由缺乏嗜酸性和嗜碱性颗粒的细胞组成。这些肿瘤通常无功能，但可能产生促甲状腺激素。（右图）嗜碱性垂体腺瘤由嗜碱性细胞组成。这些肿瘤可能产生促肾上腺皮质激素、促性腺激素（LH 或 FSH）或促甲状腺激素。

生长激素细胞性垂体腺瘤

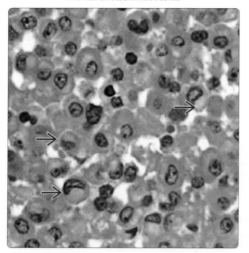

生长激素细胞性垂体腺瘤

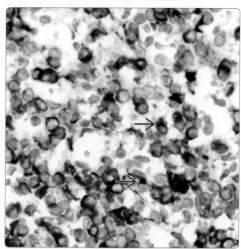

（左图）少颗粒型生长激素细胞性腺瘤由嗜酸性细胞组成，细胞核偏位，或被纤维小体➡推至细胞边缘。这些肿瘤通常产生 GH 或 PRL。（右图）多颗粒型生长激素细胞性腺瘤含有大量的含生长激素的分泌颗粒，这些分泌颗粒与 H&E 染色上的胞质嗜酸性有关。低分子量角蛋白（CAM5.2）显示核周染色➡。

催乳素细胞性垂体腺瘤

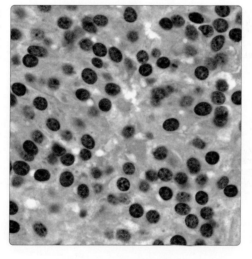

催乳素细胞性垂体腺瘤

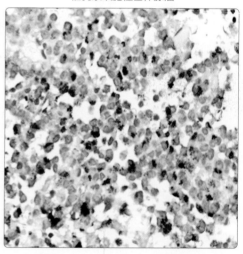

（左图）腺瘤具有神经内分泌特征，染色质分布均匀，核仁明显。在冰冻切片上，可能无法与转移性神经内分泌肿瘤区分。最终诊断需要免疫组化染色确定。（右图）在石蜡切片上应用免疫组化染色对腺瘤分类非常重要。少颗粒型催乳素细胞性腺瘤由嫌色细胞组成，PRL 染色显示典型的高尔基体型着色。

促肾上腺皮质激素细胞性垂体腺瘤

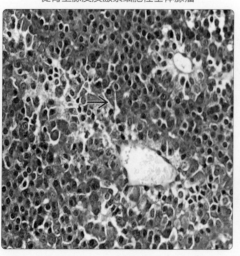

促肾上腺皮质激素细胞性垂体腺瘤

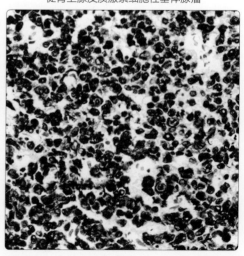

（左图）促肾上腺皮质激素细胞性腺瘤通常在 H&E 染色上有嗜碱性胞质。PAS 染色可以突出显示促肾上腺皮质激素细胞中含有 ACTH 分泌颗粒。多颗粒型促肾上腺皮质激素细胞性腺瘤显示强 PAS（+）颗粒➡。（右图）无论组织学亚型如何，角蛋白 CAM5.2 在所有促肾上腺皮质激素细胞性腺瘤中都显示胞质强阳性。这例多颗粒型促肾上腺皮质激素细胞性腺瘤显示低分子量角蛋白阳性。

垂体腺瘤：嗜酸性

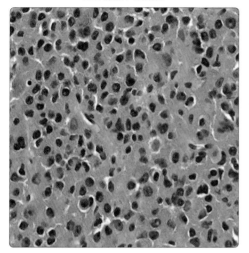

垂体腺瘤：嗜酸性干细胞型

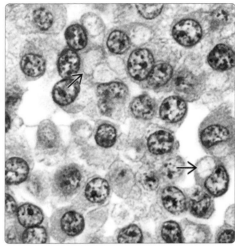

（左图）通过胞质颗粒可识别三种不同类型的细胞：嫌色细胞、嗜酸性细胞和嗜碱性细胞。嗜酸性腺瘤是由具有明亮胞质的嗜酸细胞组成，通常产生生长激素或PRL。（右图）有些腺瘤，如嗜酸性干细胞腺瘤，具有不常见的特征。由于线粒体增大，大的嗜酸性肿瘤细胞表现出胞质空泡➡；这认为是产生GH或PRL细胞的前体细胞，肿瘤可能产生或不产生这些激素。

侵袭性垂体腺瘤

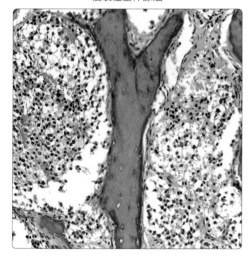

垂体癌中的异型性

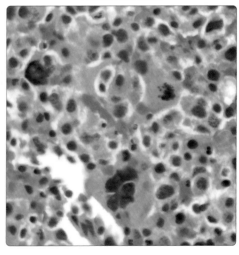

（左图）一些垂体腺瘤具有侵袭性，被称为"侵袭性垂体腺瘤"。这例侵袭性垂体腺瘤已侵入垂体周围的骨质及骨髓。（右图）这例垂体癌的细胞学印片显示细胞具有明显的异型性，多形性、多核、核分裂像和核的大小差异明显。然而，组织学特征并不能预测转移行为。

垂体癌中的多形性细胞

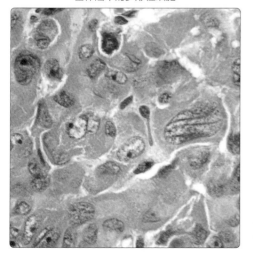

Crooke 透明变

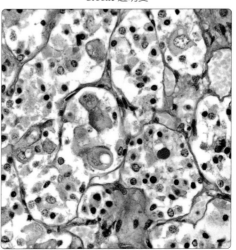

（左图）垂体癌切片显示多形性细胞，实性排列，胞质丰富，细胞异型性明显，核仁突出，核膜不规则。然而，诊断垂体癌需要有远处转移的证据。（右图）糖皮质激素升高可使正常促肾上腺皮质激素细胞出现Crooke透明变。这种透明变性PAS阳性，定位于细胞周边和核旁。

（**左图**）矢状位图显示脑干 ➡、高位颈髓 ➡ 和垂体柄 ➡ 的髓内多发性肉芽肿。几乎所有的神经结节病患者会有其他器官的受累。孤立单发于中枢神经系统的结节病只发生于 1% 的患者。（**右图**）垂体结节病的特征是非干酪性肉芽肿，组织细胞和多核巨细胞弥漫浸润腺体，可能导致垂体功能减退。

垂体柄结节病

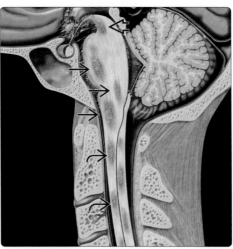

垂体结节病中的巨细胞

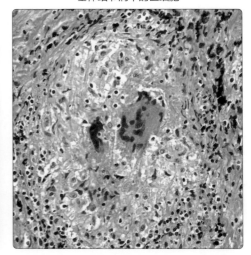

（**左图**）在垂体结节病中，网状纤维染色显示垂体广泛纤维化。注意肉芽肿 ➡ 和多核巨细胞 ➡ 周围的无网状结构区域。腺泡正常网状结构也消失。（**右图**）生长激素的免疫组织化学染色，显示垂体中产生正常生长激素的细胞。结节病中的非干酪性肉芽肿 ➡ 和多核巨细胞 ➡ 不着色。

垂体结节病：网状纤维染色

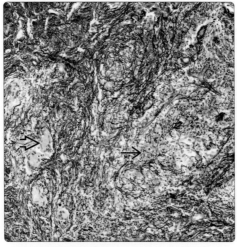

垂体结节病中的生长激素

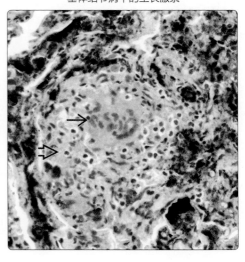

（**左图**）矢状位图显示淋巴细胞性垂体炎。漏斗部 ➡ 增厚以及垂体前叶 ➡ 受累。垂体后叶也会受到影响。垂体功能丧失的症状取决于受累区域。（**右图**）淋巴细胞性（自身免疫性）垂体炎的特征是大量淋巴细胞、浆细胞浸润，弥漫扩散浸润并破坏垂体实质 ➡。

淋巴细胞性垂体炎

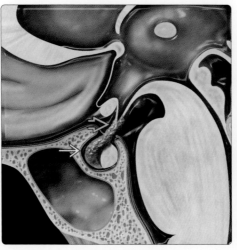

淋巴细胞性垂体炎

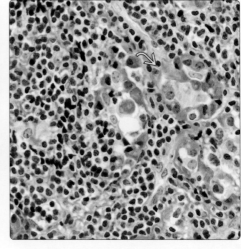

颅颊裂囊肿：MR 表现

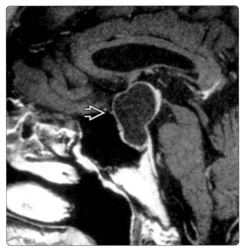

颅颊裂囊肿

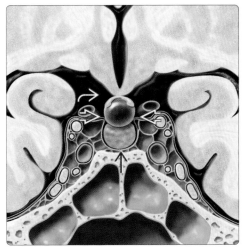

（左图）这例失明患者的 T₁ 加权 MR 矢状位图，显示一个从鞍区延伸至鞍上区的颅颊裂囊肿➡。（右图）冠状切面图显示典型的鞍上充满液体的颅颊裂囊肿➡，位于垂体➡和视交叉➡之间。当这些巨大的良性囊肿压迫邻近组织时，就会出现视觉障碍或脑垂体功能障碍。然而，这些囊肿大多数都很小，一般不会引起症状。

颅颊裂囊肿：大体表现

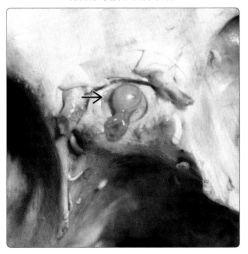

颅颊裂囊肿衬覆

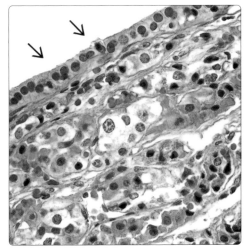

（左图）尸检的大体病理，在水平位显示含有黏蛋白的颅颊裂囊肿➡。大多数囊肿无症状，在尸检时偶然发现，就像这个囊肿一样（图片由 E. Hedley-Whyte, MD 惠赠）。（右图）颅颊裂囊肿内衬薄壁，由三种上皮细胞组成。在囊肿中，纤毛状立方、柱状细胞➡排列在囊壁上。垂体内的这些细胞可诊断为颅颊裂囊肿。

颅颊裂囊肿：杯状细胞

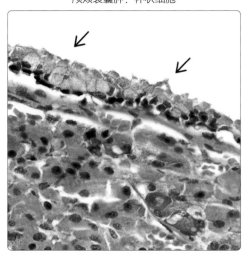

颅颊裂囊肿囊壁

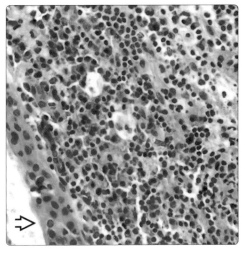

（左图）杯状细胞（分泌黏液的细胞）➡可能存在于颅颊裂的上皮细胞中。这些细胞可以单独存在，也可以与有或无纤毛的立方、柱状细胞混合。囊肿的内容物可以是黏稠状和胶状的，但也可以是稀薄的和水样的。（右图）这例颅颊裂囊肿局灶鳞状上皮化生➡。鳞状细胞的存在可与颅咽管瘤相似。淋巴浆细胞性炎可累及邻近的垂体前叶。

（左图）表皮样囊肿的 T_1 加权 MR 表现为鞍区和鞍上区巨大的不均质肿块⇒，伴有视交叉➔移位。**（右图）**表皮样囊肿是由中枢神经系统的胚胎残余引起的。垂体的表皮样囊肿内衬复层鳞状上皮，周围为疏松纤维组织间质。囊肿内因角化物积聚而缓慢生长，患者可能到20—40岁才出现症状。

表皮样囊肿：MR 表现

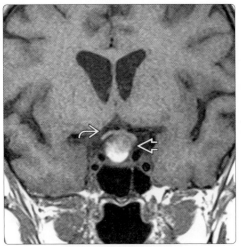

表皮样囊肿囊壁

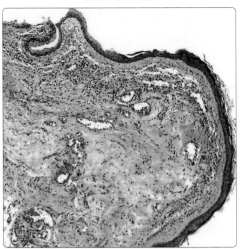

（左图）表皮样囊肿内衬复层鳞状上皮，有透明颗粒层和干性（片状）角化物形成。角化物填充囊肿，使其慢慢增大，最终压迫邻近结构引起症状。**（右图）**表皮样囊肿的内容物仅由干性（片状）细胞角蛋白组成。注意存在嗜酸性和嗜碱性➔鳞化。

表皮样囊肿内衬细胞

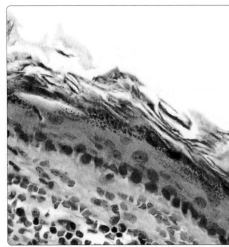

表皮样囊肿中的细胞角化物

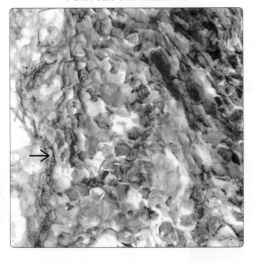

（左图）席汉综合征是与分娩相关的失血和低血容量性休克引起的垂体功能减退。从一位患者的尸检中可以看出，前叶➔广泛梗死和后叶出血➔。**（右图）**席汉综合征患者的垂体前叶显示垂体实质广泛坏死➔，周边残存少量活性细胞➔。

席汉综合征的垂体

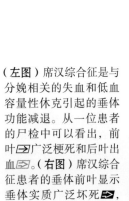
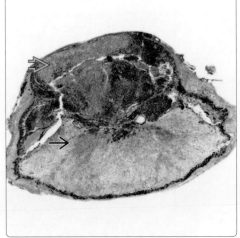

席汉综合征

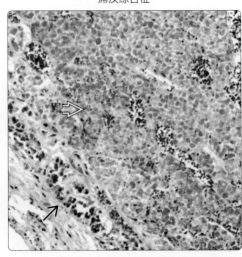

颅咽管瘤的栅栏状结构

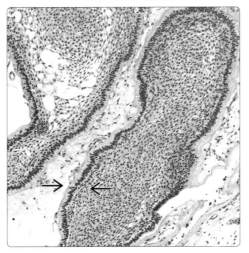

乳头状颅咽管瘤

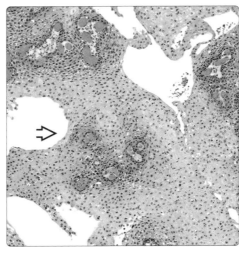

（左图）造釉细胞型颅咽管瘤由条索状或岛状上皮细胞及疏松纤维间质组成，中间有类似于造釉细胞瘤的囊肿。周围上皮呈栅栏状➡️排列。（右图）乳头状颅咽管瘤由成熟的鳞状上皮➡️组成，缺乏栅栏状结构、纤维化、"湿性"角化和钙化。这些特征可以以与造釉细胞型颅咽管瘤鉴别。

造釉细胞型颅咽管瘤

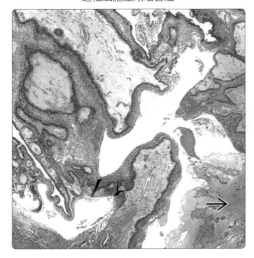

颅咽管瘤

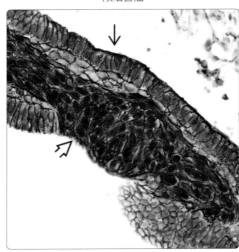

（左图）造釉细胞型颅咽管瘤的特征之一是"湿性"角化物➡️。其细胞核脱失，形成鬼影状角质细胞。内容物破裂溢出可导致无菌性脑膜炎。（右图）造釉细胞型颅咽管瘤的特点是细胞核 β-catenin ➡️异常表达。未受累的细胞显示正常的膜染色模式➡️。β-catenin 基因突变与肿瘤中蛋白过度表达相关。

垂体转移癌

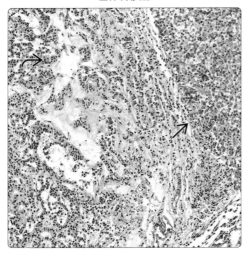

垂体转移癌

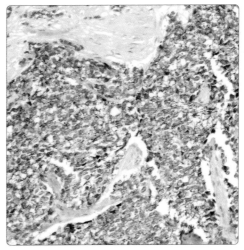

（左图）转移性肿瘤➡️的实性和腺泡结构可能与垂体腺瘤相似。图示垂体前叶➡️转移性神经内分泌癌。垂体后叶的转移更常见。（右图）肺小细胞癌可能转移到垂体。这种转移 CgA 阳性，但 CgA 表达也可见于某些垂体腺瘤。

胸膜：诊断
Pleura: Diagnosis

刘欣迎 译 陆爱萍 校

一、手术／临床关注点

（一）会诊目的

- 诊断胸膜病变
- 确定是否有足够的组织供进一步检查

（二）患者治疗方案决策

- 为保证有足够诊断组织，可能需要多次活检
- 如果有转移性病变，可能无法进行根治性手术

（三）临床背景

- 胸腔积液患者可能患有良性或恶性疾病
  - 如果已诊断肺癌，进行胸膜活检可以进行分期
    - 胸膜受累通常不实施外科手术
  - 如果没有已知的恶性肿瘤，行胸膜活检可进行诊断
    - 使用细胞学标本可能难以或不可能获得确切诊断
    - 为获得足够的组织进行诊断，可能需要进行多次活检
- 可以在治疗积液的过程中进行活检（如滑石胸膜固定术）

二、标本评估

（一）大体

- 标本通常是小组织碎片

（二）冰冻切片

- 全部组织标本用于冰冻切片

三、最常见的诊断

（一）炎症性改变（胸膜炎）

- 常常是纤维蛋白、混合性炎症细胞、肉芽组织和（或）纤维化
- 典型的细胞分区
  - 胸膜表面附近的细胞数量最多，越深细胞越少
  - 细胞与胸膜表面平行排列
- 可能与间皮增生有关
  - 反应性间皮细胞可有细胞核增大和突出的核仁
  - 纤维中的细胞可能与浸润相似
- 应避免恶性肿瘤的过度诊断
  - 如果没有发现恶性肿瘤的诊断特征，应要求再次活检
  - 在某些情况下，最终诊断需要延迟
- 如果临床或组织学上怀疑有感染，应考虑对组织进行微生物培养

（二）转移癌

- 患者通常有恶性肿瘤病史
  - 恶性肿瘤类型的信息和复阅切片可能有助于诊断

胸膜炎　　　　　　　　　　　　　转移癌

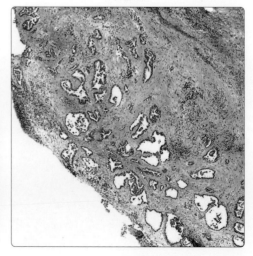

（左图）炎性胸膜组织（胸膜炎）显示纤维素 ➡ 被覆在纤维化的胸膜上伴有或不伴有反应性间皮细胞。这种分层现象在反应情况下很常见。（右图）胸膜病变中分化良好的腺体成分提示有转移癌（尤其是有腺癌病史的患者）。然而，一些间皮瘤也有类似的特征。

- 常有恶性肿瘤的明确细胞学特征
- 可能显示黏液或印戒细胞特征
- 组织学上很难与间皮瘤鉴别

（三）间皮瘤

- 间皮瘤通常很难在冰冻切片上诊断
  - 上皮样间皮瘤很难与反应性间皮细胞和转移癌鉴别
  - 促结缔组织增生性间皮瘤很难与反应性胸膜炎鉴别
- 以下特征倾向于恶性肿瘤，而非反应性的非典型性间皮细胞
  - 侵犯间质
    - 侵犯深层结构，如肺实质或脂肪组织，这是诊断恶性肿瘤的决定性因素
      - 人工假象造成胶原拉长的间隙可与脂肪组织相似
  - 细胞存在于组织深部，伴间质反应
    - 乳头状结构由多层细胞以复杂方式排列
    - 细胞排列不规则，而不呈带状排列
      - 增生使更多细胞远离胸膜表面
    - 促结缔组织增生性间皮瘤组织排列紊乱
      - 反应性间皮细胞常与胸膜表面分层平行排列
  - 可能出现显著核异型性及增大
    - 然而，许多肿瘤细胞的细胞核小而温和，并且形态上单一
    - 核分裂像可能很少见
  - 坏死有助于诊断恶性肿瘤
  - 毛细血管排列紊乱，而不是垂直于表面

（四）孤立性纤维性肿瘤

- 起源于胸膜的孤立性生长的肿块
  - 可能有或无蒂
- 温和的梭形细胞肿瘤，具有丰富的胶原纤维和扩张的鹿角状分支血管
- 可与促结缔组织增生性间皮瘤相似
  - 促结缔组织增生性间皮瘤在胸膜中以弥漫浸润方式生长
- 罕见的亚型在组织学上是恶性的，并且与肉瘤样间皮瘤和滑膜肉瘤有所重叠

（五）滑膜肉瘤

- 可与孤立性纤维性肿瘤和肉瘤样间皮瘤有所重叠
- 在许多情况下，肿瘤内钙化可能是有用的线索
- 诊断通常需要免疫组化和（或）分子检测分析

（六）淋巴瘤

- 全身性淋巴瘤可继发累及胸膜
- 由于炎症性疾病或感染，淋巴瘤与胸膜炎很难鉴别
- 如果怀疑淋巴瘤，应考虑进行特殊检查（流式细胞术分析，特殊固定剂）

四、报告

冰冻切片

- 间皮瘤与癌的病例，报告"恶性肿瘤，最终诊断待石蜡切片"
- 针对具有诊断疑难的病例，报告"已获得诊断组织，最终诊断待石蜡切片"
  - 如果标本过少，则需要提供更多组织
- 如果不清楚是否可以通过石蜡切片和其他检查确定最终诊断，则需要更多的活检标本

五、陷阱

（一）鉴别间皮瘤与转移癌／肉瘤

- 如果不使用免疫组织化学，很难鉴别
- 临床病史和主诉非常有价值
  - 既往恶性肿瘤病史、局灶性或多灶性胸膜受累倾向于转移癌
    - 复习以前恶性肿瘤的切片有助于诊断
  - 已知胸膜弥漫受累和石棉暴露史倾向于间皮瘤
- 对疑难病例，报告恶性肿瘤，然后待石蜡切片可能是最好的处理方法

（二）鉴别反应性间皮细胞与间皮瘤

- 非典型性间皮细胞在反应性条件下非常常见，可能被误诊为恶性肿瘤
- 混合性炎症通常很明显，原因难以解释
- 以下特征倾向于间皮增生伴非典型性，而非恶性肿瘤
  - 细胞局限于胸膜表面
    - 乳头状结构内衬单层细胞
  - 远离胸膜表面的细胞增生不明显
  - 毛细血管垂直于胸膜表面排列
  - 无间质浸润
  - 细胞异型性仅存在于纤维及组织
    - 核分裂像可能很常见
  - 无坏死或非常罕见（仅在渗出物内）

推荐阅读

[1] Galateau-Salle F et al: The 2015 World Health Organization Classification of Tumors of the Pleura: advances since the 2004 classification. J Thorac Oncol. 11(2):142-54, 2016

[2] Karpathiou G et al: Pleural neoplastic pathology. Respir Med. 109(8):931-43, 2015

[3] Sirmali M et al: Utility of intraoperative frozen section examination in thoracic surgery. a review of 721 cases. J Cardiovasc Surg (Torino). 47(1):83-7, 2006

[4] Cagle PT et al: Differential diagnosis of benign and malignant mesothelial proliferations on pleural biopsies. Arch Pathol Lab Med. 129(11):1421-7, 2005

反应性间皮细胞

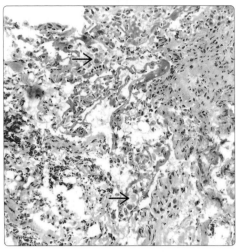

反应性间皮细胞：细胞表现

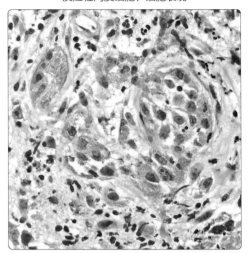

（左图）肺鳞状细胞癌患者的活检，显示粉红色上皮样细胞➡。胞质粉色细丝状，怀疑为癌。然而，这些细胞在石蜡切片被确定为反应性间皮细胞。（右图）反应性间皮细胞可能形成类似于癌的小巢或簇。值得注意的是，这些反应性细胞在冰冻切片上通常有颗粒状胞质。恶性肿瘤的诊断不能仅仅基于细胞学特征。

反应性间皮增生

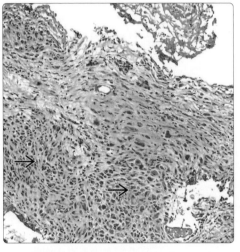

反应性间皮细胞

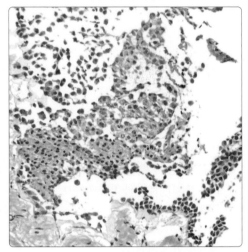

（左图）非典型间皮细胞➡常见于反应性胸膜，可能与恶性肿瘤非常相似。重要的是要注意倾向于反应性病变的特征：分层表现，间皮细胞上覆盖纤维蛋白，并且没有坏死，没有脂肪/肌肉浸润，没有复杂的结构。（右图）反应性间皮细胞可呈片状，特别是在胸膜表面，导致与恶性间皮瘤混淆。

反应性间皮增生

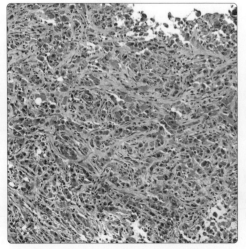

恶性间皮瘤

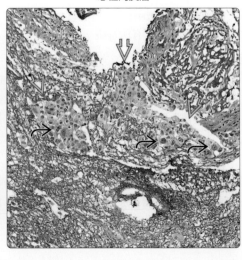

（左图）反应性间皮细胞的细胞核增大，核仁突出。细胞可与纤维蛋白、纤维化和（或）纤维蛋白混合，难以与浸润鉴别。（右图）纤维蛋白中的这些细胞簇➡比反应性间皮细胞显示明显的大小差异和细胞异型性➡。临床上怀疑是恶性肿瘤，最后诊断为间皮瘤。

恶性间皮瘤

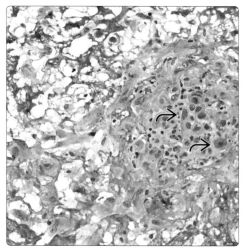

恶性间皮瘤

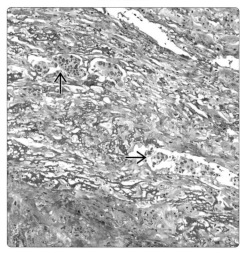

（左图）与反应性间皮细胞的非典型性相比，细胞核明显增大并伴有巨大的核仁 ➡，更倾向于恶性肿瘤。细胞大小差异明显。需要免疫组化染色确定是恶性间皮瘤，而不是转移癌。（右图）这例恶性间皮瘤在活检中表现为异型性明显的小巢状细胞，类似于淋巴管侵犯 ➡ 的癌。

转移性肉瘤

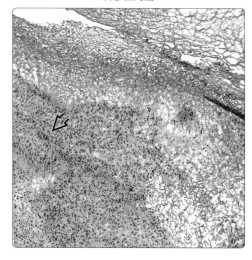

孤立性纤维性肿瘤

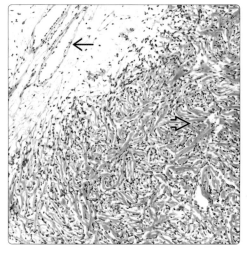

（左图）这例有明确的恶性肿瘤细胞 ➡，但报告为"恶性肿瘤，待后续"。通过辅助染色和既往大腿肿物的病史，最终分类为转移性肉瘤。（右图）孤立性纤维性肿瘤是由温和的梭形细胞和基质胶原 ➡ 及扩张的血管 ➡ 组成。与促结缔组织增生性间皮瘤在形态学上有重叠，但促结缔组织增生性间皮瘤通常不表现为局灶或带蒂病变。

孤立性纤维性肿瘤

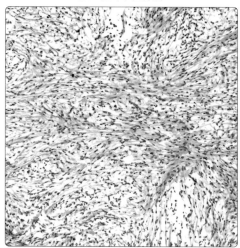

孤立性纤维性肿瘤

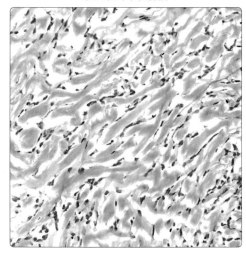

（左图）孤立性纤维性肿瘤是一种温和的梭形细胞肿瘤，富含胶原。它们通常在胸膜上形成非常局限的肿瘤（通常有蒂）。（右图）在一些孤立性纤维性肿瘤的病例中，间质胶原成分非常明显，可能会考虑硬化性癌或促结缔组织增生性间皮瘤。然而，后者常表现出更明显的核异型性，且生长方式更具侵袭性。

关节置换术：感染评估
Revision Arthroplasty: Evaluation of Infection

钮东峰 译　林冬梅 校

一、手术/临床关注点

（一）会诊目的
● 明确是否存在关节感染

（二）患者治疗方案决策
● 如果存在感染，可能需要移除人工关节并清理该区域
● 感染清除后才能安装新关节

（三）临床背景
● 难以区分人工关节松弛是机械性还是感染性
● 培养结果阳性可能是由于皮肤细菌污染

二、标本评估

（一）大体
● 检查最可疑感染的部位
　○ 选择灰褐/粉色到红色/棕色组织（坏死出血区域）
　○ 白色纤维组织或纤维蛋白一般不是炎症区域

（二）冰冻切片
● 从最可疑区域至少取2块代表性组织

三、最常见的诊断

（一）人工关节感染
● 关节周围组织中可见急性炎症细胞（中性粒细胞）

（二）碎屑性滑膜炎
● 由于关节的侵蚀/破坏引起的炎症改变
● 常出现异物反应（例如硅胶/金属碎屑）
● 出现慢性炎症而非急性炎症

（三）弥漫型腱鞘巨细胞肿瘤
● 既往称为色素性绒毛结节性滑膜炎
● 呈乳头状分叶结构，由片状或结节状奇异肾形细胞核的上皮样组织细胞、数量不等的多核巨细胞、色素及黄色瘤样炎症成分组成。

四、报告

（一）冰冻切片
● 仅报告每高倍视野中性粒细胞数量；×400
● 在炎症最重区域，至少计数5个高倍视野
　○ 平均中性粒细胞数≥5个/5个高倍视野提示为感染
● 近期meta分析显示，界值为10个中性粒细胞/高倍视野可能更具诊断特异性
● 不计数位于纤维蛋白、表面炎性渗出物及血管内的中性粒细胞

（二）可靠性
● 如果应用上述标准并且取2块组织用于冰冻，通常可取得具有较高特异性的诊断

五、陷阱

（一）类风湿性关节炎
● 常出现与感染无关的中性粒细胞；可能无法准确评估

（二）取材失误
● 如果没有充分取材，冰冻诊断有可能漏掉代表性区域

推荐阅读

[1] Zhao X et al: Ten versus five polymorphonuclear leukocytes as threshold in frozen section tests for periprosthetic infection: a meta-analysis. J Arthroplasty. 28(6):913-7, 2013

[2] Tsaras G et al: Utility of intraoperative frozen section histopathology in the diagnosis of periprosthetic joint infection: a systematic review and metaanalysis. J Bone Joint Surg Am. 94(18):1700-11, 2012

[3] Kanner WA et al: Reassessment of the usefulness of frozen section analysis for hip and knee joint revisions. Am J Clin Pathol. 130(3):363-8, 2008

中性粒细胞　　　　　　　　　　　细胞核形态

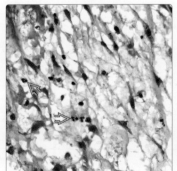
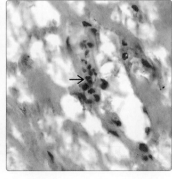

（左图）评估关节置换术的炎症反应，要计数至少5个独立高倍视野的中性粒细胞数量➡️，并报告平均数。（右图）中性粒细胞很难和挤压的淋巴细胞和凋亡的细胞核鉴别，分叶状细胞核➡️是其形态学特征。

表面炎症性渗出

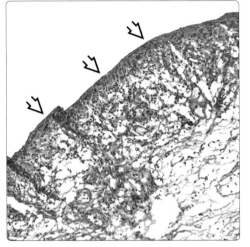

碎屑性滑膜

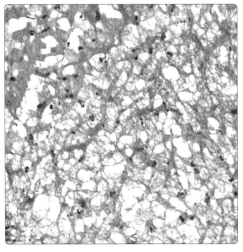

（左图）计数中性粒细胞数量时，应该忽略表面炎症性渗出物➡中的中性粒细胞，因为这些中性粒细胞的出现与人工关节周围真正的感染无关。（右图）表面纤维蛋白中的中性粒细胞与人工关节周围感染无关，在计数中性粒细胞时应该忽略。这些纤维蛋白常与术中出血相关。应选择真正的结缔组织用于冰冻诊断。

中性粒细胞边集

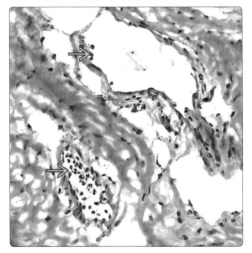

纤维蛋白中的中性粒细胞

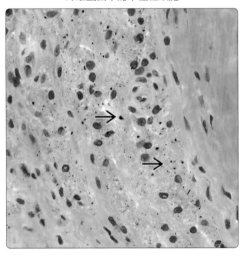

（左图）因炎症或手术，中性粒细胞可存在于小血管附近（称为边集➡）。这一表现是非特异性的，这些细胞不能用于计数。（右图）在某些患者中，假体材料➡可能会侵蚀或脱落到关节周围软组织中，导致组织细胞炎症反应（碎屑性滑膜炎）该现象虽不常见，但这种碎片有点像中性粒细胞。

弥漫型腱鞘巨细胞肿瘤

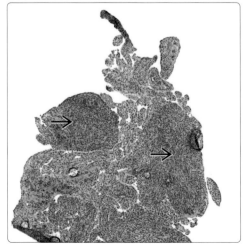

弥漫型腱鞘巨细胞肿瘤

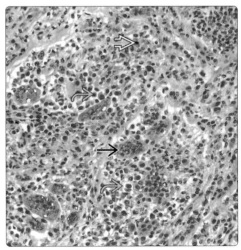

（左图）弥漫型腱鞘巨细胞肿瘤（色素性绒毛结节性滑膜炎）的临床表现通常与人工关节感染有很大区别。但在少数情况下，两者的临床表现有交叉。在低倍镜下，由于单核细胞增生，导致乳头状的滑膜结构增宽➡。（右图）弥漫型腱鞘巨细胞肿瘤由组织细胞样单核细胞➡、多核巨细胞➡及色素组成➡。

涎腺：诊断和切缘
Salivary Gland: Diagnosis and Margins

钮东峰 译 林冬梅 校

一、手术／临床关注点

（一）会诊目的

- 明确涎腺肿块是否为高级别恶性肿瘤
  - 在腮腺病变中没有必要区分良性和低级别恶性肿瘤，因为这两者临床处理相同，均行保守性切除
- 保证切缘干净

（二）患者治疗方案决策

- 如果是高级别恶性肿瘤，外科处理可能会有所不同
  - 腮腺高级别癌常行全腮腺切除，并需切断面部神经
  - 可能需要进行颈部淋巴结清扫
  - 患者通常会接受辅助性放疗，可放疗联合化疗
- 切缘阳性有可能需进一步手术
- 随着对涎腺肿瘤特征性基因改变的深入了解，对新鲜组织进行细胞遗传学分析可能有助于诊断
  - 多形性腺瘤、癌在多形性腺瘤中、腺样囊性癌、黏液表皮样癌、分泌性癌和透明细胞癌具有特征性基因改变

（三）临床背景

- 涎腺肿物可能并不是涎腺原发的，尤其是在腮腺，腮腺周围和腮腺内淋巴结容易出现转移性病变，或者受淋巴瘤累及
- 涎腺组织细针穿刺（FNA）无法明确诊断时，需要做冰冻切片进一步诊断
  - FNA 无法明确区分基底样肿瘤，包括基底细胞腺瘤、基底细胞腺癌和腺样囊性癌
  - 对于囊性病变通常难以获得供诊断的组织
  - 多形性腺瘤中出现非典型腺体，考虑癌在多形性腺瘤中
- 在大体肿瘤范围之外区域，可出现高级别恶性肿瘤（尤其是腺样囊性癌）侵犯神经现象

二、标本评估

（一）大体

- 典型的良性肿瘤边界清楚
- 良性和复发性肿瘤可能表现为多结节状生长方式
- 高级别癌通常大体呈浸润性生长
- 如果需要评估所有切缘，对切缘精确定位很关键
  - 直接与外科医师沟通有助于准确定位最近切缘
  - 用不同颜色墨汁标记切缘有助于方位定位
  - 整个标本连续切片
- 切缘可能以小活检形式从手术区域边缘切除送检（"缺陷取样"）或者从面神经分支切取样本以明确神经侵犯的范围

（二）冰冻切片

- 小活检标本应全部用于冰冻
- 切面应垂直于切缘

多形性腺瘤

腺样囊性癌

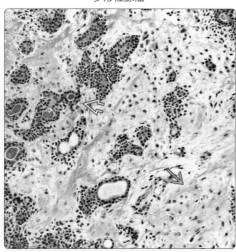
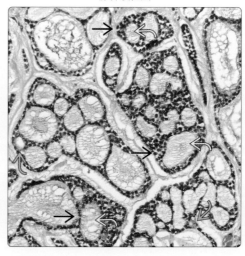

（左图）典型的多形性腺瘤由导管成分➡、梭形和卵圆形肌上皮细胞及丰富的软骨黏液样基质➡构成。（右图）筛状型的腺样囊性癌具有基底样肌上皮细胞➡，周围可见黏多糖基质➡。有少量形成管腔的导管➡成分。

○ 平行切面不能用于评估离切缘很近（1～2mm）但实际为阴性的切缘
- 近距离切缘对临床很重要，且只能在垂直切面上进行评估
○ 即使肿瘤细胞缺乏显著异型性，但浸润性生长、神经侵犯、和（或）脉管侵犯仍提示为恶性
- 以下特征提示为高级别癌：显著的细胞学异型性、坏死、大量核分裂像，和（或）非典型核分裂像

（三）细胞学

- 涂片或刮片可用于评估肿瘤
- 通常不采用细胞学诊断评估切缘

三、最常见的诊断

（一）良性肿瘤及低级别恶性肿瘤

- 多形性腺瘤
  ○ 最常见的良性肿瘤
  ○ 大多数病例FNA容易诊断
  - 形态不典型时可借助于冰冻切片诊断
  ○ FNA发现不典型细胞学改变时，应进一步检查是否有恶变及浸润性生长
  - 非浸润性或者微浸润性（浸润灶最大径为4～6mm）癌在多形性腺瘤中，其预后好于广泛浸润性肿瘤
  ○ 稀疏的软骨黏液样基质改变类似于基底细胞瘤或肌上皮瘤
  - 冰冻切片毋需鉴别不同的良性肿瘤
  ○ 大量的化生性改变容易与其他病变混淆
  - 除常见的导管及肌上皮成分以外，还可出现鳞状上皮、黏液、脂肪和嗜酸细胞性上皮细胞
  - 可能出现黏液样、软骨样、脂肪和骨样间质成分
  - 充分取材对多形性腺瘤诊断会有所帮助
- 嗜酸性和透明细胞肿瘤
  ○ 嗜酸性细胞和透明细胞为非特征性形态，可出现于多个肿瘤类型中（例如黏液表皮样癌和腺泡细胞癌）
  ○ 显著的细胞嗜酸性出现在特定肿瘤中（Warthin瘤和嗜酸细胞瘤），而透明细胞则是另外一些肿瘤的形态特征（上皮-肌上皮，透明细胞癌）
  ○ 需要广泛取材以最终明确分类
  - 可出现局灶性肿瘤特征区域
- 冰冻切片不必给出具体诊断，因为和高级别恶性肿瘤相比，良性和低级别恶性肿瘤的处理方法相似
  ○ Warthin瘤
  - 嗜酸性上皮内衬淋巴细胞间质
  - 多数只发生在腮腺
  - 可能是多灶和（或）双侧性
  - 大量的鳞状上皮化生可能会误诊为鳞状细胞癌
  ○ 嗜酸细胞瘤
  - 肿瘤由大量胞质嗜酸的细胞构成
  - 可出现局灶或广泛透明细胞改变
  - 多见于腮腺

- 一侧或双侧腮腺多灶性病变倾向诊断为结节性嗜酸细胞增生
○ 低级别黏液表皮样癌
- 在所有年龄组里黏液表皮样癌都是最常见的涎腺肿瘤
- 特征性的成分包括黏液细胞、上皮样细胞和中间型细胞
- 低级别肿瘤有较多的腺样结构、较多黏液细胞和中间型细胞成分
- 缺乏高级别特征，包括实性生长方式、细胞核异型性、高核分裂活性、坏死、神经侵犯或脉管侵犯、不规则边界和骨侵犯
- 可能具有显著的淋巴细胞间质
- 显著的透明细胞或嗜酸性特征提示需要广泛取材（或特殊染色）以明确细胞组成
○ 腺泡细胞癌
- 肿瘤细胞显示明显的腺泡细胞分化，具有丰富的颗粒状嗜碱性胞质
- 实性、囊性和（或）乳头状生长方式
- 可能具有显著的淋巴细胞间质
- 最常见于腮腺
○ 分泌性癌
- 既往称之为乳腺样分泌性癌
- 微囊、实性、管状、滤泡和（或）乳头状生长方式
- 细胞具有空泡状或颗粒状嗜酸性胞质
- 腺腔内可见胶样分泌物
- 缺乏腺泡细胞癌的嗜碱性酶原颗粒
- 最常见于腮腺，也可见于其他部位

（二）基底样肿瘤

- 基底细胞腺瘤和基底细胞腺癌
  ○ 由基底样肌上皮细胞和导管组成
  ○ 外周区域可见栅栏状排列的细胞，胞质较少
  ○ 缺乏多形性腺瘤的典型软骨黏液样间质
  ○ 管状、梁状、实性及膜样型排列方式
  ○ 区分良恶性的标志是出现脉管侵犯和（或）间质浸润
  - 基底细胞腺癌是低级别恶性肿瘤
  - 这两种肿瘤外科处理方式相似，因此冰冻切片上不必鉴别
  ○ 最常见于腮腺
- 腺样囊性癌
  ○ 涎腺侵袭性最强的肿瘤，诊断有难度
  - 需要确定更典型的腺样或筛状区域以及非细胞性基质（可能呈黏液样或玻璃样变外观）
  - 在冰冻切片上不必鉴别实性腺样囊性癌及其他高级别基底细胞样癌（包括原发性或转移性高级别神经内分泌癌或基底样鳞状细胞癌）

（三）高级别癌

- 涎腺导管癌
  ○ 显著异型性的上皮样细胞排列成巢状或片状，具

常见涎腺肿瘤的免疫组化及遗传学特点

肿瘤类型	免疫组化	G 遗传学改变
多形性腺瘤 癌在多形性腺瘤中	PLAG1 HMGA2	8q12（*PLAG1*）or 12q14-15（*HMGA2*）基因易位
基底细胞腺瘤	β-catenin（细胞核着色）	*CTNNB1* 点突变 *CYLD* 突变（膜样型）
涎腺导管癌	HER2 AR 受体	17q21.1 扩增（*ERBB2*） 3q26.32 突变（*PIK3CA*）
腺样囊性癌	MYB	t（6；9）（p21；q13）；MYB-NFIB 基因融合
黏液表皮样癌	p63（多灶阳性）	t（11；19）（q21；p13）ort（11；15）（q21；q26）； *CRCT1-MAML2* or *CRCT3-MAML2* 基因融合
分泌性癌	Mammaglobin 和 S100	t（12；15）（p13；q25）；*ETV6-NTRK3* 基因融合

有显著核分裂像，常出现类似乳腺导管原位癌的粉刺样中央型坏死
- 需要临床病理沟通以与少见的乳腺转移癌鉴别
- 可以独立发生或表现为癌在多形性腺瘤中的成分
- 癌在多形性腺瘤中
  - 必须辨认出残存的多形性腺瘤
  - 涎腺导管癌是最常见的恶性成分
- 高级别黏液表皮样癌
  - 具有一些特征性的结构，包括实性生长方式，细胞核异型性，高核分裂活性，坏死，神经或脉管侵犯，不规则侵袭性边界以及骨侵犯
  - 高级别肿瘤常常是鳞状细胞样细胞成分，黏液分化常表现为小灶状
  - 出现广泛角化提示为鳞状细胞癌，可能是皮肤起源并扩散和取代腮腺区淋巴结
- 低分化转化（去分化）
  - 分化癌中出现与原发癌不同的高级别成分
  - 可见于多种肿瘤，但最常见于腺泡细胞癌

（四）转移性

- 头颈部皮肤来源鳞状细胞癌经常转移到腮腺内或腮腺周围的淋巴结
- 恶性黑色素瘤也可能转移至涎腺淋巴结
- 当肿瘤侵犯淋巴结外或取代淋巴组织而形成局部大肿块时，则难以区分转移和原发

四、报告

冰冻切片

- 是否有肿瘤（如果有切缘，报告切缘情况）
- 尽可能报告具体诊断，只要能区分低级别涎腺肿瘤和高级别涎腺肿瘤即可
- 很多鉴别诊断要通过辅助检查来实现

五、陷阱

（一）鳞状化生

- 尤其多见于多形性腺瘤及 Warthin 瘤中，可能会导致与鳞状细胞癌或黏液表皮样癌混淆
  - 寻找多形性腺瘤特征性的软骨黏液样基质，寻找 Warthin 瘤反应性淋巴细胞间质中的嗜酸性上皮成分
- 涎腺化生导致浸润性癌的假象
  - 病变活检后，周围区域出现涎腺化生合并炎症改变
  - 涎腺导管出现分叶状鳞状化生，无明显的异型性

（二）囊性病变

- 鉴别非肿瘤性囊肿与良性或低级别恶性肿瘤囊性变有难度
  - 冰冻切片上皮可能不典型
  - 冰冻切片进行鉴别诊断（比如囊性腺泡细胞癌）可能证据不充分，需要特殊染色（有腺泡细胞分化的病变需要 PAS 染色，黏液表皮样癌需要黏液卡红染色）
- 术中并不需要具体诊断

（三）鉴别正常结构和肿瘤

- 分化好的癌中孤立的腺管结构可能与正常涎腺腺管成分类似，当切缘出现上述形态时，评估是否有肿瘤则尤其困难
- 与肿瘤主体进行比较可帮助鉴别诊断

推荐阅读

[1] Seethala RR et al: Update from the 4th edition of the World Health Organization Classification of Head and Neck Tumours: Tumors of the Salivary Gland. Head Neck Pathol. 11(1):55-67, 2017

[2] Seethala RR et al: Molecular pathology: predictive, prognostic, and diagnostic markers in salivary gland tumors. Surg Pathol Clin. 9(3):339-52, 2016

[3] Schmidt RL et al: A systematic review and meta-analysis of the diagnostic accuracy of frozen section for parotid gland lesions. Am J Clin Pathol. 136(5):729-38, 2011

多形性腺瘤

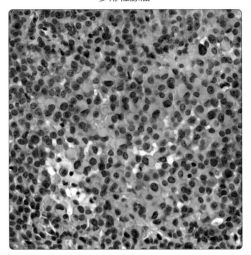

多形性腺瘤

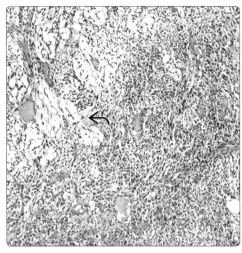

（左图）当特征性间质成分很少时辨别多形性腺瘤较为困难。区分浆样肌上皮细胞和浆细胞瘤需借助于免疫组化分析。（右图）在本例多形性腺瘤中，占主要成分的肌上皮细胞呈梭形，需要和梭形的间质增生鉴别。注意灶状的软骨黏液样间质➡。

复发的多形性腺瘤

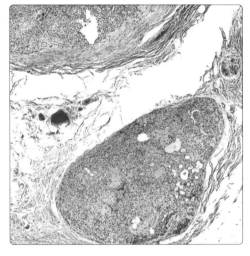

多形性腺瘤

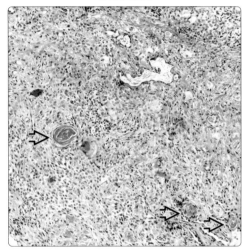

（左图）复发的多形性腺瘤常表现为软组织中出现多灶性肿瘤结节。（右图）本例上腭多形性腺瘤切除标本显示在大片实性肌上皮细胞中出现多灶鳞化➡。这些表现最初往往会误诊为浸润性鳞状细胞癌。

癌在多形性腺瘤中

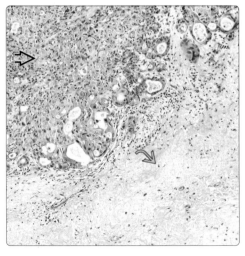

癌在多形性腺瘤中

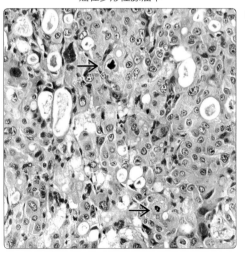

（左图）异型性明显的导管细胞➡构成实性或腺泡状结构，毗邻成分为残存的细胞稀少且玻璃样变的多形性腺瘤➡。上述多形性腺瘤成分出现恶性转化。（右图）癌在多形性腺瘤中是一种高级别肿瘤，表现为多形性细胞，细胞核深染，显著核仁以及非典型核分裂像➡。患者可能表现为长期存在的肿块突然增大、疼痛及面瘫。

（左图）与多形性腺瘤相比，基底细胞腺瘤缺乏软骨黏液样基质。由基底样细胞组成实性、梁状及管状结构，在疏松间质中可混杂导管结构➡。外周细胞核排列成栅栏状➡。细胞核异型性明显。（右图）基底细胞腺瘤对应的低级别恶性肿瘤成分浸润至周围间质中，可见侵犯神经现象➡。

基底细胞腺瘤

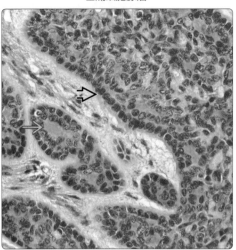

基底细胞腺癌

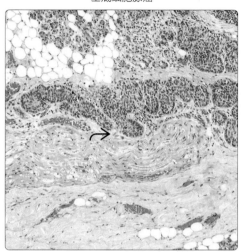

（左图）再次切除送检本例切缘标本中，发现残余腺样囊性癌，表现为分散的、容易忽略形态温和的腺管➡。由于病变缺乏边界，应考虑到肿瘤残存。需要仔细检查切缘的神经以明确是否存在神经侵犯。（右图）由于腺管结构不明显，因此病变周边腺样囊性癌很难辨认。筛状结构、细胞核深染以及散在的核分裂像➡可确认这类细胞为恶性肿瘤。

腺样囊性癌

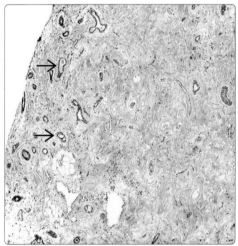

腺样囊性癌

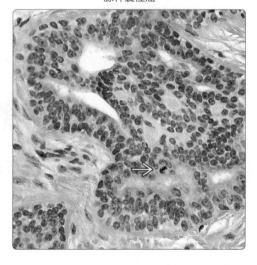

（左图）腺样囊性癌的实性成分可能存在或缺乏细胞学恶性证据。该处可见神经侵犯现象➡。只有存在更多可辨认的管状或筛状结构➡，才能与其他基底细胞样癌鉴别。（右图）在冰冻切片上，原发高级别神经内分泌癌与转移性小细胞癌及 Merkel 细胞癌无法鉴别，需要借助于临床病史及免疫组化染色。

腺样囊性癌：实性型

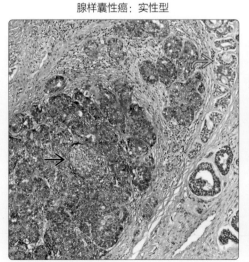

神经内分泌癌

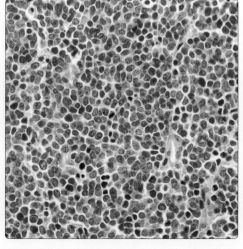

多形性腺癌

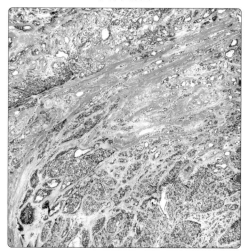

多形性腺癌

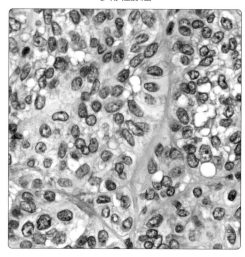

（左图）多形性腺癌是一种少见的涎腺恶性肿瘤，组织形态多样，包括实性、腺样及筛状生长方式。在小活检标本中，可能无法与多形性腺瘤鉴别。在这种情况下，诊断低级别涎腺肿瘤较为合适。（右图）多形性腺癌的细胞核较为一致，染色质细腻，核分裂像少见。相反，腺样囊性癌细胞核呈多边形且深染。

腺泡细胞癌

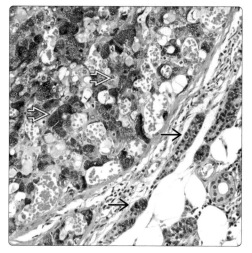

腺泡细胞癌

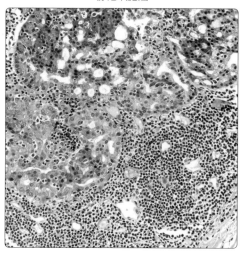

（左图）诊断腺泡细胞癌主要依靠分泌性腺泡分化的改变。肿瘤细胞➡胞质内出现嗜碱性颗粒，和周围良性分泌性腺泡➡相似。（右图）腺泡细胞癌（如图所示）和黏液表皮样癌常常出现反应性淋巴细胞间质，类似肿瘤转移至淋巴结。

上皮 - 肌上皮癌

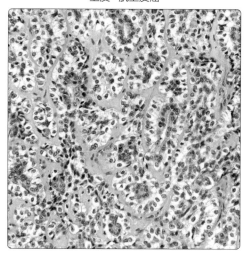

透明细胞癌

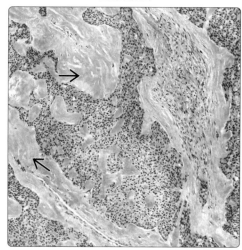

（左图）透明细胞变可出现在很多涎腺肿瘤中。在上皮 - 肌上皮癌中，双向增生细胞表现为透明肌上皮细胞围绕导管细胞。（右图）透明细胞癌是一种少见的涎腺惰性肿瘤，病理特征为片状和带状透明细胞浸润性生长。透明细胞具有鳞状细胞表型而非肌上皮细胞表型。常出现胶原间质玻璃样变➡。

（左图）本例黏液表皮样癌切缘出现孤立性腺体，由于低级别细胞学表现，难以判断该腺体是否为肿瘤性。（右图）本例高级别黏液表皮样癌中细胞大部分表现为鳞状细胞样，异型性显著。可见散在的具有黏液空泡➡的细胞。若出现广泛的角化，则倾向转移性鳞状细胞癌，而非黏液表皮样癌。

低级别黏液表皮样癌

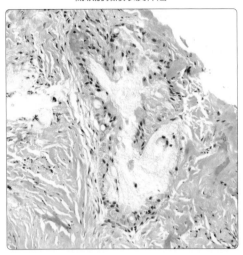

高级别黏液表皮样癌

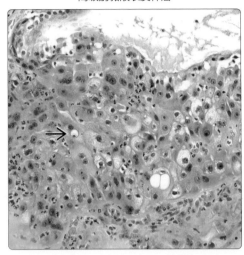

（左图）黏液表皮样癌可表现为嗜酸细胞特征。低级别类型主要与嗜酸细胞瘤鉴别诊断，但高级别类型可能与少见的嗜酸细胞癌相似。可见细胞内黏液空泡➡。（右图）非特异性透明细胞形态可能大量出现在黏液表皮样癌中，尤其本例的表皮样细胞成分中，胞质内黏液空泡➡和鳞状细胞样特征支持该诊断。

嗜酸细胞性黏液表皮样癌

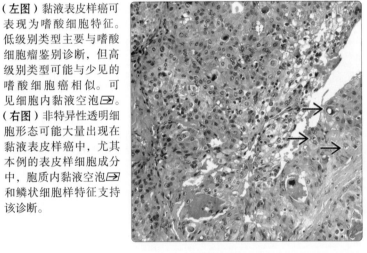

透明细胞黏液表皮样癌

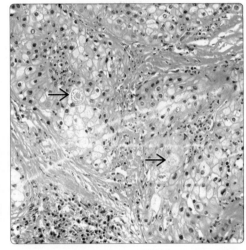

（左图）涎腺导管癌与粉刺型乳腺癌非常相似。这种高级别恶性肿瘤显示导管生长方式伴有粉刺样坏死➡，通常出现浸润性成分➡。（右图）分泌性癌和乳腺分泌性癌类似，具有同样的基因易位。注意由嗜酸性肿瘤细胞构成的背靠背腺管，腔内含胶样分泌物。

涎腺导管癌

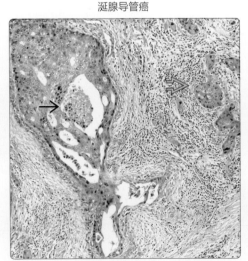

分泌性癌

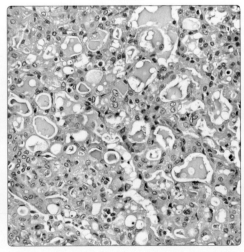

Warthin 瘤

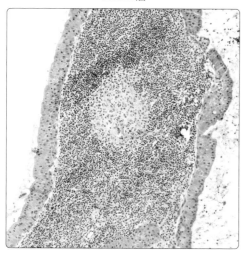

嗜酸细胞瘤

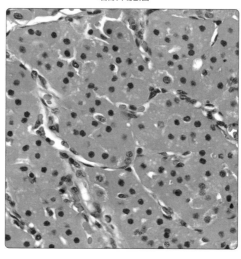

（左图）很多涎腺肿瘤可出现嗜酸细胞分化。Warthin 瘤特征性改变为双层嗜酸细胞性上皮围绕中央反应性淋巴细胞。鳞状化生可能会考虑到恶性可能，但 Warthin 瘤中出现真正的鳞状细胞癌非常罕见。（右图）嗜酸细胞瘤是由胞质富含嗜酸性颗粒的细胞构成，排列成巢状或带状。可见透明细胞改变。如果表现为多灶性，则要考虑结节性嗜酸细胞增生。

黏液囊肿

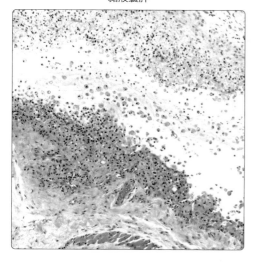

放射所致异型性

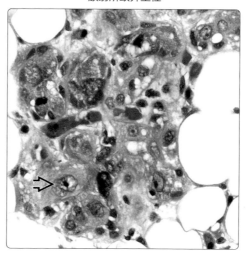

（左图）涎腺囊性病变的诊断分类依赖于囊壁细胞成分，但由于冰冻取材局限，有时诊断非常困难。黏液囊肿中出现片状吞噬黏液的细胞，可能会误诊为黏液表皮样癌或囊性腺泡细胞癌。（右图）放疗后涎腺会出现腺泡萎缩，伴导管化生。单个的不典型细胞核➡可视为治疗反应。

上皮性包涵体

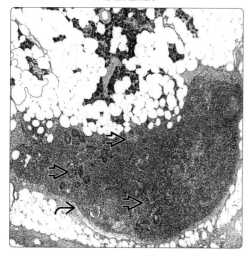

坏死性涎腺化生

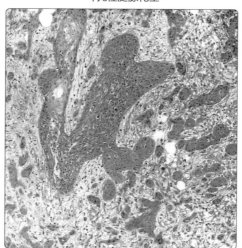

（左图）腮腺内淋巴结出现上皮性包涵体可能会误诊为转移性癌。该淋巴结仅部分区有被膜➡，淋巴结实质内可见上皮岛➡。（右图）坏死性涎腺化生常表现假性浸润，可见良性或反应性鳞化上皮岛。这些上皮岛分布均匀一致，是鳞化的涎腺导管分支。

皮肤：诊断和切缘
Skin: Diagnosis and Margins

钮东峰　译　林冬梅　校

一、手术 / 临床关注点

（一）会诊目的

- 最常见的术中会诊（IOC）是为确保完整切除恶性皮肤肿瘤
- 术中会诊很少用于肿瘤的初次诊断

（二）患者治疗方案决策

- 如果初次切缘阳性，需要进一步切除肿瘤周围皮肤以达到切缘干净

（三）临床背景

- 皮肤肿瘤常通过削取活检、钻孔活检或小的切除活检形式诊断
  - 大部分需要术中会诊的肿瘤为基底细胞癌或鳞状细胞癌
  - 少见情况下，Merkel 细胞癌或皮肤附属器癌也需要术中冰冻切片
  - 不推荐小病变全部冰冻来作初次诊断
- 为追求美容效果，尽可能减小切缘范围（尤其是 Mohs 手术）
- 一般情况下，冰冻切片不适于诊断黑色素性病变
  - 冰冻切片人工假象及取材偏差会影响这类病变的评估

- 冰冻切片诊断黑色素瘤缺乏敏感性和特异性
- 鉴别原位黑色素瘤和皮肤日照性黑色素细胞增生很困难
- 诊断必须基于组织固定良好且结构清晰的石蜡切片

二、标本评估

（一）大体

- 通常为具有定位标记的椭圆形皮肤组织
  - 钻孔活检及削取活检标本很少用于冰冻切片
- 标本描述
  - 皮肤组织大小、厚度和颜色
  - 病变的大小、颜色、边界（边界清楚或不规则）
  - 病变类型（丘疹、斑点、结节等）
  - 病变与切缘的距离
  - 因既往活检，病变位置可能很难辨认
  - 图标、缝线、涂墨汁颜色及冰冻取材位置很关键
- 标本连续切片

（二）冰冻切片

- 取距离皮肤病变最近的垂直切缘及基底切缘用于冰冻

基底细胞癌：临床表现　　　　　基底细胞癌：结构特征

（左图）该患者面颊部可见大结节状和浸润性基底细胞癌。肿瘤形成溃疡性斑块，具有特征性不规则边界➡️。（右图）本例基底细胞癌具有大小不等的结节状分布特征➡️，合并弥漫的表皮溃疡，伴血清痂皮及退变的中性粒细胞➡️。

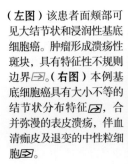
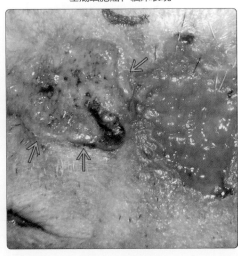
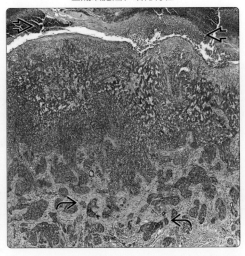

○ 切面应垂直皮肤表面以便于测量距离

○ 切面应该足够深，以保证能清楚显示所有切缘区域

● 平行切面切缘对于评估整个切缘非常重要（用于 Mohs 手术）

三、最常见的诊断

（一）鳞状细胞癌

● 大体呈现结节状肿块和（或）中央溃疡的硬结状区

● 可见胞质嗜酸的大的异型上皮样细胞侵犯表皮

● 常出现鳞状上皮旋涡，尤其在高至中分化的肿瘤

● 如果不借助免疫组化染色，低分化及梭形细胞成分很难诊断

● 典型病例表面常可见原位鳞状细胞癌（鲍温病）或者日光性角化病（AK）

（二）基底细胞癌

● 大体为境界清楚的红斑丘疹或结节

● 异型基底样细胞巢外周呈栅栏状，可见黏液性间质

○ 间质收缩的人工假象一般出现在石蜡切片，冰冻切片少见

○ 细胞外观一致，核分裂像可以很多

● 最常见的亚型有浅表多灶型、结节型和小结节型

（三）Merkel 细胞癌

● 比鳞状细胞癌和基底细胞癌少见，但具有更强侵袭性

● 异型性显著基底样细胞呈结节状和片状生长

● 常见核分裂像、凋亡小体及坏死

（四）皮肤附属器癌

● 微囊性皮肤附属器癌：低级别肿瘤，浅表病变呈微囊性分化，深部有浸润性导管结构

○ 神经侵犯常见，但需要深部活检／切除确诊

● 汗腺和大汗腺：浸润性导管结构由小的、暗细胞（汗腺）或有丰富嗜酸性胞质的大细胞（大汗腺）构成

● 皮脂腺癌：分叶状、结节状和片状排列，增大异型的透明细胞，胞质丰富，呈多泡状

四、报告

冰冻切片

● 是否有肿瘤

● 明确肿瘤类型

○ 冰冻切片可能无法给出具体分类（如低分化和肉瘤样癌）

● 切缘情况

○ 切缘阳性或阴性

● 可见神经侵犯

○ 临床可能选择扩大切除

五、陷阱

（一）毛囊与基底细胞癌

● 斜切会造成毛囊与基底细胞癌相似

○ 垂直于表皮取材（基底细胞癌通常平行排列）

○ 毛囊呈圆形至椭圆形，不会像基底细胞癌那样呈不规则边界

— 毛囊和基底细胞癌外周细胞都可以呈栅栏状

○ 毛囊有附属结构，包括皮脂腺和立毛肌

— 如出现毛干和毛囊腔有助于诊断

○ 常被纤维性组织围绕，而不是黏液基质

— 不会出现像基底细胞癌那样的上皮间质裂隙

□ 冰冻切片不易出现此特征

○ 毛囊通常缺乏核分裂像及凋亡

（二）汗腺导管与浸润性或硬斑病样基底细胞癌

● 汗腺导管通常垂直于表皮

○ 出现在正常皮肤；缺乏瘢痕样间质，细胞胞质丰富

○ 呈圆形

○ 可存在于小集群中

○ 通常有 2 层细胞层；缺乏细胞非典型性；细胞常有更多的细胞质

○ 不会出现收缩假象

● 冰冻切片上破碎的汗腺导管可类似于基底细胞癌

（三）假上皮瘤样增生与鳞状细胞癌

● 假上皮瘤样增生是一种常见的反应性改变，可能与下列情况相关：

○ 慢性刺激或创伤（如慢性单纯性苔藓和结节性痒疹）

○ 深部真菌感染

○ 真皮／皮下病变：真皮纤维瘤，颗粒细胞瘤，间变性大细胞淋巴瘤

○ 既往活检或手术部位

● 细胞增大呈反应性改变，缺乏高级别细胞学异型性、高核分裂像活性或浸润性改变

○ 常见炎症细胞浸润

（四）鳞状细胞癌与基底细胞癌

● 鳞状基底细胞癌（基底细胞癌的亚型，具有鳞状细胞分化）和基底样鳞状细胞癌很难鉴别，即使在石蜡切片也难以鉴别

○ 寻找典型的基底细胞癌或鳞状细胞癌区域，基底细胞癌具有栅栏样排列及黏液性间质，鳞癌则具有日光性角化病或原位鳞癌区域

（五）日光性角化病与鳞状细胞癌

- 由于平埋和斜切原因，在活检标本中很难区分鳞状细胞癌和日光性角化病
- 有些病例日光性角化病显示增生性病变，伴表皮突延长
  - 无分离及浸润性病变区域，由于斜切可能与浸润性鳞癌难以鉴别

（六）多灶性癌

- 多灶性癌可能出现在下列病变中
  - 基底细胞癌：浅表多灶性（常显示跳跃性病变）、浸润性、硬斑病样及小结节亚型
  - 复发性癌：肿瘤可被瘢痕组织分隔开
    - 如果瘢痕累及切缘，不能除外肿瘤残留

（七）皮肤附属器癌与转移性癌

- 如果没有完整的临床病史和（或）免疫组化染色，

可能无法鉴别
  - 多数情况下应等待石蜡切片（以及免疫组化染色）进一步诊断

推荐阅读

[1] Moncrieff MD et al: False-negative rate of intraoperative frozen section margin analysis for complex head and neck nonmelanoma skin cancer excisions. Clin Exp Dermatol. 40(8):834-8, 2015

[2] Onajin O et al: Frozen section diagnosis for non-melanoma skin cancers: correlation with permanent section diagnosis. J Cutan Pathol. 42(7):459-64, 2015

[3] Gayre GS et al: Outcomes of excision of 1750 eyelid and periocular skin basal cell and squamous cell carcinomas by modified en face frozen section margin-controlled technique. Int Ophthalmol Clin. 49(4):97-110, 2009

椭圆形皮肤标本：定位和切片

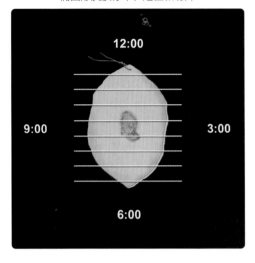

较大的椭圆形皮肤标本：标记切缘

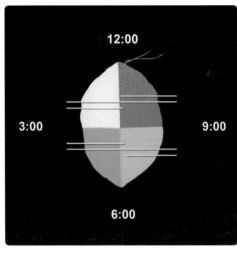

（左图）椭圆形皮肤标本通常一端缝线标记以定位，切缘以时钟方向标记。标本沿短轴方向切开。选择距离病变最近的切缘用于术中切缘评估。（右图）较大的椭圆形皮肤标本有非皮肤面，依次用4种不同的墨汁标记来确定切缘所属象限。

椭圆形皮肤标本：平行切面上的尖端切缘

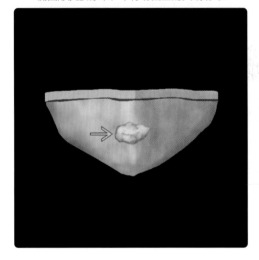

椭圆形皮肤标本

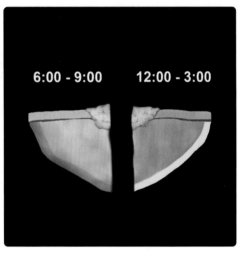

（左图）椭圆形皮肤标本的尖端切缘通常用平行切面切片来评估。由于远离病变，这些切缘通常是阴性。但在冰冻切片上出现任何病变都认为在切缘上➡。（右图）对于单张冰冻切片，大的椭圆形皮肤标本的整个横截面可能太大。可以使用多个组织切片来评估切缘。用墨汁标记皮肤和基底切缘的位置。

较小的椭圆形皮肤标本：标记切缘

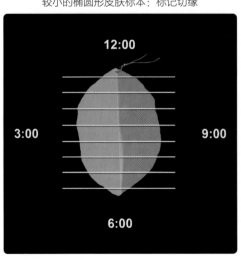

较小的椭圆形皮肤标本：完整横断面

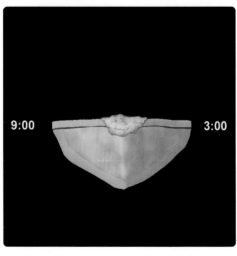

（左图）小的椭圆形皮肤标本一般用两种墨汁来标记非皮肤面。用于冰冻的切片应该包含完整横截面，及距离肿瘤的最近切缘。（右图）小的椭圆形皮肤标本通常切取包含双侧切缘的横截面用以诊断。用有颜色的墨汁确定切缘及方位。

（**左图**）冰冻切片显示本例基底细胞癌从表皮交界处向下延伸。真皮浅表瘤结节由拥挤、深染的基底样细胞构成，外周呈栅栏状排列➡。黏液聚集易见↗。（**右图**）该基底细胞癌的浅表真皮结节由异型、深染的基底样细胞构成，肿瘤外周细胞排列成栅栏状➡。人工收缩假象➡易见。但该现象不会出现在冰冻切片中。

浅表性基底细胞癌

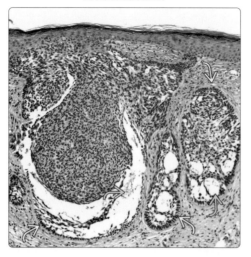

基底细胞癌：冰冻切片

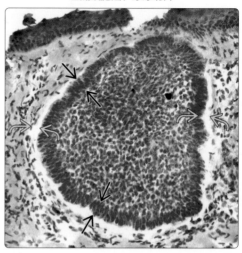

（**左图**）本例基底细胞癌由大小一致，密集排列的细胞组成。凋亡和核分裂像易见。出现黏液聚集也很常见➡。（**右图**）本例结节性基底细胞癌显示实性及片状生长，异型的基底样细胞显示较高核浆比以及较多的凋亡➡和核分裂像➡。

结节性基底细胞癌：大量凋亡和核分裂像

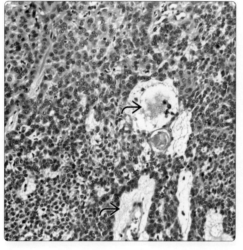

结节性基底细胞癌：细胞学特征

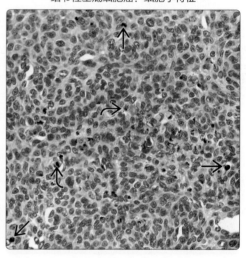

（**左图**）本例基底细胞癌由拥挤、深染的细胞构成。核分裂像➡可见。注意灶状胞质内色素沉着➡，此现象在基底细胞癌中常见。（**右图**）基底细胞癌中可见神经侵犯➡，但不常见，尤其是当肿瘤较大且浸润较深时如小结节型基底细胞癌类型。

基底细胞癌：冰冻切片中的细胞学特征

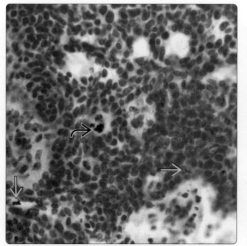

基底细胞癌神经侵犯

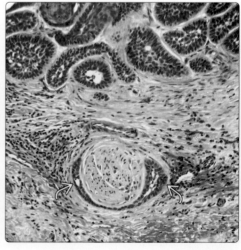

鳞状细胞癌：临床图片

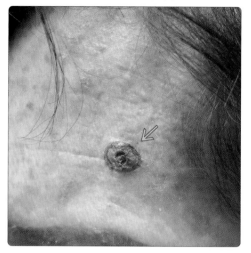

原位鳞状细胞癌：冰冻切片

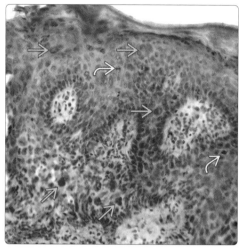

（左图）该老年女性前额日光暴露部位皮肤可见小的鳞状细胞癌➡。（右图）冰冻切片上可见表皮全层出现异型鳞状细胞异常，有多形性➡以及核分裂像➡，确诊为鳞状细胞原位癌。

来源于寻常疣的原位鳞状细胞癌

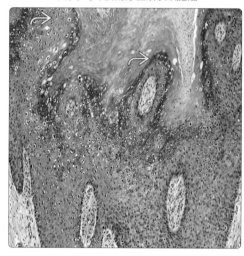

浸润性鳞状细胞癌，高 - 中分化

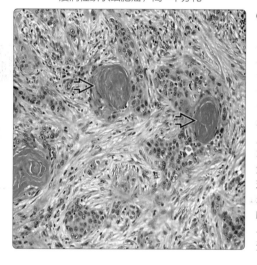

（左图）鳞状细胞原位癌通常起源于日光暴露部位皮肤日光性角化病，但少见情况下也可以起源于脂溢性角化病或寻常疣（比如本例），注意突起的表皮呈乳头状瘤样➡，以及表层角化过度和角化不全。（右图）本例高 – 中分化浸润性鳞状细胞癌有明显角化珠➡，伴有瘢痕性间质和散在的炎症细胞。有时很难将梭形细胞肿瘤与反应性间质细胞鉴别开来。

棘层松解性（腺样）鳞状细胞癌

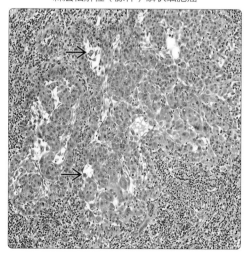

浸润性鳞状细胞癌，低分化

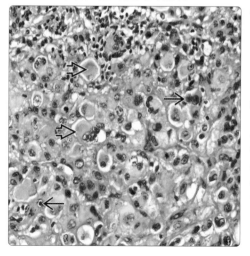

（左图）棘层松解性浸润性鳞癌显示分散的囊腔，其内可见黏附性较差的鳞癌细胞➡。这种亚型的鳞癌可能类似腺癌（假腺样鳞癌）或血管肉瘤（假血管样鳞癌）。（右图）高级别 / 低分化浸润性鳞癌表现为片状生长异型性、多形性上皮样和多核肿瘤细胞，细胞核深染，核仁明显➡，具有丰富嗜酸性胞质➡。

（左图）本例高分化浸润性鳞癌来源于表皮日光性角化病➡️。肿瘤浸润间质形成不规则细胞巢➡️。**（右图）**本例浸润性鳞癌显示在瘢痕间质出现浸润性肿瘤细胞条索，是促结缔组织反应亚型的特征。该亚型鳞癌临床更具侵袭性。

浸润性高分化鳞状细胞癌

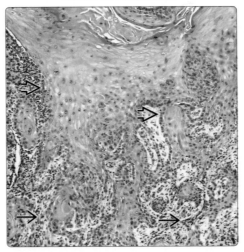

浸润性鳞状细胞癌，具有促结缔组织反应特征

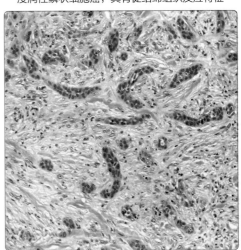

（左图）本例是深部浸润的皮肤附属器癌（微囊性皮肤附属器癌）。注意浸润性细胞条索和散在的导管样结构➡️。虽然细胞学呈现低级别肿瘤形态，但往往表现为深部浸润和神经侵犯。**（右图）**本例是少见的皮肤附属器肉瘤样癌（具有肉瘤样特征的汗孔癌）。注意散在、分化良好的导管结构➡️，这些导管被异型的梭形细胞➡️所浸润包围。

微囊性皮肤附属器癌

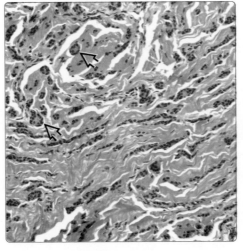

浸润性皮肤附属器癌

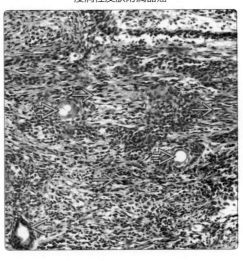

（左图）Merkel 细胞癌是一种高侵袭性神经内分泌癌，由高度异型的基底样细胞构成宽条索、结节状和片状结构。肿瘤细胞间仅见少量间质成分➡️，无栅栏样排列或黏液性间质。**（右图）**Merkel 细胞癌中常见透亮细胞核➡️。注意较多的凋亡和核分裂像➡️。

Merkel 细胞癌

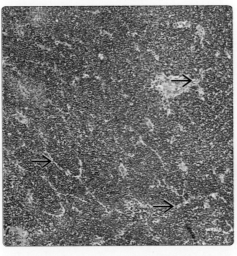

Merkel 细胞癌：细胞特征

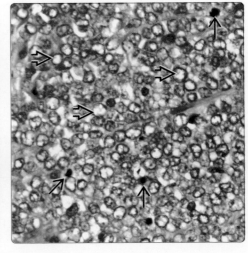

皮肤：鉴别中毒性表皮坏死松解症 与葡萄球菌性烫伤样皮肤综合征

Skin: Evaluation for Toxic Epidermal Necrolysis vs. Staphylococcal Scalded Skin Syndrome

钮东峰 译 林冬梅 校

一、手术／临床关注点

（一）会诊目的

- 用以鉴别中毒性表皮坏死松解症（TEN）/Stevens–Johnson 综合征（SJS）和葡萄球菌性烫伤样皮肤综合征（SSSS）

（二）患者治疗方案决策

- 依据诊断给予相应治疗

（三）临床背景

- TEN/SJS 和 SSSS 临床均表现为弥漫皮肤剥脱，两者很难鉴别
  - ○ 一般来说多型性红斑（EM）比 TEN/SJS 范围更局限，常累及＜ 10% 体表皮肤
  - － 通常与疱疹病毒感染性相关
  - ○ TEN/SJS 可迅速进展为大范围水疱、皮肤和黏膜脱落
  - － 多见于成人

- □ 死亡率可高达 50%
- － 应停止用药，并给予糖皮质激素或静脉注射免疫球蛋白
  - □ 该病可能是由于细胞介导的药物过敏反应（较常见）或者微生物感染所致
- SSSS 表现为皮肤压痛及大疱形成
  - ○ 多见于儿童
  - ○ 抗生素治疗

二、标本评估

（一）大体

- 标本通常是剥脱的皮肤碎片
  - ○ 皮肤用钳子卷至最紧
  - ○ 组织卷横向切片
- 利用削取活检或钻孔活检标本评估病变
  - ○ 垂直切片应确保包含表皮全层

中毒性表皮坏死性松解症：临床表现

中毒性表皮坏死性松解症：组织学表现

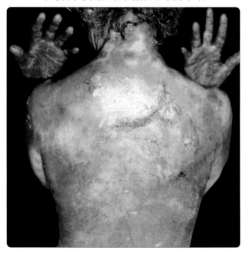

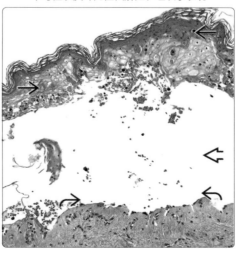

（**左图**）中毒性表皮坏死松解症（TEN）患者后背、颈部和手掌可见广泛皮肤脱落。如果不及时处理，可致命。（**右图**）TEN 诊断性特征包括表皮基底层出现裂隙➡，表皮下➡大疱形成，表皮全层坏死➡（图片由 B. Hall, MD. 惠赠）。

（二）冰冻切片

- 包埋组织卷横切，保证切面与皮肤表面垂直
- 削取活检或钻孔活检应全部包埋，切面与皮肤表面垂直

三、最常见的诊断

（一）中毒性表皮坏死松解症

- TEN,SJS 和 EM 大部分病例组织学特征基本相似
- 表皮 – 真皮交界处可见裂隙形成
- 典型病理改为轻度炎症和散在淋巴细胞外渗
- 出现角化不良及全层坏死（尤其是在重症病例）

（二）葡萄球菌性烫伤样皮肤综合征

- 裂隙常出现在颗粒层附近
- 在组织卷中仅见最表面的皮肤组织（角质层）
- 没有或少许炎症反应
  - 不出现角化细胞坏死

四、报告

冰冻切片

- 注意观察裂隙的位置、是否出现炎症反应以及表皮角化不良 / 坏死

五、陷阱

组织切片不佳

- 标本破碎，导致包埋困难，不能获得满意切片

推荐阅读

[1] Mishra AK et al: A systemic review on staphylococcal scalded skin syndrome (SSSS): a rare and critical disease of neonates. Open Microbiol J. 10:150–9, 2016

[2] Hosaka H et al: Erythema multiforme, Stevens–Johnson syndrome and toxic epidermal necrolysis: frozen–section diagnosis. J Dermatol. 37(5):407–12, 2010

中毒性表皮坏死松解症：临床表现

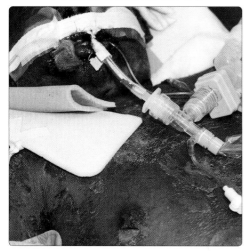

中毒性表皮坏死松解症：炎症

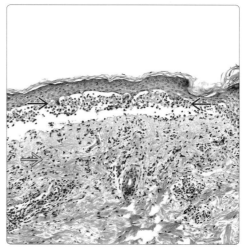

（左图）TEN 患者临床表现为广泛表皮剥脱，并累及黏膜，临床需要插管治疗（图片由 H. R. Jalian, MD. 惠赠）。（右图）TEN（大疱性多形性红斑）特征性表现为表皮下大疱形成，其内充满变性的炎症细胞和坏死的角化细胞 ➡。真皮内仅见轻度炎症细胞浸润 ➡（图片由 J. Jackson, MD. 惠赠）。

中毒性表皮坏死松解症：表皮下大疱

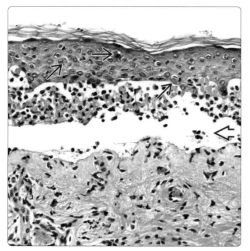

中毒性表皮坏死松解症：大疱边缘

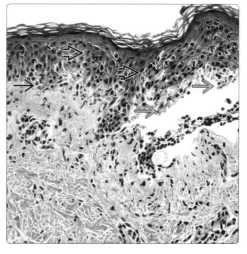

（左图）本例 TEN（大疱性多形性红斑）表现为表皮下大疱形成 ➡，伴随角化细胞坏死 ➡ 和炎症细胞，大部分为淋巴细胞。表皮内可见散在坏死的角化细胞。（图片由 J. Jackson, MD. 惠赠）（右图）TEM 在大疱边缘表现表皮真皮交界可见透明细胞 ➡ 围绕角化细胞。表皮内 ➡ 以及大疱腔内 ➡ 很多坏死性/凋亡性角化细胞。

葡萄球菌性烫伤样皮肤综合征

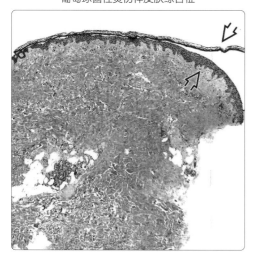

葡萄球菌性烫伤样皮肤综合征：无菌性角质层下大疱

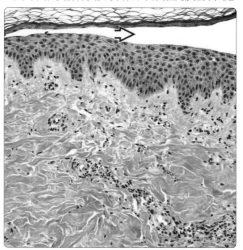

（左图）TEN 的临床鉴别诊断包括 SSSS。两者病理表现截然不同。SSSS 的活检标本显示无菌性角质层下大疱 ➡，缺乏明显的炎症或表皮坏死。（右图）SSSS 表现为无菌性角质层下大疱 ➡，其内缺乏炎症细胞。颗粒层出现裂隙，表皮其他层无病变。注意缺乏交界处炎症反应和坏死/角化不良细胞。

皮肤：Mohs 显微外科手术
Skin: Mohs Micrographic Surgery

钮东峰 译 林冬梅 校

一、手术／临床关注点

（一）会诊目的
- 评估皮肤切缘是否有病变残留
- 理论上冰冻切片应评估所有切缘

（二）患者治疗方案决策
- 如果初次切缘可见肿瘤，需要进一步切除组织并包埋显示切缘
- 重复上述过程直到切缘阴性为止

（三）Mohs 技术
- Mohs 显微外科手术（MMS，也称为 Mohs 外科手术，化学外科手术，或 Mohs 化学外科手术）是一种专门的技术
- 通常从周围皮下组织以 45° 斜面切除皮肤病变
- 墨汁标记组织并画图
- 整个切缘切成单个切面（包括侧切缘及基底切缘）
  - 斜切边有助于展示整个手术切缘
- 标本包埋时切缘面（基底部）朝上
- 在图中标记残余肿瘤区域（阳性区域）以确定方位
- 需要进一步以斜边方式切除阳性区域组织，重复进行上述过程

（四）临床背景
- 外科手术皮肤肿瘤标本切缘需要全部送检
- 最早由 Frederic Mohs（普外科医师）发明
- 目前使用冰冻切片来评估切缘
- 优点
  - 皮肤肿瘤的治愈率很高：基底细胞癌治愈率达 99%，鳞状细胞癌治愈率达 94%
  - 组织保留：尽量保留非肿瘤性组织
  - 快速明确阳性切缘
  - 快速组织重建和修复
- MMS 指征
  - 复发性皮肤肿瘤
  - 由于既往手术而难以鉴别病变累及范围
  - 高风险部位
  - 眶周、鼻周、耳周、口周、头皮、手指及肛周
  - 神经侵犯
  - 常发生在侵袭性强的肿瘤，临床上无法判断累及范围
  - 较大病变（＞2cm）
  - 高风险的组织学亚型
  - 基底细胞癌：硬斑病样型、浸润性和小结节型
  - 鳞状细胞癌：低分化、浸润深、梭形细胞亚型和促结缔组织增生亚型

手术患者临床图片

手术标本大体图片

（左图）无论在解剖学上还是美容考虑，面部都是一个敏感部位，因此，该基底细胞癌患者很适合做 Mohs 显微外科手术（图片由 A. Hanlon, MD, PhD. 惠赠）。（右图）切除后切成两半的肿瘤是一个具有 45° 斜边的碟形样本，可对整个切缘进行组织学检查（图片由 A. Hanlon, MD, PhD. 惠赠）。

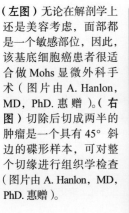
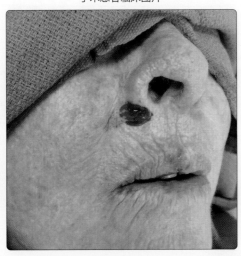
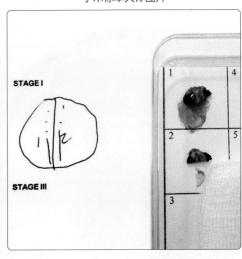

二、标本评估

（一）大体

- 外科医师对标本进行定位和墨汁标记
- 标本描述如下
  - 切除皮肤的大小、厚度和颜色
  - 病变的大小、类型、颜色和边界
  - 皮肤表面病变距离侧切缘的距离
- 刮去病变中央一部分组织从而使标本更易于展平
- 标本切缘尽量压平，使侧切缘像基底切缘一样在同一平面上
  - 可以将标本在玻璃片上压平
    - 有助于确保整个切缘都在同一平面上
    - 确保组织充分压平且没有气泡

（二）冰冻切片

- 小的切除标本可包埋在同一组织块中
  - 大的切除标本可以切成4块组织，分别包埋
- 组织块的真正切缘（墨汁标记）包埋面朝上
  - 第一张切片是真正的切缘
    - 不推荐削平组织块（可能会导致切缘假阳性）
  - 深切组织会离切缘更远
- 切片染色使用HE染色或甲苯胺蓝染色

三、最常见的诊断

（一）基底细胞癌

- 结节型
  - 基底样细胞团外周呈栅栏状排列
  - 黏液样间质
  - 特征性肿瘤–间质反应有助于诊断，但冰冻切片上可能见不到
- 浅表多灶性型
  - 与表皮相连多灶性肿瘤细胞
  - 由于肿瘤非连续性生长方式，可出现切缘假阴性
- 硬斑病型
  - 肿瘤细胞以细带状方式浸润
  - 细胞核温和难以与正常细胞鉴别
  - 慢性炎症细胞和促纤维结缔组织增生使得冰冻切片诊断该肿瘤较为困难
- 小结节型
  - 在真皮和皮下组织内可见大量散在圆形细胞巢
  - 可能不出现间质反应

（二）鳞状细胞癌

- 具有丰富嗜酸性胞质的异型细胞增生
- 常见灶状角化（尤其在高至中分化病例）
  - 很难发现表现为梭形细胞的低分化癌，且与瘢痕

难以鉴别
- 典型病例可见交界性的日光性角化病或原位鳞癌
- 可出现神经侵犯
  - 如果没有辨认出可能会造成潜在阳性切缘病例以及后续肿瘤复发
  - 有时与神经周围淋巴细胞浸润相关

（三）原位鳞癌

- 同义词包括鲍温病和增殖性红斑（阴茎）
- 表皮全层细胞异型以及结构紊乱
- 表皮全层常可见散在的核分裂像
- 肿瘤有时出现不连续性生长或者多中心生长，可出现假阴性切缘
  - 由于皮肤附属器受累，也可导致复发

（四）原位恶性黑色素瘤

- 这类病变是否可以用MMS切除还存在争议
  - 一些Mohs外科医师更喜欢用"慢速Mohs"
    - 组织固定并制作成石蜡切片
    - 第二天阅片
    - 优点：与冰冻组织相比，组织石蜡包埋处理更具优势
    - 缺点：切缘评估延迟
- 融合性至近似融合性的异型黑色素细胞，表现为单个或不规则巢状增殖
- 黑色素细胞向上分散到棘层
- MMS中/MMS后
  - 可应用免疫组化染色标记黑色素细胞

（五）不典型纤维性黄色瘤

- 梭形细胞以及奇异、不典型巨细胞
- MMS中可以用CD10免疫组化染色来帮助判断肿瘤范围

（六）隆突性皮肤纤维肉瘤

- 不规则浸润性生长方式
- 相对形态单一、温和的梭形细胞，席纹状生长方式
- 常以蜂巢状方式浸润至脂肪组织
- MMS中，CD34免疫组化染色可用来帮助判断肿瘤范围

（七）Merkel细胞癌

- 蓝色细胞排列成结节状、片状或梁状
- 高比例核分裂像
- 常见铸模样细胞核

（八）微囊性皮肤附属器癌

- 可类似于浅表的促结缔组织增生性毛发上皮瘤
- 深部浸润
- 常见神经侵犯

（九）皮脂腺癌

- 结节状嗜碱性至透明细胞肿瘤，具有数量不等的皮脂腺细胞
- MMS 中油红 O 染色可用于标记皮脂腺细胞

（十）乳腺外 Paget 病

- 表皮内散在胞质丰富的大细胞
- MMS 中，PAS 染色或 CK7 免疫组化染色可用于标记异型细胞

（十一）其他皮肤附属器肿瘤

- 包括毛发上皮瘤、毛母质瘤（尤其是面部的，具有非典型特征）、原发性黏液癌和汗腺癌

四、报告

冰冻切片

- 明确肿瘤类型
  - 明确是否存在神经侵犯
- 阳性或阴性切缘
- 对一些外科医师来说，如果切缘出现大量淋巴细胞浸润或纤维化可能提示需要再次切除
- 需注意切缘有无表皮
  - 组织可能没有显示真正的切缘

五、陷阱

（一）标本处理不当造成阴性结果

- 组织可能太厚、打折或者断裂
  - 无法显示完整切缘
  - 可能继发于组织处理不当或特殊组织（例如出现骨组织）
- 出现气泡、缺口或皱褶
  - 无法显示完整切缘
  - 可能继发于组织处理不当或特殊组织（例如出现骨组织）
  - 冰冻时在玻片上按压组织会减少上述假象
- 人工假象（冰冻，电流干燥技术）可能会破坏表皮形态
- 染色质量差

（二）淋巴细胞与癌

- 大量淋巴细胞或其他炎症细胞浸润可能和癌相关
  - 有时会混淆肿瘤
  - 切缘出现淋巴细胞应怀疑同时有肿瘤存在

（三）由于非连续性生长方式造成的假阴性切缘

- 有些肿瘤，尤其是基底细胞癌呈多灶性生长
- 虽然切缘为正常组织，有可能无法完整切除肿瘤

- 为保证完整切除，有些肿瘤亚型要求切除范围更广
  - 硬斑病型、浅表多灶型和多结节型基底细胞癌

（四）基底细胞癌与正常毛囊

- 正常毛囊（或者部分毛囊）可能很难与基底细胞癌鉴别
  - 斜切造成与正常毛囊难以识别
- 正常毛囊
  - 整体外观为圆形至卵圆形（边缘规则）
  - 如果出现毛干（腔）则有助于诊断
  - 毛囊和间质之间无裂隙
  - 可能存在纤维鞘
  - 乳头状间充质陷入至毛囊基部内

（五）基底细胞癌与基底样 / 毛囊增生

- 有些患者可能出现范围较广的基底样毛囊增生
- 可能出现表皮并合并其他良性病变
- 基底样毛囊增生
  - 垂直于毛囊周围
    - 可见中央毛干
    - 可见毛囊分化区域
  - 增生区域与间质之间无裂隙
  - 很少或缺乏角化细胞坏死

（六）日光性角化病与原位鳞状细胞癌

- 非全层性的异型增生或结构紊乱
- 通常角化不全和角化过度交替出现
- 通常累及皮肤附属器
- 日光性角化病会干扰切缘评估
  - 对比冰冻切片和原始活检标本可能有助于诊断

（七）肿瘤与瘢痕

- 温和的梭形细胞（隆突性皮肤纤维肉瘤，梭形细胞鳞癌）可能很难与瘢痕鉴别
- 基底细胞癌的间质很难与瘢痕鉴别；甲苯胺蓝染色可能有助于鉴别
- 瘢痕
  - 明显垂直分布的血管
  - 纤维母细胞之间厚的胶原带

（八）原位恶性黑色素瘤 与日光损伤

- 患者可能有大面积的日光损伤（场效应），皮肤无肿瘤但黑色素细胞增生
  - 将切缘组织对比该患者其他日光暴露部位的正常组织形态改变，会有助于诊断
- 冰冻切片上难以见到黑色素细胞
- 黑色素细胞病变通常不宜做冰冻诊断

（九）多发肿瘤与其他病变

- 大面积日光损伤患者可能有其他皮肤病变（尚未

诊断）

- 偶然发现的肿瘤 / 病变可能会干扰原发病变的诊断
  - 偶然发现的肿瘤
    - 皮内痣或混合痣，神经纤维瘤，表皮包涵囊肿或粟粒疹，脂溢性角化病，日光性着色斑，日光性角化病
  - 偶然发现的组织（面部的涎腺，淋巴结，钙化 / 骨化）

（十）汗腺与癌

- 汗腺
  - 圆形外观；成群出现
  - 可见到粉红色角质内衬
  - 腺体通常小且呈双层结构
- 挤压的汗腺可能与基底细胞癌难以鉴别

推荐阅读

[1] Zabielinski M et al: Laboratory errors leading to nonmelanoma skin cancer recurrence after Mohs micrographic surgery. Dermatol Surg. 41(8):913–6, 2015

[2] Taylor BR et al: Facing the block and false positives in Mohs surgery: a retrospective study of 2,198 cases. Dermatol Surg. 39(11):1662–70, 2013

[3] Tehrani H et al: Does the dual use of toluidine blue and hematoxylin and eosin staining improve basal cell carcinoma detection by Mohs surgery trainees? Dermatol Surg. 39(7):995–1000, 2013

[4] Trimble JS et al: Rapid immunostaining in Mohs: current applications and attitudes. Dermatol Surg. 39(1 Pt 1):56–63, 2013

[5] Green JS et al: Mohs frozen tissue sections in comparison to similar paraffinembedded tissue sections in identifying perineural tumor invasion in cutaneous squamous cell carcinoma. J Am Acad Dermatol. 67(1):113–21, 2012

（左图）Mohs 切片显示切缘可见基底细胞癌（BCC）。注意明显的外周栅栏样排列➡和肿瘤与间质之间裂隙➡。可见灶状黑色素细胞➡。（右图）BCC 的特征表现为单一形态的肿瘤细胞，核深染但没有明显的核仁。胞质少细胞密集。本例可见较多分散的核分裂像➡和特征性间质收缩➡。

基底细胞癌 Mohs 切片

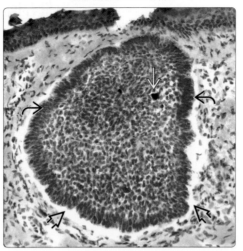

基底细胞癌 Mohs 切片：细胞细节图片

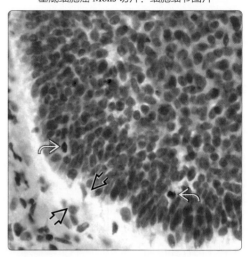

（左图）原位鳞状细胞癌（SCCis）的特征为表皮全层角化细胞排列紊乱，表皮各层都可见较多核分裂像➡。（右图）除 BCC 外，鳞状细胞癌（SCC）是 Mohs 手术最常见肿瘤。肿瘤由大的异型细胞组成，丰富的嗜酸性胞质，细胞核不规则➡。

原位鳞癌的冰冻切片

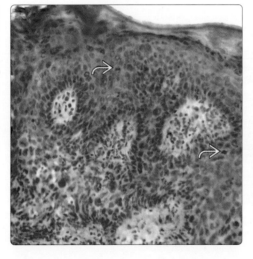

鳞癌的 Mohs 切片

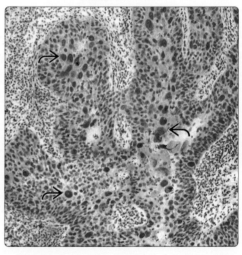

（左图）这是一例所谓的慢速 Mohs 切片（快速石蜡包埋组织切片），显示原位黑色素瘤，恶性雀斑型。由于黑色素瘤的冰冻切片具有明显的人工假象，因此在敏感部位的原位恶性黑色素瘤，优先选择这种方法。（右图）斜切的毛球 / 球周区域可能难以与 BCC 的癌巢区分开。但是，请注意存在乳头状间充质➡和局灶管腔➡。

原位恶性黑色素瘤的慢速 Mohs 切片（恶性雀斑型）

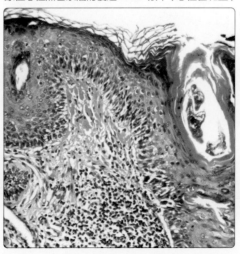

毛囊斜切的 Mohs 切片

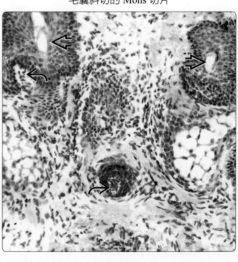

Mohs 显微外科手术：皮肤病变

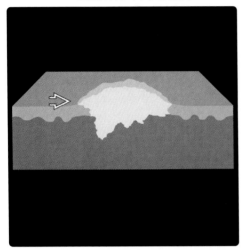

Mohs 显微外科手术：皮肤肿瘤的搔刮

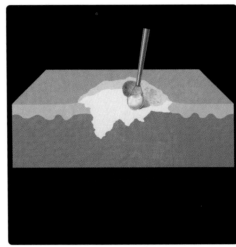

（左图）Mohs 显微手术旨在尽可能保留鳞状细胞和基底细胞皮肤癌周围的正常组织➔，主要用于弥漫性浸润性癌（包括有神经侵犯）；在美容和功能上很重要区域的癌，如头颈部；复发性肿瘤和大（＞1cm）的肿瘤。（右图）外科手术的第一步是刮除或切除肿瘤中心。

Mohs 显微外科手术：搔刮后的瘤床

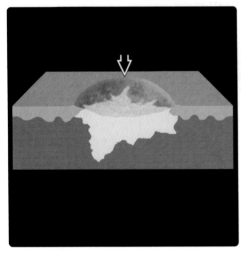

Mohs 显微外科手术：肿瘤切除

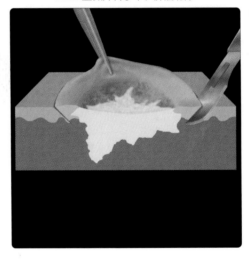

（左图）切除大部分肿瘤➔可以使随后切除标本有更好的柔韧性，以便于将所有切缘展平置于同一平面。（右图）外科医师以约45°斜切面从边缘处切除肿瘤。目的在于尽可能保留正常组织的同时获得无肿瘤切缘。

Mohs 显微外科手术：切除标本

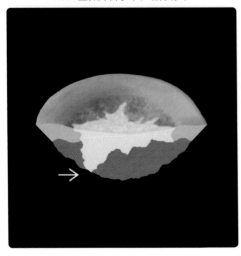

Mohs 显微外科手术：切除标本的墨汁标记

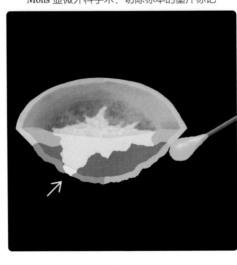

（左图）切除标本由瘤床、周围无肿瘤的表面皮肤和深层真皮 / 皮下组织构成。在本例标本中，基底切缘局灶可见癌➔。（右图）多种颜色墨汁标记标本，以判断阳性切缘的部位。在该图中，仅显示了 1/2 的标本。另外 1/2 的标本将用另外两种颜色墨汁标记。蓝色标记处局灶可见癌➔。

Mohs 显微外科手术：将切缘调整成单个平面

Mohs 显微外科手术：加入包埋剂

（**左图**）将标本的边缘向下压，以在载玻片上形成单个平坦表面。表皮切缘与基底切缘和侧切缘处于同一平面。如果太大而无法放在载玻片上，则大样本可以切成 1/2 或 1/4。（**右图**）标本置于正确方向后，用包埋剂覆盖并完全冰冻。

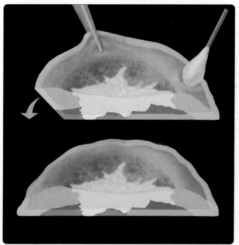

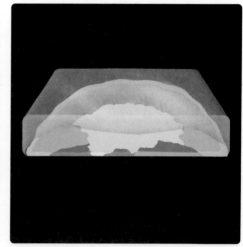

Mohs 显微外科手术：翻转标本

Mohs 显微外科手术：组织切片

（**左图**）将包埋剂中冰冻的标本翻转，使切缘朝上。该组织块安放在金属卡盘，低温恒温器内制片。蓝色标记的切缘部分为切缘阳性区域➡。（**右图**）第一张冰冻切片是真正的切缘。切片显示标本平行切缘，如切片上有肿瘤➡表明切缘有肿瘤。墨汁标记颜色有助于确定瘤床中癌残留区域。

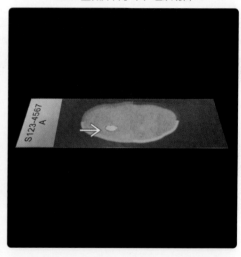

Mohs 显微外科手术：再次切除

Mohs 显微外科手术：评估再次切除标本

（**左图**）通过冰冻切片检查明确切缘是否有肿瘤。通过定位和墨汁颜色来确定癌残留的位置。有癌累及的区域➡将再次切除。（**右图**）新的标本切缘用墨汁标记➡。新切缘朝上包埋，最先切片为真正切缘。重复该过程直到最终标本切缘为阴性。

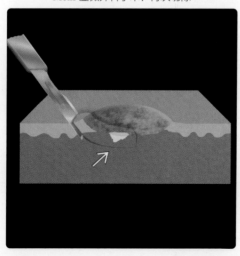

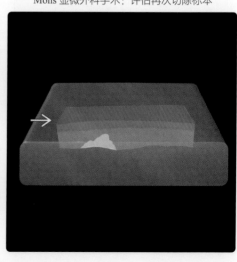

软组织：坏死性筋膜炎的评估
Soft Tissue: Evaluation for Necrotizing Fasciitis

王海月 译 孙 宇 校

一、外科／临床关注点

（一）会诊目的

- 建立坏死性筋膜炎（NF）的诊断
- 确认感染区以外的存活组织

（二）患者治疗方案决策

- 诊断后可指导临床医师立即对患者进行广泛的外科清创或截肢

（三）临床背景

- 快速且进行性的感染可引起高达 33% 的患者死亡
- 1/3 病例是由链球菌引起的，但多种微生物感染也很常见
  - 其他病原体包括：葡萄球菌、肠球菌、类杆菌、产气荚膜杆菌、大肠杆菌、不动杆菌、克雷伯菌
- 初始为小疱水平方向扩散
  - 后期出现出血性大疱及皮肤、深层组织坏死
- 初始症状与蜂窝织炎或脓肿很难区分
  - 发热、肿胀及与临床表现不相符的剧烈疼痛是坏死性筋膜炎的典型特征

二、样本评估

（一）大体

- 切取活检，包括皮肤、皮下组织和浅筋膜
- 如果在手术室未获得组织，则可采取组织培养

（二）冰冻切片

- 通常需要包埋全部组织
- 冰冻切片的方向应与皮表垂直

（三）细胞学

- 一般不做细胞学标本，因为细胞学不足以做出特异性诊断

三、最常见的诊断

（一）坏死性筋膜炎

- 在症状出现 4 天内进行活检最能显示出坏死性筋膜炎的典型特征，这点区别于其他实体肿瘤
  - 表皮、真皮和浅筋膜液化性坏死
  - 真皮深层和筋膜中性粒细胞浸润
  - 纤维素性血栓及动脉和静脉的炎症性／破坏性改变

坏死性筋膜炎：临床表现

坏死性筋膜炎：组织学表现

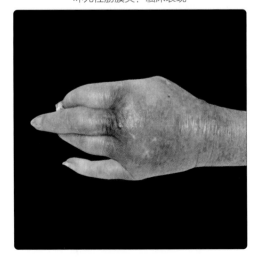

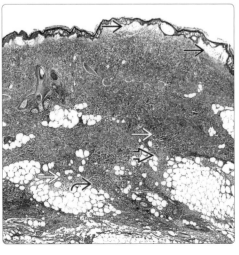

（左图）手肿胀、触痛、红肿，异常疼痛，是坏死性筋膜炎的典型表现。为防止感染扩散，积极清创和在必要时截肢可能是必需的；（右图）坏死性筋膜炎常表现为明显的皮下水肿➡️伴真皮深层、浅层➡️和皮下组织➡️坏死。可见散在的炎症灶➡️（图片由 Layfield, MD. 惠赠）。

○ 坏死筋膜、皮下和真皮内的微生物
– HE 切片上经常能看到微生物
– 可在革兰染色（石蜡切片）上确认

（二）蜂窝织炎

- 真皮及浅表皮下可见中性粒细胞浸润
  ○ 未发现深部皮下组织受累
- 微生物体可在 HE 或革兰染色中识别

（三）丹毒

- 蜂窝织炎伴水疱状大疱的特点并迅速扩散

四、陷阱

感染 vs. 非感染疾病

- 在某些病例中只能看到稀少的中性粒细胞
- 在没有炎性浸润的情况下，可见许多微生物体

推荐阅读

[1] Marchesi A et al: Necrotizing fasciitis in aesthetic surgery: a review of the literature. Aesthetic Plast Surg. 41(2):352–358, 2017

[2] Faraklas I et al: A multi–center review of care patterns and outcomes in necrotizing soft tissue infections. Surg Infect (Larchmt). 17(6):773–778, 2016

[3] Stegeman SA et al: The value of frozen section biopsy in diagnosing necrotizing fasciitis: proposal of a new grading system. J Tissue Viability. 21(1):13–6, 2012

坏死性筋膜炎累及肢体

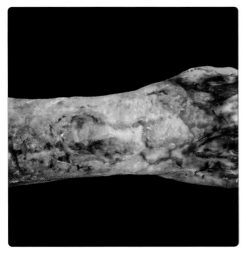

坏死性筋膜炎

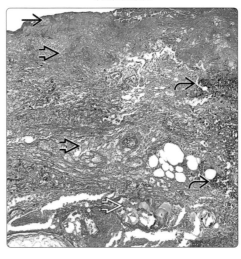

（左图）这是一个非常严重的病例，坏死性筋膜炎引起肢体远端皮肤和皮下组织广泛坏死，需要截肢。（右图）坏死性筋膜炎经常显示表皮 ➡、浅表及深层真皮 ➡ 及深部皮下组织坏死 ➡。典型的炎症反应 ➡ 出现在坏死和存活组织交界处。与之形成对比的是蜂窝织炎常局限于真皮及浅表皮下组织。

坏死性筋膜炎：侵犯血管

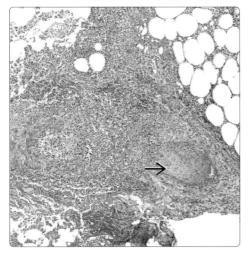

坏死性筋膜炎：细菌

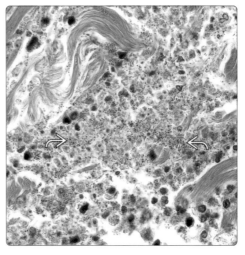

（左图）在坏死性筋膜炎中，血管纤维素样坏死 ➡ 很常见，伴随大量中性粒细胞浸润，其中含有大量细菌。血管也可能被纤维素性血栓阻塞。（右图）在坏死性筋膜炎病例中，可见大量细菌。在这种情况下，退化的炎性细胞与许多小的、像球菌的细菌有机体 ➡ 有关。

坏死性筋膜炎：产气荚膜杆菌

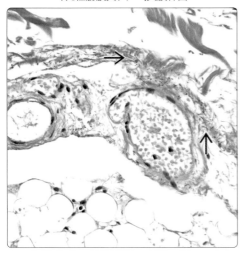

坏死性筋膜炎：革兰染色

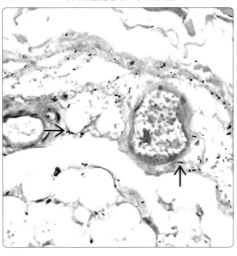

（左图）在这例罕见的产气荚膜杆菌引起的坏死性筋膜炎 H&E 染色切片中，许多杆状细菌 ➡ 出现在血管附近。在这例病例中，炎症似乎是最微不足道的。在其他情况下，革兰染色是鉴定细菌所必需的。（右图）在坏死性筋膜炎的术中会诊中，一般不会对微生物体进行特殊染色。在这种情况下，在石蜡切片上进行的革兰染色能够将多个革兰阳性的产气荚膜杆菌 ➡ 显示出来。

软组织肿块：诊断和切缘
Soft Tissue Mass: Diagnosis and Margins

王海月 译 孙 宇 校

一、外科/临床关注点

（一）会诊目的

- 确保有足够组织进行最终诊断
- 将组织分配进行特殊研究
- 如果样本确定要切除，那么需要在大体标本中进行切缘评估

（二）患者治疗方案决策

- 在获得诊断组织之前，可能需要额外的组织
- 对于明确的切除术，可切取额外的组织以达到无瘤切缘

（三）临床背景

- 患者常表现为大的软组织肿块，伴或不伴症状
- 通过活检明确诊断对决定临床治疗方案是必需的
  - ○ 有些患者可能接受术前放射治疗/或者化疗
  - ○ 恶性病变的外科手术范围通常比良性病变更广泛，且致残率更高
    - – 确定外科治疗方案不应仅基于冰冻切片诊断

二、样本评估

（一）大体：活检

- 可冰冻典型部分以指导特殊检测的组织分配
- 不应冰冻全部组织
  - ○ 如果组织很小，可询问外科医师是否有其他组织可用
- 依据组织可能的诊断以及组织的数量，将其分配到特定检测中
  - ○ 福尔马林
    - – 薄的（0.2～0.3cm）肿瘤组织切片应尽快放置在福尔马林当中
    - – 切片应足够薄，以便在不进行改刀的情况下轻松装入包埋盒
  - ○ 冰冻
    - – 少部分肿瘤冰冻在包埋介质中
    - – 这些组织可用于DNA和mRNA检测
    - – 如果组织数量有限，冰冻切片的剩余组织可用于此目的
  - ○ 电镜（EM）
    - – 用锋利的刀片将肿瘤切成小方块（＜0.1cm），并放入固定剂中以进行电镜检查（如戊二醛）

结节性筋膜炎

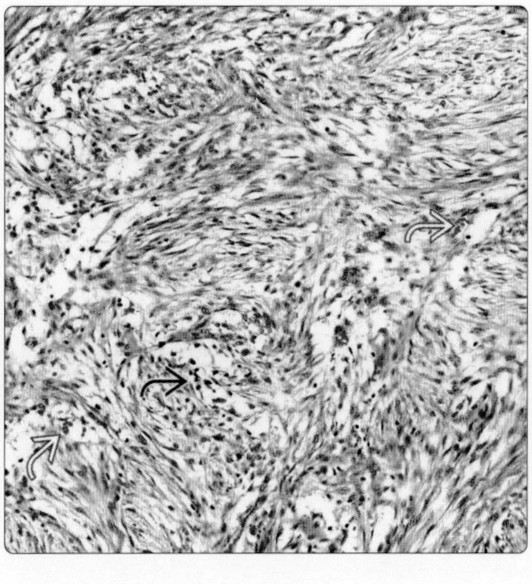

平滑肌肉瘤

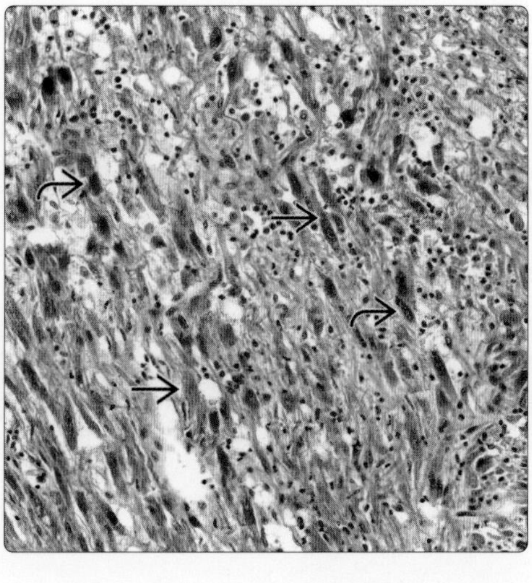

（左图） 结节性筋膜炎是一种比较常见的梭形细胞增生伴席纹状结构，可见核分裂像、淋巴细胞浸润↪和红细胞渗出↪。这种病变很容易被误诊为肉瘤。**（右图）** 平滑肌肉瘤是一种由高度不典型的纺锤形、具有椭圆形到细长的雪茄状核↪、胞质丰富且嗜酸的→细胞构成的肉瘤。

○ 细胞遗传学
– 肿瘤必须无菌且存活
○ 血液病理学固定剂
– 如果鉴别诊断中包含淋巴瘤，组织可以保存在固定剂中，如 B-Plus

（二）大体：切除标本

- 样本中的所有结构均已辨识
- 定位应由外科医师提供
  ○ 如果定位不清楚，应在处理前咨询外科医师
- 检查外表面是否有疑为肿瘤侵犯的区域
- 选择性的用墨汁标记切缘
  ○ 多种颜色的墨汁有助于识别不同的切缘
- 连续切开标本
- 确认所有病变
  ○ 组织可根据需要分配用于其他检查
- 应记录每个切缘的距离
  ○ 一般来说，切缘应该最小 2cm 和（或）切除到组织平面

（三）冰冻切片

- 小部分肿瘤可能通过冰冻来证实病变组织，并帮助指导组织分配
- 切缘一般不会根据冰冻来评估

（四）细胞学

- 肿瘤涂片结合冰冻切片进行评估

三、最常见的诊断

（一）皮肤纤维瘤/纤维组织细胞瘤

- 真皮中梭形细胞和组织细胞样细胞增生伴胶原沉积
- 富于细胞型显示大量梭形细胞聚集，伴少量不明显的胶原聚集，特别是在病变中心

（二）隆突性皮肤纤维肉瘤

- 真皮深部和皮下组织中单一梭形细胞增生
- 不出现胶原束，但是在细胞性皮肤纤维瘤中心也可如此

（三）神经纤维瘤

- 黏液样间质和胶原间质内可见具有波浪状核、形态温和的小梭形细胞
- 退行性（陈旧性）变时可见核大、深染且多形的细胞

（四）施万细胞瘤

- 具有包膜的梭形细胞肿瘤，由细胞密集区（Antoni A区）和细胞稀少区（Antoni B）交替构成
- 与神经纤维瘤相比，肿瘤通常位置较深且被覆包膜

- 也可以显示细胞体积大、核染色质深且具有多形性核的这些陈旧性变化

（五）结节性筋膜炎和其他假肉瘤

- 良性梭形细胞增生伴席纹状结构
- 如果在鉴别诊断中不予以考虑，很容易误诊为肉瘤，尤其在冰冻切片中
- 核分裂像常见但缺乏不典型核分裂像

（六）平滑肌瘤

- 带有钝端（雪茄形）核的纺锤形细胞束
- 多数情况下缺乏明显的异型性或有丝分裂活性

（七）平滑肌肉瘤

- 发生在老年人、四肢深部软组织和腹膜后
- 嗜酸性染色纺锤形细胞束伴雪茄状核和核周空泡

（八）非典型纤维黄色瘤

- 出现在严重晒伤的老年人皮肤中
- 非典型性和核分裂像计数高的多形性梭形细胞

（九）多形性肉瘤

- 深部软组织肿瘤
- 显著的非典型性、胞质丰富且多形的大细胞增生

（十）脂肪肉瘤

- 四肢和腹膜后深部软组织肿瘤
- 考虑到大多数肿瘤中脂肪含量丰富，通常很难在冰冻切片中判断
- 去分化脂肪肉瘤显示未分化梭形细胞或异源性成分，包括恶性骨样或软骨成分

（十一）横纹肌肉瘤

- 通常发生在儿童，以胚胎亚型最常见
- 腺泡状横纹肌肉瘤显示黏附性差的圆形细胞增生

四、报告

（一）大体：切缘评估

- 可报告肿瘤与切缘的距离

（二）冰冻切片：足够样本

- 除非是既往诊断的肿瘤复发或转移，否则特异性诊断一般是不必要的，而且通常也是不可能的
  ○ 多数情况下报告"梭形细胞肿瘤，分类待石蜡切片"

（三）细胞学

- 可对细胞学结果进行描述（即梭形细胞、上皮样细胞或横纹肌样细胞）

五、陷阱

（一）良性梭形细胞肿瘤 vs. 肉瘤

- 梭形细胞肿瘤在冰冻切片上可能无法明确特征
- 冰冻切片的细胞核更具有不典型性，并且很难区分黏液样间质和水肿
- 对石蜡切片进行广泛取材和免疫组织化学染色，通常是确诊所必需的
  - 因此，将具体分类延迟至石蜡切片适用于术中报告

（二）反应性肿瘤旁组织

- 肿瘤周围常有反应性纤维化和炎症性边缘
- 外科医师可能不会对实际病变组织进行取材
- 反应性组织可能被误诊为梭形细胞增生
- 如果没有看到明确的病变组织，病理学家应要求额外的组织

（三）治疗后肿瘤

- 切除前，肉瘤可进行化疗和（或）放射治疗
- 很难区分治疗相关变化与肿瘤残余
- 理想情况下，切缘应由正常组织组成，而不是瘤床或手术部位的变化

推荐阅读

[1] Kurtulan O et al: Diagnostic power and pitfalls of intraoperative consultation (frozen section) in rhabdomyosarcoma. Turk Patoloji Derg. 31(1):16–23, 2015

[2] Ashford RU et al: The role of intra-operative pathological evaluation in the management of musculoskeletal tumours. Recent Results Cancer Res. 179:11–24, 2009

[3] Bui MM et al: Practical issues of intraoperative frozen section diagnosis of bone and soft tissue lesions. Cancer Control. 15(1):7–12, 2008

[4] Ashford RU et al: Surgical biopsy with intra-operative frozen section. An accurate and cost-effective method for diagnosis of musculoskeletal sarcomas. J Bone Joint Surg Br. 88(9):1207–11, 2006

神经纤维瘤

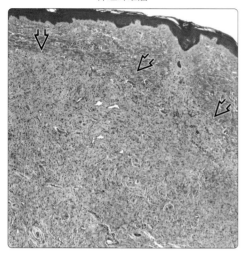

施万细胞瘤

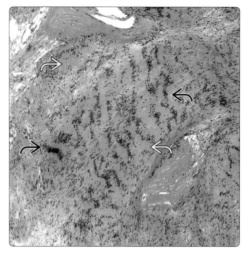

（左图）皮肤神经纤维瘤通常界限清楚➡，但无包膜，发生在真皮内。尽管它们可能发生于 1 型神经纤维瘤病，但是大多数局限性皮肤肿瘤本质上都是散发的。（右图）施万细胞瘤是由梭形细胞构成的神经鞘肿瘤。部分病例有特征性的 Antoni A 区和 Antoni B 区交替分布，部分 Antoni A 区细胞核呈栅栏状排列➡（Verocay bodies），Antoni B 区是细胞稀少区➡。

富于细胞性纤维组织细胞瘤 / 真皮纤维瘤

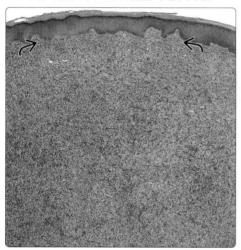

隆突性皮肤纤维肉瘤

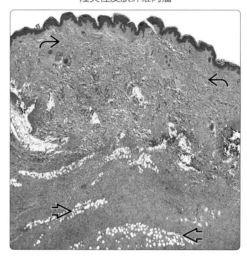

（左图）富于细胞性纤维组织细胞瘤 / 真皮纤维瘤（DF）显示表皮增厚，肿瘤与表皮由一个薄的过渡区分隔➡。病变包含许多纤维母细胞及泡沫样组织细胞，但通常缺乏典型的 DFs 中明显的胶原沉积。（右图）DFSP 是一种富于细胞的梭形细胞肿瘤，累及真皮深层及皮下组织，伴脂肪蜂窝样浸润➡。表皮和浅表真皮不受累➡。

纤维肉瘤

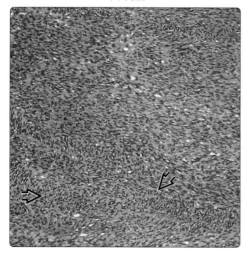

黏液纤维肉瘤

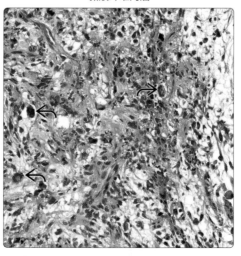

（左图）纤维肉瘤（发生在 DFSP）细胞丰富，核异型显著，伴大量核分裂像。肿瘤排列成束状或鲱鱼骨样结构➡，这一结构在多数其他肉瘤中不常见。（右图）高级别黏液纤维肉瘤显示伴细胞异型的梭形细胞以及一些大的、多核细胞➡。典型表现是出现大量小的、分枝状毛细血管。在冰冻切片中诊断"恶性梭形细胞肿瘤"是恰当的。

（左图）非典型纤维黄色瘤（AFX）由真皮内大的非典型结节到片状梭形细胞和上皮样肿瘤细胞构成，其上被覆溃疡和血痂。**（右图）**AFX以大的、高度异型细胞以及多形的梭形和具有大量核分裂像的上皮样细胞增生为特点，包括几种明显非典型的方式。深部侵袭性肿瘤通常被认为是一种多形性肉瘤。

非典型纤维黄色瘤

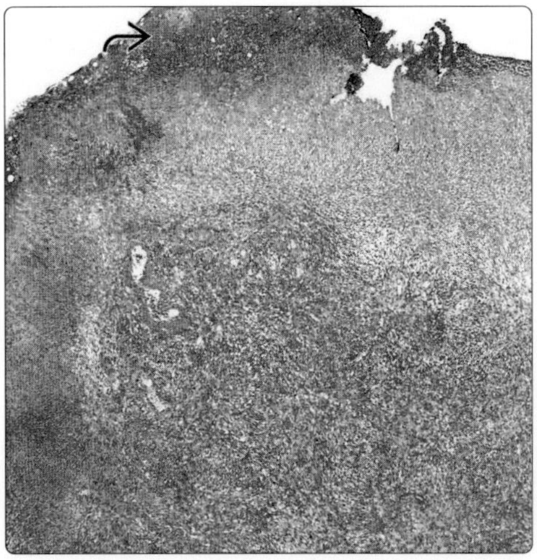

非典型纤维黄色瘤：高倍

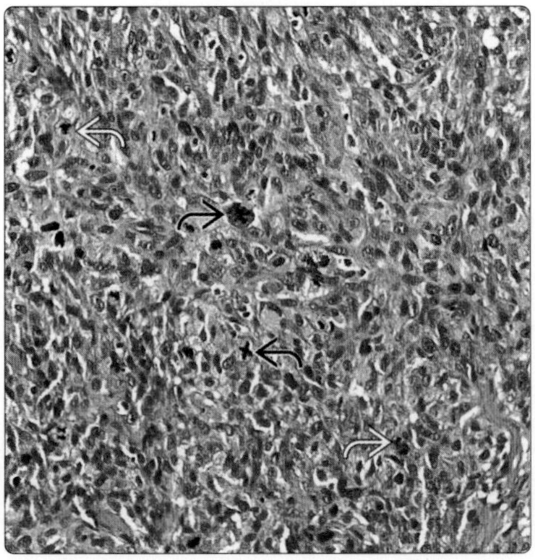

（左图）这例来自耳部的皮肤横纹肌肉瘤是一个呈息肉样外观的肿瘤，由富于细胞的、均匀一致的圆形到卵圆形小蓝（染色质深）细胞形成真皮内广泛浸润。**（右图）**这例腺泡状横纹肌肉瘤显示由纤维间隔分开的圆形细胞巢，中心黏附性差以及肿瘤细胞坏死形成透明腔隙，略似肺泡的外观（图片由Billings, MD. 惠赠）。

皮肤横纹肌肉瘤

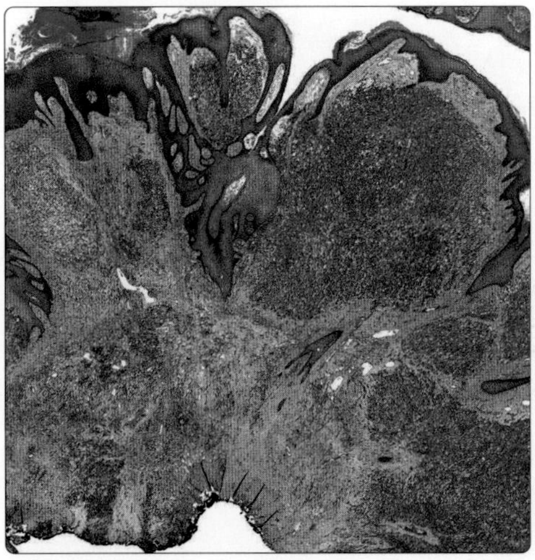

腺泡状横纹肌肉瘤

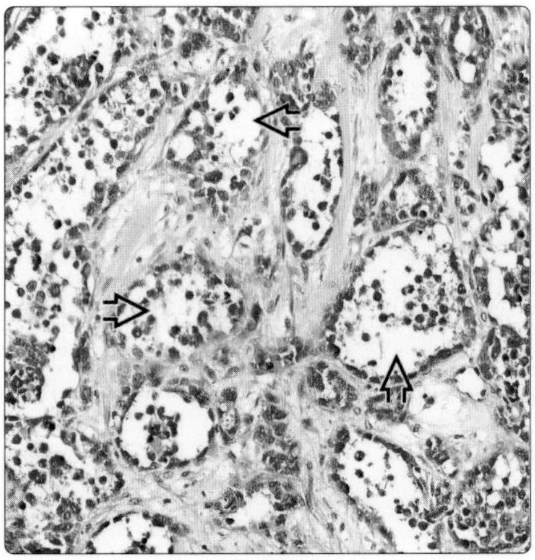

（左图）去分化脂肪肉瘤在左侧显示去分化梭形细胞成分，于右侧突然转变为非典型脂肪瘤样肿瘤（高分化脂肪肉瘤）。**（右图）**这是一例转移到软组织的黑色素瘤，由不典型、梭形到上皮样外观的肿瘤细胞构成，当缺乏临床病史和辅助检查时可能会被误诊为软组织肿瘤。

去分化脂肪肉瘤

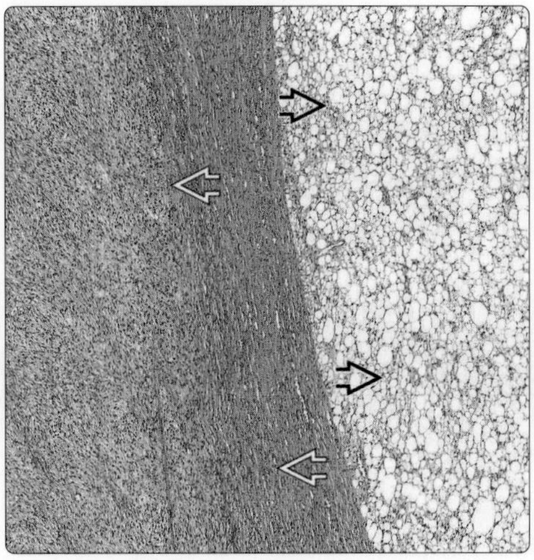

转移性黑色素瘤

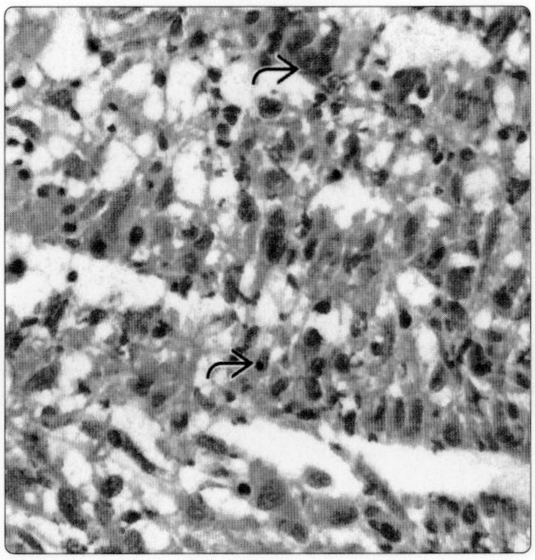

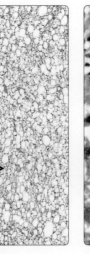

脊髓：诊断
Spinal Cord: Diagnosis

王海月 译 孙 宇 校

一、外科／临床关注点

（一）会诊目的

- 提供诊断以指导术中进一步处理
- 允许适当处置组织用于辅助检查

（二）患者治疗方案决策

- 一些肿瘤，如黏液乳头状室管膜瘤和脑膜瘤将进行完整切除
- 其他肿瘤，如星形细胞瘤，需要活检进行诊断，但通常不能完整切除
- 一些病变只需要做出临时诊断，以指导组织分配至特殊检查
  - 分子检测和流式细胞学（淋巴瘤）
  - 电镜（脑膜瘤的鉴别诊断及转移瘤的确认）
  - 微生物培养（炎症性病变）

（三）临床背景

- 脊髓病变患者需要组织活检主要有 3 种情况
- 新出现的局部症状（例如，截瘫、神经根综合征）
- 系统性疾病伴急性脊髓压迫危险，需要紧急治疗
  - 转移性癌、肉瘤
  - 淋巴瘤或浆细胞瘤
  - 疑似感染（如硬膜外脓肿）

- 胚系突变患者
  - 神经纤维瘤病，1 型
  - 视路胶质瘤（通常为毛细胞型）
  - 大脑、小脑和脊髓弥漫性星形细胞瘤
  - 脊髓神经根神经纤维瘤（结节状和丛状）
  - 脊髓神经根丛状施万细胞瘤
  - 神经纤维瘤病，2 型
  - 双侧前庭施万细胞瘤
  - 多发脑膜瘤（可能累及脊髓）
  - 脊髓实质室管膜瘤，始终良性
  - 脑膜血管瘤病（皮质）
  - von Hippel–Lindau 病
  - 单个或多发血管母细胞瘤（可能累及脊髓）

二、神经影像

（一）术前影像

- MR 中病变的部位和外观对于得到最有可能的鉴别诊断至关重要
  - 这一信息在病理学家进行行术中会诊时应知晓
  - 病理学家在会诊前应该回顾影像改变
- 结合病变的镜下和大体特点有助于为最终诊断提供安全保障

室管膜瘤

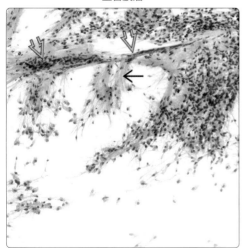

室管膜瘤

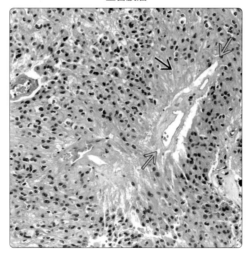

（左图）来自室管膜瘤的涂片显示均匀一致的细胞核和延伸至血管 ➡ 的纤维细胞质 ➡。这种形式在组织切片中形成血管周假菊形团样结构。（右图）低级别室管膜瘤细胞显示血管周围呈放射状 ➡ 排列。纤维状肿瘤细胞 ➡ 形成无核区（血管周假菊形团结构）。间变性室管膜瘤细胞更加丰富、多形，并且伴活跃的有丝分裂和微血管增生。

（二）神经解剖部位

- 脊髓旁或脊髓外、骨性脊柱和硬膜外
  - 转移
  - 肉瘤
  - 淋巴瘤或浆细胞瘤
  - 感染
  - 神经鞘瘤
- 硬膜内、髓外
  - 脑膜瘤
  - 转移
  - 神经鞘瘤
  - 囊肿
  - 血管畸形
- 远端（终丝、马尾）
  - 副神经节瘤
  - 黏液乳头状室管膜瘤
  - 转移
- 髓内
  - 星形细胞瘤
  - 室管膜瘤
  - 囊肿
  - 空洞

（三）信号特征

- 对比增强
  - 血管性
- 低密度
  - 坏死
  - 囊性改变

三、标本评估

（一）大体

- 通常很少有明显的大体特征
  - 神经胶质瘤：质软、灰色、半透明、胶状结构
  - 转移性癌：红色或棕褐色，砂粒状，可见坏死
  - 神经鞘瘤：有弹性的，纤维组织
  - 脓肿：脓性物质

（二）冰冻切片

- 重点是不要使用整个样本（可能收到的是仅有的样本）
- 留有一小部分用于细胞学制片
- 冰冻切片方法
  - 将组织冰冻在有孔的包埋剂中，但是不要用介质覆盖
  - 用金属取热器或冰冻喷雾轻轻接触以快速冰冻，以避免组织中出现冰晶
  - 制作切片时，小心地将组织放入低温恒温器上的方块中
- 一些标本最好仅使用未冰冻过的切片进行细胞学评估
  - 非常小的样本
  - 疑为感染的样本
  - 伴严重钙化的样本

（三）细胞学制片

- 涂片法
  - 将 1～3 个针头大小的碎片放在载玻片下方 1/3 的位置
  - 使用第二张切片轻轻涂抹组织
- 印片方法
  - 用于坚硬/钙化/纤维病变
  - 轻轻快速地接触组织（用镊子轻轻地夹住）以滑动表面
    - 只做一个接触式印记
    - 如果制作＞1 张，一些将有干燥假象
- 立即放入固定剂中，以避免干燥假象
- 必须扫描整个载玻片，因为病变可能具有异质性

四、最常见的诊断

（一）室管膜瘤（WHO Ⅱ级）

- 冰冻切片
  - 细胞多样，有血管周假菊形团结构、室管膜小管，以及小的胞质内空泡（管腔）
  - 微血管增生和梗死样坏死无预后意义
- 涂片
  - 神经胶质肿瘤细胞为大小一致、卵圆形的细胞核，常有小核仁
  - 细胞质放射状的排列在血管周围，有或无血管细胞增殖
  - 小管内偶尔出现胞质内腔、纤毛和上皮栅（眼睑成形术）
- 难点
  - 必须与星形细胞瘤区分，因为室管膜瘤需要切除

（二）星形细胞瘤（WHO Ⅱ级）

- 冰冻切片
  - 细胞丰富程度略高于正常脊髓实质
  - 轻度细胞异型性
  - 白质中浸润的细胞中可见细长核
  - 无核分裂像、微血管增生或坏死
- 涂片
  - 纤维背景比在冰冻切片中更清晰
  - 单个细胞不典型核（深染、形状不规则、与正常胶质细胞相比增大）

- 难点
  - 检查的结果必须与神经影像相关联
    - 弥漫性星形细胞瘤无对比增强
    - 增强意味级别更高
  - 区分反应性病变，如脊髓炎或脱髓鞘，星形细胞瘤可能需要其他特殊检查
    - 诊断需要延迟至石蜡切片

（三）间变型室管膜瘤（WHO Ⅲ级）

- 冰冻切片和涂片
  - 细胞丰富度、多形性及核分裂像计数较Ⅱ级室管膜瘤高
  - 显著坏死
  - 室管膜小管或血管周假菊形团结构可能不存在
- 难点
  - 室管膜分化的证据可能很少，这使得和间变性星形细胞瘤或多形性胶质母细胞瘤区分具有挑战性

（四）间变型星形细胞瘤（WHO Ⅲ级）和胶质母细胞瘤（WHO Ⅳ级）

- 冰冻切片
  - 细胞密度高，多形性明显，有丝分裂活跃
  - 肾小球型微血管增生
  - 胶质母细胞瘤，伴坏死，有时可见假栅栏状结构
- 涂片
  - 细胞学上的恶性细胞（核染色深、核浆比高、不规则核轮廓、核分裂像）
  - 粗纤维背景
  - 多节和盲端肾小球样血管
  - 在胶质母细胞瘤中，可见坏死，有时伴有凋亡碎片
- 难点
  - 如果是小样本，分级可能会被推迟
  - 和转移性癌或淋巴瘤区分可能很困难

（五）脑膜瘤

- 与颅脑脑膜肿瘤相同
  - 通常在冰冻切片中不需要分级
    - 但是，当出现不典型或间变性特征时需要与神经外科医师及时沟通
- 脑膜瘤，WHO Ⅰ级
  - 纤维型、脑膜皮细胞型、过渡型、砂粒体型、分泌型、血管瘤型、微囊性亚型
    - 砂粒体亚型常发生在脊髓
  - 可见脑膜旋涡状结构伴砂粒体形成
  - 具有丰富嗜酸性胞质的合体细胞群，细胞核染色质细腻、粉尘状，核膜光滑
- 非典型脑膜瘤，WHO Ⅱ级

  - 冰冻切片或涂片
    - 显著的有丝分裂活性
    - 片状生长（结构紊乱）、小细胞改变、显著核仁、细胞丰富、坏死（无栓塞）
    - 或脊索或透明细胞形态
- 间变型脑膜瘤，WHO Ⅲ级
  - 冰冻切片或涂片
    - ≥20个核分裂像/10HPF
    - 或非典型性超过Ⅱ级（类似于癌、黑色素瘤或肉瘤）
    - 或多数肿瘤呈横纹肌样或乳头状特征
- 如果不确定，可以推迟分级，但要在备注中说明细胞具有非典型特征

（六）转移性癌

- 可能累及任何脊髓部分（骨性脊柱、椎间盘、椎旁软组织、硬脑膜、脊髓实质）
- 最常见原发于前列腺，乳腺及胃肠道

（七）淋巴或骨髓增殖性疾病

- 可能累及任何脊髓部分（骨性脊柱、椎间盘、椎旁软组织、硬脑膜、脊髓实质）
  - 浆细胞瘤和绿色瘤是实性肿块
  - 系统性淋巴瘤累及软脑膜通常为节段性和（或）多灶性

（八）肉瘤

- 可能起源于骨，软骨或软组织
- 和其他部位的肿瘤一样
  - 脊索瘤或软骨肉瘤
  - 恶性外周神经鞘膜瘤

（九）副神经节瘤

- 通常见于马尾区
- 和其他部位的肿瘤一样
  - 肿瘤细胞生长在由支持细胞围绕的Zellballen（肿瘤细胞的黏合巢）中
  - 细胞核均匀一致，圆形到卵圆形，并有神经内分泌外观（椒盐样染色质）
  - 胞质嗜酸，颗粒状
  - 围绕肿瘤细胞巢的纤细血管

（十）神经根病变

- 施万细胞瘤，神经纤维瘤
- 单一或多发（在肿瘤综合征背景中）
- 组织学外观和身体其他部位发生的肿瘤一样
  - 丛状变异型常提示肿瘤综合征（如神经纤维瘤病）

（十一）感染

- 硬膜外脓肿

○ 潜在致命
○ 硬脑膜组织中可见中性粒细胞和坏死
- 脑膜炎、脊髓炎：很少活检
- 应保留组织进行微生物培养

（十二）血管病变
- 硬脑膜静脉异常（Foix–Alajoanine 综合征）
  ○ 缺血改变伴有钙化、铁沉积、巨噬细胞
  ○ 很少活检

（十三）囊肿
- 可通过内衬细胞和（或）内容物区分
  ○ 蛛网膜囊肿
  – 扁平至立方上皮，脑脊液成分清晰，有或无砂粒体
  ○ 神经管原肠 / 支气管源性囊肿
  – 柱状上皮，可能为小肠型
  ○ 脊髓空洞症（假性囊肿）
  – 神经胶质内衬 Rosenthal 纤维
- 很少进行术中会诊

五、报告

冰冻切片或细胞学
- 确认已获得病变组织（如仅活检）
  ○ 室管膜瘤例外，如有可能应进行诊断
  – 如果识别可以切除
- 分配组织进行微生物学或分子检查

- 记录诊断的潜在局限性很重要（例如，样本体积过小）

六、陷阱

（一）胶质瘤取材不足
- 小活检可能无法对间变区域进行取材
  ○ 最终诊断可能降低肿瘤分级
  ○ 联系影像学表现对于判断活检是否具有代表性至关重要
- 肿瘤可能被毛毡状的神经胶质细胞围绕，给人以毛细胞星形细胞瘤的印象
- 如果组织学表现与影像学特征不一致，有必要进行再次活检

（二）识别炎症病变
- 细胞学制片可能有助于识别炎症细胞

推荐阅读

[1] Lee HS et al: The basics of intraoperative diagnosis in neuropathology. Surg Pathol Clin. 8(1):27–47, 2015
[2] Kresak JL et al: CNS intraoperative consultation: a survival guide for nonneuropathologists. Methods Mol Biol. 1180:369–76, 2014
[3] Folkerth RD: Smears and frozen sections in the intraoperative diagnosis of central nervous system lesions. Neurosurg Clin N Am. 5(1):1–18, 1994

高级别胶质瘤

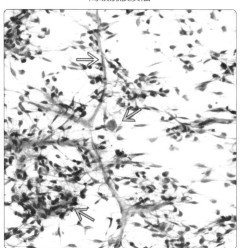

高级别胶质瘤和反应性神经胶质增多症

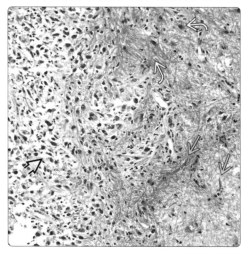

（左图）脊髓肿瘤涂片显示许多细长的非典型胶质细胞➡。鉴别诊断包括室管膜瘤和高级别胶质瘤。核多形性和血管周围缺乏血管周排列➡支持高级别胶质瘤的诊断。（右图）脊髓高级别胶质瘤➡可被反应性胶质增生围绕➡。在从反应边缘取小活检的情况下，Rosenthal 纤维➡的存在可能会误诊为毛细胞性星形细胞瘤。

黏液乳头状室管膜瘤

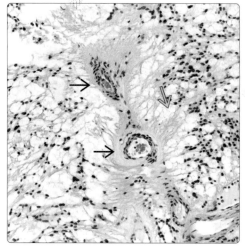

黏液乳头状室管膜瘤

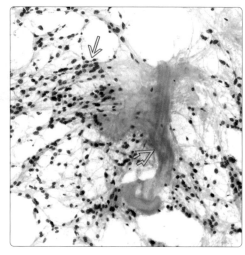

（左图）黏液乳头状室管膜瘤显示肿瘤细胞围绕增厚的血管➡形成模糊乳头状排列。在细胞之间有黏液样物质➡。如果出现坏死的话，并无预后意义。（右图）黏液乳头状室管膜瘤的涂片显示典型的黏液样背景和均匀、温和、纤维性的肿瘤细胞➡。它围绕血管，血管通常透明变性➡，核分裂像罕见。

脊索瘤

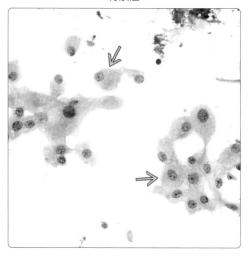

脊索瘤

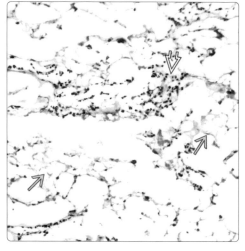

（左图）脊索瘤涂片显示小的、均一的上皮样细胞➡，细胞学无明显变化。典型情况下缺乏有丝分裂活性、核仁和坏死。然而，间变性脊索瘤可表现出明显的多形性和坏死。（右图）脊索瘤的冰冻切片诊断由于人工假象而富有挑战性。软骨样基质➡数量不一，细胞小而淡染➡。缺乏原始软骨从而与软骨肉瘤区别。

副神经节瘤

转移性腺癌

（左图）副神经节瘤最常见于马尾。组织学特征为境界清楚、富于血管的肿瘤，和起源于其他部位的副神经节瘤一样，包括 Zellballen 排列➡和之间纤细的毛细血管。（右图）转移性肿瘤是脊柱最常见的恶性肿瘤。转移性前列腺癌显示由厚的纤维性条带➡分割的腺样结节状➡结构。椎间盘病变通常是溶骨性的。

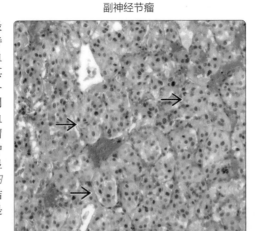

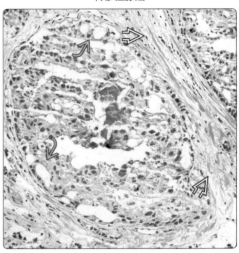

转移性鳞状细胞癌

转移性鳞状细胞癌

（左图）这一涂片显示鳞状细胞癌转移至脊柱。隐约可见细胞旋涡状排列，一些伴增大的细胞核和核仁➡，以及结缔组织中可见角化不良小体➡。（右图）冰冻切片显示纤维组织伴上皮样细胞巢，角化不良小体➡的出现支持转移性鳞状细胞癌的诊断。既往存在鳞状细胞癌病史能够增加做出这个诊断的把握。

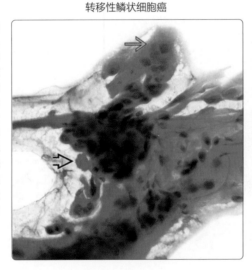

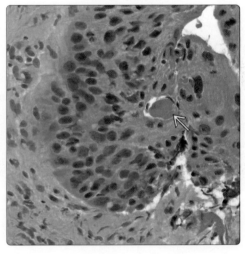

椎间盘浆细胞瘤

椎间盘浆细胞瘤

（左图）水平位 MR 显示与浆细胞瘤患者相对应的椎体侧体和椎旁软组织➡的异常信号特征。（右图）从椎旁软组织取得的活检中可见浸润至纤维脂肪组织中的不典型浆细胞样细胞，伴核旁透明➡。在冰冻切片或术中细胞学制片中，要识别这些细胞的浆样特征可能很困难。

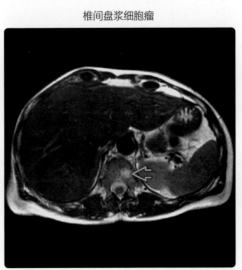

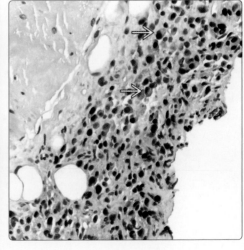

施万细胞瘤：大体

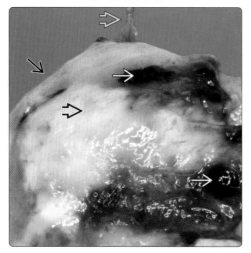

施万细胞瘤

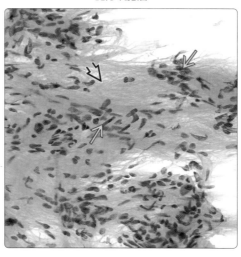

（左图）施万细胞瘤起源于外周神经➡。肿瘤有厚的包膜➡，呈黄色➡与局灶出血的异质性外观➡。这些肿瘤坏死不常见。（右图）施万细胞瘤的细胞学特点包括合体样生长的肿瘤细胞，涂片上可以看到一个特征性的无核区➡，周围绕以雪茄状的核➡（Verocay 小体）。

恶性外周神经鞘膜瘤

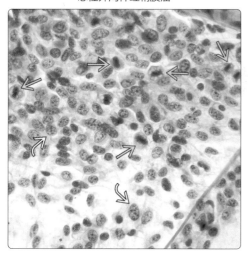

恶性外周神经鞘膜瘤

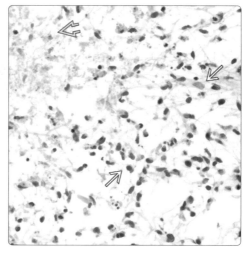

（左图）与良性神经鞘瘤形成强烈对比，恶性外周神经鞘膜瘤高度富于细胞。细胞为上皮样➡或多形性，并见大量核分裂像➡。（右图）恶性外周神经鞘膜瘤在冰冻切片上显示多形的梭形细胞➡和坏死➡。和细胞学制片相对比，核分裂像因为人工假象可能很难识别。

骨母细胞瘤

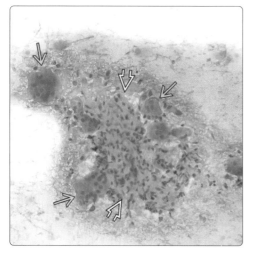

骨母细胞瘤

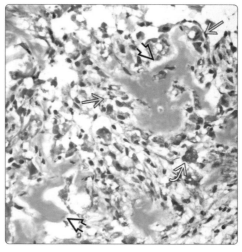

（左图）骨肿瘤在冰冻切片诊断中具有挑战性，与影像学表现的相关性至关重要。骨母细胞瘤涂片显示混合的单核细胞➡和多核细胞➡。鉴别诊断包括骨巨细胞瘤。（右图）骨母细胞瘤可见排列在吻合小梁中的成骨细胞➡，边缘有骨母细胞➡。罕见核分裂像。一些肿瘤显示软骨样基质。多核细胞➡在冰冻切片上可能很难识别。

胃：诊断和切缘
Stomach: Diagnosis and Margins

王鑫宇 译 孙 宇 校

一、手术 / 临床关注点

（一）会诊目的
- 指导术中管理且适时取组织作辅助诊断
- 评估近端和远端切缘

（二）患者治疗方案决策
- 若检出癌，需补切淋巴结
- 若切缘发现肿瘤，需补切组织

（三）临床应用
- 通常经内镜活检已明确诊断
  - 特殊情况下，活组织检查尚无定论，术中冰冻的目的是确保获得诊断组织
- 切除癌以达到治愈的目的
- 晚期患者切除胃以行姑息治疗

二、标本评估

（一）大体
- 辨别解剖结构
  - 食管：近端切缘
  - 胃：全胃或部分胃切除
  - 十二指肠近端：远端切缘
- 对标本的外观进行检查辨识
  - 穿透浆膜或肿瘤位于环周切缘
  - 大体上淋巴结阳性

- 辨别近端切缘、远端切缘和环周切缘
  - 如果胃被横断（即部分胃切除术），胃打开后难以辨别切缘
  - 环周切缘很少累及，通常不在术中评估
- 触摸或将手指伸入管腔来确定病变部位
  - 以不切断病变的方式打开胃
  - 切缘涂墨或以其他方式识别区分真正的切缘
- 打开后，确认所有病灶并记录与各个切缘的距离
  - 大小，形状，颜色，质地和浸润深度
  - 位置
    - 贲门，胃底，胃窦，胃大弯或小弯，前壁或后壁
    - 固有肌层
  - 肿瘤距离切缘的距离
    - 尽快测量以防肌层收缩
- 如活检组织未能确诊，冰冻切片评估可能有助于进一步辅助诊断

（二）冰冻切片
- 肠型胃癌黏膜切缘、胃肠道间质瘤肌层切缘的大体评估对于确定切缘是否受累通常是非常可靠的
- 对于累及固有肌层的肿瘤，切缘的大体评估不可靠
  - 肠型胃癌浸润固有肌层
  - 印戒细胞癌浸润固有肌层
- 冰冻切片评估必须包括固有肌层
- 如果肉眼可见肿瘤靠近切缘，评估离肿瘤最近处的垂直切面
- 如果大体难以辨别肿瘤，横切面以评估较大范围的切缘

胃印戒细胞癌：大体外观

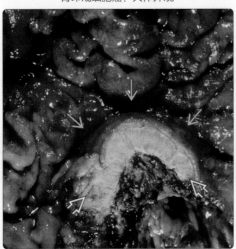

（左图）印戒细胞癌弥漫浸润胃壁，导致固有肌层明显增厚，➡称为"皮革胃"，被覆黏膜➘外观正常。（右图）印戒细胞有丰富的泡沫状胞质，核温和，很难被发现。在评估冰冻切片前，了解原发癌的组织学类型是非常有帮助的。

胃印戒细胞癌

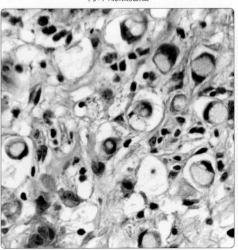

三、最常见的诊断

（一）胃癌：肠型
- 最常见于胃窦
- 通常表现为明显的黏膜隆起，伴有中央溃疡
  - 黏膜皱褶一般不从溃疡中心呈放射状

（二）胃癌：印戒细胞型
- 最常见于幽门前区或胃体
- 通常在黏膜和肌层弥漫性浸润
  - 黏膜受累可能表现为微小的糜烂或不存在
  - 肿瘤通常比肉眼所见大很多
- 切面，肌层增厚且质硬（皮革胃）
- 大体检查不能可靠地评估切缘
  - 冰冻切片可能难以诊断
  - 组织切片必须是有肌层和黏膜在内的全层胃壁组织
- 肿瘤以单个细胞弥漫浸润
  - 可类似组织细胞、浆细胞或其他类型淋巴细胞
  - 细胞核应大于正常的胃细胞核

（三）胃溃疡
- 发生在远端胃
  - 黏膜皱襞从溃疡中心呈放射状
- 溃疡边缘通常不隆起或仅略微隆起
- 约 2% 临床上考虑的良性溃疡，证明是恶性
  - 溃疡大小 > 2cm，癌的可能性更大

（四）胃肠道间质瘤（GIST）
- 胃是 GIST 最常见的部位（60% ~ 70%）
  - 起源于存在于固有肌层的 Cajal 间质细胞
  - 多数是良性的
  - 淋巴结转移罕见（< 2%）
- 切面棕褐色、均质
  - 缺乏平滑肌瘤的席纹状外观
- 被覆黏膜通常完整
- 小者可通过部分胃切除术切除
- 梭形细胞型最常见（70%）
  - 束状排列，核大小形态一致
  - 玻璃变和黏液样变常见
  - 胞核可被空泡推向细胞的一侧
- 上皮样细胞型不常见（30%）
  - 圆形上皮样细胞，细胞质透明
- 其他梭形细胞病变也可发生在胃，但不常见
  - 平滑肌瘤，平滑肌肉瘤，外周神经鞘瘤
  - 诊断通常要求充分取材及做免疫组化分析
  - 如果梭形细胞病变有异常表现，报告为"梭形细胞病变，最终分类待石蜡切片"
  - 术中无须做出特异性诊断

（五）胃淋巴瘤
- 50% 的胃肠道淋巴瘤发生于胃

- 最常见于胃远端
  - 很少累及幽门
- 浸润胃壁
  - 黏膜皱襞可表现为增厚
  - 可表现为肿块或浅溃疡，溃疡边缘无隆起
  - 大体表现可与印戒细胞癌非常相似

（六）胃的神经内分泌肿瘤
- 从神经内分泌细胞增生到明显的肿块
  - 形成局限性黏膜下肿物
- 临床环境差异
  - 因胃体萎缩性胃炎和胃酸缺乏引起的长期高胃泌素血症
  - 局限于黏膜的多个小病灶
  - 多发性内分泌肿瘤 /Zollinger–Ellison 综合征伴肥厚性胃病
  - 多发性肿瘤
  - 散发的（正常胃黏膜）
  - 肿瘤通常更大，分期更高
- 小肿瘤局限于黏膜或黏膜下浅层

四、报告

冰冻切片
- 诊断：可在适当时提供
  - 内镜活检通常可做诊断
- 若可能为 GIST，报告"梭形细胞肿瘤，最终分类待石蜡切片"
  - 应在石蜡切片上对良恶性进行分类
- 切缘
  - 报告近端和远端切缘为肿瘤阳性或阴性

五、陷阱

印戒细胞癌
- 肉眼看似正常的组织，但有癌累及
- 与乳腺转移性小叶癌的表现非常相似
  - 靶样黏液空泡是乳腺癌印戒细胞的主要特征
  - 胃印戒细胞通常有许多小空泡
  - 然而，两种类型印戒细胞都可见于这两种癌中
  - 乳腺小叶癌临床和影像学表现不明显，可伴有远处转移，隐匿原发

推荐阅读

[1] Jones GE et al: Breast cancer metastasis to the stomach may mimic primary gastric cancer: report of two cases and review of literature. World J Surg Oncol. 5:75, 2007

[2] Shen JG et al: Influence of a microscopic positive proximal margin in the treatment of gastric adenocarcinoma of the cardia. World J Gastroenterol. 12(24):3883-6, 2006

[3] Shen JG et al: Intraoperative frozen section margin evaluation in gastric cancer of the cardia surgery. Hepatogastroenterology. 53(72):976-8, 2006

（**左图**）最常见的胃癌类型（肠型）类似于结肠癌。肿瘤在黏膜形成肿块，边缘隆起➡️，中央溃疡⇨。肿瘤范围通常可以通过大体检查来判断。（**右图**）由于出血，胃远端良性溃疡➡️可能需要切除。与胃癌不同，溃疡周围的边缘不隆起。放射状的黏膜皱襞集中在溃疡的中心。

胃癌伴中央溃疡：大体外观

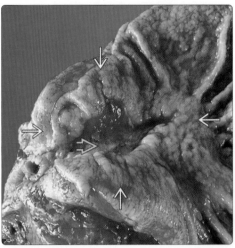

良性胃溃疡：大体外观

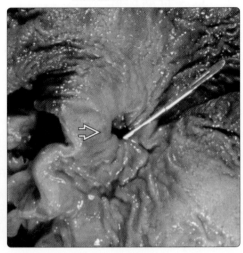

（**左图**）除记录有无肿瘤外，远端/全胃切除术的冰冻切片还应确认切缘，左图表示为十二指肠而不是胃。绒毛和黏膜下黏液腺⇨的存在有助于区分两者。（**右图**）分化差的胃癌一般弥漫浸润，大体上表现不明显。胃切缘可见固有肌层⇨癌浸润，被覆黏膜➡️无癌。

十二指肠切缘

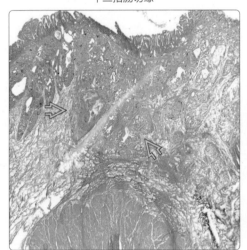

胃：切缘阳性

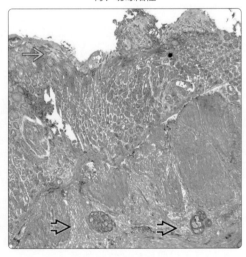

（**左图**）胃神经内分泌肿瘤起源于黏膜细胞，形成黏膜下肿块。类癌⇨形成黏膜下肿块，胃黏膜➡️完整覆盖。（**右图**）神经内分泌肿瘤从分化好的肿瘤（如图所示）到分化差的高级别肿瘤。肿瘤分级对术中冰冻并不重要，然而了解肿瘤类型有助于评估切缘。

胃类癌：大体外观

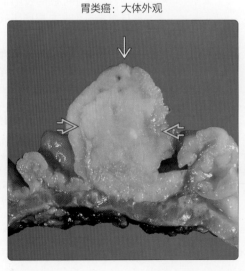

胃神经内分泌肿瘤

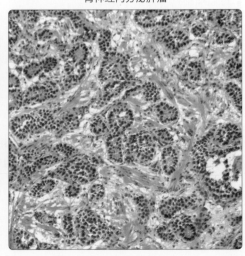

胃肠道间质瘤

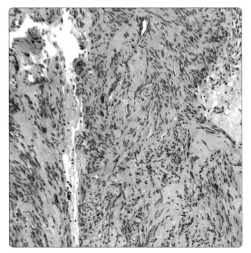

胃肠道间质瘤

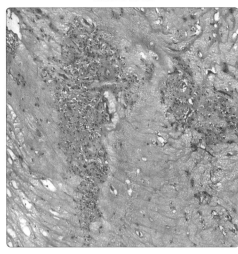

（左图）胃固有肌层的结节最有可能是胃肠道间质瘤（GIST），最常见的类型（70%）由梭形细胞组成（如图所示），少见类型（30%）为上皮样细胞。（右图）GIST可以是孤立的，也可以是多结节肿瘤，伴有黏液样间质，如本例为一种琥珀酸脱氢酶缺乏（SDH）的GIST。

胃肠道间质瘤

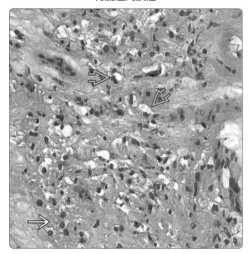

胃转移性肾细胞癌：大体外观

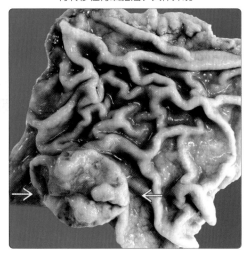

（左图）缺乏SDH的GIST通常表现上皮样形态➡，伴有明显的核旁空泡⇨。（右图）黑色素瘤，肺癌，乳腺癌和食管癌是最常见的转移到胃的肿瘤。大多数（65%）为孤立性病变，表现为黏膜下肿瘤➡。虽然大多数可通过内镜活检诊断，但若不能诊断或除外原发肿瘤，在某些情况下可以切除。

胃转移性肾细胞癌

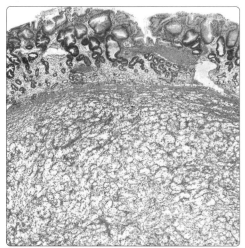

胃转移性小叶癌

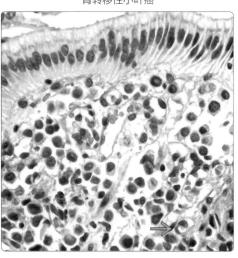

（左图）转移到胃的肿瘤通常可以通过区别于典型胃肿瘤的组织学表现来识别，如肾透明细胞癌。（右图）胃印戒细胞癌和小叶乳腺癌在大体表现上是相同的。区别转移的其中一个重要线索为细胞中央有突出的黏液空泡➡。这种现象在乳腺印戒细胞中更常见，但在胃印戒细胞中也可见。

甲状腺：诊断
Thyroid: Diagnosis

白艳花 译 孙 宇 校

一、手术 / 临床关注点

（一）会诊目的

- 评估甲状腺结节或肿块有无恶性
  - 如果术前细针抽吸（FNA）能够确诊为乳头状癌或良性病变，则很少需要术中冰冻（IOC）
  - 如果术前 FNA 怀疑乳头状癌、无定论或未做 FNA，IOC 可能会有帮助
- 很少有必要评估切缘
  - 乳头状癌和滤泡状癌通常不会侵及周围组织，用放射性碘进行全身治疗对消除显微镜下残留病变非常有效
  - 间变性甲状腺癌具有广泛侵袭性，切缘很少阴性

（二）患者治疗方案决策

- 如果有癌可能需要额外手术
  - 甲状腺乳头状癌
  - 甲状腺全切
  - 评估是否切除淋巴结
  - 甲状腺滤泡癌
  - 甲状腺全切
  - 甲状腺髓样癌
  - 甲状腺全切
  - 评估是否切除淋巴
  - 评估是否切除淋巴结
  - 评估甲状旁腺是否发生腺瘤
  - 外科医生应该知道 10% ～ 15% 的患者也会有嗜铬细胞瘤

二、标本评估

（一）大体

- 对甲状腺进行测量和称重
- 检查外表面
  - 正常甲状腺外表面光滑
  - 粘连的软组织和（或）肌肉提示可能有肿瘤浸润
  - 一般没有甲状旁腺
- 根据腺叶的形状和凹形后表面定位甲状腺
  - 峡部在甲状腺下极连接两个叶
- 外表面涂墨
- 将腺体从上到下连续切开
  - 正常甲状腺有均匀的牛肉样红色切面
  - 识别所有的结节并测量
  - 单个结节可能会是腺瘤或癌
  - 多个结节更可能是增生或腺瘤样结节
  - 需要识别之前 FNA 取材过的结节
  - 以前的 FNA 位点纤维化和出血可能会很明显

（左图）甲状腺乳头状癌是最常见的甲状腺恶性肿瘤（＞80%）。大多数是通过术前 FNA 诊断的，但是基于典型的大体外观和细胞学特征的术中诊断也非常准确。（右图）包裹性孤立性肿块最常见的是腺瘤，也可能是癌（约 20%）。最好是通过对包膜进行广泛取材，在石蜡切片上来确定最终诊断。冰冻切片一般没有帮助。

乳头状癌：大体表现

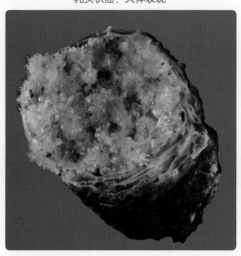

包裹性甲状腺结节：大体表现

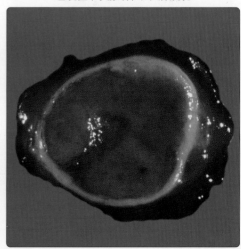

- 不规则或边界不清的质硬结节可能为恶性
- 边界清的结节通常为良性（＞ 80%）
- 囊性肿块通常为良性
  - 少见的乳头状癌是囊性

（二）冰冻切片

- 如果质硬肿块不规则或边界不清，且 FNA 未事先做出诊断，冰冻切片可能有用
  - 所选组织应包括肿块边缘和周围组织
- 如果是边界清楚的包裹性肿块，冰冻切片基本无帮助
  - ＞ 80% 是良性的
  - 在诊断良性之前，必须对所有包膜进行显微镜下检查
  - 包膜和血管侵犯可能仅为灶性
  - 冰冻制片过程中的人工假象和组织缺失可能会导致不能做出石蜡切片中的最佳诊断
  - 一般而言，这种类型的病变应仅通过石蜡切片进行检查

（三）细胞学

- 细胞学制片可通过印片或刮片
  - 细胞学制片对于诊断乳头状癌非常有用，因为核特征能被更清楚地观察到
    - 乳头状癌的诊断可仅凭核的特征做出
    - 冰冻切片上的人工假象可能会类似于甲状腺乳头状癌
      - 核增大、核空亮、类似于假包涵体的核变化
      - 这些变化在细胞学制片中不存在
  - 细胞学制片和冰冻切片相互补充提供信息

（四）可靠性

- 术前 FNA 和冰冻切片可共同使用以准确诊断甲状腺病变
- FNA 乳头状癌阳性（Bethesda Ⅵ）
  - FNA 在这个诊断中的准确率大于 97%
  - 在大多数情况下，冰冻切片只会确认该诊断
  - 在少数未经冰冻切片证实的病例中，FNA 更可能是正确的诊断
    - 因此，在这种情况下做冰冻切片几乎没有好处
- FNA 可疑甲状腺乳头状癌（Bethesda Ⅴ）
  - 60% ～ 75% 的病变将被证实为乳头状癌
  - 冰冻切片和（或）细胞学检查有助于做出术中诊断
- FNA 提示滤泡性肿瘤（Bethesda Ⅳ）
  - 15% ～ 30% 的病变将被证实为癌，但是由于需要对所有包膜进行评估，因此术中很难做出诊断
  - 只有极少数病例（＜ 5%）可能被确诊为癌
  - 这些病变最好在石蜡切片上进行评估
- FNA 显示意义不明的非典型细胞（Bethesda Ⅲ）
  - 5% ～ 10% 的病例被证实为乳头状癌

- 冰冻切片和（或）细胞学检查对某些病例有帮助
- FNA 解释为良性（Bethesda Ⅱ）
  - ＜ 1% 的病变被证实为恶性
  - IOC 可能检测到 1/3 的恶性病例，但也可导致假阳性诊断
  - 这些病变最好在石蜡切片上进行评估
- FNA 诊断不足或未执行（Bethesda Ⅰ）
  - 如果不包括滤泡病变，IOC 非常准确
  - 对于乳头状癌，敏感性大于 95%，特异性接近 100%

三、最常见的诊断

（一）甲状腺乳头状癌

- 最常见的甲状腺恶性肿瘤（占全部的 75% ～ 85%）
- 90% 不规则或边界不清
  - 通常质硬，但可能质软
  - 白色或棕褐色；由于有乳头可能具有细颗粒或结节状质地
  - 平均大小：2 ～ 3cm（范围从＜ 0.5cm 到＞ 4cm）
  - 钙化（砂粒体）常见（切片时有砂质感）
    - 位于乳头的纤维血管轴心
    - 对乳头状癌非常特异
  - 小的癌看起来像浅灰色的凹陷性瘢痕
  - 约 15% 为囊性
- 10% 有厚包膜包裹
  - 大体上类似于滤泡腺瘤和滤泡癌
  - 细胞学制片可能有助于寻找核的特征
  - 如果细胞学不能确诊，最好在石蜡切片上评估病变
- 20% ～ 60% 为多中心
- 术前 FNA 可诊断约 90% 的乳头状癌
  - 这种情况下不需要 IOC
- 约 10% 的病例，术前 FNA 怀疑为乳头状癌
  - 很多病例 IOC 可确诊为乳头状癌
  - 细胞学制片有助于识别诊断性的核的特征
- 核的特征具有诊断意义
  - 核内包涵体（胞质内陷）
    - 非常特异：仅见于乳头状癌和透明变小梁状腺瘤
    - 仅见于约 30% 的乳头状癌，出现不频繁
    - 包涵体边界清晰，颜色与胞质相同
    - 冰冻结晶现象没有明确的边界，通常会造成核中央透明
  - 核裂隙或核沟
    - 对乳头状癌不完全特异；也可见于良性病变
    - 常见；存在于 80% 以上的癌中
  - 核增大及重叠，核边界不规则
    - 外观像一巢鸡蛋
  - 核透明（毛玻璃）

- 冰冻切片上无此特征
  □ 染色质透明是福尔马林固定产生的人工假象
  - 这种表现可能类似于冰冻切片人工假象导致的泡状染色质
- 多数病例中有乳头状生长模式
  ○ 多数病例诊断为乳头状癌
    - 砂粒体常出现于乳头中
    - 可能类似于良性病变中的囊性变和 Graves 病中的内生性乳头和假乳头
- 少数乳头状癌有滤泡性生长模式
  ○ 包裹性滤泡性病变的分类已经改变
    - 以前被诊断为非浸润性包裹性滤泡亚型甲状腺乳头状癌（EFVPTC）的甲状腺肿瘤被命名为伴乳头状核特征的非浸润性滤泡性肿瘤（NIFTP）
    - 有血管和（或）肿瘤包膜浸润的癌被分类为浸润性 EFVPTC
  ○ 如果没有包膜，则归类为滤泡亚型乳头状癌
- 少数弥漫性硬化型乳头状癌可能难以在冰冻切片上被识别
  ○ 密集的淋巴细胞浸润可能掩盖肿瘤细胞
  ○ 硬化性间质中的肿瘤细胞可能很少
  ○ 大量砂粒体是重要线索，但可能很难获得优质切片

（二）伴乳头状核特征的非浸润性滤泡性肿瘤

- 没有浸润的伴乳头状核特征的包裹性肿瘤被称为 NIFTP
- 诊断标准
  ○ 有包膜或边界清楚
  ○ 甲状腺乳头状癌的核特征
  ○ 滤泡性生长模式
  ○ < 1% 的乳头
  ○ 没有砂粒体
  ○ < 30% 的实性 / 小梁状 / 岛状生长
  ○ 核评分 2 ~ 3 分
  ○ 没有包膜或血管侵犯
- 同所有的滤泡性肿瘤一样进行诊断
  ○ 仅在对包膜进行完全评估后
  ○ IOC 不能诊断

（三）滤泡癌

- 第二常见的甲状腺恶性肿瘤（占 10% ~ 20%）
- 孤立性肿块，边界清楚或不规则
  ○ 多数是微小浸润性
    - 边界清楚的癌通常有厚的包膜（> 1mm）
    - 大体表现可能与腺瘤相同
  ○ 广泛浸润性滤泡癌在美国少见
- 对于 FNA 诊断为滤泡性肿瘤或 Hürthle 细胞肿瘤的边界清楚的病变，IOC 没有帮助

- FNA 不能区分滤泡癌和腺瘤
  ○ 通过在显微镜下检查所有包膜区分滤泡癌与滤泡腺瘤
    - 在微小浸润性癌，浸润可能仅为局灶
    - 冰冻切片中的人工假象和（或）冰冻制片过程中的组织缺失可能会导致不能做出最终的准确诊断
    - 用冰冻切片检查整个包膜是不可行的
- 最好将滤泡性病变的诊断推迟到石蜡切片

（四）滤泡腺瘤

- 边界清楚的肿块，可能有薄的或厚的包膜
  ○ 必须对整个包膜进行显微镜下检查，以确认病变是良性的
  ○ 最好将滤泡性病变的诊断推迟到石蜡切片
- 细胞有圆形和规则的细胞核，缺乏诊断为甲状腺乳头状癌的核的特征
  ○ 细胞学特征不能区分良性和恶性滤泡病变
- Hürthle 细胞腺瘤（嗜酸细胞瘤）呈特征性棕色
  ○ 可能有中央瘢痕
  ○ 细胞具有丰富的嗜酸性颗粒状胞质
  ○ 同心层状胶质可类似砂粒体
- 有些腺瘤是囊性的
  ○ 对残余实质伸向囊性空腔的乳头状突起不应误认为是真正的乳头
  ○ 乳头状癌的乳头有纤维血管轴心，不含滤泡

（五）甲状腺髓样癌

- 仅占 5% ~ 8% 的甲状腺恶性肿瘤
- 大体为边界清楚的肿块，呈均一的软的肉质或硬的沙质感
  ○ 没有包膜
  ○ 颜色变化从灰色 / 白色到黄色 / 棕色
  ○ 坏死和出血可能出现
  ○ 大小从 < 1cm 到替代全部腺体
  ○ 常为多中心
- 通常具有典型的神经内分泌形态
  ○ 圆形或梭形细胞
  ○ 大小一致的核，染色质分散，核仁不明显
  ○ 缺少胶质形成
  ○ 淀粉样物（由于细胞外降钙素沉积所致）很难在冰冻切片上看到
  ○ 有透明细胞、色素、巨细胞、假乳头以及其他类型等亚型
- 如果术前 FNA 确诊为甲状腺髓样癌，则不需要 IOC
- 如果在冰冻切片上首次诊断，外科医生必须知道 10% ~ 15% 的患者也会有嗜铬细胞瘤
  ○ 在手术过程中，如果没有充分地阻断 α - 肾上腺素，儿茶酚胺从肿瘤中释放，可导致显著增高的

发病率和死亡率
- 约 25% 的髓样癌与胚系突变有关
  - 多发性内分泌肿瘤 Ⅱ 型患者也有患嗜铬细胞瘤和甲状旁腺肿瘤的风险

（六）间变性甲状腺癌

- 少见的甲状腺恶性肿瘤（< 5%）
- 癌呈浅灰色，质硬
- 肿瘤呈实性生长，有明显的核多形性
- 由于弥漫性浸润，许多患者不适合手术，因此很少见于 IOC
- 通常进行切开活检并进行冰冻制片，以确保有足够的标本进行诊断
  - 标本可能由肿瘤碎片和带状肌碎片组成
  - 极不可能在完整的甲状腺中被诊断

（七）多结节状增生

- 腺体被大小不等的多个结节取代
  - 结节边界清楚，通常没有包膜
  - 可出现不规则瘢痕、出血、钙化和囊肿
  - 富于胶质的外观
- 中心退变的结节周围排列有残余实质，类似于乳头
  - 乳头样结构指向囊肿中心，而不是癌中所见的浸润性模式
- 除非存在怀疑浸润性癌的肿块，否则甲状腺内结节不需要冰冻切片
  - 这种情况下的癌在美国很少见（< 5%）

（八）淋巴细胞性甲状腺炎

- 腺体通常弥漫性增大，质地均匀
  - 炎症和纤维化可导致结节状
- 含有生发中心的密集的淋巴细胞浸润，混杂有嗜酸性滤泡细胞，累及整个腺体

（九）淋巴瘤

- 可进行切除活检，以提交进行淋巴瘤检测的组织
  - 通常通过 FNA 做出诊断
- 老年患者中大多数是弥漫大 B 细胞淋巴瘤

（十）细针抽吸后部位的改变

- 注意细针抽吸后部位的改变可能类似于恶性
- 急性改变：从细针抽吸到手术切除不足三周
  - 出血伴有含铁血黄素巨噬细胞
  - 肉芽组织
  - 局限性滤泡破坏
  - 包膜改变
  - 针道附近出现不典型的细胞特征，包括不典型核、核增大伴透明
  - 坏死

- 核分裂像
- 慢性改变：从细针抽吸到手术切除超过 3 周
  - 鳞状化生和嗜酸细胞改变
  - 细胞学的不典型性
  - 假包膜侵犯
    - 线形出血道
    - 针道内有慢性炎性浸润和出血
    - 滤泡上皮不侵犯包膜
  - 血管改变
    - 扩张的血管腔内有乳头状内皮增生、血栓形成和机化
    - 内皮细胞的不典型性
    - 肿瘤细胞的人工植入
    - 肿瘤细胞漂浮在血管腔内，不黏附在血管壁上
  - 梗死
  - 纤维化
  - 钙化
  - 胆固醇裂隙和异物巨细胞肉芽肿
  - 囊性变

（十一）转移性癌

- 罕见的诊断，但对于有恶性肿瘤病史的患者，应予以考虑
- 最常见的原发部位是肾脏和乳腺，其次是结肠和肺
- 可能在最初诊断多年后出现
- 区域性坏死在转移灶中比在原发性癌中更常见
  - 转移性肾细胞癌常伴有出血湖

（十二）透明变小梁状肿瘤

- 形成有大量硬化性间质的局限性肿块
- 肿瘤细胞呈细长或梭形
  - 核可以有核沟和假包涵体
  - 可能是导致 FNA 诊断乳头状癌假阳性的少见原因
- 间质透明、硬化
  - 可存在砂粒体

（十三）副神经节瘤

- 形成边界清楚的包裹性肿块
  - 典型的神经内分泌细胞的巢状排列，周围有支持细胞

（十四）甲状腺内甲状旁腺组织

- 在罕见情况下，甲状旁腺可位于甲状腺内
- 腺体边缘光滑，外观较周围甲状腺组织苍白

四、报告

（一）冰冻切片

- 当诊断癌的特征存在时，明确地报告癌

主要模式和诊断分类

病理特征	诊断考虑
滤泡性肿瘤	腺瘤样结节 滤泡性肿瘤（推迟） 滤泡腺瘤（推迟） 滤泡癌（推迟） 甲状腺乳头状癌，滤泡亚型（推迟） 结节状增生
包裹性滤泡性病变	滤泡性肿瘤（推迟） 甲状腺乳头状癌（推迟） 伴乳头状核特征的非浸润性滤泡性肿瘤（推迟） 伴滤泡特征的甲状旁腺病变
伴浸润性特征的甲状腺乳头状癌	甲状腺乳头状癌，包括所有亚型 甲状腺乳头状癌，滤泡亚型伴浸润
伴乳头的甲状腺乳头状癌	甲状腺乳头状癌，经典型 甲状腺乳头状癌，鞋钉样亚型
其他	确定诊断 甲状腺髓样癌 淋巴瘤 间变性甲状腺癌 甲状腺炎 甲状旁腺

○ 无须对肿瘤类型进行明确分类或报告组织学亚型
- 针对未发现恶性肿瘤特征的边界清楚的肿块，报告"滤泡性肿瘤，最终诊断待石蜡切片"

（二）细胞学

- 报告为甲状腺乳头状癌阳性或不能诊断恶性肿瘤
- 对于滤泡性病变，诊断推迟到石蜡切片

五、陷阱

（一）滤泡癌及腺瘤

- 诊断滤泡癌通常需要评估所有包膜
- 癌和腺瘤之间的鉴别不应在术中进行
- 报告"滤泡性肿瘤，最终诊断待石蜡切片"足够

（二）滤泡性甲状腺病变及假滤泡性甲状旁腺病变

- 在术中冰冻切片中，区分具有假滤泡结构的甲状旁腺和甲状腺组织可能具有挑战性
- 有折射和偏振性的草酸钙结晶经常出现在正常甲状腺滤泡的胶质中
  ○ 结晶呈扁平、菱形或针状
    – 颜色从透明到淡黄色
  ○ 甲状旁腺组织中罕见结晶

- 冰冻切片中偏振性结晶的发现有助于鉴别甲状腺和甲状旁腺组织

（三）滤泡亚型乳头状癌及腺瘤

- 如果是包裹性病变，诊断"滤泡性肿瘤，最终诊断待石蜡切片"就足够
  ○ 在 IOC 过程中，甲状腺乳头状癌的核的特征可能是局灶性的，很难在冰冻切片上被识别

（四）细针抽吸后改变及癌

- 应提供以前 FNA 的病史
- 与 FNA 相关的变化，不应被误诊为恶性
  ○ 上皮移位至间质
  ○ 针道附近核的不典型性、核增大及核透明
  ○ 人为移位导致的假血管侵犯
  ○ 鳞状化生
  ○ 坏死和（或）出血

（五）淋巴瘤及淋巴细胞性甲状腺炎

- 冰冻切片中可能不能鉴别
- 如果可能是淋巴瘤，可保留组织用于可能的淋巴瘤特殊检查

（六）淋巴细胞性甲状腺炎及淋巴结转移癌

- 结节性增生性甲状腺的外周小型结节可能被外科医

生误认成甲状腺周围淋巴结

　　○ 标本可能被标记为"淋巴结"送检，进行冰冻制片

- 正常甲状腺腺泡周围密集的淋巴细胞浸润可能被误认为是癌的淋巴结转移
  - 甲状腺核正常，无乳头状癌的细胞学特征
  - 无正常淋巴结结构
    - 正常淋巴结内也可能有异位甲状腺组织
- 病理医师应询问肿块是位于腺体附近，还是在其他部位

（七）甲状腺癌的类似病变

- 冰冻切片中的人工假象可造成类似于乳头状癌的特征性的核透明
- 核沟及核内包涵体可见于透明变小梁状肿瘤
- 囊腔内的乳头状内生性生长可类似于真正的乳头

推荐阅读

[1] Haugen BR Md et al: The ATA guidelines on management of thyroid nodules and differentiated thyroid cancer task force review and recommendation on the proposed renaming of eFVPTC without invasion to NIFTP. Thyroid. 27(4):481–483, 2017

[2] Kennedy JM et al: Thyroid frozen sections in patients with preoperative FNAs: review of surgeons' preoperative rationale, intraoperative decisions, and final outcome. Am J Clin Pathol. 145(5):660–5, 2016

[3] Wong KS et al: Utility of birefringent crystal identification by polarized light microscopy in distinguishing thyroid from parathyroid tissue on intraoperative frozen sections. Am J Surg Pathol. 38(9):1212–9, 2014

[4] Antic T et al: Thyroid frozen section: supplementary or unnecessary? Am J Surg Pathol. 37(2):282–6, 2013

（左图）边界清楚的孤立性肿块➡可为良性或恶性。癌往往有更厚的包膜（＞1mm），与邻近的牛肉样红色甲状腺➡相比，颜色更浅。这些病变最好在石蜡切片上进行评估。（右图）滤泡性肿瘤通常由小而均匀的滤泡组成，滤泡衬附细胞有圆形规则核，染色质致密，无核仁。与乳头状癌不同，细胞学特征对区分良性和恶性肿瘤没有帮助。

包裹性甲状腺肿瘤：大体表现

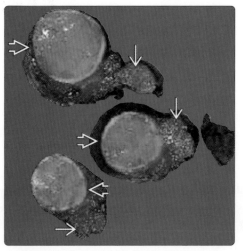

甲状腺肿瘤：均一的外观

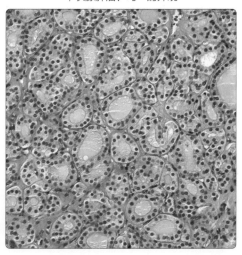

（左图）滤泡癌往往有一个厚的包膜➡。必须将所有的包膜进行显微镜下检查，因为诊断性的包膜➡和（或）血管侵犯可能仅为局灶性。（右图）在这张切片中没有包膜或血管侵犯➡。然而，这一发现并不能排除癌，因为必须对整个包膜进行显微镜下检查。这种检查最好在石蜡切片中进行。

滤泡癌：包膜侵犯

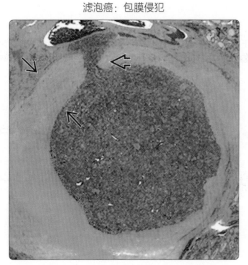

滤泡性肿瘤：厚的纤维性包膜

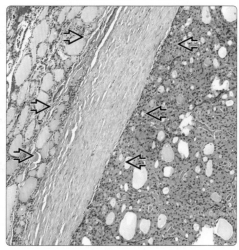

（左图）穿过包膜进入血管腔的侵犯➡能诊断滤泡癌，最好在石蜡切片上评估。冰冻切片中需要考虑冰冻或前次针道改变产生的可能的人工假象。（右图）血管侵犯➡必须在肿瘤包膜内或外识别➡。肿瘤细胞必须位于血管内，必须被内皮覆盖➡，或附着于血管壁并伴有血栓。

滤泡癌：淋巴血管侵犯

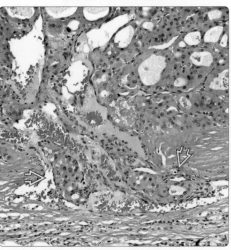

滤泡癌：包膜和血管侵犯

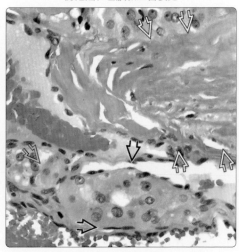

甲状腺乳头状癌：乳头状结构

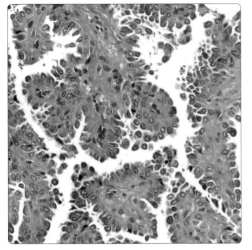

乳头状癌：核内假包涵体

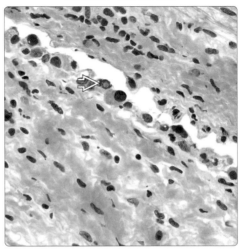

（左图）这例甲状腺乳头状癌具有经典的乳头状生长方式和典型的核特征，并有鞋钉样细胞。这些肿瘤通常通过 FNA 做出可靠诊断。一般不需要冰冻切片确认。（右图）核内假包涵体➡是胞质的内陷（与胞质颜色相同），边界清楚。它们对乳头状癌非常特异，但也可见于罕见的透明变小梁状腺瘤。

乳头状癌：核增大

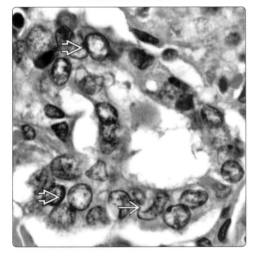

乳头状癌：细胞学制片，核沟

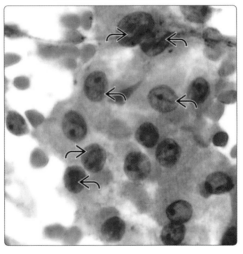

（左图）核增大➡和核重叠是乳头状癌的典型特征。核沟➡也存在于多数乳头状癌中。染色质透明是福尔马林固定的人工假象，仅见于石蜡切片。（右图）由于没有冰冻导致的人工假象，在细胞学切片中更容易识别核的特征。大多数肿瘤细胞的核沟➡有助于乳头状癌的诊断。

乳头状癌：人工透明假象

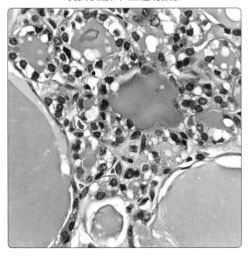

乳头状癌：人工透明假象

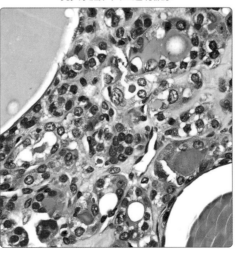

（左图）乳头状癌滤泡亚型的诊断是基于核的特征。在冰冻切片残余组织的石蜡切片中，冰晶现象妨碍了最佳评估。（右图）有诊断意义的核透明仅见于福尔马林固定后，在冰冻后组织中观察不到。在冰冻切片残余组织的石蜡切片中，细胞核中的染色质更透亮，这是由于冰晶现象造成的，可见于良性和恶性病变。

（左图）草酸钙结晶⇨经常在正常、增生或肿瘤性甲状腺滤泡的胶质内被发现。甲状旁腺组织内很少有结晶或没有结晶。结晶呈菱形到针状，颜色从透明到淡黄色。**（右图）**草酸钙结晶存在于正常和肿瘤性甲状腺滤泡的胶质中。使用偏振光更容易看到它们⇨。它们的存在有助于在冰冻切片上区分甲状腺和甲状旁腺组织。

草酸钙结晶

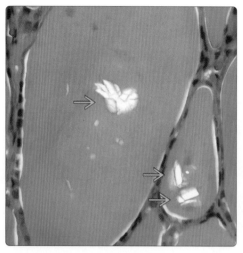

草酸钙结晶：偏振

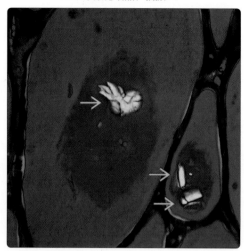

（左图）当假性滤泡区域充满胶质样物质时，甲状旁腺组织与甲状腺组织非常相似。甲状旁腺中没有草酸钙结晶，或甲状腺中有草酸钙结晶，有时可以作为判断组织类型的有用线索。**（右图）**冰冻切片上出现大的实性细胞巢➡可能具有诊断上的挑战性，因为它可能类似于甲状腺乳头状癌。这个实性细胞巢掩盖了滤泡的结构。注意特征性的上皮内淋巴细胞的存在➡。

甲状旁腺组织

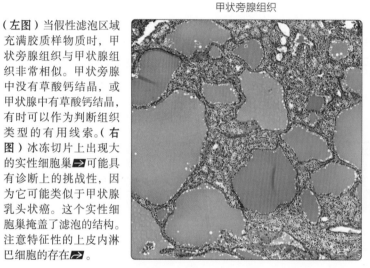

类似于甲状腺乳头状癌的实性细胞巢

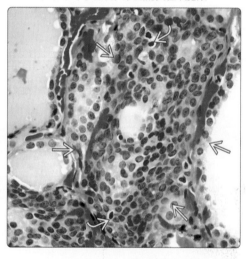

（左图）透明变小梁状肿瘤是一种罕见的良性肿瘤。小梁内、小梁外纤维化➡及拉长的梭形细胞是诊断线索。可能有砂粒体。**（右图）**透明变小梁状肿瘤可有核内包涵体➡和核沟。因此，以前的 FNA 可能被解释为"可疑"的乳头状癌。冰冻切片有助于做出正确诊断。

透明变小梁状肿瘤

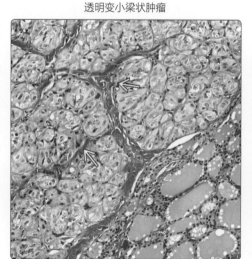

透明变小梁状肿瘤：核内包涵体

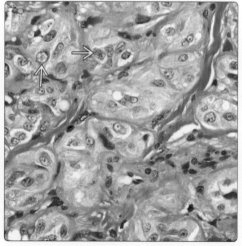

间变性甲状腺癌：大体表现

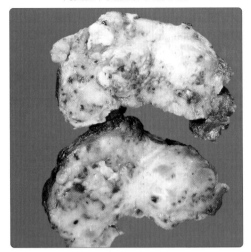

间变性癌：核的多形性

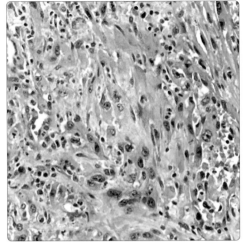

（左图）间变性甲状腺癌呈白黄相间，有出血和坏死区。可进行切开活检并在术中会诊，以确保有充分的组织做出诊断。由于肿瘤广泛侵犯邻近组织，切缘阴性的完全切除几乎不可能。（右图）间变性甲状腺癌由成片的多形性、高度非典型细胞组成，在冰冻切片上很容易被识别为恶性。可能出现肿瘤坏死。

髓样癌：大体表现

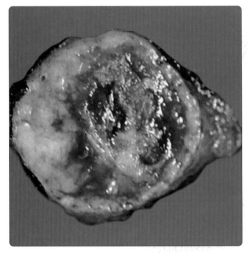

髓样癌：细胞学制片

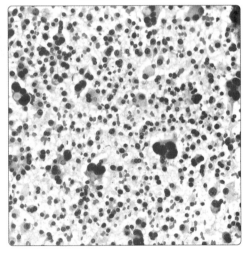

（左图）这例甲状腺髓样癌界限清楚，但没有包膜，肿瘤取代了大部分甲状腺腺叶。切面灰白，肉质，有灶性出血。这些肿瘤通常是多灶性的。（右图）甲状腺髓样癌细胞具有神经内分泌形态，核呈规则的圆形，染色质分散（胡椒盐状），核仁不明显。很多细胞有浆细胞样形态，细胞核偏位。

低分化甲状腺癌：大体表现

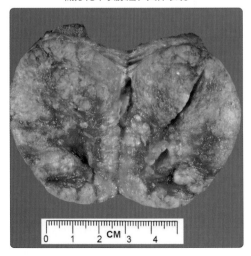

低分化甲状腺癌

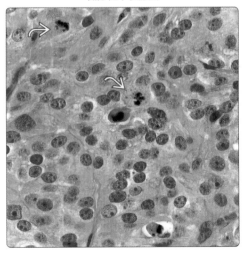

（左图）低分化甲状腺癌有一个软而不规则的切面，显示区域性的出血和坏死。肿瘤占据甲状腺腺叶的大部分，仅有少量未受累的甲状腺组织。（右图）低分化甲状腺癌显示小到中等大小的细胞，细胞核圆形到椭圆形，染色质均匀，有凋亡小体和核分裂像➡。可能出现广泛坏死。这些癌可以有乳头状和滤泡性结构。

483

（左图）甲状腺副神经节瘤显示肿瘤细胞特征性的腺泡状镶嵌模式（Zellballen）。肿瘤细胞形成大小不一的巢，被薄壁血管和支持细胞包绕。（右图）最常见的甲状腺转移癌来自肾脏和乳腺。这个大的甲状腺结节，曾被考虑为原发性甲状腺结节，被证明是转移性肾细胞癌。突出的出血湖➡是这个肿瘤的典型特征，因其脆弱的血管系统。

甲状腺副神经节瘤

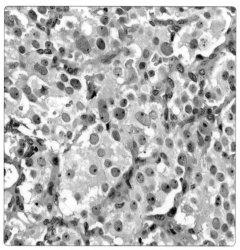

甲状腺转移癌：大体表现

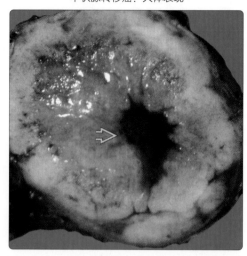

（左图）淋巴-血管侵犯的区域➡与甲状腺内其他部位的甲状腺乳头状癌不同。淋巴管内的癌被证实是乳腺来源的转移性病变。（右图）甲状腺结节穿刺活检的冰冻切片显示转移性的透明细胞性肾细胞癌➡，周围有纤维化和少量残余的甲状腺滤泡➡。

乳腺癌转移到甲状腺

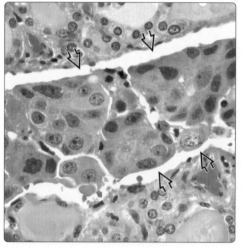

肾细胞癌转移到甲状腺

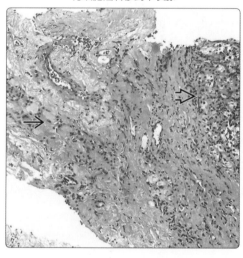

（左图）淋巴结受累是乳头状癌➡和髓样癌➡的一个重要的预后因素。这是一个罕见病例，有两个原发肿瘤，均有转移。甲状腺有一个大的髓样癌和一个0.2cm的微小乳头状癌。（右图）具有生发中心的淋巴细胞浸润可弥漫性累及甲状腺。如果一个周围结节作为淋巴结送检，淋巴细胞浸润灶内的正常甲状腺滤泡可能被误认为是转移癌。

乳头状癌和髓样癌转移到淋巴结

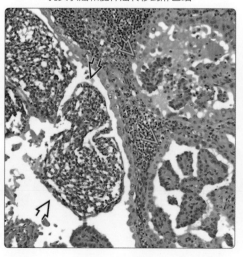

淋巴细胞性甲状腺炎

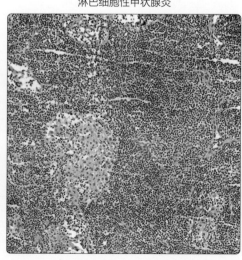

输尿管：切缘
Ureter: Margins

姚　倩　译　赵爱莲　校

一、手术／临床关注点

（一）会诊目的
- 确定膀胱切除标本上输尿管断端是否有尿路上皮原位癌和浸润癌

（二）患者治疗方案决策
- 为保证断端无肿瘤可能需要多切一段输尿管

（三）临床背景
- 对浸润肌层的尿路上皮癌（pT2）和难治性尿路上皮原位癌，通常行膀胱切除术
- 如果患者输尿管断端呈阳性，则在其残留的上尿路中癌复发风险较高

二、标本评估

（一）大体
- 通常送检一小段输尿管
- 如果标本太长不能全部用于冰冻，应先确定真正的断端
  - 通常在输尿管的一端用缝线和夹子标记

（二）冰冻切片
- 将断端面朝上以横断面包埋，确保第一张冰冻切片为真正的断端
- 如果在第一张切片中看不到一圈完整的尿路上皮，则需深切处理
- 如果存在尿路上皮广泛剥脱，也需要深切处理

三、最常见的诊断

尿路上皮原位癌
- 尿路上皮拥挤、结构紊乱、极性丧失、核重叠
- 不要求有全层非典型性
- 由于细胞黏附力丧失，可出现明显的上皮剥脱

- 其下方结缔组织中可见伴发的充血和炎症

四、报告

冰冻切片
- 可见原位癌和（或）浸润癌，或者未见恶性病变
- 可见非典型细胞
  - 手术医师可能会再次送检断端
    - 某些特征让人担心，但不足以诊断癌

五、陷阱

（一）伞细胞
- 可能会被误认为肿瘤细胞

（二）反应性上皮改变
- 细胞核增大，但比原位癌更均一；细胞核呈泡状，具有单个小核仁
- 偶见核分裂像，但不应该有非典型核分裂像
- 尿路上皮内常见急性或慢性炎症

（三）冰冻切片人工假象
- 相较于石蜡切片，冰冻切片上尿路上皮细胞更大，核更深染

（四）上皮下侵犯
- 罕见情况下，输尿管的软组织和肌层内出现浸润性尿路上皮癌，而其黏膜层未受累

推荐阅读

[1] Satkunasivam R et al: Utility and significance of ureteric frozen section analysis during radical cystectomy. BJU Int. 117(3):463–8, 2016
[2] Gordetsky J et al: Ureteral and urethral frozen sections during radical cystectomy or cystoprostatectomy: an analysis of denudation and atypia. Urology. 84(3):619–23, 2014

输尿管断端：大体表现　　输尿管断端：冰冻切片

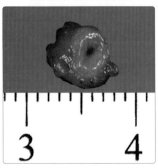 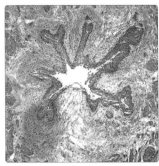

（左图）用于冰冻切片的一小段输尿管应该以这样的方式定位和包埋，以获得一圈完整的管壁来进行显微镜下评估。（图片由 A. Joiner，MD. 惠赠）（右图）为了充分评估整个尿路上皮是否存在原位癌，需要有完整的输尿管横断面。横断面上管腔通常为星形。

（**左图**）正常尿路上皮表面呈波浪状☒。上皮下疏松结缔组织☒可能出现水肿、炎症或纤维化，尤其是既往治疗过的患者。成束的平滑肌构成固有肌层☒。（**右图**）正常尿路上皮具有小而均一的细胞核、圆到卵圆形☒，胞质轻度嗜酸性。表面可见一层大的伞细胞。

正常尿路上皮

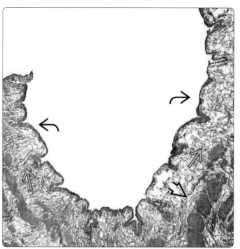

正常尿路上皮：细胞学特征

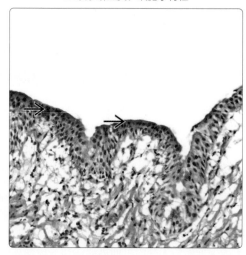

（**左图**）尿路上皮中间层细胞☒的胞核纵向排列、垂直于基底膜。一层大的伞细胞☒覆盖于管腔表面。（**右图**）正常输尿管的管腔内可见孤立的伞细胞簇☒，不要将这一现象同失去黏附性的肿瘤细胞相混淆。伞细胞的特征是丰富的嗜酸性胞质，可有双核。

正常尿路上皮：伞细胞

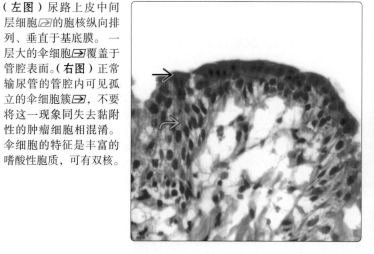

正常尿路上皮：伞细胞

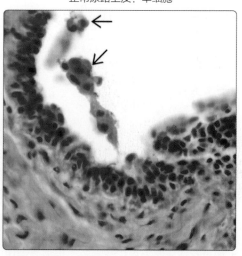

（**左图**）斜切导致正常尿路上皮局灶增厚☒，然而，此区域细胞具有小而均一的核、极性正常。固有层水肿并含有炎症细胞。（**右图**）尿路上皮通常厚3～7层，斜切可造成尿路上皮增厚的假象☒，然而细胞的大小和形状均匀、极性正常，邻近基底膜处可见小的基底细胞☒。

正常尿路上皮，斜切

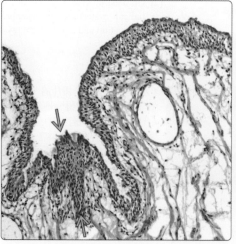

正常尿路上皮：斜切

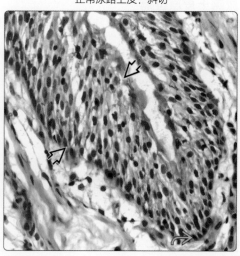

正常输尿管：横断面

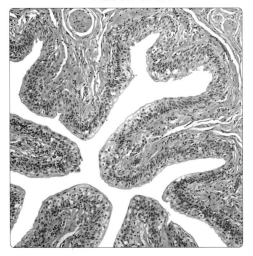

输尿管：细胞学特征

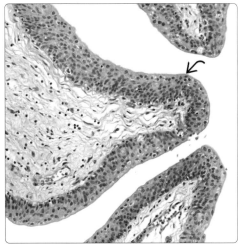

（左图）石蜡切片上，输尿管断端呈典型星状结构。低倍镜下，尿路上皮排列规则，不存在核增大或极性丧失。（右图）正常尿路上皮细胞胞质轻度嗜酸性，胞核形态均一、圆到卵圆形。腔面可见一层伞细胞➡️，上皮下结缔组织含有散在淋巴细胞。

正常尿路上皮：细胞学特征

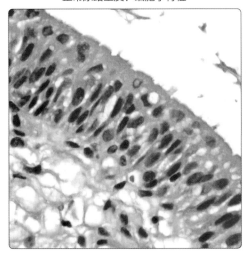

输尿管断端：上皮剥脱

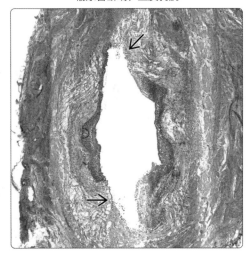

（左图）正常尿路上皮形态均一、胞核排列规则、垂直于基底膜。偶尔可见小而不明显的核仁。（右图）该例输尿管断端的冰冻切片是一个完整的横断面，但由于尿路上皮部分缺失➡️而欠佳。恶性细胞黏附性差、易从表面脱落，为了观察断端全周需要进行深切处理。

von Brunn 巢

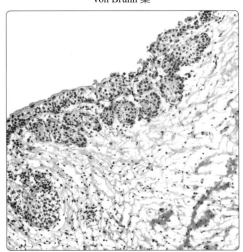

von Brunn 巢：细胞学特征

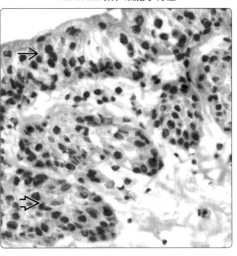

（左图）输尿管壁内可见 von Brunn 巢，这种小的细胞巢轮廓光滑平整、排列规则。von Brunn 巢与上皮下结缔组织界限清晰，没有浸润证据。（右图）von Brunn 巢➡️是尿路上皮内陷进入间质形成，巢内细胞的胞核具有温和的细胞学特征，类似表面的正常尿路上皮➡️。

von Brunn 巢：小叶结构

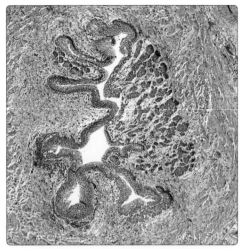

von Brunn 巢：细胞学特征

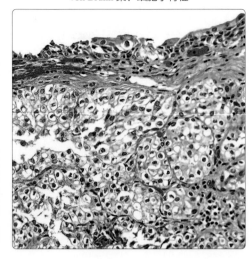

（左图）低倍镜下，可以观察到 von Brunn 巢的整个小叶结构。上皮巢和间质的界面呈线状，无间质反应（图片由 Mckenney, MD. 惠赠）。（右图）von Brunn 巢内的尿路上皮细胞缺乏多形性或核深染，具有类似于正常尿路被覆上皮的细胞学特征，尽管巢内细胞可有轻微的核增大（图片由 Mckenney, MD. 惠赠）。

反应性尿路上皮

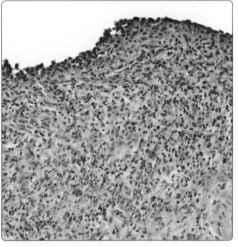

反应性尿路上皮：细胞学特征

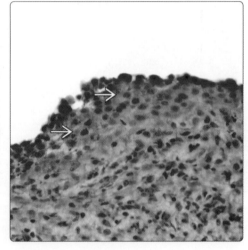

（左图）输尿管壁或尿路上皮的炎症可引起尿路上皮细胞的反应性改变➡。虽然反应性尿路上皮细胞核看起来增大，但缺乏尿路上皮原位癌的多形性与核深染。（右图）反应性尿路上皮的细胞增大，但形态均一。细胞核圆形，具有空泡状染色质和单个核仁➡。上皮内常见急性和（或）慢性炎症细胞。

反应性尿路上皮：炎症细胞

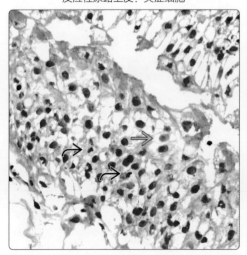

反应性尿路上皮：炎症浸润

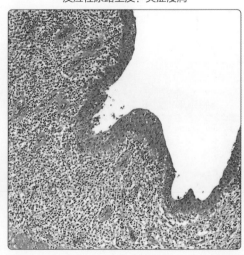

（左图）反应性尿路上皮内常见急性和慢性炎症细胞➡。虽然尿路上皮可能存在一定程度的极性丧失，但缺乏原位癌的结构紊乱。细胞核通常为具有单个核仁的泡状核➡。（右图）本例输尿管存在重度炎症，反应性尿路上皮细胞的胞质比正常尿路上皮的更加嗜酸。

反应性尿路上皮：核分裂像

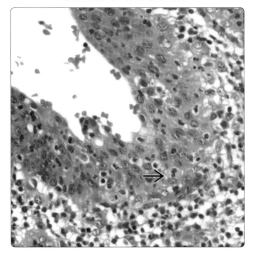

反应性尿路上皮：细胞学特征

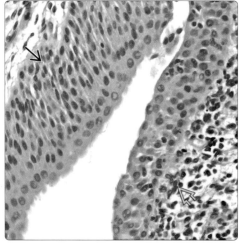

（左图）反应性尿路上皮可见核分裂像➡，但无非典型核分裂像。细胞核缺乏多形性，呈空泡状、具有单个核仁。（右图）反应性尿路上皮⮕的特点是细胞增大，泡状核，偶见核仁。相反，正常尿路上皮中的细胞核较小，缺乏核仁➡。

尿路上皮原位癌

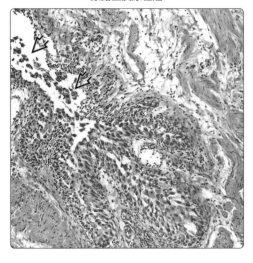

尿路上皮原位癌：细胞学特征

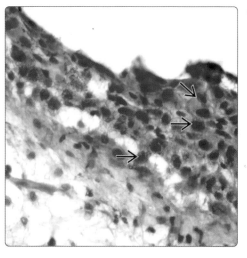

（左图）低倍镜下，可观察到原位癌的异型性，细胞增大、核深染。一些细胞失去黏附性，脱落至管腔内⮕。（右图）尿路上皮原位癌的细胞拥挤、重叠，一些细胞核增大、核仁明显➡。和良性反应性尿路上皮内小而不明显的细胞核相比，原位癌中的细胞核更加突出。

尿路上皮原位癌：低倍镜表现

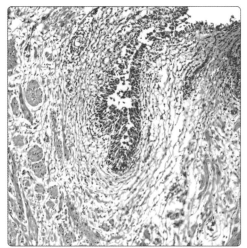

尿路上皮原位癌：细胞学特征

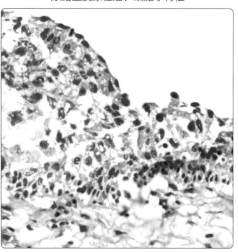

（左图）低倍镜下可见原位癌细胞核增大、深染，核拥挤和黏附性丧失也很明显，上皮下结缔组织可见多量炎症细胞和血管形成；这些特征对于区分肿瘤与反应性改变很重要。（右图）尿路上皮原位癌细胞核增大、深染，大小和形状不均一，全层丧失极性、拥挤、结构紊乱，并常见核分裂像。

（左图）尿路上皮原位癌的细胞核增大、深染，由于核重叠而显得拥挤。偶尔可见核分裂像☑，可见于上皮全层。（右图）本例尿路上皮原位癌，细胞核明显深染，部分尿路上皮脱落缺失☑。如果冰冻切片上既缺乏尿路上皮，也看不到原位癌，通常应该深切处理。

尿路上皮原位癌：核分裂像

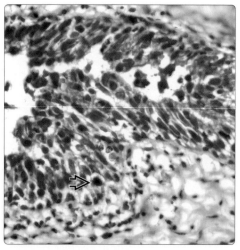

尿路上皮原位癌：上皮脱落

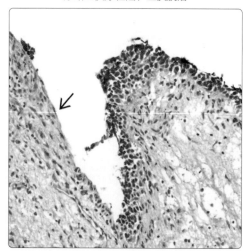

（左图）低倍镜下，尿路上皮原位癌石蜡切片显示全层细胞核深染、结构紊乱。输尿管管腔内可见失去黏附性的脱落细胞☑。（右图）石蜡切片上，可见尿路上皮原位癌细胞核拥挤、结构紊乱，以及核深染和多形性☑。细胞黏附性丧失，管腔内可见脱落的原位癌细胞☑。

尿路上皮原位癌：脱落的肿瘤细胞

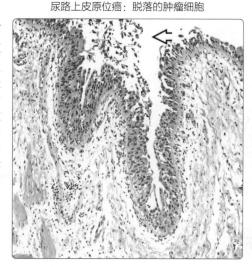

尿路上皮原位癌：细胞学特征

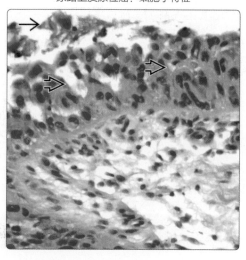

（左图）尿路上皮原位癌细胞可能出现广泛脱落，仅剩一层"贴身"异型细胞☑，伴巨大细胞核、核深染和多形性。（右图）全层异型性并非诊断尿路上皮原位癌所必需。某些病例中，可见Paget病样播散的单个或巢状癌细胞☑浸润破坏良性尿路上皮。在这张切片中，邻近尿路上皮可见全层异型性☑。

尿路上皮原位癌：上皮脱落

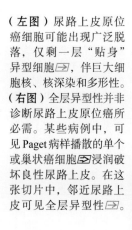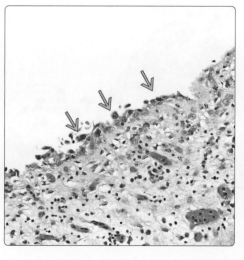

派杰样尿路上皮原位癌

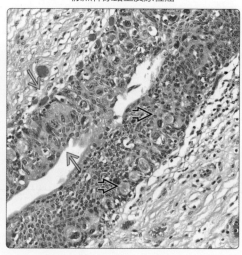

低级别乳头状尿路上皮癌

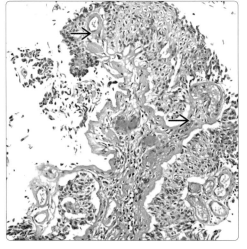

低级别乳头状尿路上皮癌：细胞学特征

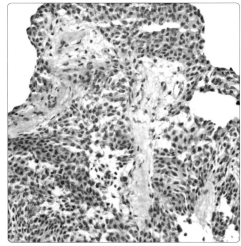

（左图）低级别乳头状尿路上皮癌可发生于输尿管，某些病例中，病变为多灶性。冰冻切片显示，核大、深染的异型尿路上皮围绕纤维血管轴心➡️排列。总体上，细胞核大小均匀一致。（右图）低级别乳头状尿路上皮癌细胞核均一、深染，结构紊乱、极性丧失。

低级别乳头状尿路上皮癌：细胞学特征

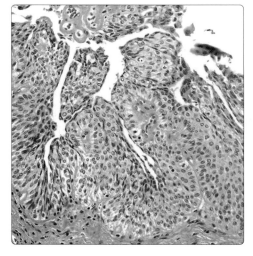

高级别乳头尿路上皮癌

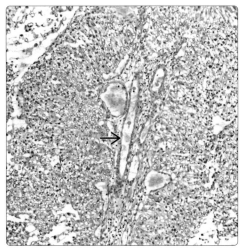

（左图）石蜡切片上，低级别乳头状尿路上皮癌表现为细胞均匀增大，整体结构紊乱；但缺乏高级别乳头状尿路上皮癌的细胞多形性与核分裂活性。（右图）高级别乳头状尿路上皮癌由具有多形性与核深染的细胞围绕纤维血管轴心➡️排列构成，细胞明显拥挤、极性丧失。

高级别乳头状尿路上皮癌：细胞学特征

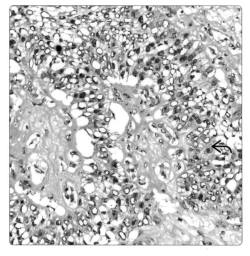

高级别乳头状尿路上皮癌

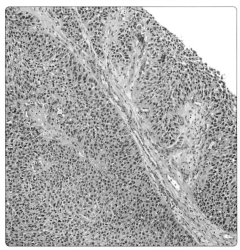

（左图）高级别乳头状尿路上皮癌与低级别的区别点在于其细胞核更大，核仁更显著➡️，以及大量的核分裂像。细胞丧失黏附性，并导致纤维血管轴心裸露。（右图）高级别乳头状尿路上皮癌有明显的核深染和细胞多形性。与低级别乳头状尿路上皮癌相比，细胞更加拥挤，核分裂像更多。

（左图）输尿管断端存在浸润性尿路上皮癌，而临床却未发现的情况很少见。不规则浸润的癌细胞巢➡引起上皮下促结缔组织反应，背景中可见慢性炎症。**（右图）**这个视野中，可见浸润性尿路上皮癌的单个和巢状癌细胞➡浸润上皮下结缔组织。输尿管被覆黏膜全部脱落➡。

浸润性尿路上皮癌

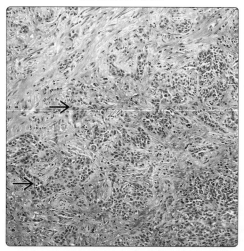

浸润性尿路上皮癌：细胞学特征

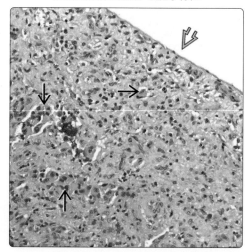

（左图）浸润性尿路上皮癌：具有丰富嗜酸性胞质的癌细胞以单个和小巢状方式➡浸润上皮下结缔组织。**（右图）**本例输尿管周围脂肪组织可见尿路上皮癌浸润➡，尽管输尿管上皮➡和肌层➡并无明显变化。即使管腔表面尿路上皮呈良性表现，其肌层和周围脂肪组织也可以出现癌（图片由 Mckenney, MD. 惠赠）。

浸润性尿路上皮癌：细胞学特征

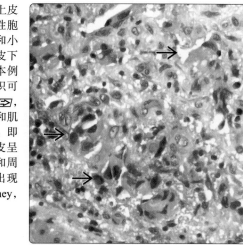

浸润性尿路上皮癌：浸润输尿管周脂肪组织

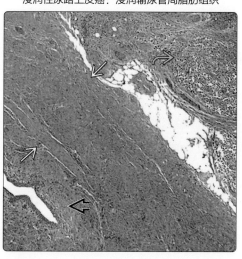

（左图）单个散在、高度异型的浆细胞样癌细胞弥漫浸润于输尿管周围纤维脂肪组织。由于输尿管断端腔面尿路上皮可能无明显变化，而遗漏断端中的尿路上皮癌，包括更具侵袭性的亚型——如浆细胞样型和微乳头型。**（右图）**这型尿路上皮癌由失去黏附性的、浆细胞样细胞构成，在输尿管管壁中呈单个散在或线状排列。

浆细胞样尿路上皮癌

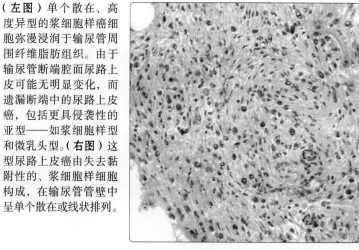

浆细胞样尿路上皮癌：细胞学特征

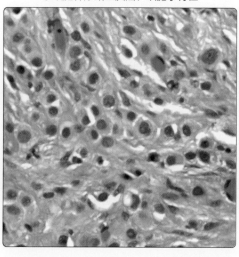

子宫内膜：诊断
Uterus, Endometrium: Diagnosis

姚 倩 译 赵爱莲 校

一、手术／临床关注点

（一）会诊目的
- 确定是否存在具有分期相关特征的癌

（二）患者治疗方案决策
- 如果子宫内膜癌具有以下特征，手术医师可能进行盆腔和（或）主动脉旁淋巴结清扫
  - Ⅱ级或Ⅲ级
  - 浸润深度超过 50% 子宫肌壁厚度
  - 宫颈受累
  - 广泛的脉管侵犯

（三）临床背景
- 子宫内膜癌或子宫内膜上皮内瘤变（EIN）通常已被术前活检诊断
  - 浆液性癌或透明细胞癌的患者将进行子宫切除术，并进行分期
  - 子宫内膜样癌的患者将进行子宫切除术
    - 以术中肿瘤评估为基础进行分期
- 术前并未诊断过癌的常规子宫切除，如果术中发现非典型表现，也需要进行术中冰冻

二、标本评估

（一）大体
- 按照前、后方向定位子宫
  - 子宫后面腹膜反折较低，常逐渐收缩变窄
  - 子宫前面腹膜反折较高、较钝，此处有膀胱
  - 如果无法定位，标出 2 个面："A" 和 "B"
- 检查子宫外表面有无肿瘤直接侵犯或浆膜种植的可疑区
  - 任何可疑区都应该用不同颜色——涂墨
- 用剪刀沿侧边打开子宫
  - 对于宫壁异常增厚或者有侧位平滑肌瘤的子宫，则将探针插入宫颈口，并用长解剖刀对剖子宫
    - 尽可能不用刀切
      - 难以保证刀切面垂直于子宫壁：斜切面中，难以确定浸润深度

- 检查子宫内膜层（不要触碰），寻找肉眼上癌的证据
  - 灰黄灰褐色、堆积隆起状和质硬区
- 以 5mm 间隔自黏膜至浆膜将子宫横向切成连续的片状，但勿切断
  - 标本应该保持完整以便定位
- 肉眼观，肌层浸润表现为子宫肌层正常结构模糊消失
  - 癌常表现为棕 – 黄 – 白的均质肿块，取代了正常的子宫肌层
  - 浸润深度有时可以通过肉眼确定
- 仔细检查卵巢和输卵管表面
  - 将卵巢连续切成片状，检查有无肿块

（二）冰冻切片
- 将可疑浸润最深处取材用于冰冻切片
- 宫颈、输卵管或卵巢的可疑受累区也可以通过冰冻切片评估

三、最常见的诊断

（一）子宫内膜癌
- 约 50% 的病例
- 子宫内膜层呈堆积隆起状
  - 癌的典型表现为灰黄至灰褐色，易碎
- 组织学亚型
  - 子宫内膜样型：最常见亚型，由柱状的腺体构成
  - 透明细胞型：高级别癌，具有数量不等的胞质透亮细胞、鞋钉样细胞构成的管囊状腺体及玻璃样变的间质
  - 浆液型：高级别癌，由裂隙样的腺样腔隙构成，内衬高度异型细胞、核仁突出
  - 癌肉瘤：子宫内膜样、透明细胞或浆液性癌，伴有恶性间叶成分
- 分级
  - Ⅱ级或Ⅲ级癌，需要进行分期活检
- 浸润深度
  - 将子宫壁连续切成片状，找出肉眼上浸润最深处
  - 子宫肌层的正常结构模糊消失提示肌层浸润
  - 当癌累及子宫腺肌症时，难以评估浸润

子宫内膜癌的 FIGO 分级

分 级	结构标准	细胞核标准
高分化（G1）	≤ 5% 实性生长	无显著细胞核异型性
中分化（G2）	≤ 5% 实性生长	显著的细胞核异型性（G3 细胞核异型性）
中分化（G2）	6% ～ 50% 实性生长	无显著细胞核异型性（G3 细胞核异型性）
低分化（G3）	6% ～ 50% 实性生长	显著的细胞核异型性（G3 细胞核异型性）
低分化（G3）	> 50% 实性生长	无要求

（二）子宫内膜间质肉瘤

- 通常弥漫浸润
- 脉管侵犯表现为肌壁内蠕虫样肿块
- 可见出血和坏死
- 恶性间质细胞呈不规则巢团、舌状，或实性方式生长

（三）子宫内膜息肉

- 10% ～ 15% 的病例
- 通常表现为子宫内壁的广基、指状突起
- 病变中央为纤维间质，表面被覆子宫内膜
- 检查息肉是否存在提示为浆液性肿瘤的非典型上皮

（四）子宫腺肌症

- 约 10% 的病例
- 正常子宫内膜被深埋入肌层
  - 当被癌累及时，类似浸润
- 肉眼上，由粗大、梁状肌纤维构成，伴有小灶明确出血

（五）子宫内膜上皮内瘤变（EIN）

- 一般没有肉眼证据
- 腺体密集拥挤，伴有间质

四、报告

（一）冰冻切片

- 存在 EIN 或异型增生时，冰冻切片适合诊断为"至少一张切片中可见 EIN"，并标注待子宫内膜充分取材后再进一步分类
- 如果可见癌，则应报告如下特征
  - 类型（子宫内膜样癌、透明细胞癌、浆液性癌或癌肉瘤）
  - 分级
  - 浸润深度
  - 宫颈受累
  - 子宫浆膜、卵巢或输卵管受累

- 对每一例癌，都要尝试诊断出其类型和浸润深度
- 肉眼观，如果未见宫颈和附件受累，应将此点写入报告

（二）术中评估的可靠性

- 分级准确率 67% ～ 96%
- 浸润深度准确率 85% ～ 95%
- 宫颈受累准确率 65% ～ 96%
- 假阳性
  - 约有 9% 的病例，冰冻报告肌层浸润深度 > 50%，但却未得到石蜡切片证实
    - 癌累及子宫腺肌症
    - 脉管侵犯被误认为浸润
- 假阴性
  - 约 10% 的病例，冰冻未报告肌层浸润，但在石蜡切片中被发现
    - 具有宽大腺腔的弥漫浸润癌，可能会被遗漏

五、陷阱

（一）癌累及腺肌症

- 当存在子宫腺肌症时，难以确定浸润深度

（二）脉管侵犯与肌层浸润

- 深部淋巴管内的肿瘤可能会被误诊为肌层浸润

（三）难以辨认的浸润方式

- 恶性腺瘤浸润方式
  - 某些癌弥漫浸润、腺腔宽大，促结缔组织反应轻微（恶性腺瘤模式）
  - 浸润的腺体可以类似子宫腺肌症，或累及子宫腺肌症
    - 腺肌症样浸润具有不规则（但光滑）的边界
      □ 腺肌症的典型表现为边界光滑圆润
    - 可见局灶促纤维结缔组织增生
- 微囊 - 拉长 - 碎片状（MELF）浸润方式
  - 肌层浸润也许难以辨认，尤其是 MELF 浸润方式

– 低倍镜下，MELF 表现为肌层深部的黏液样区或炎症灶

– 恶性腺体通常呈碎片状，由嗜酸性上皮混杂急性炎症细胞构成

– MELF 经常出现在肿瘤浸润最深处，与较高的淋巴结转移率有关

（四）组织学分级诊断

● 鳞状细胞桑葚体——呈标志性的旋涡状生长——为实性，但不应视做肿瘤的实性生长，而导致分级增加

● 评估细胞核异型性时需要考虑冰冻切片的人工假象

（五）子宫壁斜切

● 子宫壁斜切导致子宫壁厚度比实际增加
  ○ 这使得难以确定癌的浸润深度

● 使用剪刀剪开子宫，与用刀片相比，引起斜切的可能性较小

推荐阅读

[1] Kisu I et al: Preoperative and intraoperative assessment of myometrial invasion in endometrial cancer: comparison of magnetic resonance imaging and frozen sections. Acta Obstet Gynecol Scand. 92(5):525–35, 2013

[2] Turan T et al: Accuracy of frozen-section examination for myometrial invasion and grade in endometrial cancer. Eur J Obstet Gynecol Reprod Biol. 167(1):90–5, 2013

[3] Akbayir O et al: Combined use of preoperative transvaginal ultrasonography and intraoperative gross examination in the assessment of myometrial invasion in endometrial carcinoma. Eur J Obstet Gynecol Reprod Biol. 165(2):284–8, 2012

[4] Kumar S et al: A prospective assessment of the reliability of frozen section to direct intraoperative decision making in endometrial cancer. Gynecol Oncol. 127(3):525–31, 2012

子宫：定位

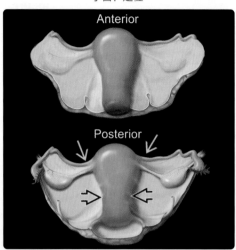

子宫：定位

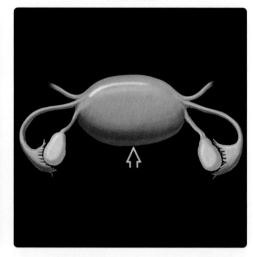

（左图）有几个标志可用于定位子宫前/后方：附件⇨向后方突出；后方的腹膜反折位置较低，通常在子宫下段⇨附近被灼烧离断。（右图）从顶部观察时，自然状态下附件向后方突出⇨。

根治性子宫切除

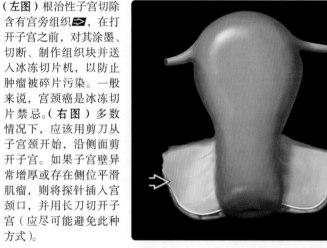

子宫：适当的剖开方式

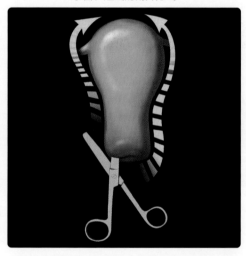

（左图）根治性子宫切除含有宫旁组织⇨，在打开子宫之前，对其涂墨、切断、制作组织块并送入冰冻切片机，以防止肿瘤被碎片污染。一般来说，宫颈癌是冰冻切片禁忌。（右图）多数情况下，应该用剪刀从子宫颈开始，沿侧面剪开子宫。如果子宫壁异常增厚或存在侧位平滑肌瘤，则将探针插入宫颈口，并用长刀切开子宫（应尽可能避免此种方式）。

子宫：肿瘤切成片状

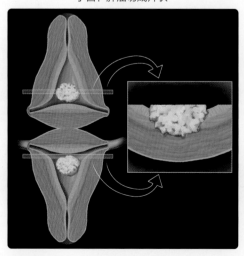

子宫内膜癌：浸润深度

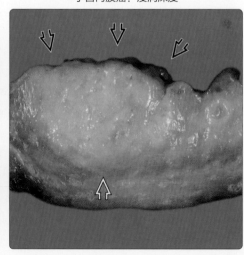

（左图）沿宫颈至宫腔顶部，以 5～10mm 间隔将子宫切成片状。将肿瘤肉眼上浸润最深处用于冰冻切片；如有可能，最好用全层。（右图）子宫内膜癌⇨的肌层浸润深度是可能转移的重要预测因素。浸润最深处⇨要由冰冻切片确定。

子宫内膜上皮内瘤变（异型增生）

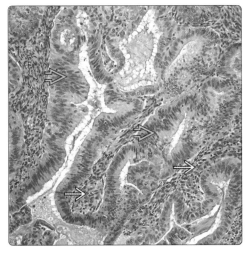

低级别子宫内膜样癌

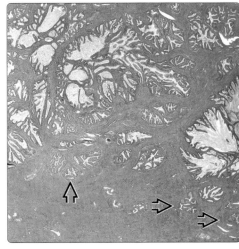

（**左图**）子宫内膜上皮内瘤变或异型增生，其特征是腺体密集、拥挤➡️，伴有间质。与之相反，出现筛状、伴线状间质➡️的背靠背腺体区域，支持诊断为低级别腺癌。（**右图**）低级别（FIGO Ⅰ级）腺癌主要由腺管构成，实性生长区 < 5%，核分级低至中等。小的肿瘤浸润巢➡️易被识别。

高级别子宫内膜样癌

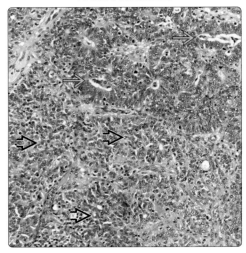

子宫内膜癌：鳞状细胞桑葚体

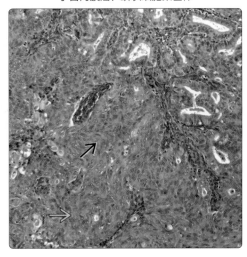

（**左图**）高级别腺癌由成片的恶性细胞➡️而非腺体➡️构成。小心不要将桑葚状化生（可见旋涡状方式生长），误认为实性生长的肿瘤。（**右图**）鳞状细胞桑葚样化生可能因其实性表现而致 FIGO 分级过高。通过其流水状➡️或旋涡状➡️生长方式可以将其识别。

子宫内膜样癌：恶性腺瘤

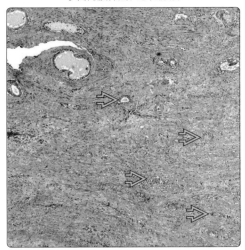

子宫内膜癌：肌层浸润

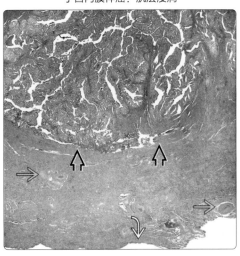

（**左图**）恶性腺瘤型浸润是子宫内膜样腺癌最不常见的浸润方式。它由散在、呈良性表现的腺体构成➡️，腺体周边大多缺乏促结缔组织增生。肉眼上也许无法识别此类肿瘤。（**右图**）低级别腺管型癌➡️在肌层深部呈推挤式生长。大血管➡️是弥漫浸润病例中识别深肌层的有用标志。本例可见浆膜➡️。

（**左图**）低倍镜下，微囊 – 拉长 – 碎片状腺体（MELF）的典型表现为肌层内小灶状炎症➡，黏液样变或囊性改变➡。恶性上皮呈特征性的碎片状和囊状，最好于较高倍数下观察确认。（**右图**）MELF 肌层浸润的特征是碎片状的嗜酸性上皮细胞➡，黏液样间质➡和急性炎症反应➡，这些改变通常出现于常规浸润灶的深部。

微囊 – 拉长 – 碎片状腺体

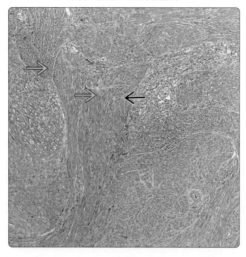

微囊 – 拉长 – 碎片状腺体

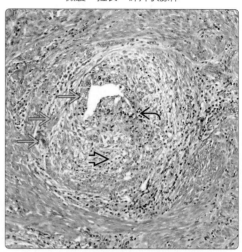

（**左图**）子宫腺肌症轮廓光滑，偶尔其周围聚集有子宫内膜间质➡或良性腺体➡。在本例中，附近浸润的腺体➡被促结缔组织增生的间质➡套袖状包围——这种现象并不常见。（**右图**）腺肌症样浸润灶边界光滑但不规则。局灶的促结缔组织增生，或未伴随子宫内膜间质的单个散在腺体➡，提示浸润。

浸润和腺肌症

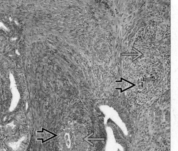

腺肌症样浸润

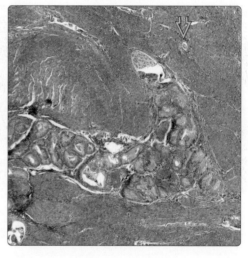

（**左图**）透明细胞癌最常见的一种生长方式是由扩张的管腔组成的管囊状结构。细胞通常具有明显的多形性核，核仁突出➡，胞质透亮➡。（**右图**）透明细胞癌的一种常见生长方式是伴有玻璃样变间质轴心➡的乳头。注意乳头上的透明细胞呈鞋钉状➡，并有核的多形性➡。

透明细胞癌：管囊状生长

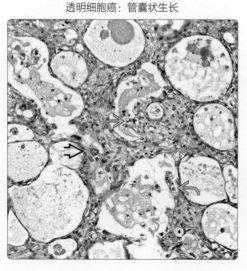

透明细胞癌：乳头状生长

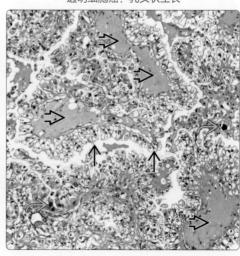

浆液性癌：细胞学特征

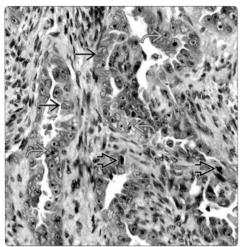

浆液性癌：结构特征

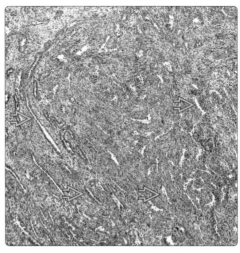

（左图）浆液性癌的裂隙状腺体内衬单层多边形、嗜酸性肿瘤细胞➡。细胞核增大、空泡状和多形性，核仁突出➡。并见大量核分裂像➡。（右图）低倍镜下，浆液性癌呈显著的裂隙状结构➡。与之相反，子宫内膜样癌的腺体呈圆形，透明细胞癌则通常为管囊状。

子宫内膜间质肉瘤

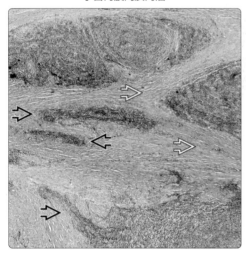

子宫内膜间质肉瘤

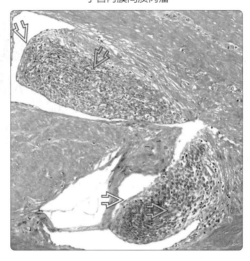

（左图）低倍镜下，子宫内膜间质肉瘤呈舌状➡在深肌层➡浸润生长。然而，高级别的实性癌通常缺乏舌状生长方式。（右图）血管侵犯➡在低级别子宫内膜间质肉瘤中很常见。肿瘤推挤式浸润大血管腔，其表面衬附有血管内皮➡，与血管壁相延续。

癌肉瘤

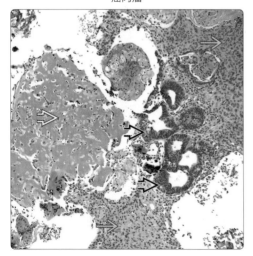

子宫内膜癌：累及宫颈

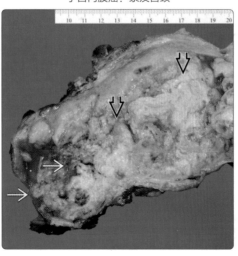

（左图）癌肉瘤由恶性上皮➡和恶性间叶两种成分混合构成。间叶成分可以是未分化肉瘤➡，也可以由软骨、骨➡、骨骼肌或脂肪分化。（右图）弥漫性子宫内膜癌充满宫腔➡并延伸至宫颈➡。冰冻切片评估宫颈是否受累，对肿瘤分期有重要意义。

子宫内膜：妊娠诊断
Uterus, Endometrium: Diagnosis of Pregnancy

姚 倩 译 赵爱莲 校

一、手术 / 临床关注点

（一）会诊目的

- 通过检测胎盘绒毛和（或）近期植入部位来明确宫内妊娠

（二）患者治疗方案决策

- 如果确认有宫内妊娠，可以对患者进行保守治疗
- 如果无法确认宫内妊娠，应密切监测患者，并可能行手术治疗

（三）临床背景

- 具有阴道出血或盆腔疼痛的妊娠女性（hCG升高）可能存在异位妊娠
  - 异位妊娠可引起致命性出血
- 经阴道超声和快速hCG检测可以发现大多数异位妊娠
  - 某些情况下，影像技术并不能明确显示宫内妊娠或输卵管妊娠

二、标本评估

（一）大体

- 3种不同类型的标本

- 子宫内膜刮除
  - 子宫内膜活检（Karmen活检）
  - 取自阴道穹窿处的组织
- 用生理盐水冲洗干净组织上的血液
- 将组织悬浮于培养皿内的生理盐水中
- 用肉眼或解剖显微镜检查组织
  - 绒毛呈白色、海绵状
    - 形成具有锐角分支的复杂结构

（二）冰冻切片

- 用最可能含有绒毛的组织做冰冻
  - 推荐：肉眼发现的绒毛要通过组织学检查确认
- 将剩余组织用于冰冻，直至发现绒毛，或者直到所有组织均已被检查
- 如果没有解剖显微镜，应首先将血凝块区做冰冻，因为它们更可能含有绒毛

三、最常见的诊断

（一）胎盘绒毛

- 内层环绕一圈细胞滋养细胞，外层为小的合体滋养细胞
  - 可能存在绒毛外滋养细胞
  - 在妊娠前3个月，绒毛具有不规则的边界，并且

胎盘绒毛：大体表现　　　　　胎盘绒毛：镜下表现

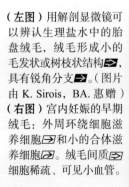

（左图）用解剖显微镜可以辨认生理盐水中的胎盘绒毛，绒毛形成小的毛发状或树枝状结构➡️，具有锐角分支➡️。（图片由 K. Sirois，BA. 惠赠）
（右图）宫内妊娠的早期绒毛：外周环绕细胞滋养细胞➡️和小的合体滋养细胞➡️。绒毛间质➡️细胞稀疏、可见小血管。

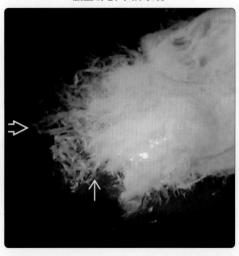

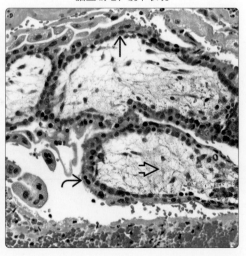

绒毛与子宫内膜蜕膜变的诊断标准

组织类型	颜　色	结　构	分支类型	质　地
绒毛	白色或粉色	复杂的 3D 结构（类似于灌木或海葵）	锐角分支	有弹性，轻压后迅速恢复
子宫内膜蜕膜变	通常粉色，但可以白色；不如绒毛透明	腺体和血管结构；可类似绒毛	平行结构，无分支	无弹性

比更成熟的第二或第三级（3 个月）的绒毛要大
- 间质内细胞稀疏，可见小血管
  - 随着妊娠的进展，间质更富于细胞且血管数量增加
- 在某些明确的宫内妊娠中，找不到绒毛
  - 确认宫内妊娠必须见到（胎盘部位或孤立的）滋养细胞

（二）种植部位
- 单个核中间型滋养细胞
- 合体滋养细胞
- Nitabuch 纤维蛋白（无定型浅嗜酸性物质）

（三）子宫内膜蜕膜变
- 经常在异位妊娠时出现
  - 仅有子宫内膜蜕膜变不能诊断宫内妊娠
- 具有丰富的双嗜染性胞质和片状结构的间质细胞
  - 通常核增大
  - 总是缺乏 Nitabuch 纤维蛋白

四、报告

（一）冰冻切片
- 如存在早期、存活的胎盘绒毛（± 新鲜植入部位），可以诊断宫内妊娠
- 新近种植部位，没有胎盘绒毛，高度提示宫内妊娠
  - 注意：应该说明不能除外来自输卵管妊娠的种植部位污染
- 少许散在的绒毛可能是异位妊娠污染，应该与送检医师沟通

（二）可靠性
- 研究表明，所有组织均用于冰冻时，93% 的病例诊断正确
  - 敏感性：约 76%
  - 特异性：约 98%
  - 阳性预测值：约 95%
  - 阴性预测值：约 88%
- 妊娠的假阳性诊断
  - 罕见（1% ～ 5%）

- 假阴性诊断
  - 6% ～ 12% 的病例
  - 可供诊断的组织位于冰冻组织块的深层
  - 冰冻切片应该切得足够深，使其能体现所有组织碎片

五、陷阱

（一）仅靠肉眼表现进行诊断
- 仅通过肉眼检查不能诊断宫内妊娠
- 必须进行冰冻切片显微镜检查

（二）宫内妊娠的假阳性诊断
- 来自异位妊娠的污染
  - 子宫内膜刮除标本中可有极少量绒毛或植入部位
- 既往妊娠改变
  - 硬化的绒毛可能被误认为是当前的妊娠
  - 可能被埋入纤维蛋白中
  - 与慢性活动性炎症有关
  - 可以钙化
  - 远期的（陈旧性）种植部位结节可以类似新近种植部位
  - 存在极少量绒毛外滋养细胞
  - 纤维化和玻璃样变
- 子宫内膜蜕膜变
  - 反应性或退变的蜕膜可类似于种植部位的滋养细胞
- 宫颈内膜
  - 水肿的宫颈内膜碎片可类似胎盘绒毛
  - 表面被覆细胞为柱状和黏液性
  - 间质有密集的淋巴浆细胞浸润

（三）误诊为炎症
- 小片状胚胎性间充质细胞类似于炎症

（四）误诊为恶性病变
- 绒毛膜癌
  - 与正常妊娠女性相比，患者 hCG 显著升高
  - 常见核分裂像，并可见非典型核分裂像
  - 坏死常见

○ 早期、混合性增生的中间滋养细胞、合体滋养细
胞和细胞滋养细胞可类似绒毛膜癌
- 绒毛的存在可排除绒毛膜癌
● 透明细胞癌或浆液性癌
○ Arias-Stella 反应：妊娠期子宫内膜组织的正常但
夸张性变化
- 包括显著的胞核改变（增大、多形性）和具有分
泌性改变的丰富的胞质（透明或嗜酸性）
- 可能被误诊为恶性

（五）异位妊娠的假阳性诊断

● 仅根据缺乏绒毛和种植部位，就诊断异位妊娠
● 即使在刮宫标本中未找到诊断性发现，也不能完全
排除宫内妊娠

推荐阅读

[1] Dhingra N et al: Arias-Stella reaction in upper genital tract in pregnant and non-pregnant women: a study of 120 randomly selected cases. Arch Gynecol Obstet. 276(1):47-52, 2007

[2] Al-Ramahi M et al: The value of frozen section Pipelle endometrial biopsy as an outpatient procedure in the diagnosis of ectopic pregnancy. J Obstet Gynaecol. 26(1):63-5, 2006

[3] Barak S et al: Frozen section examination of endometrial curettings in the diagnosis of ectopic pregnancy. Acta Obstet Gynecol Scand. 84(1):43-7, 2005

[4] Heller DS et al: Reliability of frozen section of uterine curettings in evaluation of possible ectopic pregnancy. J Am Assoc Gynecol Laparosc. 7(4):519-22, 2000

[5] Spandorfer SD et al: Efficacy of frozen-section evaluation of uterine curettings in the diagnosis of ectopic pregnancy. Am J Obstet Gynecol. 175(3 Pt 1):603-5, 1996

早期绒毛和滋养细胞

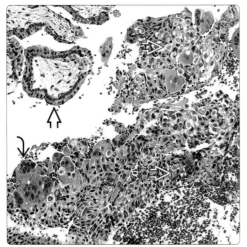

妊娠头三个月的绒毛

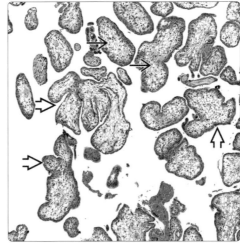

（左图）早期胎盘绒毛➡️，混杂有增生的绒毛外细胞滋养细胞➡️和具有多个核的合体滋养细胞➡️。这两种绒毛外滋养细胞的混合可以类似绒毛膜癌，然而，绒毛的存在排除了这一诊断。（右图）随着妊娠前3个月的进展，绒毛间质➡️细胞增多、绒毛变小。头三个月的绒毛轮廓呈不规则状➡️。

硬化性绒毛

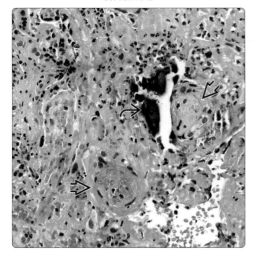

宫颈内膜

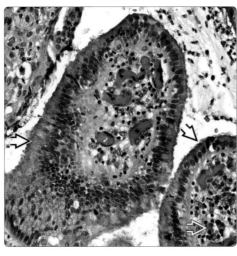

（左图）在近期既往妊娠的部位，可以见到包裹在纤维蛋白中的硬化性绒毛➡️，以及急、慢性炎症。仅靠上述表现本身并不能诊断当前存在宫内妊娠。注意相关的钙化➡️。（右图）宫颈内膜，尤其水肿时，酷似胎盘绒毛。绒毛状宫颈内膜的特点是：其表面被覆有富含黏液的柱状细胞➡️，间质有致密的淋巴浆细胞浸润➡️。

新近种植部位

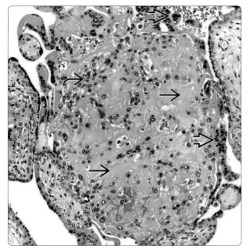

陈旧种植部位

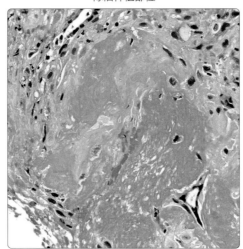

（左图）确认有新近种植部位时高度提示宫内妊娠。该部位含有单个核的中间滋养细胞➡️、合体滋养细胞➡️和Nitabuch纤维蛋白➡️，后者为一种无定形的、浅嗜酸性物。（右图）切勿将既往妊娠的陈旧种植区当作新近种植部位。陈旧种植区的绒毛外滋养细胞较少，而纤维化和玻璃样变却更明显。

（左图）子宫内膜间质细胞蜕膜变时类似种植部位的滋养细胞➜。蜕膜变的子宫内膜间质➜通常呈片状，其内缺乏 Nitabuch 纤维蛋白➜（尽管它可能就位于附近）。（右图）退变的蜕膜类似于绒毛外滋养细胞。退变细胞的核固缩➜，但仍保持规则的圆形，此点有助于将其与滋养细胞区分开。

子宫内膜蜕膜变

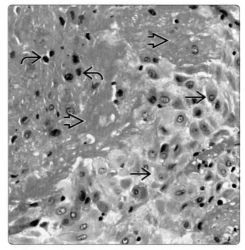

蜕膜反应

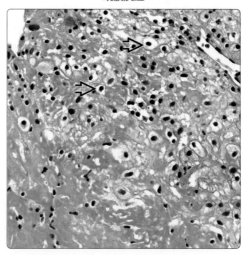

（左图）蜕膜变的子宫内膜由片状大多边形、嗜酸性间质细胞➜，以及子宫内膜腺体➜组成。可以出现 Arias–Stella 反应➜，不要将其同恶性肿瘤混淆。（右图）Arias–Stella 反应包括子宫内膜腺体的过度分泌➜，常有细胞核增大、非典型性与核深染，胞质常呈空泡状和嗜酸性。不要将这些改变诊断成宫内妊娠。

子宫内膜蜕膜变

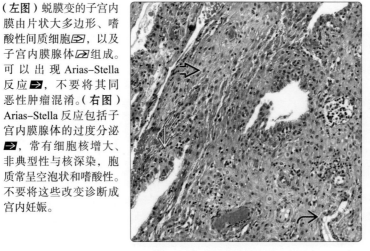

Arias-Stella 反应

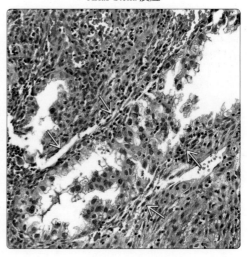

（左图）成片的原始间叶组织提示存在偶然被取材的胚胎。它可能会被误认为混有黏液的炎症细胞。（右图）胚胎性间叶组织呈"岛状"➜或地图状排列——一种有助于区分原始组织与炎症或其他类似病变的生长发育性结构。

胚胎性组织

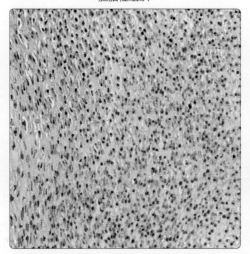

胚胎性组织

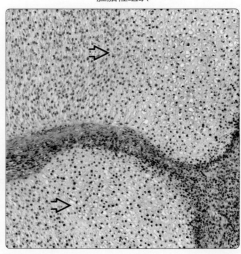

子宫肌壁：诊断
Uterus, Myometrium: Diagnosis

姚 倩 译 赵 爱 莲 校

一、手术／临床关注点

（一）会诊目的
- 评估平滑肌肿瘤的恶性程度

（二）患者治疗方案决策
- 如果是恶性，可能需要实施子宫切除而非肌瘤剔除
- 任何可疑的腹膜病变都要进一步活检

（三）临床背景
- 对于平滑肌瘤，只需做肌瘤剔除
  - 通常是希望保持生育能力的绝经前妇女
  - 如果诊断恶性，将行子宫切除，因此只有表现明确时才能诊断恶性
- 过去曾将可疑的平滑肌瘤进行碎瘤处理
  - 约 352 名女性中有 1 人存在明确的肉瘤
  - 2014 年，FDA 推荐对于围绝经期或绝经后女性勿用此种方法
- 可疑恶性的临床特征包括
  - 超声显示边界不规则或出现囊性区
  - 体积大，质地软
  - 生长迅速
    - 然而，平滑肌瘤也会出现生长迅速
  - 难以从子宫壁上移除的病变

    — 这一现象更常见于腺肌症而非恶性肿瘤

二、标本评估

（一）大体
- 标本通常为不带周围组织的平滑肌瘤
- 将标本以约最多至 1cm 间隔连续切成片状
- 提示恶性的特征
  - 质软
  - 坏死或出血
  - 边界不规则或浸润性
- 偶尔也有碎瘤状标本通过腹腔镜切除送检，装于腹腔镜标本袋内
  - 仔细检查这些碎片有无坏死

（二）冰冻切片
- 从肉眼可疑区中选择有代表性的切面取材
- 取材可疑坏死区时，应带一些邻近活性组织
  - 避免取材块内全部是出血或坏死区

三、最常见的诊断

（一）平滑肌瘤
- 肉眼观呈白色、旋涡状、质硬肿块，无坏死或出血
  - 退行性变包括肉质变（变色成牛肉样红至棕色）、

平滑肌瘤，子宫切除：大体表现

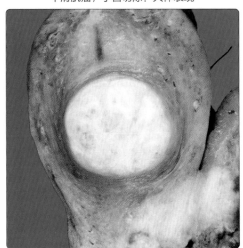

平滑肌瘤，肌瘤剔除：大体表现

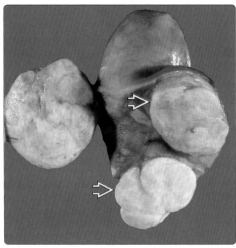

（左图）平滑肌瘤是常见的平滑肌肿瘤，在子宫肌层内形成境界清楚、白色、旋涡状的质硬肿块。不应出现坏死和出血。（右图）平滑肌瘤常为多发，肿瘤从周围肌层中凸出➡。如果希望保留子宫和生育能力，可以实施子宫肌瘤剔除术（仅切除平滑肌瘤）。

囊性变和黏液样变

- 典型表现：梭形细胞交叉束状排列，细胞温和，胞核卵圆形或雪茄形
- 缺乏明显的核分裂活性
  - 在月经分泌期，由于孕酮刺激增生，核分裂像会增加
  - 绝经后激素治疗或他莫昔芬也有增加核分裂活性的潜能
  - 近期的手术操作（如刮宫术）也会刺激增生
  - 非典型核分裂像提示至少为非典型平滑肌肿瘤
- 缺乏肿瘤细胞坏死
  - 可能存在玻璃样变或梗死型坏死
  - 某些药物会引起坏死和（或）出血
  - 口服避孕药，孕激素，氨甲环酸，促性腺激素释放激素
  - 近期的手术操作会引起坏死
- 缺乏核异型性
  - 平滑肌瘤可以出现奇异型核（也称为合体细胞性或多形性平滑肌瘤）
  - 细胞大，具有奇异型分叶状核或多个核
  - 某些退变的核类似于核分裂像
  - 通常散在分布于没有核异型性的细胞中
  - 肉瘤的核异型性通常遍布于整个肿瘤

（二）平滑肌肉瘤

- 罕见；每 1000 名最初被认为是平滑肌瘤的女性中仅有 1～3 人确诊为平滑肌肉瘤
  - 大多数人年龄 > 40 岁
  - 如果肿块进行性增大，更可能是平滑肌肉瘤
- 病变的肉眼特征更容易将其确定为恶性
  - 体积大（ > 10cm）
  - 灰至黄色
  - 质软
  - 浸润性边界
  - 坏死（可能呈绿色）或出血
  - 脉管侵犯
- 通常单发，如果伴有其他平滑肌瘤，则肉瘤为优势生长病变
- 大部分平滑肌肉瘤由具有核多形性的梭形细胞组成
  - 上皮样亚型含有圆形细胞、胞质量中等，类似于癌
  - 黏液样型含有丰富的黏液样间质
  - 然而，平滑肌瘤也会有上皮样或黏液样表现
- 评估 3 个指标以确定是否恶性
  - 凝固性坏死
  - 肿瘤细胞凝固性坏死的存在可作为一个独立指标，高度提示平滑肌肉瘤

- 核分裂活性增加
  - 梭形细胞亚型： > 10 个 /10HPF
  - 黏液样亚型：≥ 2 个 /10HPF
  - 上皮样亚型： > 5 个 /10HPF（如果有中到重度异型性）
  - 核异型性
  - 低倍镜（10×）下评估
  - 通常分布于整个肿瘤而非局灶性
- 如果有以下特征，可以诊断平滑肌肉瘤
  - 坏死与核分裂率增加（ ± 核异型性）
  - 核分裂率增加，同时伴有弥漫、重度核异型性（ ± 坏死）
- 如果存在非典型特征但不足以诊断平滑肌肉瘤，则报告为"非典型平滑肌肿瘤，最终分类待石蜡切片"

（三）腺瘤样瘤

- 间皮细胞的良性肿瘤
  - 常为偶然发现
- 肌层内境界不清的质软肿块
  - 通常位于浆膜附近
- 呈实性、囊性和血管瘤样结构
  - 缺乏核异型性与核分裂像

（四）腺肌症 / 腺肌瘤

- 良性子宫内膜腺体嵌入 子宫肌层
- 平滑肌增厚，呈粗大的小梁状，也可呈肿块状（腺肌瘤）
- 可见小的点状出血

（五）子宫内膜间质肉瘤

- 肿瘤弥漫浸润
- 脉管侵犯表现为肌层内蠕虫样肿块
- 可以侵犯邻近的腹、盆腔组织

（六）静脉内平滑肌瘤病

- 手术医师可能会发现盆腔静脉充以蠕虫样的瘤栓
- 显微镜下表现同良性平滑肌瘤

（七）播散性平滑肌瘤病

- 非常罕见（ < 20 例）
- 整个子宫被融合的平滑肌结节取代

四、报告

冰冻切片

- 如果没有细胞核异型性、坏死或核分裂活性增加，报告"平滑肌瘤"
- 如果存在诊断恶性的足够特征，报告"平滑肌肿瘤，倾向平滑肌肉瘤，最终诊断待石蜡切片"
  - 说明存在的非典型特征

- 如果存在非典型特征但不足以诊断恶性，报告"非典型平滑肌肿瘤，最终诊断待石蜡切片"
  - 进一步冰冻切片可能会有帮助
  - 说明存在的非典型特征
- 如果病变分化差、不像平滑肌肉瘤，报告"低分化梭形细胞肿瘤，最终诊断待石蜡切片"

五、陷阱

（一）非肿瘤性的非典型特征

- 由于手术或药物应用导致平滑肌瘤出现的一些良性改变——可能使人联想到恶性
  - 能够引起核分裂像增多和坏死
- 既往子宫动脉栓塞可能导致缺血性退变、坏死与核异型性

（二）碎片状标本

- 全面彻底检查碎片状和碎瘤状标本有无肉眼坏死
  - 应避免明确诊断，除非肉眼和镜下特征均很明确

推荐阅读

[1] Taylan E et al: Contained morcellation: review of current methods and future directions. Front Surg. 4:15, 2017

[2] Cui RR et al: Risk of occult uterine sarcoma in presumed uterine fibroids. Clin Obstet Gynecol. 59(1):103-18, 2016

[3] Ip PP et al: Uterine smooth muscle tumors other than the ordinary leiomyomas and leiomyosarcomas: a review of selected variants with emphasis on recent advances and unusual morphology that may cause concern for malignancy. Adv Anat Pathol. 17(2):91-112, 2010

平滑肌瘤囊性变：肉眼表现

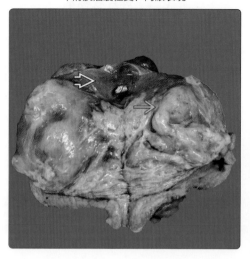

平滑肌瘤

（**左图**）病变较大时，平滑肌瘤会发生水肿变性，如图所示。柔软、囊性变➡、水肿和斑驳的色彩，不应被误认为恶性。通常可见正常平滑肌➡。（**右图**）普通平滑肌瘤一般由数量不等、温和的梭形细胞、呈交叉束状排列构成。低倍镜下，缺乏明显的细胞核异型性。

平滑肌瘤，出血性梗死：大体表现

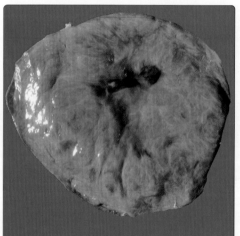

神经鞘瘤样平滑肌瘤

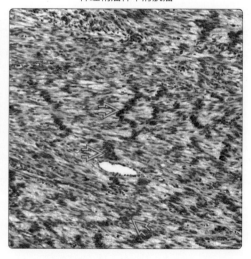

（**左图**）平滑肌瘤的出血性梗死呈牛肉样表现（所谓的红色变性）。这一现象通常见于妊娠女性（引自DP：妇科学）。（**右图**）偶尔，细胞性平滑肌瘤中的细胞核呈栅栏状➡，类似于神经肿瘤。但其邻近区域则通常呈现普通平滑肌瘤结构。

平滑肌瘤，广泛梗死：肉眼表现

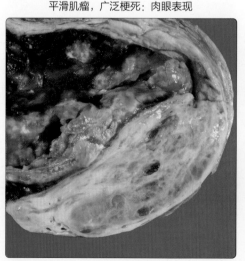

平滑肌瘤：栓塞材料

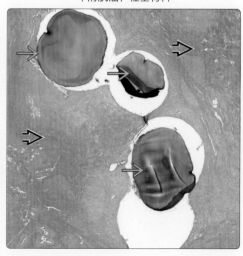

（**左图**）某些平滑肌瘤会出现广泛梗死，伴继发性出血和坏死，肉眼检查时可能会考虑肉瘤（引自DP：妇科学）。（**右图**）曾经栓塞过的平滑肌瘤中，可出现广泛的退行性变和梗死➡。血管腔内可见栓塞材料➡。

富于细胞性平滑肌瘤：肉眼表现

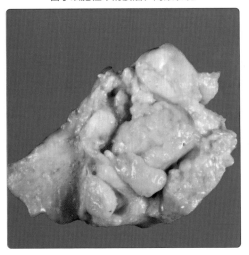

富于细胞性平滑肌瘤

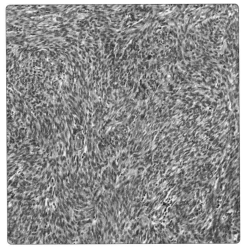

（左图）富于细胞性平滑肌瘤切面大多柔软，棕褐至黄色；与之相比，普通平滑肌瘤切面则呈白色、质硬、旋涡状表现（引自 DP：妇科学）。（右图）某些平滑肌瘤中，细胞量显著增加，但缺乏明显的细胞核异型性，且没有坏死，正如本例所示。由于细胞核密度增加，每高倍视野的核分裂像会有所升高。

水肿性平滑肌瘤：大体表现

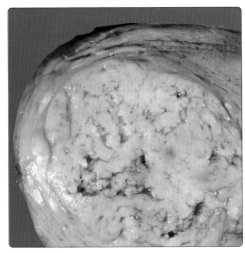

平滑肌瘤：水肿变性

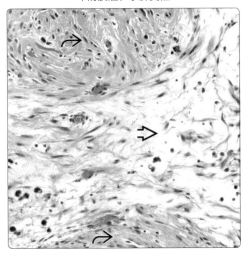

（左图）水肿变性的平滑肌瘤在肉眼和显微镜检查时，由于高度水肿其周边部呈结节状结构。"挤压"肿瘤可流出大量水肿液，借此可以区分水肿与黏液样变（引自 DP：妇科学）。（右图）水肿变性的平滑肌瘤中，水肿液呈透明状➡️，将平滑肌束➡️分隔开。一定不要将这些改变误认为黏液样变或坏死。

平滑肌瘤：水肿变性

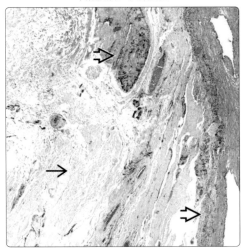

平滑肌肉瘤：黏液样变

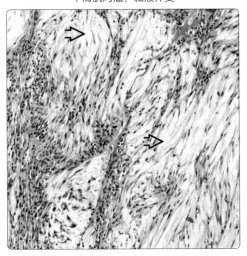

（左图）平滑肌瘤的水肿变性可类似坏死，平滑肌束➡️与水肿液➡️交替出现。与黏液样变的嗜碱性不同，水肿液呈透明至粉色，并缺乏核碎屑。（右图）黏液样变➡️是黏液样平滑肌肉瘤的特征性改变。与水肿液不同，黏液样细胞外基质嗜碱性。黏液样病变中，诊断恶性所需的核分裂活性阈值（每 10HPF ≥ 2 个核分裂像）与核异型性都低得多。

黏液样平滑肌肉瘤：大体表现

平滑肌肉瘤：大体表现

（左图）黏液样平滑肌肉瘤切面通常胶冻样，有光泽，与周围子宫肌层分界清晰➡️，此点颇具迷惑性（引自 DP：妇科学）。（右图）平滑肌肉瘤呈鱼肉样质地➡️，伴坏死➡️和出血➡️，另外还有不规则浸润性边界➡️。这些肉眼特征高度提示平滑肌肉瘤。

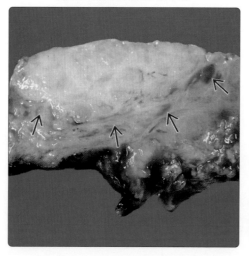

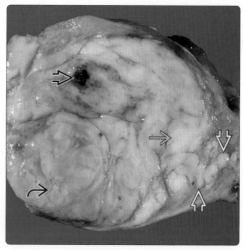

平滑肌肉瘤：细胞密度增加

平滑肌肉瘤：肿瘤细胞坏死

（左图）细胞丰富的组织学表现促使我们寻找异型性（用 10 倍物镜，所谓的低倍异型性）与核分裂活性，以助于将该病变归类为平滑肌肉瘤。（右图）真正的肿瘤细胞坏死与相邻存活的异型肿瘤细胞➡️截然分界➡️，此点高度提示恶性。有帮助的诊断线索是坏死区常有变性的异型细胞和核碎片➡️。

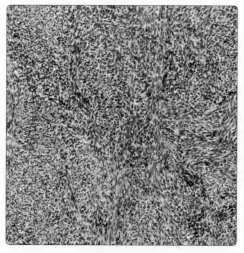

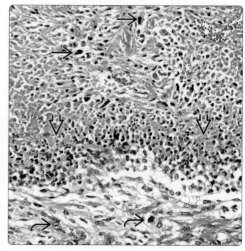

平滑肌肉瘤：肿瘤细胞坏死

上皮样平滑肌肉瘤

（左图）凝固性坏死区内，可见大的异型"鬼影"细胞➡️。观察到细胞多形性和坏死细胞，有助于区分平滑肌肉瘤中的真正凝固性坏死和平滑肌瘤中的退变性坏死。（右图）偶尔，平滑肌肉瘤具有上皮样表现而非经典的梭形细胞形态。瘤细胞呈圆形➡️、具有丰富的嗜酸性胞质，类似于癌。

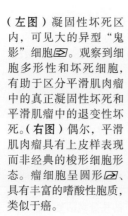

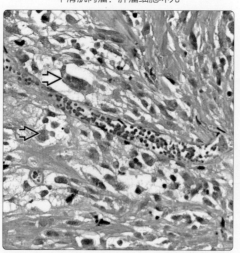

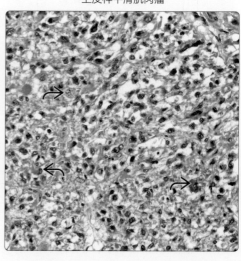

平滑肌肉瘤：低倍下异型性

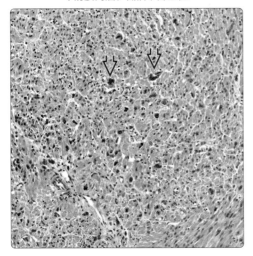

平滑肌肉瘤：核分裂活性增加

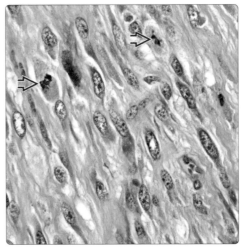

（左图）低倍（10×）下辨认细胞核的异型性➡️，是诊断平滑肌肉瘤的3个标准之一。非典型平滑肌肿瘤（非平滑肌肉瘤）可出现局灶异型性，而弥漫的异型性则提示恶性肿瘤。（右图）核分裂像➡️可见于任何平滑肌肿瘤中。缺乏核异型性和坏死时，可以考虑诊断为"核分裂活跃的平滑肌瘤"。核分裂像>15时则提示为潜在恶性肿瘤。

平滑肌肉瘤：非典型核分裂像

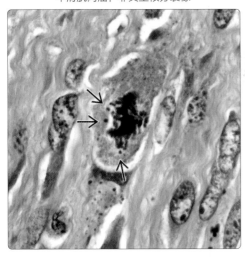

子宫内膜间质肉瘤：大体表现

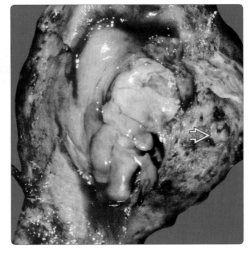

（左图）非典型核分裂像的出现提示基因组的不稳定性——也许是一个恶性标志。这个细胞中，围绕核分裂像周围可见分裂滞后的染色体➡️。（右图）子宫内膜间质肉瘤的肿块呈多结节状、境界不清，切面黄褐色、质软。注意肌层血管内散在的蠕虫状瘤栓➡️（引自DP：妇科学）。

静脉内平滑肌瘤病：大体表现

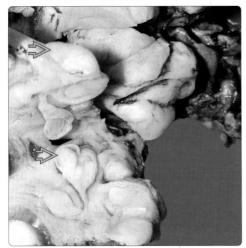

腺瘤样瘤

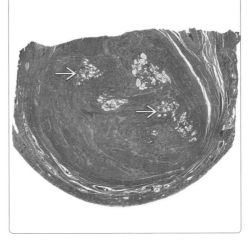

（左图）静脉内平滑肌瘤病的特征是多发的蠕虫样瘤栓充填于平滑肌瘤之外的血管腔内➡️。此类增生呈白色、凸出于切面（引自DP：妇科学）。（右图）本例腺瘤样瘤特征性地位于浆膜下，由呈微囊状的肿瘤性增生病变构成➡️，伴有显著地肌层肥厚，类似平滑肌肿瘤（引自DP：妇科学）。

外阴：诊断和切缘
Vulva: Diagnosis and Margins

姚　倩　译　赵爱莲　校

一、手术 / 临床关注点

（一）会诊目的
- 确定肿瘤或异型增生是否累及切缘

（二）患者治疗方案决策
- 为确保切缘无肿瘤，将会额外多切除一部分组织
- 病变较大或位于尿道、阴蒂、肛门附近时，只能做窄切缘以避免毁损性手术

（三）临床背景
- 一般情况下，切缘评估适用于鳞状细胞癌（SCC），偶尔也用于距切缘较近的间叶性肿瘤
- 通常禁忌评估其他病变
  - Paget 病和外阴上皮内瘤变
  - 边界通常不规则、多灶状
  - 黑色素瘤
  - 更适合做宽切缘，不必进行冰冻切片评估

二、标本评估

（一）大体
- 首先进行标本定位，并将边缘涂墨以便保持定位
  - 画图有助于记录复杂标本的特点

- 找出所有肉眼可见的病变，并记录病变至每个切缘的距离
  - 如果没有肉眼可见病变，手术医师可能会找出并标记其关切的最近切缘

（二）冰冻切片
- 肉眼病变距切缘较近时，应垂直于病变切块取材
- 将组织按一定方向固定于冰冻托上，使涂墨边缘清晰可见

三、最常见的诊断

（一）鳞状细胞癌（SCC）
- 白色隆起性肿块，常有中心溃疡
  - 也可呈乳头状或内生性生长方式
- 由位于上皮基底层下间质内的不规则鳞状上皮巢构成
  - 逆向成熟是一个常见特点——表现为嗜酸性增加

（二）外阴上皮内瘤变（VIN）
- 斑丘疹样红、棕或白色病变
- 异型增生分为两型
  - 经典型
  - 低级别异型增生（湿疣）：基底层轻度增厚，细胞出现轻微病理性改变（例如：双核、核增大和

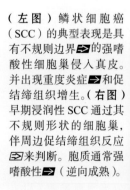

（左图）鳞状细胞癌（SCC）的典型表现是具有不规则边界 ➡ 的强嗜酸性细胞巢侵入真皮。并出现重度炎症 ➡ 和促结缔组织增生。（右图）早期浸润性 SCC 通过其不规则形状的细胞巢，伴周边促结缔组织反应 ➡ 来判断。胞质通常强嗜酸性 ➡（逆向成熟）。

浸润性鳞状细胞癌

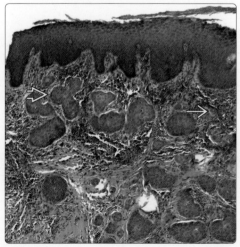

浸润性鳞状细胞癌

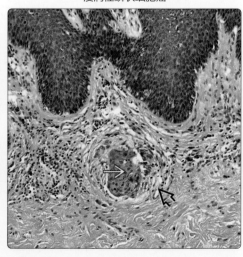

核周空晕形成）
- 高级别异型增生：上皮全层失去成熟性，细胞小，胞质稀少
○ 分化型：基底层显著异型性，异常角化和表皮上层成熟（分化）

四、报告

冰冻切片

- 切缘存在 SCC 和（或）异型增生时需要写入报告，或报告病变距切缘的距离
- 异型增生的程度（低级别或高级别）

五、陷阱

烧灼假象

- 烧灼后的组织类似于高级别异型增生

推荐阅读

[1] Horn LC et al: Frozen section analysis of vulvectomy specimens: results of a 5-year study period. Int J Gynecol Pathol. 29(2):165-72, 2010

[2] Baker P et al: A practical approach to intraoperative consultation in gynecological pathology. Int J Gynecol Pathol. 27(3):353-65, 2008

（**左图**）低级别异型增生的典型表现为乳头状结构➡️，核周空晕➡️，不同程度的核染色质与核形状改变➡️，偶见双核细胞。非典型细胞核常出现在上皮表层➡️，与角化不全有关。（**右图**）高级别病变表现为全层（或近乎全层）的非典型性、伴成熟性丧失，病变至少扩展至上皮的上1/2层➡️。常见核分裂像和凋亡细胞➡️。

低级别鳞状上皮内病变

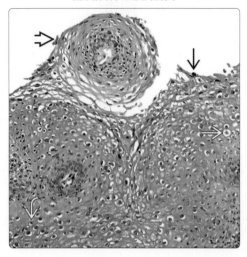

高级别鳞状上皮内病变：经典型 VIN

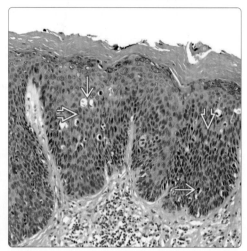

（**左图**）图中病例报告：切缘存在低或高级别异型增生。涂墨时仔细操作有助于确定真正的标本切缘。在本例中，组织被横切，涂墨缘可见高级别异型增生➡️。（**右图**）分化型外阴上皮内瘤变是另一种类型的高级别异型增生。其判断依据为：基底层重度异型性➡️，伴有角化不良细胞➡️的异常角化，以及表层细胞成熟。该型病变通常与炎症性皮肤病有关。

高级别异型增生：切缘受累

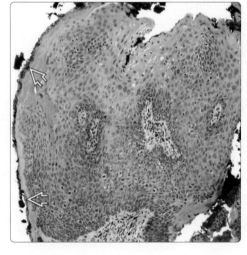

分化型外阴上皮内瘤变

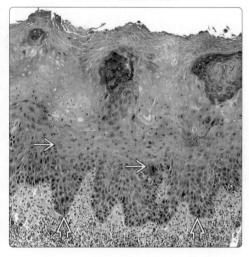

（**左图**）Paget 病虽属冰冻禁忌，但也可能被要求做冰冻切片评估。灰白、富含黏液的细胞在正常表皮中"向上漂浮"➡️可能是唯一的组织学特征。切缘受累常常难以察觉。（**右图**）一般情况下，不用冰冻切片评估黑色素瘤的切缘，但无法做到宽切缘时，也会被要求做冰冻切片。非典型黑色素细胞➡️的存在可能难以发现。

Paget 病

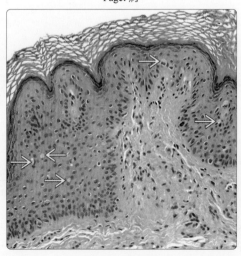

原位黑色素瘤

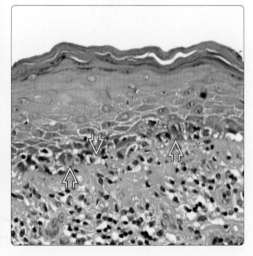